重订古今名医临证金鉴

痹证卷（上）

单书健 ◎ 编著

中国健康传媒集团

中国医药科技出版社

内 容 提 要

古今名医之临床实践经验，乃中医学术精华之最重要部分。本书选取了古今名医对痹证的临床经验、医案、医论之精华，旨在为临床中医诊治痹证提供借鉴。全书内容丰富，资料翔实，具有极高的临床应用价值和文献参考价值，以帮助读者开阔视野，增进学识。

图书在版编目（CIP）数据

重订古今名医临证金鉴．痹证卷：全 2 册 / 单书健编著．— 北京：中国医药科技出版社，2017.8

ISBN 978-7-5067-9303-2

Ⅰ．①重…　Ⅱ．①单…　Ⅲ．①痹证—中医临床—经验—中国　Ⅳ．① R249.1

中国版本图书馆 CIP 数据核字（2017）第 100508 号

美术编辑　陈君杞
版式设计　也　在

出版　**中国健康传媒集团** | 中国医药科技出版社
地址　北京市海淀区文慧园北路甲 22 号
邮编　100082
电话　发行：010—62227427　邮购：010—62236938
网址　www.cmstp.com
规格　710×1000mm $\frac{1}{16}$
印张　53 $\frac{3}{4}$
字数　601 千字
版次　2017 年 8 月第 1 版
印次　2024 年 2 月第 3 次印刷
印刷　大厂回族自治县彩虹印刷有限公司
经销　全国各地新华书店
书号　ISBN 978-7-5067-9303-2
定价　**99.00** 元（全 2 册）

获取新书信息、投稿、为图书纠错，请扫码联系我们。

困惑与抉择

——代前言

单书健

从 1979 年当编辑起，我就开始并一直在思考中医学术该如何发展？总是处于被证明、被廓清、被拷问的中医学，在现代科学如此昌明的境遇下，还能不能独立发展？该以什么形态发展？

一、科学主义——中医西化百年之困

（一）浑沌之死

百年中医的历史，就是一部中医西化的历史……

百年来西医快速崛起，中医快速萎缩，临床范围窄化，临床阵地缩小，信仰人群迁移，有真才实学、经验丰富的中医寥若晨星……

科研指导思想的偏差。全部采用西医的思路、方法、评价标准。科研成果大部分脱离了中医药学的最基本特点，以药为主，医药背离，皮之不存，毛将焉附？

中医教育亦不尽人意。学生无法建立起中医的思维方式，不能掌握中医学的精髓，不能用中医的思维方式去认识疾病，这是中医教育亟待解决的问题。中医学术后继乏人，绝非危言耸听，而是严酷的现实。

傅景华先生认为，科学主义首先将科学等同于绝对真理，把近代以来形成的科学体系奉为不可动摇的真理，那么一切理论与实践都要符合"科学"，并必须接受"科学"的验证。一个明显错误的观念，却变成不可抗衡的共识。事实上，这种认识一旦确立，中医已是死路一条。再用笼罩在现代科学光环之下的西医来检验中医则是顺理成章。"用现代科学方法研究中医，实现中医现代化"的方针应运而生，并通过行政手段，使之成为中医事业发展的惟一途径。中医走上了科学化、现代化、实证化、实验化、分析化、还原化、客观化、标准化、规范化、定量化的艰巨而漫长的征程，中医被验证、被曲解、被改造、被消化的命运已经注定。在"现代化"的迷途上，历尽艰辛而长途跋涉，费尽心机地寻找中医概念范畴和理论的"物质基础"与"科学内涵"，最高奢望不过是为了求人承认自己也有符合西医的"科学"成分。努力去其与西医学不相容的"糟粕"，取其西医学能够接受的"精华"，直至完全化入西医，以彻底消亡而告终。

中国科学院自然科学史研究所研究员宋正海先生认为科学是人类社会结构中的一个基本要素。从古至今，任何民族和国家，均存在科学这个要素，所不同的只是体系有类型不同、水平有高低之分。并非如科学主义者所认为的，只有西方体系的近代科学才算是"科学"。[1]

近代科学为西方科学体系所独霸，它的科学观、方法论所形成的科学主义，无限度发展，逐渐在全球形成强势文化，取得了话语权，致使各国民族的科学和文化越来越被扼杀乃至被完全取代。近百年来以科学主义评价中医科学性、以西医规范中医，正促使中医走上一条消亡之路。要真正振兴中医，首先要彻底批判科学主义，让中医先从束缚中走出来。

《庄子·应帝王》中浑沌之死十分深刻，发人深省……

南海之帝为倏，北海之帝为忽，中央之帝为浑沌。倏与忽时相与遇于浑沌之地，浑沌待之甚善。倏与忽谋报浑沌之德，曰："人皆有七

---

[1] 宋正海. 要振兴中医首先要彻底批判科学主义. 中国中医药报社. 哲眼看中医. 北京科学技术出版社，2005，71-78.

窍以视听食息，此独无有，尝试凿之。"日凿一窍，七日浑沌死。

《经典释文》："倏忽取神速之名，浑沌以合和为貌。"成玄英疏："夫运四肢以滞境，凿七窍以染尘，乖浑沌之至淳，顺有无之取舍，是以不终天年，中途夭折。""浑沌"象征本真的生命世界，他的一切原本如此，自然而然，无假安排，无须人为地给定它以任何秩序条理。道的根源性在于浑沌。在浩渺的时空中按人的模式去凿破天然，以分析去破毁混融，在自然主义的宇宙观看来，乃是对道的整体性和生命的整体性的斫丧。把自己的价值观强加给中医学，加给多样性的生命世界，中医西化无疑是重演"浑沌"的悲剧！

（二）中医是不为狭义科学见容的复杂性科学

2015 年 10 月 5 日，中国科学家屠呦呦凭发现青蒿素的治疟作用而获得 2015 年诺贝尔生理学与医学奖，这是中国科学家获得的第一个科学类诺贝尔奖。2011 年，屠呦呦获得拉斯克奖（Lasker Award）时曾表示，青蒿素的发现，是团队共同努力的成果，这也是中医走向世界的荣誉。

围绕屠呦呦的获奖，关于中医科学性的争论再次喧嚣一时。然而不管如何争议，中医跨越几千年历史为中华民族乃至全世界的生存做出了不可磨灭的贡献。

朱清时院士认为中医药是科学，是复杂性科学。只是当前流行的狭义的"科学"还不接受。

发源于西方的现代主流科学总是把复杂事物分解为基本组成单元来研究（即以还原论为基础）；以中医为代表的中国传统科学总是把复杂事物看作整体来研究，他们认为，若把事件简化成最基本的单元，就要把许多重要信息都去除掉，如单元之间的连接和组合方式等等，这样做就把复杂事物变样了。

朱清时院士指出，解剖学发现不了经络和气，气实际上是大量细胞和器官相互配合和集体组装形成的一种态势。这种态势正如战争中兵家的部署，士兵组织好了，战斗力就会大增，这种增量就是气。或者像放在山顶上蓄势待下的石头。总之，是一个复杂系统各个部分之间的关系、组装方式决定了它能产生巨大的作用。

英国《自然》杂志主编坎贝尔博士就世界科技发展趋势发表看法说：目前对生命科学的研究仍然局限在局部细节上，尚没有从整个生命系统角度去研究，未来对生命科学的研究应当上升到一个整体的、系统的高度，因为生命是一个整体。

著有《东方科学文化的复兴》的姜岩博士曾著文指出：混沌理论推动了复杂科学的诞生。而复杂科学的问世彻底动摇了还原论——能用还原论近似描述的仅仅是我们世界的很小的一部分。哥德尔不完备性定理断言，不仅仅是数学的全部，甚至任何一个系统，都不可能用类似哥德尔使用的能算术化的数学和逻辑公理系统加以概括。哥德尔的结果是对内涵公理化一个致命的打击。

著名生物学家、生命科学哲学家迈尔强调科学的多元性。他认为，由于近代物理学的进步，"仿佛世界上并没有活生生的有机世界。因此，必须建立一种新的哲学，这种哲学主要的任务是摆脱物理主义的影响"。他指出生物学中还原是徒劳的、没有意义的……生物学领域重要的不是本质而是个体。

诺贝尔奖获得者、杰出现代科学家普利高津说过："物理学正处于结束现实世界简单性信念的阶段，人们应当在各个单元的相互作用中了解整体，要了解在相当长的时间内，在宏观的尺度上组成整体的小单元怎样表现出一致的运动。"而这些观念与中医的学术思想更为接近。美国物理学家卡普拉把现代物理学与中国传统思想作了对比，认为两者在许多地方极其一致。哈肯提出"协同学和中国古代思想在整体性观念上有深刻的联系"，他创立协同学是受到中医等东方思维的启发。以中国古代整体论思想为基础的中医将大大促进医学和科学的发展。

（三）哲学家的洞见

曾深入研究过中医的哲学家刘长林先生指出，当前困扰中医学的不是中医药学术本身，而是哲学。一些流行的认识论观念必须突破、更新，这样才能树立正确的科学观，破除对西方和现代科学的迷信，正确理解中医学的科学价值，划清中医与西医的界限，此乃发展中医学的关键。

刘先生认为：科学多元的客观依据是宇宙的无限性，宇宙和任一具体事物都具有无限多的方面和层面……任何认识方法都是对世界的一种选择，都是主客体的一种特殊的耦合关系。你的方法选择认识这一方面，就不能同时认识那一方面；你建立的耦合关系进入这一层面，就不能同时进入那一层面，因为世界是由各种对立互补的方面、层面所组成的。这就形成了不同的认识方法，而认识方法的不同，导致了认识的结果也就不同，所获规律的形态也不一样，从而形成不同的科学模型，但却都是对这一事物的正确认识。于是形成形态各异的科学体系，这就是科学的多元性。[1]

恩格斯说：一切存在的基本形式是空间和时间。孟庆云先生认为，《内经》的思想主旨是从时间结构的不同内容阐发有机论人体观，提出了关于阴阳始终、藏象经络、四时气化、诊法治则等学说中时间要素的生命特征，具有独特的科学价值。

刘先生指出：西方科学体系以空间为主。空间性实，其特性在于广延和并列。空间可以分割，可以占有。空间关系的特点是相互排斥，突显差别。对空间的深入认识以分解为条件。在空间中，人与物

---

[1] 刘长林. 关于中国象科学的思考——兼谈中医学的认识论实质. 杭州师范大学学报（社会科学版），2009，31（2）：4-11.

是不平等的，人居主位，对物持征服和主宰的态度。因此，主体与客体采取对立的形式……以空间为本位，就会着重研究事物的有形实体和物质构成，这与主客对立的认识方式是统一的。认识空间性质主要靠分析、抽象和有控制条件的实验。抽象的前提是在思维中将对象定格、与周围环境分割开，然后找出具有本质意义的共性。在控制的条件下做实验研究，是在有限的空间范围内（如实验室），在实际中将对象与周围环境分割开，然后寻找被分离出来的不同要素之间的规律性联系。

刘先生还认为：东方科学体系以时间为主。时间性虚，其特性在于持续和变异。时间不能分割，不能占有，只能共享。在时间里，人与人、人与万物是平等、共进的关系。主体与客体采取相融的方式……从时间的角度认识事物，着眼在自然的原本的整体，表现为现象和自然的流行。向宇宙彻底开放的状态，在"因""顺"对象的自然存在和流行中，寻找其本质和规律。用老子的话说，就是"道法自然"，这是总的原则。

"现象联系的本质是'气'，气是万物自然生化的根源。现象层面的规律体现为气的运动，通过气来实现。中医学研究的是现象层面的规律，在认识过程中，严格保持人和万物的自然整体状态，坚持整体决定和产生部分，部分受整体统摄，因而要从整体看部分，而不是从部分看整体。西医学研究的是现象背后的实体层面，把对象看作是合成的整体，因而认为部分决定整体，整体可以用部分来说明，故主要采取还原论的方法。"

"现象表达的是事物的波动性，是各种功能、信息的联系。现象论强调的是事物的运动变易，即时间方面。庄子说：'与物委蛇，而同其波。'（《庄子·庚桑楚》）'同其波'，就是因顺现象的自然流变，去发现并遵循其时间规律。所以中医学研究的是整体。而西医学以实体为支撑事物存在的本质，将生命活动归结为静态的物质形体元素，故西医学研究的是'粒子'的整体。"

"中医学认为：'器者，生化之宇。'（《素问·六微旨大论篇》）而生化之道，以气为本。'气始而生化，气散而有形，气布而蕃育，气终而象变，其致一也。'（《素问·五常政大论篇》）可见，中医学以无形的人体为主要对象，着意关注的是气化，把人看作是气的整体。而西医学则以有形的人体为对象，研究器官、细胞和分子对生命的意义，把人看作是实体的整体。"

刘先生进而指出：时间与空间是共存关系，不是因果关系。人无论依靠何种手段都不可能将时空两个方面同时准确测定，也不可能从其中的一个方面过渡到另一方面。量子力学的不确定性原理告诉我们，微观粒子的波动特性的关系也是这样。它们既相互补充，又相互排斥。

部分决定整体和整体决定部分，这两个反向的关系和过程同时存在。但是，观测前者时就看不清后者，观测后者时又看不清前者，所以我们只能肯定二者必定相互衔接，畅然联通，但却永远不能弄清其如何衔接，如何联通。这是认识的盲区，是认识不可逾越的局限。要承认这类盲区的存在，因为世界上有些不可分割的事物只是共存关系，而没有因果联系。

刘先生从哲学的高度对中西医把握客观事物认识论原理，燃犀烛微，深刻剖析，充满了哲学家的洞见，觉闻清钟，发人深省。

李约瑟曾经指出：中西医结合在技术层面是可以探讨的，理论层面是不可能的。刘长林先生也认为：人的自然整体（中医）与合成的整体（西医），这两个层面之间尽管没有因果联系，但却有某种程度的概率性的对应关系。寻求这种对应关系，有利于临床。我们永远做不到将两者真正沟通，就是说，无论用中医研究西医，还是用西医研究中医，永远不可能从一方走到另一方。

早在20世纪80年代，傅景华先生就形成了中医过程论思想。傅先生认为：中医不仅包括对有形世界的认识，而且具有对自然和生命本源以及发生演化过程的认识。中医的认识领域主要在生命过程与枢机，而不仅是人体结构与功能，中医是"天地人和通、神气形和通"的大道。傅先生认为中医五脏属于五行序列，分别代表五类最基本的生命活动方式。《素问·灵兰秘典论篇》喻以君主、相傅、将军、仓廪、作强之官，形象地反映出五类生命运动方式的特征。在生命信息的运行机制中，心、肺、肝、脾、肾恰似驱动、传递、反馈、演化、发生机制一样，立足于生命的动态过程，而非实体器官。针对实体层面探求中医脏腑经络实质已走入死胡同，傅景华先生以"中医过程论"诠释中医实质，空谷足音，振聋发聩，惜了无唱和。笔者曾多次和傅景华讨论，好像那时他并不知道怀特海的过程哲学，只是基于对《周易》等典籍中过程思想的理解，能提出如此深刻的见解，笔者十分敬佩他深邃的洞见。十几年后，怀特海的过程哲学已在中国传播，渐至大行其道了。

怀特海明确地说过，他的过程哲学与东方思想更加接近！而不是更接近于西方哲学。杨富斌教授指出，怀特海过程哲学的"生成"和"过程"思想，与中国哲学关于生成和变易的思想相接近。

怀特海的有机体概念，通常是指无限"绵延"（持续）的宇宙运动过程的某一点上包含了与其他点上的事物的相互关系，因而获得自身的具体现实规定性的事物。意在取代以牛顿物理学绝对时空观为基础的机械唯物论宇宙观中的"物质"或"实在"观，即宇宙观问题。在他看来，传统的机械论宇宙观中所说的"物质"或"实在"实际上都是处于过程之中的存在物或实有（entity），都是与其他存在物相互作用、相互影响、相互依赖的，并在此过程中获得自身的规定性，不是单纯的、永恒的、具有绝对意义的东西，而是具有过程性、可变性和相对性的复杂有机体；认识过程中的主体和客体也是同一运动（认识）过程中彼此相关、相互渗透和相互依赖的两个有机体，因而并没有完全自主、自足的"主体"，也没有绝对不受主体影响的、具有绝对意义的客体，因此对于主体与客体的关系，也应当从二者的相互作用、相互影响和相互渗透及其与周围的关系等方面来考察。而中国古代哲学追求超现象的本质、超感觉的概念、超个体性的普遍性（同一性）为哲学的最高任务。在中国哲学家看来，天地人相通，自然与社会相通，阴阳相通相合。《黄帝内经》通过揭示自然变化对人体生理的影响，自然变化与疾病、自然环境与治疗的关系，认为"人与天地相参也，与日月相应也。"（《灵枢·岁露论》）怀特海的有机体思想与中国哲学的天人合一确有相通之处。

（四）医学不是纯粹的科学

除了极少数的哲学家、科学家认为中医是科学，而中医不是科学几乎成为世人之共识。但医学哲学家同样拷问：西医学是科学吗？

西医学之父威廉姆·奥斯勒说，"医疗行为是植根于科学的一种艺术"，进而他解释道，"如果人和人都一样，那医学或许能成为一门科学，而不是艺术。"

1981 年 6 月密苏里大学哲学系的罗纳尔德·穆森在《医学与哲学》（The Journal of Medicine and Philosophy）发表了 25 页的长文"为什么医学不可能是一门科学"，医学圈里为之哗然，因为文章发表在暑月，因此常常被称为"暑月暴动"。依照穆森的观点，"医学是科学"缺乏有说服力的论证；从历史和哲学上可以论证医学"不是""不应该是"也"不可能是"（单一的、纯粹的）科学。在愿景、职业价值、终极关怀、职业目的与职业精神上，医学与科学之间是有冲突的；医学一旦成为科学，就会必然遮蔽偏离医学的职业愿景、价值、终极关怀、目的与精神。科学的基本目的是获得新知，以便理解这个世界和这个世界中的事物，医学的目的是通过预防或治疗疾病来增进人们的健康；科学的标准是获得真理，医学的标准是获得健康和疗效；科学的价值旨向为有知、有理（客观、实验、实证、还原）、有用、有利（效益最大化）；医学的价值旨向为有用、有理、有德、有情、有根、有灵，寻求科学性、人文性、社会性的统一。针对人的医学诉求和服务，科学存在严重的"缺损配置"。

穆森的结论是：尽管医学（知识）大部分是科学的，但它并不是、也不可能成为一门科学。

范瑞平先生指出，不能完全按照当代科学性与科学化的指标、方法与价值来衡量医学，裁判中西医之争，在当代科学万能和科学至上的意识形态中，技术乌托邦的期盼遮蔽了医学的独立价值，穆森的文章力矫时弊。

医学的原本是人学，这是众所周知的事实，其性质必须遵循人的属性而定。穆森和拥护者所做的，其实是站在我们所处的时代——医学有离科技更近、离人性更远，离具体更近、离整体更远的趋势——发出的"重拾医学人性"的呼吁。

我们还用为中医是不是科学而捶胸顿足地大声疾呼吗？

二、理论-实践脱节与"文字之医"

理论-实践脱节，即书本上的知识（包括教科书知识），并不能完全指导临床实践，这是中医学术发展未能解决的首要问题。形成理论-实践脱节的因素比较复杂，笔者认为欲分析解决这一问题，必须研究中医学术发展的历史，尤其是正确剖析文人治医对中医学术的影响。

迨医巫分野后，随着文人治医的不断增多，中医人员的素质不断提高，因为大量儒医的出现，极大地提高了医生的基础文化水平。文人治医，繁荣了中医学，增进了学术争鸣，促进了学术发展。通医文人增加，对医学发展的直接作用是形成了以整理编次医学文献为主的学派。由于儒家济世利天下的人生观，促使各阶层高度重视医籍的校勘整理、编撰刊行，使之广为流传。

文人治医对中医学术的消极影响约有以下诸端：

（一）尊经崇古阻碍了中医学的创新发展

两汉后，在儒生墨客中逐渐形成以研究经学、弘扬经书和从经探讨古代圣贤思想规范的风气，后人称之为"经学风气"。

儒家"信而好古""述而不作"一直成为医学写作的指导思想，这种牢固的趋同心理，削磨、遏制了医家的进取和创新。尊经泥古带给医坛的是万马齐喑，见解深邃的医家亦不敢自标新见，极大地禁锢了人们的思想，导致了医学新思想的难以产生及产生后易受抑压，也导致了人们沿用陈旧的形式来容纳与之并不相称的新内容，从而限制了新内容的进一步发展，极大地延缓了中医学的发展。

（二）侈谈玄理，无谓争辩

一些医学家受理学方法影响，以思辨为主要方法，过分强调理性作用，心外无物，盲目夸大了尽心明性在医学研究中的地位，对医学事实进行随意的演绎推理，以至于在各家学说中掺杂了大量的主观臆测、似是而非的内容（宋代以前文献尚重实效，宋代以后则多矜夸偏颇、侈谈玄理、思辨攻讦之作）。

无谓争辩中的医家，所运用的思辨玄学的方法，使某些医学概念外延无限拓宽，无限循环，反而使内涵减少和贫乏，事实上思辨只是把人引入凝固的空洞理论之中。这种理论似乎能解释一切，实际上却一切都解释不清。它以自然哲学的普遍性和涵容性左右逢源，一切临床经验都可以成为它的诠注和衍化，阻碍和束缚了人们对问题继续深入的研究。理论僵化，学术惰于创新，通过思辨玄学方法构建的某些理论，不但没有激起后来医家的创新心理，反而把人们拉离临床实践的土壤。命门之争，玄而又玄，六味、八味何以包治百病？

（三）无病呻吟，附庸风雅的因袭之作

"立言"的观念在文人中根深蒂固，一些稍涉医籍的文人，也常附庸风雅，编撰方书，有的仅是零星经验，有的只是道听途说，因袭之作，俯拾皆是。

（四）重文献，轻实践

受经学的影响，中医学的研究方法大抵停留在医书的重新修订、编次、整理、汇纂，呈现出"滚雪球"的势态。文献虽多，而少科学含量。从传统意义上看，尚有可取之处，但在时间上付出的代价是沉重的，因为这样的思想延缓了中医学的发展。

伤寒系统，有人统计注释《伤寒》不下千余家，主要是编次、注释，但大都停留在理论上的发挥和争鸣，甚或在如何恢复仲景全书原貌等问题上大做文章，进而争论诋毁不休，站在临床角度上深入研究者太少了。马继兴先生对《伤寒论》版本的研究，证明"重订错简"几百年形成的流派竟属子虚乌有。

整个中医研究体系中重经典文献，轻临床实践是十分明显的。

一些医家先儒而后医，或弃仕途而业医，他们系统研究中医时多已年逾不惑，还要从事著述，真正从事临床的时间并不多，其著作之实践价值仍需推敲。

苏东坡曾荐圣散子方。某年大疫，苏轼用圣散子方而获效，逾时永嘉又逢大疫，又告知民众用圣散子方，而贻误病情者甚伙。陈无择《三因方》云：此药实治寒疫，因东坡作序，天下通行。辛未年，永嘉瘟疫，被害者不可胜数。盖当东坡时寒疫流行，其药偶中而便谓与三建散同类。一切不问，似太不近人情。夫寒疫亦自能发狂，盖阴能发燥，阳能发厥，物极则反，理之常然，不可不知。今录以备寒疫治疗用者，宜审究寒温二疫，无使偏奏也。

《冷庐医话》记载了苏东坡孟浪服药自误：士大夫不知医，遇疾每为庸工所误。又有喜谈医事，孟浪服药以自误。如苏文忠公事可惋叹焉……

文人治医，其写作素养，在其学问成就上起到举足轻重的作用。而不是其在临床上有多少真知灼见。在中医学发展史上占有重要地位的医学著作并非都是经验丰富的临床大家所为。

《温病条辨》全面总结了叶天士的卫气营血理论，成为温病学术发展的里程碑，至今仍有人奉为必读之经典著作。其实吴鞠通著《温病条辨》时，从事临床只有六年，还不能说是经验宏富的临床家。《温病条辨》确系演绎《临证指南》之作，对其纰谬，前哲今贤之驳辨批评，多为灼见。研究吴鞠通学术思想，必须研究其晚年之作《医医病书》及其晚年医案。因《温病条辨》成书于1798年，吴氏40岁，而《医医病书》成于道光辛卯（1831）年，吴氏时已73岁。仔细研究即可发现风格为之大变，如倡三元气候不同医要随时变化，斥用药轻描淡写，倡治温重用石膏，从主张扶正祛邪，到主张祛除邪气，从重养阴到重扶阳……

《证治准绳》全书总结了明代以前中医临床成就，临床医生多奉为圭臬，至今仍有十分重要的学术价值。但是王肯堂并不是职业医生、临床家。肯堂少因母病而读岐黄家言，曾起其妹于垂死，并为邻里治病。后为其父严戒，乃不复究。万历十七年进士，选翰林院庶吉士，三年后受翰林院检讨，后引疾归。家居十四年，僻居读书。丙午补南行人司副，迁南膳部郎，壬子转福建参政……独好著书，于经传多所发明，凡阴阳五行、历象……术数，无不造其精微。著《尚书要旨》《论语义府》《律例笺释》《郁冈斋笔尘》，雅工书法，又为藏书大家。曾辑《郁冈斋帖》数十卷，手自钩拓，为一时刻石冠。

林珮琴之《类证治裁》于叶天士内科心法多有总结，实为内科之集大成者，为不可不读之书，但林氏在自序中讲得清清楚楚：本不业医。

目尽数千年，学识渊博，两次应诏入京的徐灵胎，亦非以医为业，如《洄溪医案》多次提及：非行道之人。

王三尊曾提出"文字之医"的概念（《医权初编》上卷论石室秘录第二十八）：

夫《石室秘录》一书，乃从《医贯》中化出。观其专于补肾、补脾、疏肝，即《医贯》之好用地黄汤、补中益气汤、枳术丸、逍遥散之意也。彼则补脾肾而不杂，此又好脾肾兼补者也……此乃读书多而临证少，所谓文字之医是也。惟恐世人不信，枉以神道设教。吾惧其十中必杀人之二三也。何则？病之虚者，虽十中七八，而实者岂无二三，彼只有补无泻，虚者自可取效，实者即可立毙……医贵切中病情，最忌迂远牵扯。凡病毕竟直取者多，隔治者少，彼皆用隔治而弃直取，是以伐卫致楚为奇策，而仗义执言为无谋也……何舍近而求远，尚奇而弃正哉。予业医之初，亦执补正则邪去之理，与隔治玄妙之法，每多不应。后改为直治病本，但使无虚虚实实之误，标本缓急之差，则效如桴鼓矣……是书论理甚微，辨症辨脉则甚疏，是又不及《医贯》矣……终为纸上谈兵。

"文字之医"实际的临床实践比较少，偶而幸中，不足为凭。某些疾病属于自限性疾病，即使不治疗也会向愈康复。偶然取效，即以偏概全，实不足为法。

"文字之医"为数不少，他们的著作影响并左右着中医学术。

笔者认为理论与实践脱节，正是文人治医对中医学术负性影响的集中体现。

必须指出，古代医学文献临床实用价值的研究是十分艰巨的工作。笔者虽引用王三尊之论，却认为《石室秘录》《辨证录》诸书，独到之处颇多，同样对非以医为业的医家，如王肯堂、徐灵胎、林珮琴等之著作，亦推崇备至，以为不可不读。

三、辨病下的辨证论治

笔者师从洪哲明先生临诊时，先生已近八旬。尝见其恒用某方治某一病，而非分型辨治。小儿腹泻概以"治中散"（理中丸方以苍术易白术）治之，其效甚捷；产后缺乳概用双解散送服马钱子；疝气每用《金匮》蜘蛛散。辨病还是辨证？

中医是先辨病再辨证，即辨证居于第二层次。《伤寒论》"辨太阳病脉证并治""辨阳明病脉症论治"……已甚明了。后世注家妄以己意，曲加发挥，才演绎出林林总总的"六经辨证"，已背离仲师原旨。

1985 年，有一次拜谒张琪先生，以中医是辨病下的辨证论治为题就教，张老十分高兴地给我讲了一个多小时：同为中焦湿热，淋病、黄疸、湿温有何不同，先生毫分缕析，剀切详明。张老十分肯定中医是辨病下的辨证论治。

徐灵胎《兰台轨范》序：欲治病者，必先识病之名，能识病名，而后求其病之由生，知其所由生，又当辨其生之因各不同，而病状所由异，然后考其治之之法。一病必有主方，一方必有主药。或病名同而病因异，或病因同而病症异，则又各有主方，各有主药，千变万化之中，实有一定不移之法。

中医临床流派以经典杂病派为主流，张石顽、徐灵胎、尤在泾为其代表人物，《张氏医通》为其代表作。张石顽倡"一病有一病之祖方"，显系以辨病为纲领。细读《金匮要略》，自可发现仲景是努力建立辨病体系的，一如《伤寒论》。

外感热病中温病学派，临证每抓住疫疠之气外犯，热毒鸱盛这一基本病因病机，以祛邪为不易大法，一治到底，同样是以辨病为主导的。

《伤寒论》是由"三阴三阳"辨"病"与"八纲"辨"证"的两级构成诊断的。如"太阳病，桂枝证"（34条）、"太阳病……表证仍在"（128条）。首先是通过辨病，从整体上获得对该病的病性、病势、病位、发展变化规律以及转归预后等方面的全面了解，从而把握贯穿该病过程的始终，并明确其发生、发展的基本矛盾，然后才有可能对各个发展阶段和不同条件（如治疗、宿疾等）影响下所表现出来的症候现象做出正确的分析和估价，得出符合该阶段病理变化性质（即该阶段的主要矛盾）的"证"诊断，从而防止和克服单纯辨证的盲目性。只有首先明确"少阴病"的诊断，了解贯穿于少阴病整个发展过程中的主要矛盾是"心肾功能低下，水火阴阳俱不足"，才有可能在其"得之两三日"仅仅出现口燥咽干的情况下判断为"邪热亢盛，真阴被灼"，果断地用大承气汤急下存阴。正确的辨证分析，必须以明确的"病"诊断为前提，没有这个前提就难以对证候的表现意义做出应有的估价，势必影响辨证的准确性。

辨"病"诊断的意义在于揭示不同疾病的本质，掌握各病总体矛盾的特殊性；辨"证"诊断的意义在于认识每一疾病在不同阶段、不同条件下矛盾的个性和各病在一定时期内的共性矛盾，做到因时、因地、因人制宜。首先，辨病是准确诊断的基础和前提；结合辨证，则是对疾病认识的深入和补充。二者相辅相成，缺一不可。

"六经辨证"的说法之所以是错误的，就在于把仲景当时已经区分出的六个不同外感病种，看成了一种病的六个阶段，即所谓的太阳病是表证阶段，阳明病是里证阶段，少阳病是半表半里阶段等。这种认识混淆和抹杀了"病"与"证"概念区别，既与原文事实相违背，又与临床实际不相符合。按照这种说法去解释原文，就难免捉襟见肘，矛盾百出。"六经辨证"说认为太阳病即是表证，全不顾太阳病还有蓄血、蓄水的里证；认为阳明病是里证，却无视阳明病还有麻黄汤证和桂枝汤证。既为阳明病下了"里证"定义，却又有"阳明病兼表证"之说。试问阳明病既为里证，何以又能兼表证，则阳明病为里证之说又何以成立？

张正昭先生指出："六经辨证"说无端地给三阴三阳的名称加上一个"经"字，无形中把"三阴三阳"这六个抽象概念所包括的诸多含义变成了单一的经络含义，使人误认为"三阴三阳"病就是六条经络之病，违背了《伤寒论》以"三阴三阳"病名的原义。可见，把"三阴三阳"病说成"六经病"固属不妥，而称其为"六经证"就更是错误的了。

李心机先生鉴于《伤寒论》研究史上"注不破经，疏不破注"的顽固"误读传统"，就鲜明地指出"让伤寒论自己诠释自己"。

四、亚健康不是"未病"是"已病"

近年来，较多的中医学者把亚健康与中医治未病、欲病等同起来，亚健康不是中医的未病，机械的对应、简单的比附，不仅仅犯了逻辑上的错误，于全面继承中医学术精华并发扬光大十分不利。

（一）中医"未病"不能等同于亚健康

《素问·四气调神大论篇》："圣人不治已病，治未病，不治已乱，治未乱，此之谓也。夫病已成而后药之，乱已成而后治之，譬犹渴而穿井，斗而铸锥，不亦晚乎。"体现了治未病是中医对摄生保健的指导思想，强壮身体，防于未病之先。

"未病"是个体尚未患病，应注意未病先防。中医的"未病"和"已病"，是相对概念，健康属于未病，疾病属于已病。

《难经·七十七难》："上工治未病，中工治已病者，何谓也？然所谓治未病者，见肝之病，则知肝当传之与脾，故先实其脾气，无令得受肝之邪，故曰治未病焉。"此时，未病是以已病之脏腑为前提，以已病脏腑之转变趋向为依据，务先安未受邪之地。

《灵枢·官能》中有"正邪之中人也微，先见于色，不知于其身。"指出病邪初袭机体，首先见体表某部位颜色的变化，而身体并未感到任何不适，然机体的气血阴阳已出现失衡，仅表现一些细微病前征象的状态便为未病状态。由健康到出现机体症状，发生疾病，并非是卒然出现的，而是逐渐形成，由量变到质变的过程。

《灵枢·顺逆》也指出，"上工刺其未生者也；其次，刺其未盛者也……上工治未病，不治已病，此之谓也"。

《素问·八正神明论篇》："上工救其萌芽，必先见三部九候之气，尽调不败而救之，故曰上工。下工救其已成，救其已败。"显示早期诊断，把握时机，早期治疗，既病防变之意。

唐孙思邈的《千金方》中有"古之医者，上医治未病之病，中医治欲病之病，下医治已病之病"的论述，明确地将疾病分为"未病""欲病""已病"三个层次。未病指机体已有或无病理信息，未有任何临床表现的状态或不能明确诊断的一种状态，是病象未充分显露的隐潜阶段。

中医的治未病是一种原则和指导思想，既包涵未病先防的养生防病、预防保健思想，也包涵既病防变、早期治疗、控制病情的临床治疗原则。

亚健康无论如何都是有明显身体不适而又不能符合（西医的）某种疾病诊断标准的状态，把未病和亚健康等同起来，是毫无道理的。

（二）亚健康是中医的已病

作为"中间状态"的亚健康，应包括三条：首先，没有生物学意义上的疾病（尚未发现躯体构造方面的异常）及明确的精神心理障碍（属"疾病"）；其次，它涉及躯体上的不适（如虚弱、疲劳等非特异性的，尚无可明确躯体异常、却偏离健康的症状或体验，但还够不上西医的"疾病"）；再次，还可涉及精神心理上的不适（够不上精神医学诊断上的"障碍"），以及社会生存上的适应不良。以亚健康状态常见的头痛、头晕、失眠等为例，均已构成中医"病"的诊断。多数亚健康个体，其体内的病机已启动，已经出现了阴阳偏盛偏衰，或气血亏损，或气血瘀滞，或有某些病理性产物积聚等病机变化。

"亚健康状态"指机体正气不足或邪气侵犯时机体已具备疾病的一些病理条件或过程，已有一些或部分病症（证）存在，但是未具备西医学疾病的诊断标准。我们不能采取把中医的"病"的概念与西医"疾病"的概念等同起来的思考和研究方式。

笔者认为全部中医的"病"只要还不具备西医学疾病诊断的证据，均属亚健康范畴。

中医生存和发展有一最关键的因素，就是临床范围日益窄化，中医文化基础日渐式微，信仰人群的迁移，观念的转变，后继乏人。很多研究都表明，人群中健康状态占10%，疾病状态占15%，75%属于亚健康状态。西医还没有明确的方法和药物治疗亚健康。中医学在亚健康状态方面的潜在优势，不仅可拓展中医学术新的生存空间，而且必将促进整个世界医学的进化与发展，从而为全人类的健康做出新的贡献。

闫希军先生所著《大健康观》中提出了大健康医学模式。在大健康医学模式中，中医被赋予十分重要的地位，而拥有了更加广阔的空间。中医理论与系统生物学及大数据方法契合，并将与系统生物学和生态医学等领域取得的成果相互交通，水乳交融，这是未来西方医学和中医学发展必然的走向。

五、正本清源，重建中医范式

范式是某一科学共同体在某一专业或学科中所具有的共同信念，这种信念规定了它们的共同的基本观点、基本理论和基本方法，为它们提供了共同的理论模式和解决问题的框架，从而成为该学科的一种共同的传统，并为该学科的发展规定了共同的方向。

库恩认为"范式"是成熟科学的标志，由于"范式"的存在，科学家们一方面可以在特定领域里进行更有效率的研究，从而使他们的研究更加深入；而另一方面，"范式"也意味着该领域里"更严格的规定""如果有谁不肯或不能同它协调起来，就会陷于孤立，或者依附到别的集团那里去"。因此，同一范式内部，研究者拥有相同的世界观、研究方法、理论、仪器和交流方法，但在不同"范式"之间却是不可通约的。不同"范式"下的研究者对同一领域的看法就像是两个世界那样完全不同。这也是造成"一条定律对一组科学家甚至不能说明，而对另一组科学家有时好像直观那样显而易见"的原因。

李致重等学者从具体研究对象、研究方法及基础理论等方面论述了中西医范式的不可通约性。而且，中、西医关系的特殊之处还在于，它们不只是同一领域的两个不同"学派"，更是基于两种完全不同的文化而发展起来的，这也使得二者之间的不可通约性表现得尤其明显和强烈。正是由于这种不可通约性导致了中西医之争。屈于特定历史条件下"科学主义"的强势地位，中医最终被迫部分接受了西医"范式"。"范式丢失"是近现代中医举步维艰、发展停滞、甚至后退的根本原因。

任何一门科学的重大发展，都表现在基本概念的更新和范式的变革上……变革范式，是现时代中医理论发展的必经之路。

如何正本清源，重建范式？

正本清源是中医范式或重建的基础，这是一项十分艰巨浩大的工程。正本首先是建立传统范式。必须从经典著作入手，梳理还原，删汰芜杂，尽呈精华。

（一）解释学·语言能力与重建

东汉许慎在《说文解字·叙》中说："盖文字者，经艺之本，王政之始，前人所以垂后，后人所以识古。故曰：本立而道生。"给予中国古典解释学以崇高的地位。

解释学把生命哲学、现象学、存在主义分析哲学、语言哲学、心理学、符号学等理论融合在一起，强调语言的本体论地位，认为我们所能认识的世界只能是语言的世界，人与世界的关系的本质是语言的关系，不仅把解释当作人文科学的方法论基础，而且是哲学的普遍方法。

狭义解释学特指现代西方哲学领域中的解释学理论，它经过狄尔泰、海德格尔、伽达默尔、利科、哈贝马斯等思想巨匠在理论上的构建和推动，形成了哲学释义学；广义解释学则不限于西方哲学领域，一切关于文本的说明、注解、解读、校勘、训诂、修订、引申及阐释的工作都属于解释活动，都要依靠相应的解释方法和解释理论来完成，因而都可以称作解释学。中医书籍中只有少部分是经典原著，而其余大部分都属于关于经典原著的解释性著作。

从当代解释学观点看，任何现代理论或现代文化都发轫于传统，传统文化的生命力则在于不断的解释和再解释之中。传统文化和现代文化并不是对立的，而是统一的，确切地说，是对立统一。人类文化是一条河流，它从传统走来，向未来走去，亦如黑格尔所说，离开其源头愈远，它就膨胀得愈大。

拉法格相信：《老子》在其产生之初，在它的著者与当时的读者之间存在着一种共识，这种共识便是《老子》的初始意义，《老子》著者传达的是它，当时的读者从中读懂的也是它。那么，这种共识又是从何而来的呢？拉法格认为：处于同一时代同一环境中的人可能会在词义的联想、语言结构的使用、社会问题的关注上具有共同之处，所以他们之间能够彼此理解。拉法格采用语言学家乔姆斯基的"语言能力"一词来指代这种基于共有的语言与社会背景的理解能力。在他看来，这种"语言能力"是历史解释学的关键，是发现历史文本原始意义的途径。他建议读者利用多种传统方法增强自己理解《老子》的语言能力，如古汉语字词含义的研究、历史事件与古代社会结构的分析，其他古代思想家思想的讨论等。也就是说，旨在发现《老子》原始意义的现代读者应尽可能地将自己置于《老子》所处的时代，将当时的社会背景、语言现象等历史的事物内化为自己的"语言能力"。

历史的解释者的任务是利用历史的证据重新将《道德经》与它产生的背景联结起来，在该背景下对其进行分析研究。解释者首先必须去掉成见，不可以将我们现代的思想强加于古人，或用现代思想批判古人。

历史解释学方法是中医经典著作、传统理论研究的基本方法。其要旨在于忠实细密地根据经典话语资料和现代方法对原典重新解读。旧有的词语和概念通过词语组合方式和语境组件方式的特殊安排，突显出原典文本固有的基本意义结构。通过意义结构分析，探询其原始涵义、历史作用和现代意义。

（二）解构与重建

理解分析就是"解构"，而"解构"旨在重建，使新的理论概念或理论结构因此建立。自然科学家就是依循这一程序不断地改弦更张，发展其理论系统的……解构和重建与科恩所说的"范式变革"有所类同。何裕民先生认为：对原有理论概念或规则的重新理解和分析，对传统中医理论体系进行解构和重建，是现阶段中医理论发展的切实可行的最佳选择。

事实的确认和概念的重建是重建的途径与环节。

严肃的科学研究应以经验事实为基础，而不仅仅是古书古人的描述，古人的认识充其量只是帮助人们寻找经验事实，并在研究中给予一定的启示。

概念的重建与事实的确认可以说是互为因果的两大环节。梳理每个名词术语的历史演变和沿革情况、分析它们眼下使用情况及混乱原因，这两者有助于旧术语的解构；组织专家集体研讨以期相对清晰、合理地约定每一概念（名词术语）的特征和实质。

阴阳五行学说对传统中医理论之建构，具有决定性的作用。它们作为主导性观念和认识方法渗入中医学，有的又与具体的学术内容融合成一体，衍生出众多层次低得多的理论概念。藏象、经络、气血津液等可视作中医理论体系的第二层次，第三层次的是众多较为具体的概念或术语，其大多与病因病机、治法及"证"相关联。最低层次的是一些带有经验陈述性质的论述。形成这些概念，司外揣内、援物比类等起着主要作用，不少是从表象信息直接跳跃到理论概念的，许多概念与实体并不存在明确的对应关系，其内涵和外延有时也颇难作出清晰的界定。

一些学者主张：与学术内容融合在一起的阴阳五行术语，应通过概念的清晰化、实体化和可经验化而清理出去。亦即使哲学的阴阳五行与具体（中医）的科学理论分离……愚意以为不可，以其广泛渗透而不可剥离，阴阳五行已成为不可或缺的纲领框架，当以中医学理视之，而不仅仅视为居于指导地位的古典哲学思想。

（三）方法

正本清源，重建范式，必须有良好的方法。我们反对科学主义，但我们崇尚科学精神，我们必须学习运用科学方法，尤其是科学思维方法，科学观察方法，科学实证方法（不仅仅是实验室方法）。

"医林改错，越改越错"，《医林改错》中提出的"心无血，脉藏气"之说，显然是错误的。为什么导致错误的结论？主要是他不知道，观察是有其一定条件，一定范围的。离开原来的条件、时间、地点，观察结果会有很大差异。运用观察结论做超出原条件、原范围的外推时，必须十分审慎。他所观察的都是尸体，由于动脉弹力大，把血驱入静脉系统。这是尸体的条件，不可外推到活着的人体。对观察结果进行理解和处理时，必须注意其条件性、相对性和可变性。

在广泛占有资料的基础上，还必须要有正确的思维方法。对于马王堆汉墓出土的缣帛及竹木简医书成书年代的推定和对该批资料的运用，我国的有关专家认为："如果从《黄帝内经》成书于战国时期来推定，那么两部灸经的成书年代至少可以上溯到春秋战国之际甚至更早。"而日本山田庆儿先生认为，这种"推论的方法是错误的。不管我们最后会达到什么样的结论，我都不应该根据所谓《黄帝内经》是战国时期的著作这个还没有确证的假定，去推断帛书医书的成书年代，而必须相反地从关于后者已经确证了的事实出发，来推断前者成书的过程和年代"。山田庆儿先生基于"借助马王堆医书之光，可以逐渐看清中国医学的起源及其形成过程"。

吴坤安认为：喻嘉言、吴又可、张景岳辈，治疫可谓论切治详，发前人所未发。但景岳宜于汗，又可宜于下，嘉言又宜于芳香逐秽，三子皆名家，其治法之所以悬绝若此，以其所治之疫各有不同。景岳所论之疫，即六淫之邪，非时之气，其感同于伤寒，故每以伤寒并提，而以汗为主，欲尽汗法之妙，景岳书精切无遗。又可所论之疫，是热淫之气，从口鼻吸入，伏于募原，募原为半表半里之界，其邪非汗所能达，故有不可强汗、峻汗之戒；附胃最近，入里尤速，故有急下、屡下之法。欲究疫邪传变之情，惟又可之论最为详尽，然又可所论之疫，即四时之常疫，即俗名时气症也。若嘉言所论之疫，乃由于兵荒之后，因病致病，病气、尸气混合天地不正之气，更兼春夏温热暑湿之邪交结互蒸，人在气交中，无隙可避，由是沿门阖境，传染无休，而为两间之大疫，其秽恶之气，都从口鼻吸入，直行中道，流布三焦，非表非里，汗之不解，下之仍留，故以芳香逐秽为主，而以解毒兼之。是三子之治，各合其宜，不得执此而议彼。

学术研究中，所设置的讨论的问题必须同一，必须是一个总体，这是比较研究的基本原则。执此而议彼，古代医家多有此弊，六经辨证与卫气营血辨证、三焦辨证之争论，概源于方法之偏颇。

六、提高疗效是中医学术发展的关键

中医药学历数千年而不衰，并不断发展，主要依靠历代医学家临床经验的积累、整理提高。历代名医辈出，多得自家传师授。《周礼》有"医不三世，不服其药"，可见在很早人们即已重视了老中医经验。

以文献形式保留在中医典籍之中的中医学术精华仅仅是中医学术精华的一部分。为什么这样说？这是因为中医学术精华更为宝贵的部分是以经验的形式保留在老中医手中的。这是必须予以充分肯定、高度重视的问题。临床家，尤其是临床经验丰富、疗效卓著者，每每忙于诊务，无暇著述，其临床宝贵经验，留下来甚少。叶天士是临床大家，《外感温热篇》乃于舟中口述，弟子记录整理而成。《临证指南医案》，亦弟子侍诊笔录而成，真正是叶天士自己写的东西又有什么？

老中医经验，或禀家学，或承师传，通过几代人，或十几代或数百年的长期临床实践，反复验证，不断发展补充，这种经验比一般书本中所记述的知识要宝贵得多。老中医经验是中医学术精华的重要组成部分，舍全面继承，无法提高疗效。

书中的知识要通过自己的实践，不断摸索不断体会，有了一些感受，才能真正为自己所利用。真正达到积累一些经验，不消说对某些疾病能形成一些真知灼见，就是能准确地把握一些疾病的转归，亦属相当困难，没有十年二十年的长期摸索，是不可能的。很显然，通过看书把老中医经验学到手，等于间接地积累了经验，很快增加了几十

年的临床功力，这是中青年医生提高临床能力的必由之路。全面提高中医队伍的临床水平，必将对中医学术发展产生极大的推动作用。

老中医经验中不乏个人的真知灼见，尤其是独具特色的理论见解、自成体系的治疗规律都将为中医理论体系的发展提供重要的素材。尤其是传统的临床理论并不能完全满足临床需要时，理论与临床脱节时，老中医的自成规律的独特经验理论价值更大。

在强大的西医学冲击下，中医仍然能在某些领域卓然自立，是因为其临床实效，西医学尚不能取而代之。这是中医学赖以存在的基础，中医学的发展亦系之于此。无论如何，提高临床疗效都是中医学术发展的战略起点和关键所在。

中医以其疗效，被全世界越来越多的人认可，仅在英国就有 3000 多家中医诊所（这已是多年前的数字）。在美国有超过 30% 的人群，崇尚包括中医在内的替代医学自然疗法。在医学界也认为有一些疾病，西医学是束手无策的，应从中医学中寻求解决的办法。美国医学会在 1997 年出版的通用医疗程序编码中特别增加两个针灸专用编码，对没有解剖结构，没有物质基础的中医针灸学予以承认；在 2015 年实施的"国际疾病分类"ICD-11，辟专章将中医纳入其中。我们应客观地对待百年中医西化历史，襟怀大度地包容对中医的批评，矜平躁释，心态平和，目标清晰，化压力为动力，寓继承于创新，与时俱进。展望未来，我们对中医事业发展充满了信心。

单书健
2016 年 12 月

序

　　十年前出版之《当代名医临证精华》丛书，由于素材搜罗之宏富，编辑剪裁之精当，一经问世，即纸贵洛阳，一版再版，被医林同仁赞为当代中医临床学最切实用、最为新颖之百科全书。一卷在手，得益匪浅，如名师之亲炙，若醍醐之灌顶，沁人心脾，开慧迪智，予人以钥，深入堂奥，提高辨治之水平，顿获解难之捷径，乃近世不可多得之巨著，振兴中医之辉煌乐章也，厥功伟矣，令人颂赞！

　　名老中医之实践经验，乃中医学术精华之最重要部分，系砺炼卓识，心传秘诀，可谓珍贵至极。今杏林耆宿贤达，破除"传子不传女，传内不传外"之旧规，以仁者之心，和盘托出；又经书健同志广为征集，精心编选，画龙点睛，引人入胜。熟谙某一专辑，即可成为某病专家，此绝非虚夸。愚在各地讲学，曾多次向同道推荐，读者咸谓得益极大。

　　由于本丛书问世迄已十载，近年来各地之新经验、新创获，如雨后春笋，需加补充；而各省市名老中医珍贵之实践经验，未能整理入编者，亦复不少，更应广搜博采，而有重订《当代名医临证精华》之议，以期进一步充实提高，为振兴中医学术，继承当代临床大家之实践经验，提高中青年中医辨治之水平，促进新一代名医更多涌现，发展中医学术，作出卓越贡献。

　　与书健同志神交多年，常有鱼雁往还，愚对其长期埋首发掘整理老中医学术经验，采撷精华，指点迷津，详析底蕴，精心编辑，一心为振兴中医事业而勤奋笔耕，其淡泊之心志，崇高之精神，实令人钦佩。所写《继承老中医经验是中医学术发展的关键》一文，可谓切中时弊，力挽狂澜，为抢救老中医经验而呼吁，为振兴中医事业而献策，愚完全赞同，愿有识之士，共襄盛举。

顷接书健来函，出版社嘱加古代医家经验，颜曰：古今名医临证金鉴。愚以为熔冶古今，荟为一帙，览一编于某病即无遗蕴，学术发展之脉络了然于胸，如此巨构，实令人兴奋不已。

书健为人谦诚，善读书，且有悟性，编辑工作之余，能选择系之于中医学术如何发展之研究方向，足证其识见与功力，治学已臻成熟，远非浅尝浮躁者可比。欣慰之余，聊弁数语以为序。

八二叟朱良春谨识

时在一九九八年夏月

凡　例

1. 明清之季中医临床体系方臻于成熟，故古代文献之选辑，以明清文献为主。

2. 文献来源及整理者，均列入文后。未列整理者，多为老先生自撰。或所寄资料未列，或转抄遗漏，间亦有之，于兹恳请见谅。

3. 古代文献，间有体例欠明晰者，则略作条理，少数文献乃原著之删节摘录，皆着眼实用，意在避免重复，简而有要。

4. 古代文献中计量单位，悉遵古制，当代医家文献则改为法定计量单位。一书两制，实有所因。药名多遵原貌，不予划一。

5. 曾请一些老先生对文章进行修改或重新整理素材，使主旨鲜明，识邃意新；或理纷治乱，重新组构，俾叶剪花明，云净月出。

6. 各文章之题目多为编纂者所拟，或对仗不工，或平仄欠谐，或失雅训，或难概全貌，实为避免文题重复，勉强而为之，敬请读者鉴谅。

7. 凡入药成分涉及国家禁猎和保护动物的（如犀角、虎骨等），为保持方剂原貌，原则上不改。但在临床运用时，应使用相关的替代品。

8. 因涉及中医辨证论治，故对于普通读者而言，请务必在医生的指导下使用，切不可盲目选方，自行使用。

目 录

述　要

痹证滥觞于《内经》。《素问·痹论》说："所谓痹者，各以其时，重感于风寒湿之气也。""风寒湿三气杂至，合而为痹也。"其风气胜者为行痹，寒气胜者为痛痹，湿气胜者为着痹也。尚有皮、肉、脉、筋、骨截然分开。五痹之分，不如行、痛、着三痹之应用广泛。于病理演变及预后，《素问·痹论》说："五脏皆有合。病久而不去者，内舍于其合也。""其入脏者死。其留连筋骨者疼久。其留皮肤间者易已。"指出痹证迁延不愈，复感于邪，内舍其合，而引起脏腑痹。痹证出现脏腑症状者，为疾病严重的表现。

《金匮要略·中风历节病脉证并治》中的历节，即指痹证一类疾病。用祛风除湿、温阳散寒的桂枝芍药知母汤及乌头汤治疗。在《金匮要略·痓湿暍病脉证治》则对湿痹及风湿为患的证治做了论述。

《中藏经·卷中·论痹》在《内经》的基础上，对痹证病因的论述增加了暑热的因素，谓："痹者，风寒暑湿之气中于人，则使之然也。"在痹证的类型方面，最早提出了热痹的名称，谓："有风痹、有寒痹、有湿痹、有热痹、有气痹"。

《备急千金要方》与《千金翼方》治痹，颇多新见。如首次提出"风毒"之概念，用毒邪的病理概念去认识历节病之发病规律，开拓了新的思路。热毒流入四肢历节肿痛，治之以犀角汤，发展了仲景治痹方法。独活寄生汤，首载于《备急千金要方·诸风》，至今仍为治痹名方。

金元时期，子和倡用汗吐下法治痹。丹溪明确提出有痰，二陈汤加酒炒黄芩、羌活、苍术等。注重气血痰瘀，主张除湿祛痰，疏通气血。

《医学入门》《医林绳墨》有类似风湿结节之记载。

《证治准绳》论痹，广撷前贤学说而不杂，详述其证治之要，兼发己见。云：热痹者，脏腑移热复遇外邪。客搏经络，留而不行，阳遭其阴，故痛痹熻然而卧，肌肉热极，体上如鼠走之状。

张景岳峻补真阴是为发明。

李中梓《医宗必读》对痹证之治疗原则予以较好的概括：治外者，散邪为急；治脏者，养正为先。治行痹者，散风为主，祛寒利湿仍不可废，大抵参以补血之剂，盖治风先治血，血行风自灭；治痛痹者，散寒为主，疏风燥湿，仍不可缺，大抵参以补火之剂，非大辛大温不能释其凝寒之害也；治着痹者，利湿为主，祛风解寒亦不可缺，大抵参以补脾补气之剂，盖土强可以胜湿，而气足自无顽麻也。

《症因脉治·痹证论》对热痹给予了应有的重视，将其与风、寒、湿痹并列，而且对热痹的病因，症状，治疗方剂均进行了论述，是将热痹单列一项进行辨证论治的较早著作。

清·尤在泾对《金匮翼·卷六·痹证统论》说："《内经》论痹，又有骨、筋、脉、肌、皮五痹，大率风寒湿所谓三痹之病，又以所遇之时，所客之处，而命其名，非此行痹、痛痹、着痹之外，又别有骨痹、筋痹、脉痹、肌痹、皮痹也。"三痹与五痹的关系之分析十分晓畅。清·吴鞠通《温病条辨·中焦篇·湿温》对热痹的辨证及治疗有新的发挥，新拟定了宣痹汤、加减木防己汤等适应于热痹的方剂，用药清新灵活。

《医林改错·痹证有瘀血说》论痹重瘀血，身痛逐瘀汤乃治痹之要方。

叶天士《临证指南医案》于痹证之治颇多发挥，如热痹、湿热痹、顽痹、久痹，主用虫类搜剔，新邪宜急散，宿邪宜缓攻。

以下几家之灼见，尚未引起今人之重视，颇值得深入研究。

沈明圭之《痹证析微论》（载于《叶选医衡》）对痹证的命名、分类，提纲挈领，概念清晰。对痹证之病理发展转归，自有见地。云：然痹因三气者，治之宜然。若邪郁病久，风变为火，寒变为热，湿变为痰，即当易辙寻之，以降火清热豁痰为主，参以通经活血、流散滞邪之剂，安可全作三气治哉。

董西园在《医级·痹论》中对病机之认识亦有新的见解，他认为："痹非三气，患在痰瘀。"

《医学传灯》也记载了结节性红斑。陈歧认为历节风乃"皆由肝经血少风盛，热极生风，非是外来风邪"，力排众议，申明古今诸书皆以风湿而言，疑误所谬，"痛风由于风热血燥，可制逍遥散方，每使病者连服百剂"。陈氏之说是值得深入研究的。

白虎历节之描述，其疼痛之剧，酷似西医学之痛风。怀抱奇记述了自己患痹，食荤反剧，极切西医学之痛风。

《杂症会心录·痛痹论》热痹之论，自出机杼，淋漓痛快，诚为大手笔。"医家认作风寒湿三气杂至之说，概以外邪为治，病热渐增，阴液渐耗，虚虚之祸，有不可胜言者矣。风自内动，湿热内生者，属阴虚有火，表之清之，证变虚损者居多；寒自内发，寒湿内生者，属阳虚而无火，表之清之中风者居多。……内生之风寒湿之气，鼓舞于经络之中者，恐用攻表耗元之药而脏气空虚，真阴欲竭，外入之风寒湿三气，鼓舞于经络之中者，恐用攻表耗元之药而脏受敌，真阳欲脱。

况痹者闭也，乃脉络涩而少宣通之机，气血凝而少流动之热，治法非投壮水益阴，则宜补气生阳，非急于救肝肾，则惓惓于培补脾土，斯病退而根本不摇也。倘泥于三气杂至，为必不可留之邪，而从事于攻伐，是体实者安体虚者危矣，可不慎欤！"

治痹大家朱老良春先生研究虫类药四十余载，于虫类药临床运用建树良多。顽痹一证，实属棘手。朱老认为：肝肾亏虚，精血俱损，督脉经气痹阻，阳气不克敷布，全身功能衰弱，乃痹证之本；痰瘀互结，久病入络，病邪深入经隧，骨骱为病之标。主张益肾壮督，虫药搜剔，通络蠲痹。于痛风，朱老主张证病同辨，重用萆薢、土茯苓降泄浊毒。朱老于顽痹之病机辨治，临床用药，匠心独具，境界新辟，形成了自成体系的独到经验。

焦树德教授于尪痹之研讨尤为深刻，探求病机本于肾虚，进而析为五证，自出机杼，细致入微，是为发明；周仲瑛教授认为尪痹乃内外合邪，痰瘀痹阻，临证需斟酌主次，搜剔逐邪，益肾润养，别开生面，自有见地，与焦老大作，交相辉映。

天津中医药大学王士福先生，治痹每用重剂，于用法亦更入细。如热痹用石膏轻则120g，重则250g；豁痰重用南星、半夏，每至60g，并用二乌各30g。

姜春华教授，治痹重用生地少则60g，多则150g，并伍用川乌。以用药轻灵细密著称的江苏名医张泽生先生治疗痹证，每以生地并用川乌、草乌，且均用生品，认为制乌头疗效远不如生品。

成都名医代云波先生以治痹闻名于世。代氏习用制乌附各30~120g，且鲜有中毒者，对体质较弱者将川乌与蜜同煮（蜜60~90g，湿重者不用）以解其毒，方中每用甘草30~60g，据整理者观察，开始乌附各用30g，疗效不佳，再诊将乌、附加至各60~90g时，或川乌、附片加至120g时，其效大显。

王士福先生认为：二乌皆温散宣痹之药，川乌力缓而持久，草乌效速而不耐久，并用则效速而耐久。故重用二乌各 30g，配伍以生甘草 30g，先煎 1 小时，后下余药，其痛剧者 1 剂即缓，2~3 剂痛止大半或消失，或只感痛处微麻，此时即可停用二乌，加薏米 30g，泽泻 20g，通草 10g，淡渗其毒，防其逐渐蓄积为害。服 2~3 剂后，再加原二乌各 30g，如此交替，寒痹散，疼痛止而不伤正。

马志教授治疗痹证在轻灵透达、宣通郁滞的同时，每每用介类潜阳，如生石决、生牡蛎、鳖甲、龟甲。认为痹证之发生与肝脾功能的失调有关。忧思郁怒等情志变化常为本病的内在因素。外邪侵袭只是诱因。因怒致郁，因郁化热，因思致结，因结蕴湿。此种湿热，全为情志所起，而非外邪入内所致。若此时内在湿热蕴而未发，卒遭外邪侵袭，内外合邪，蕴结阳明，乘于筋肌，窜扰经络，遂致本病发生。本病发生之后又因形体之盛衰，湿热之多少，病程之久暂，病位之浅深等因素不同，有蕴湿生痰、伤阴化燥、耗气停瘀诸种不同转归。由于本病的发生先有肝脾失调，蕴湿积热，故风从热化而形成风湿热痹。因此，治法上不用祛风解表、温经散寒，而用轻灵透达之品以清热化湿，佐以介类潜阳息风，或虫类走血通络。

孔伯华先生治痹证亦每用石决明，佐以清透达络之品。沪上名医，临床大家陈道隆先生治疗痹证亦每用石决明、珍珠母等。显系重视痹证而兼内风。足证肝阳化风，内蕴湿热在痹证发病中的意义是值得深入探讨的。

历节烦疼，久治不愈，彭履祥先生体会每属湿热瘀血。王为兰先生认为历节须别寒热缓急，扶正祛邪，搜剔化瘀。丁光迪先生体验治痹难守一法，当以辨证为本，用药务必入细入微。

著名临床家章真如先生体会，热痹多于寒痹，养阴胜于温散。每用甘寒清热，和营解肌；甘寒养阴，清营增液。

刘志明先生尝用拈痹、宣痹两方。何炎燊先生每用白薇煎，通瘀透邪。周炳文先生于正虚热痹，主用五圣汤。施今墨先生则每用紫雪清解之，各臻佳妙。

卷中介绍了朱春庐、颜德馨、郑惠伯、陈茂梧诸先生，均以马钱子为治痹达药，证诸临床，疗效确切。笔者的老师洪哲明先生，曾向我讲述过他运用马钱子的经过：洪老在 20 世纪 30 年代曾结识一位自称为清宫外科御医的已年近八旬的老中医，感洪老为人敦厚、谦恭，将毕生之经验方两册传于洪老。洪老本业内科，未予留心。有一腰痛患者，洪老久治不愈而技穷，忆及那位外科老先生曾留下自制之龙马自来丹，转予患者，第二天患者即来诘问，为什么不早予此药。患者服药一次疼痛即失。洪老再寻老先生之经验秘书，却已遗失，只记得方方不离马钱子。俟后，洪老于痹证，每仗马钱子收功。

30 年前曾问及恩师阎洪臣教授，痹证久治不愈，该如何处理，阎师告曰：用蜜蜂螫刺，多可获效。余遵师嘱，用之果效。

远在二世纪，古罗马大学者兼医生盖伦就记述了蜂毒治疗疾病的方法。1864 年俄国人卢阔姆斯基通过临床观察，发现蜂毒对风湿热和痛风有惊人的疗效，他的论文公布后，蜂毒才开始引起医药工作者的注意。

维也纳著名医师特尔什，身患风湿热，偶然被蜜蜂螫后而获痊愈。他于 1888 年详述了 173 例风湿热患者经受蜂螫而获得的良好疗效。嗣后，鲁多尔夫·特尔什发表了更多例数的报告，经蜂螫治疗的 666 例风湿病患者中，554 人痊愈，99 人显效，只有少数人无效。18 世纪以来，关于蜂毒治疗风湿病的报道屡见不鲜。

房柱先生，他自 1956 年即开始研究蜂螫疗法。1980 年他又创办了连云港市蜂疗医院，这是世界上第一家蜂针专科医院。房先生总结民间蜂螫治病的经验并结合中医之针灸术，提出蜂针的概念，并著成

《中国蜂针疗法》一书。

　　国内著名学者王本祥教授系统地研究了蜂毒的药理作用及收集、提纯方法，成功地制成注射剂，而使蜂毒广泛地应用于临床。但也有人体会蜂毒注射液无效者，蜂针仍可奏效。

朱丹溪

痛　风　论

朱丹溪（1281~1358），名震亨，字彦修，元代医家

　　气行脉外，血行脉内，昼行阳二十五度，夜行阴二十五度，此平人之造化也。得寒则行迟而不及，得热则行速而太过。内伤于七情，外伤于六气，则血气之运或迟或速而病作矣。彼痛风者，大率因血受热已自沸腾，其后或涉冷水，或立湿地，或扇取凉，或卧当风，寒凉外搏，热血得寒，污浊凝涩，所以作痛。夜则痛甚，行于阴也。治法以辛热之剂，流散寒湿，开发腠理，其血得行，与气相和，其病自安。然亦有数种，治法稍异，谨书一二，以证予言。

　　东阳傅文，年逾六十，性急作劳，患两腿痛甚，动则甚痛。予视之曰：此兼虚证，当补血温血，病当自安。遂与四物汤加桃仁、陈皮、牛膝、生甘草，煎入生姜，研潜行散，热饮三四十帖而安。又朱宅阃内，年近三十，食味甚厚，性躁急，患痛风，挛缩数月，医祷不应，予视之曰：此挟痰与气证，当和血疏气导痰，病自安。遂以潜行散入生甘草、牛膝、炒枳壳、通草、陈皮、桃仁、姜汁，煎服半年而安。又邻鲍六，年二十余，因患血痢，用涩药取效，后患痛风，叫号撼邻。予视之曰：此恶血入经络证，血受湿热，久必凝浊，所下未尽，留滞隧道，所以作痛。经久不治，恐成偏枯。遂与四物汤加桃仁、红花、牛膝、黄芩、陈皮、生甘草，煎入生姜，研潜行散，入少

酒饮之数十帖又与刺委中，出黑血近三合而安。

或曰：比见邻人用草药研酒饮之不过数帖，亦有安者，如子之言，类皆经久取效，无乃太迂缓乎？予曰：此劫病草药，石上采石丝为之君，过山龙等佐之，皆性热而燥者，不能养阴却能燥湿。病之浅者，湿痰得燥则开，热血得热则行，亦可取效。彼病深而血少者，愈劫愈虚，愈劫愈深，若朱之病是也。子以我为迂缓乎？

（《格致余论·痛风论》）

虞抟

湿痰浊血通为要，师法丹溪治痛风

虞抟（1438~1517），字天民，明代医家

《内经》曰：诸风掉眩，强直支痛，里急筋缩，皆足厥阴风木之位，肝胆之气也。又曰：风寒湿三气杂至，合而为痹。其风气胜者为行痹，寒气胜者为痛痹，湿气胜者为着痹。以冬遇此为骨痹，以春遇此为筋痹，以夏遇此为脉痹，以至阴（六月也）遇此为肌痹，以秋遇此为皮痹。夫古之所谓痛痹者，即今之痛风也。诸方书又谓之白虎历节风，以其走痛于四肢骨节，如虎咬之状，而以其名名之耳。丹溪曰：大率因血虚受热，其血已自沸腾，或加之以涉水受湿，热而得寒，污浊凝滞，不得运行，所以作痛。夜则痛甚，行于阴也。治以辛温，监以辛凉，流散寒湿，开通郁结，使血行气和，更能慎口节欲，无有不安者也。

《内经》曰：脉涩而紧者痹。少阴脉浮而弱，弱则血不足，浮则为风，风血相搏，则疼痛如掣。盛人脉涩小，短气自汗出，历节痛不可屈伸，此皆饮酒汗出当风所致也。

寸口脉沉而弦，沉则主骨，弦则主筋，沉则为肾，弦则为肝，汗出入水中，因水伤心，历节痛而黄汗出，故曰历节风也。

味酸则伤筋，筋伤则缓，名曰泄，味咸则伤骨，骨伤则痿，名曰枯，枯泄相搏，名断泄，荣气不通，卫不独行，荣卫俱微，三焦无

御，四属断绝，身体羸瘦，独足肿大，黄汗出，胫冷，假令发热，变为历节风，疼痛不可屈伸。

丹溪曰：因湿痰浊血流注为病，以其在下焦道路远，非乌附气壮不能行，故用为引经。若以为主治之，非惟无益而有杀人之毒。此病必行气流湿舒风，导滞血，补新血，降阳升阴，治有先后，须明分肿与不肿可也。不可食肉，肉属阳，大能助火。素有火盛者，小水不能制，若食肉厚味，下有遗溺，上有痞闷，须将鱼腥、面酱、酒醋皆断去之，先以二陈汤加酒浸白芍药，少佐以黄连降心火，看作何应又为区处也。

大法用苍术、南星、川芎、白芷、当归、酒芩，在上者加羌活、桂枝、桔梗、威灵仙，在下者加牛膝、防己、木通、黄柏。

加味四物汤 治白虎历节风证。

本方加：桃仁煮数次，去皮尖 牛膝酒浸 陈皮 茯苓 甘草 白芷 草龙胆各等份

上细切，作一服，水二盅，煎至一盅，去渣温服。如痛在上者属风，加羌活、桂枝、威灵仙。在下者属湿，加牛膝、防己、木通、黄柏。气虚者，加人参、白术、龟甲。有痰者，加南星、半夏、生姜。血虚者，倍川归、川芎，佐以桃仁、红花，水煎服之。

因痰者，二陈汤加酒洗黄芩、羌活、苍术。

因湿者，用苍术、白术，佐以竹沥、姜汁及行气之药。

或曰：有湿郁而周身走痛，或关节间痛，遇阴寒即发，当作湿郁治（或用白术一味，酒煎服之，其痛立愈）。

肥人多是湿与痰饮流注经络（脉必滑），瘦人多是血虚与热（脉必涩）。

下部有湿肿痛，用防己、龙胆草、黄柏、知母，固是捷药。若肥人病此，宜苍术、白术、南星、滑石、茯苓之类；瘦人，宜用当归、

红花、桃仁、牛膝、槟榔等药。

薄桂味淡者，能横行手臂，领南星、苍术等药至痛处。

威灵仙　治上体痛风，人虚弱勿用。

一方　治上中下痛风。

黄柏酒炒　苍术米泔浸一二宿　南星各二两　神曲炒　台芎各一两　防风　白芷　桃仁各五钱　威灵仙酒炒　桂枝横行手臂　羌活各二钱　草龙胆一钱五分　酒红花五分

上为细末，神曲糊丸，如梧桐子大，每服一百丸，空腹服。

大羌活汤　治风湿相搏，肢节疼痛。

羌活　升麻各一钱　独活七分　苍术　防己　威灵仙　川归　白术　茯苓　泽泻各五分

上细切，作一服，水二盏，煎至一盏，去渣空心温服。

四妙散　治走注疼痛。

威灵仙酒浸焙干，五钱　羧羊角灰三钱　苍耳子一钱五分　白芥子炒，一钱半

上为细末，每服一钱匕，姜汤调下。

一方　治饮酒湿痰痛风。

黄柏酒炒　威灵仙酒炒，各五钱　苍术米泔浸一宿　羌活各三钱　甘草炙，三钱　陈皮去白　芍药各一钱

上为细末，每服一钱匕，生姜汤调下。

凡因久痢后，两脚酸软疼痛，或膝肿如鼓槌者，此亡阴也，宜以芎、归、熟地黄芪补血药治之自愈。挟气虚者，加参、芪。挟风湿者，加羌活、防风、白术之类。切不可纯作风治，反燥其血，终不能愈。

气血两虚，有痰浊阴火痛风。

人参　山药　海石　南星各一两　白术　熟地　黄柏酒炒褐色　龟

甲酥炙，各二两　干姜烧存性　锁阳各五钱

上为末，酒糊为丸服。

肢节肿痛，痛属火，肿属湿，兼受风寒而发动于经络之中，湿热流注于肢节之间而无已也。

麻黄去根节　赤芍药各一钱　防风　荆芥　羌活　独活　白芷　苍术　威灵仙　片芩酒浸　枳实　桔梗　葛根　川芎各五分　甘草　当归梢　升麻各三分

上细切，作一服，水二盏，煎至一盏，去渣服。下焦加酒黄柏，妇人加酒红花，肿多加槟榔、大腹皮、泽泻，更加没药一钱定痛尤妙。一云：脉涩数者有瘀血，宜用桃仁、红花、芎、归，加大黄微利之。

二妙散　治脚膝下焦湿热成痛。

黄柏酒浸焙干，二两　苍术米泔浸，春秋二宿，冬三宿，夏一宿，四两

上为细末，沸汤入姜汁调服。或用蒸饼为丸，姜、盐汤送下。二味皆有雄壮之气，表实气实者加酒少许佐之，有气加气药，血虚加补血药，痛甚者加生姜汁热服。

潜行散　用黄柏一味酒浸，曝干为细末，每服方寸匕，煎四物汤调下，治血虚阴火痛风药也，多服帖数取效。

手臂痛，是上焦湿痰，横行经络中作痛也。

半夏　酒芩　白术　南星　香附各一钱　陈皮　茯苓各五分　苍术一钱半　威灵仙三钱　甘草三分

上细切，作一服，加生姜五片，水二盏，煎至一盏，食后服。

加味二陈汤　治臂痛。

本方加酒芩、羌活、威灵仙，入姜水煎，食后温服。

一方　治痛风神效。

赤芍药　青皮各一钱半　紫葳　台芎各七分半　威灵仙　木鳖子各一

钱半　防风七分半　甘草五分

上细切，作一服，酒煎服之。

治妇人胸背胁走痛。

赤芍药一钱　桂枝　苍术各五分　香附炒　黄柏各一钱　甘草五分
威灵仙酒拌湿炒，七钱半

上细切，作一服，水二盏，煎至一盏服。

治走注疼痛方。

威灵仙　苍术米泔浸　桂枝　川归酒洗　桃仁去皮尖，炒，各一
钱　生桃仁七个　甘草二钱　川芎一钱半

上细切，作一服，加生姜五片，水二盏，煎至一盏，入童便、竹
沥各半盏，再煎至一盏，热服。忌猪、羊、鸡肉，鱼腥、湿面。

定痛丸　治风湿一切痛。

乳香　没药　金星草　地龙去土炒　五灵脂　木鳖子去壳

上各等份，为细末，炼蜜为丸，如弹子大，每服一丸，温酒磨化
下。或只作小丸，温酒送下亦可。

世欲有用草药而获速效者，如用石丝以为之君，过山龙等以为之
佐，皆性热而燥者，不能养筋滋阴，但能燥湿病之浅者，湿痰得燥而
开，瘀血得热而行，故有速效。若病之深而血少者，愈劫愈虚而病愈
深矣，戒之戒之！

（以上丹溪方法凡二十六条）

黄芪酒（局方）　治风寒湿痹，身体顽麻，皮肤燥痒，筋脉挛急，
语言謇涩，手足不遂等证。

黄芪　防风　桂枝　天麻　萆薢　虎胫骨酥炙　白芍药　当
归　云母粉　白术　茵芋叶　木香　仙灵脾　甘草　川续断各一两

上细切，以生绢袋盛，用无灰好酒一斗，以瓷罐浸之，包封罐
口，勿令泄气，春五、夏三、秋七、冬十日，每服一盏，温饮之，不

拘时候。

独活寄生汤（局方）　治肝肾虚弱，感冒风湿，致痿痹，两足缓纵，软弱不仁。

防风天麻散　治风湿麻痹，肢节走注疼痛，中风偏枯，或暴喑不语，内外风热壅滞昏眩。

防风　天麻　川芎　羌活　白芷　草乌头　白附子　荆芥穗　当归　甘草炙，各五钱　白滑石二两

上为细末，每服五分，加至一钱，热酒化蜜少许调下，觉药力运行微麻为度。或炼蜜为丸，如弹子大，每服半丸至一丸，热酒化下，白汤亦可。此药散郁开结，宣风通气之妙剂也。

舒筋汤（局方）　治臂痛不能举，盖是气血凝滞经络不行所致。一名通气饮子，一名五痹汤，其效如神。

片子姜黄二钱　甘草炙　羌活各五分　海桐皮去外皮　当归去头　赤芍药　白术各一钱

上细切，作一服，加生姜三片，水一盏半，煎至一盏，去淹，磨沉香水少许入内温服，凡腰以上痛食后，腰以下痛食前服。

祖传方

九藤酒　治远年痛风，及中风左瘫右痪，筋脉拘急，日夜作痛，叫呼不已等证，其功甚速。

青藤　钩藤　红藤（即理省藤也）　丁公藤（又名风藤）　桑络藤　菟丝藤（即无根藤）　天仙藤（即青木香也）　阴地蕨（名地茶，取根）各四两　忍冬藤　五味子藤（俗名红内消）各二两

上细切，以无灰老酒一大斗，用瓷罐一个盛酒，其药用真绵包裹，放酒中浸之，密封罐口，不可泄气，春秋七日，冬十日，夏五日，每服一盏，日三服，病在上食后及卧后服，病在下空心食前服。

加味三妙丸　治两足湿痹疼痛，或如火燎，从足跗热起，渐至腰

胻，或麻痹痿软，皆是湿为病，此药主之。

苍术米泔浸，四两　黄柏酒浸日干，二两　川牛膝去芦，一两　当归尾酒洗，一两　川萆薢一两　防己一两　龟甲酥炙，一两

上为细末，酒煮面糊为丸，如梧桐子大，每服一百丸，空心姜盐汤下。

川木通汤

一男上四十岁，因感风湿，得白虎历节风证，遍身抽掣疼痛，足不能履地者三年，百方不效，身体羸瘦骨立，自分于死。一日梦与木通汤服愈，遂以四物汤加木通服，不效，后以木通二两锉细，长流水煎汁顿服。服后一时许，遍身痒甚，上体发红丹如小豆大粒，举家惊惶，随手没去，出汗至腰而止，上体不痛矣。次日又如前煎服，下体又发红丹，方出汗至足底，汗干后通身舒畅而无痛矣。一月后，人壮气复，步履如初。后以此法治数人皆验。故录于此，以示后学。

熏洗痛风法　治手足冷痛如虎咬者。

用樟木屑一斗，以急流水一担熬沸，以樟木屑置于大桶内，桶边放一兀凳，用前沸汤泡之，桶内安一矮凳子，令人坐桶边，放一脚在内，外以草荐一领围之，勿令汤气入眼，恐坏眼，其功甚捷。

（《医学正传》）

汪　机

养血养胃，祛湿祛瘀

汪机（1463~1539），字省之，明代医家

一人　素有脚气，胁下作痛，发热头晕，呕吐，腿痹不仁，服消毒护心等药不应，左关脉紧，右关脉弦，此亦脚气也。以半夏左经汤治之而愈。

本案系足少阳经为风湿热流注，治以半夏左经汤：

半夏汤去滑，三分　干葛三分　细辛三分　白术三分　茯苓三分　桂心不见火，三分　防风三分　干姜炮，三分　黄芩三分　小草三分　甘草炙，三分　柴胡三分　麦冬去心，三分

白术甘缓而苦温，气味芳烈，温运脾土，升清温阳，为健脾补气之第一要药。茯苓味甘而淡，甘淡渗湿，药性平和，为利水消肿祛湿之要药。两者相伍，一补一渗，一燥一利，相反相成。桂心、防风、细辛祛风散寒通络，再辅以黄芩、麦冬清热滋阴。

吴传芳妻　年逾五十。病左脚膝挛痛，不能履地，夜甚于昼，小腹亦或作痛。诊其脉浮细缓弱，按之无力，尺脉尤甚，病属血衰。

遂以四物汤加牛膝、红花、黄柏、乌药。连进十余帖而安。

一妇　患历节，寒热焮痛，服人参败毒散，翌日遍身作痛，不能转侧。彼云素有此疾，每发痛至月余自止，服药不应。妇人体虚，因受风邪之气，随血而行，淫溢皮肤，卒然掣痛，游走无常，名曰历节

风，治以四生丸而愈。

一人 左膝肿大，三月不溃。予谓体虚，风邪袭于骨节，使气滞不行，故膝愈大而腿愈细，名曰鹤膝风。以大防风汤三十余剂而消。

某 患鹤膝风，伏枕半载，流脓三月。彼云初服大防风汤去附子，将溃，服十宣散，今用十全大补汤去桂，皆不应。视脉症甚弱，予以十全大补汤，每帖加熟附一钱，三十余剂少愈，乃减附子五分，服至三十余剂，将愈，却去附子，更用三十余剂而痊。

一妇 或时遍身麻痹，则愦不省人事，良久乃苏。医作风治，用乌药顺气散，又用小续命汤，病益甚。邀余诊之，脉皆浮濡缓弱。曰：此气虚也。麻者，气馁行迟，不能接续也。如人久坐膝屈，气道不利，故伸足起立而麻者是也。心之所养者血，所藏者神。气运不利，血亦罕来，由心失所养而昏愦也。遂用参、芪各二钱，归身、茯苓、门冬各一钱，黄芩、陈皮各七分，甘草五分，服而愈。

一妇 年逾四十，形长色脆，病经不调，右脉浮软而大，左脉虚软而小近驶。尝时经前作泄。今年四月，感风咳嗽，用汤洗浴，汗多，因泄一月。六月复因洗浴，发疟六七次。疟须止，而神思不爽，至八月尽。而经水过多，白带时下，泄泻，遂觉右脚疼痛。旧曾闪䏶脚跟。今则借此延痛，臀腿腰胁尾骨、胫项左边筋皆掣痛。或咳嗽一声，则腰眼痛如刀扎。日轻夜重，叫号不已。幸痛稍止，饮食如尝。今详月水过多，白带时下，日轻夜重，泄泻无时，亦属下多亡阴。宜作血虚论治。然服四物止痛之剂益甚。九月，予复诊视，始悟此病，乃合仲景所谓阳生阴长之法矣。

经水多，自带下，常泄泻，皆由阳虚陷下而然，命曰阳脱是也。日轻夜重，盖日阳旺而得健运之职，故血亦无凝滞之患，而日故轻也。夜则阴旺而阳不得其任，失其健运之常，血亦随滞，故夜重也。遂以参、术助阳之药，煎服五七帖，痛减。此亦病症之变，治法殊常，故记之。

一人 四十余，色黄白，季春感冒，发汗过多，遂患左脚腿骹（厥阴之分）微肿而痛，不能转动。医作阴毒，治以艾灸。予曰：阴毒虽无肉变高燉之势，缠绵月余，内必有瘀脓。令用毫针深探之，惟黄水数点而已。后又更医，以锋针于灸疮内深入寸许，则血大出，认为阴毒似有可疑。吾以为属于筋痛，经所谓筋痿者耶。

痿虽软易，其亦有痛者。且其痛时，遍身筋皆肿胀。而右脚内臁筋亦急痛，不能屈伸，以此验之，筋痛可知矣。经曰厥阴少血之经，筋之所主。过汗则亡血，而筋失所养，故急痛也。腿骹肿者，盖人身之血犹江河之水，洪泛则流沙走石；彼细流浅濑，则此阻彼碍而壅肿矣。经曰"怯者着而成病"是也。兼之脾胃太虚，呕逆嗳气，饮食少进。经曰：胃者，水谷之海。脾主于胃，行其津液，以养皮肉筋脉。今胃不受，而脾不运，筋脉愈失所养矣。又加灸砭，焦骨伤筋，复耗其血。丹溪曰：血属阴，难成易亏者也。兹则针灸妄施，则血虚耗矣，欲其疾愈，岂可得哉？且经曰筋枯者，举动则痛，是无血以养，俱难治也。所幸者，精神尚好，大便固秘，夜卧安静。于此健其脾胃，使饮食进，则血自生，筋自舒，肿退痛除，庶或可愈。其脉初皆细软而缓，按之无力。

予以独参汤一两，一剂与之，其效甚速。予适他往，更医复灸，又用参、芪、归、术加凉剂，胃气遂不能回矣。再诊，脉变为滑数。

脉书言疮科滑脉，未溃宜内消，已溃宜补益。又曰数脉所主为热，其证为虚，是脉与证皆属于虚，亦须大补，托而出之，治亦同法，岂得歧而两途？病居疑似，故详辨之。

吾尝见一妇产后遍身筋痛，遂致不救，是亦亡血之故。

一妇 血痹，兼腿酸痛似痹。此阴血虚不能养于筋而然。宜先养血为主，遂以加味四斤丸治之而愈。

一人 腿痛，膝微肿，轻诊则浮，按之弦紧。此鹤膝风也。与大防风汤二剂，已退二三彼。谓附子有毒，乃服败毒药，日渐消瘦，复求治。予谓今饮食不为肌肤，水谷不能运化精微，灌溉脏腑周身百脉，神将何依？兹故气短而促，其气损也；怠惰嗜卧，脾气虚也；小便不禁，膀胱不藏也；时有躁热，心下虚痞，胃气不能上荣也；恍惚健忘，神明乱也。不治，后果殁。此证多患于不足之人，故以加减小续命、大防风二汤有效，若用攻毒药必误。

（《石山医案》《外科理例》）

江 瓘

湿热抟结，痰瘀痹阻

江瓘（1503~1565），字明莹，安徽人，明代医家

毗陵有马姓鬻酒为业者　患肾脏风，忽一足发肿如瓠，自腰以下钜细通为一律，痛不可忍，欲转侧，两人扶方可动。或者欲以镀刀决之。张曰：未可。此肾脏风攻注脚膝也。乃以连珠甘遂一两，木鳖子两个，一雄一雌，为末，獖猪腰子二个，批开，药末一钱掺匀，湿纸裹数重，慢火煨熟放温，煨肾散加木鳖。五更初细嚼，米饮下。积水多则利多，少则少也。宜软饭将息。若病患一脚，切看左右，如左脚用左边腰子，右脚用右边腰子，药末只一钱。辰巳间下脓如水晶者数升，即时痛止，一月后尚拄拐而行，再以赤乌散令涂贴其膝方愈。十年相见，行步自若。

大宗伯沈立斋　孟冬闪腰作痛，胸间痰气不利，以枳壳、青皮、柴胡、升麻、木香、茴香、当归、川芎、赤芍、神曲、红花，四剂而瘥。但饮食不甘，微有潮热，以参、芪、白术、陈皮、白芍各一钱，归身二钱，川芎八钱，软柴胡、地骨皮、炙草各五分，十余剂而康。

刘尚宾　体臂闪作痛，服透骨丹，反致肢节俱痛，下体益甚，以二陈、南星、羌活、防风、牛膝、木瓜、苍术、黄芩、黄柏治之，身痛遂安，以前药再加归尾、赤芍、桔梗，治之而痊。

郑吏部　素有湿痰，孟冬坠马，服辛热破血之药，遍身作痛，发

热口干，脉大而滑，此热剂激动痰火为患耳，治以清燥汤，去人参、当归、黄芪，加黄芩、山栀、半夏、黄柏，热痛顿去，患少愈。更用二陈、羌活、桔梗、苍术、觉茸柏、姜制生地、当归，遂痊。

一妇人　患臂腕肿大，已三月，手臂日细，肌瘦恶寒，食少短气，脉息细微，属形病俱虚也。遂投补中益气，加肉桂，引诸药行至臂，再加贝母、香附，以解久病之郁，间服和血定痛丸，以葱熨之，肿消二三，因怒患处仍胀，胸膈两胁微痛，以前汤更加木香。山栀、半夏、桔梗，服之少可。复因惊不寐，少食盗汗，以归脾汤，加五味、麦冬，二十余剂而安，肿消三四，手臂渐肥，但经水过期而少，此心脾之血，尚未充足而然也。乃用八珍加五味、麦冬、丹皮、远志、香附、贝母、桔梗，四十余剂，诸症悉愈。后因怒发热谵语，经水如涌，此怒动肝火，以小柴胡汤，加生地二钱，一剂遂止，以四物加柴胡，调理而康。

商州有人重病　足不履地者数十年。良医殚技，莫能治，所亲置之道傍，以求救者。遇一新罗僧见之，谓曰：疾一药可救，但不知此土有否？因为之入山采取，乃威灵仙也（灵仙能通行十二经）。使服之，数日能步履。其后山人传其事。《海上方》著其法云：采之，阴干余月，捣末，酒和服二钱匕，利，空心服行之。如人性本杀药，可加及六七钱匕，利过两行则减之，病除乃停服。其性甚善，不触诸药，但恶茶及面汤。以甘草、栀子代饮可也。

予友人余近峰贾秣陵　年五十余，患脚痛，卧不能起年余，胫与腿肉俱消。邑医徐古塘昔患痹疾治愈，求其成方。初用当归拈痛汤，二服效，次用十全大补汤加枸杞子、防己、牛膝、萆薢。朝用六味地黄丸加虎胫骨、牛膝、川萆薢、鹿角胶，服三年，矍铄如初。徐书云：久久服之，自获大益，幸勿责效于旦夕。信然。

州守张天泽　左膝肿痛，胸膈痞满，饮食少思，时作呕，头眩痰

壅，日晡殊倦。用葱熨法及六君加炮姜，诸症顿退，饮食稍进。用补
中益气加蔓荆子，头目清爽，肢体康健。间与大防风汤十余剂，补中
益气三十余剂而消。

（《名医类案》）

方 谷

贵于行气，痹证绳墨

方谷（1508~1600），明代医家

《脉经》曰：风寒湿气合而为痹，浮涩而紧，三脉乃备。

《内经》曰：寒气胜为痛痹，风气胜为麻痹，湿气胜为着痹。

河间曰：痹者留着不去，则四肢麻木拘挛是也。又曰：腰项不能俯仰，手足不能屈伸，动辄不能转移，此痹之为病也。大率痹由气血虚弱，荣卫不能和通，致令三气乘于腠理之间，殆见风乘则气纵而不收，所以为麻痹。寒乘则血滞而不行，所以为着痹。湿胜则血濡而不和，所以为痛痹。三气并乘，使血滞而不通，所以为周痹。久风入中，肌肉不仁，所以为顽痹者也。治当祛风必用防风、防己，清寒必用羌活、独活，理湿必用苍术、厚朴，养正必用牛膝、当归之类，使经络豁然流通，而气血荣行腠理，则痹自疏而身体健矣。或者初起之剂升阳除湿汤，调理之剂当归拈痛汤，久而元气不足补中益气汤。又有遍体懵然无所知识，不疼不痒而麻木者，此属气虚湿痰死血之为病也。经又曰：手麻气虚，手木湿痰或死血病，其足亦然。又曰：遍体麻木者多因湿痰为病，非死血也。如死血者，或有一处不疼不痛，不痒不肿，但经紫黑色而麻木者是其候也。宜行血破血治之，如红花、牛膝、桃仁、归尾、白芷、川芎、丹皮之类。如湿痰者，或走注有核，肿起有形，但色白而已，治宜清湿降痰，用二陈汤加苍术、枳实、黄连、厚朴之类。或气虚者必用补气而行气，用四君子汤加厚朴、香附之剂。血虚者宜养血而生血，如四物汤加生地、红花、枸杞、香附等剂。如此调治，则气血和平，焉有麻木之患也。又有所谓不仁者，谓肌肤麻痹，或周身不知痛痒，如绳扎缚初解之状。皆因正气空虚而邪气乘之，血气不能和平，邪正相克，致使肌肉不和，而为麻痹不仁者也。或有痰涩不利，或有风湿相搏，荣卫行涩，经络疏散，皮肤少荣，以致遍体不仁而有似麻痹者也。轻则不见痛痒，甚则不知人事，治宜祛风理气而兼养血清湿可也，用二陈汤加归、术、天麻、防风、防己、芩、连之属；如不效者，去芩、连，加薄、桂。

升阳除湿汤 治脾胃虚弱，不思饮食，腹鸣泄泻，四肢困弱，溺黄脱肛。

苍术一钱 升麻 柴胡 羌活 防风 神曲炒 泽泻 猪苓各五分 陈皮 大麦芽 甘草炙，各三分

一方无羌活。清水二盏，煎至一盏，去滓，空腹时服。

愚按：痹、痿、瘘及痛风之证也。夫痹者，气之痹也，周身不能转移而动辄沉重者也。痿者，气之滞也，手足不能屈伸，肢体如僵仆也。瘘者，气之软弱也，肢体沉重而痿弱难行者也。又有痛风者，浑身作痛，举动不能，移转彻痛欲死者也。四者之间，依稀相似，皆因风寒湿之为病，临证当明辨之。且如风胜则强直不收，当驱其风。寒胜则绵绵作痛，当温其经。湿胜则重坠难移，当清其湿。此施治之大要，亦从当归拈痛汤，量其风寒湿之轻重而取法用治。

治法主意：治痿莫先于清热，治痹莫贵于行气。

（《医林绳墨》）

孙一奎

养血舒筋，疏湿润燥
独取阳明，化瘀涤痰

孙一奎（1522~1619），明代著名医家

风寒湿痹案

董监军 腊雪初霁，因事到真定，忽觉风气暴作，六脉俱弦甚，按之洪实有力，其症手挛急，大便闭涩，面赤热，此风寒始加于身也。四肢者脾也，风寒伤之则挛痹。乃风淫末疾，而寒在外也。《内经》云：寒则筋挛。正此谓也。平素多酒，实热乘于肠胃之间，内则手足阳明受邪，外则足太阴脾经受风寒之邪。用桂枝、甘草以却其寒邪，而缓其急搐；用黄柏之苦寒，以泻实热而润燥，急救肾水；用升麻、干葛以升阳气，行手足阳明之经，不令遏绝；更以桂枝辛热入手阳明之经为引用；润燥复以芍药、甘草专补脾气，使不受风寒之邪而退木邪，专益肺金也。加人参以补元气为之辅佐，加当归身去里急而和血润燥，名之曰活血通经汤。

升麻 葛根 当归 人参 甘草炙，各一钱 桂枝 黄柏酒炒，各二钱 白芍药五分

水煎热服，令暖房中近火摩搓其手乃愈。

风湿热痹案

一妇 患鹤膝，两挝中腿股筋牵作痛，内热寒热，此肝火气滞之证。先用加味小柴胡汤四剂，后以加味逍遥为主，佐以大防风汤而消。又患痢后两膝肿痛，寒热往来，用十全大补汤为主，佐以大防风汤而全消。大防风汤，治阴虚邪袭、腿膝肿痛等证。

防风 附子炮 牛膝 白术炒 羌活 人参各一钱 川芎一钱五分 桂心 黄芪炒，各一钱 芍药炒 杜仲姜制，各一钱 甘草五分 熟地一钱半

水煎服。

吴江孙质庵老先生行人 时患痛风，两手自肩髃及曲池，以至手梢，两足自膝及跟尻，肿痛更甚，痛处热，饮食少，请告南还，而伏蓐者三年。里有吴君九宜者，沈考功西席也。见予起后渠疾，因语行人逆予。诊其脉，皆弦细而数，面青肌瘦，大小腿肉皆削。予与言：此病得之禀气弱，下虚多内，以伤其阴也。在燕地又多寒。经云：气主煦之，血主濡之。今阴血虚，则筋失养，故营不营于中；气为寒束，百骸拘挛，故卫不卫于外。营卫不行，故肢节肿而痛，痛而热，病名周痹是也。治当养血舒筋，疏湿润燥，使经络通畅，则肿消热退，而痛止矣。痛止，即以大补阴血之剂实其下元，则腿肉复生。稍愈之后，愿加珍重，年余始可出户。行人闻而喜曰：果如公言，是起白骨而肉之也。吾即未药，病似半去，惟公命剂。予先以五加皮、苍术、黄柏、苍耳子、当归、红花、薏苡仁、羌活、防风、秦艽、紫荆皮。服之二十剂，而筋渐舒，肿渐消，痛减大半。更以生地、龟甲、牛膝、苍术、黄柏、晚蚕沙、苍耳子、薏苡仁、海桐皮、当归、秦艽，三十剂而肿痛全减。行人公益喜。予曰：病加于小愈，公下元虚惫，非岁月不能充实。古谓难足而易败者，阴也。

须痛戒酒色，自培根本，斯饮药有效，而沉疴可除。据公六脉轻清流利，官必腰金，愿葆真以俟之，万毋自轻，来春气和，可北上也。乃用仙茅为君，枸杞子、牛膝、鹿角胶、虎骨、人参为臣，熟地黄、黄柏、晚蚕沙、茯苓、苍耳子为佐，桂心、秦艽、泽泻为使，蜜丸服，百日腿肉长完，精神复旧。又喜语予曰：贫官何以称报，撰次公济人泽物盛德于沈考功册后，以彰盛美云。后十年，行人官至江西副宪。

嘉善之妓李双 号素琴，体虽肥，而性冲澹，态度闲雅端重，歌调娼家推其擅场，与予邑程芹溪处厚，患痛风，自二月起至仲冬，诸治不效，鸨母悭毒，遂视为痼疾，不为治。而芹溪固恳予诊之，六脉大而无力，手足肢节肿痛，两胻亦痛，不能起止，肌肉消其半，日仅进粥二碗，月汛两月一行，甚少。予曰：此行痹也。芹溪问：病可治否？予笑而应曰：君能娶，予能治之。芹溪曰：嫁娶乃风月中套语，公长者，乃亦此言。予曰：观此子虽堕风尘，实有良家风度，予故怜之，且君断弦未续，而彼有心于君，或天缘也。芹溪曰：诚吾素愿，恐鸨母高其价而难与言。予谓：乘其病而盟之，易与耳。芹溪以予言为然，乞为治之。以人参、白术、薏苡仁各三钱，当归、枸杞、杜仲、龟甲、苍耳子各二钱，晚蚕沙、秦艽、防风各一钱，大附子、甘草、桂枝、黄柏各五分，十帖而痛止肿消。改用归芍六君子，加薏苡仁、丹参、红花、石斛、紫荆皮，三十帖而痊愈。芹溪娶之，善持家，举族称贤，而亦羡予知人焉。

华岳令堂 年五十余，向来小水短少，今则右背盐匙骨边一点痛，夜尤痛。已经半月，医治不效。辗转加剧，即于右边手臂肢节皆胀痛，筋皆暴起，肌肉上生红点子，脉两手皆滑数，右尺软弱。乃湿热伤筋而成痛痹。以东垣舒筋汤为主。羌活、升麻、桃仁、麻黄、红花、当归、防风、甘草、独活、猪苓、黄柏、防己、知母、黄连、两帖痛减肿消，再亦不发。

侄孙君实 遍身筋骨痛如虎啮，壮年患遍身筋骨疼痛。肢节肿痛。其痛极，状如虎啮，大小便起止，非三五人不能扶，诸痛处热如火燎，食饮不入，呻吟床褥，已经二候。有以疏风之剂投者不应，又以乳香、没药活血止痛之剂投者亦不应。延予诊治，六脉浮紧而数。予曰：此周痹也。势甚恶，俗名白虎历节风，乃湿热所致。丹溪云：肿属湿，痛属火，火性速，故痛暴猛若此。以生地黄、红花、酒芩、酒连、酒柏、秦艽、防风、羌活、独活、海桐皮、威灵仙、甘草，四剂而痛减大半。再加赤芍药、当归、苍耳子、薏苡仁，减去独活、秦艽，又八剂痊愈。

夏益吾 肢节肿痛，手足弯痛肿尤甚，不能动止。凡肿处皆红热，先起于左手右足，五日后，又传于左足右手，此行痹证也。且喘咳气涌不能睡。左脉浮数，中按弦，右滑数。乃湿热风痰壅遏经络而然。以茅山苍术、姜黄、薏苡仁、威灵仙、秦艽、知母、桑白皮、黄柏、酒芩、麻黄，水煎服下，而右手肿消痛减。夜服七制化痰丸，而嗽止，乃得睡。再剂，两足弯消其半。左手经渠列缺穴边肿痛殊甚。用薏苡仁、苍术、秦艽、甘草、天花粉、五加皮、石斛、前胡、枳壳、威灵仙、当归，旋服旋愈。

程绍溪 中年患鹤膝风证，两腿及脚肚内外臁肉尽削，独两膝肿大，乃酒后纵欲所致。经治苏松嘉湖杭严六府，视为痼疾。且四肢脓疥连片，淫烂腌臜，臭恶难近，自分必死。家人以渠病久，医药破家，今则衣食不抵，无门求生矣！渠有亲为予邻家。偶言及渠病之异，家道之窘，予闻恻然，邻素知予不以窘异为惮，恳为一看。予携仲子泰来同往。令渠沐手诊之，左寸关浮数，右寸短弱，两尺沉微。此气虚血热之候。法当大补气血，壮其筋骨，犹可冀生。病者闻言，命家人子媳罗拜于地，请药。予曰：病热已痼，非百日不见功。盖补血无速效。日浸月润，渐而濡之，关节通利，骨正筋柔，腿肉自生。初以龟甲、薏苡仁各三钱，苍耳子、五加皮、头二蚕沙、节节香各一钱，当归、人参、黄芪、苍术、杜仲、黄柏各八分，红花五分，水煎服之。十剂而疮疥渐稀，精神稍长。再以薏苡仁、五加皮、龟甲各二钱，节节香、苍耳子、地黄、丹参、苍术、黄柏、何首乌各一钱，人参、当归各八分，红花、木通各五分，三十帖，足可倚杖而行，腿肉渐生，疮疥尽愈，膝肿消去其六。后以虎潜丸加鹿角胶、何首乌、金毛狗脊、节节香、牛膝，用龟甲胶为丸，服三越月，腿肉复完，出之箧上，莙人啧啧称奇。悉录其方以布。

太塘徐公讳客者 其子弱冠，肌肉瘦削，尻膝肿大。手肘肩髃皆肿，肿处皆痛而发热。时医有作风治者，有作湿痰治者，有作鹤膝鼓槌风治者。愈治愈重，伏床褥奄奄一息耳。举家仓皇而决之蓍，揲者释策曰：易象可不死，天医上卦，第远在东方，相去百里而遥，迎而治之无恙也。因访予而迎之治。予诊其脉，六部皆弦。观其色青而白。饮食少，时当长至。予曰：此筋痿证也。书云诸痿皆不可作风治。病势几危者，以前药皆风剂耳。风能伤血，血枯则筋愈失养。况弦脉乃肝木所主，撼前而至，是肝有余而脾土受敌。脾为所伤，宜饮食少，肌肉削而势将危也。《内经》曰：诸痿独取于阳明为治。阳明者，肠与胃也。法当滋补肠胃，俾饮食日加，五脏六腑有所禀受，营卫流行，气煦血濡，调养至春，淑气司令，君火主事之时，宗筋润而机关可利也。病者年虽少，而能闻言相信，恳予为治。予立方五加皮、薏苡仁、甘草、苍耳子、枸杞子、人参、杜仲、黄柏、黄芪、防风，服二十剂而精神壮，腰膂健，饮食加。惟间或梦遗，则为减去杜仲，而加远志、当归，三十剂而全安。此余初发之治也。

痰瘀痹阻案

令孙女　才六岁，忽发寒热一日，过后腰背脊中命门穴间骨节，肿一块，如大馒头之状，高三四寸。自此不能平身而立，绝不能下地走动，如此者半年。人皆以为龟背痼疾，莫能措一法。即如幼科治龟背古方治之亦不效。予曰：此非龟背，盖龟背在上，今在下部。必初年乳母放在地上，坐早之过，此时筋骨未坚，坐久而背曲，因受风邪，初不觉，其渐入骨节间而生痰涎，致令骨节胀满而大。不急治之，必成痼疾。今起未久，可用万灵黑虎补天膏贴之。外再以晚蚕沙醋洗炒热，绢片包定于膏上，带热熨之，一夜熨一次。再以威灵仙为君，五加皮、乌药、红花、防风、独活，水煎服之。一月而消其半，骨节柔软，不复肿硬，便能下地行走如初矣。人皆以为神奇。此后三个月，蓦不能行，问之足膝酸软，载身不起，故不能行。予知其病去而下元虚也。用杜仲、晚蚕沙、五加皮、薏苡仁、当归、人参、牛膝、独活、苍耳子、仙茅，水煎服二十剂，行动如故。

桂亭大兄　因坠轿跌伤腰胁胀痛，不能转侧，咳嗽吊痛。用三制大黄二钱，桃仁一钱五分，杏仁、红花、天花粉各一钱，穿山甲八分，甘草五分，水煎服之，两帖而大便行。继以五加皮、红花、川芎、当归、生地黄、白芍药、丹参、甘草、桃仁、穿山甲、柴胡，煎四剂饮之，而痛大定。后因过食荤腥，喘嗽腰痛，右肩背坠痛，素有湿热痰积。以威灵仙、紫苏子、枳实、酒芩、半夏曲、瓜蒌仁、甘草、陈皮、姜黄、防风、羌活，服后肠鸣，坐则重坠。此痰积已动，欲行不可得也。与穿山甲、当归尾、红花、杏仁、枳壳、大黄、萝卜子、川芎、莪术、青皮，服后大便所下稠积秽瘀甚多，痛随减去。以保和丸调理而安。

（《孙文垣医案》）

吴正伦

养血祛风治疗痹证案

吴正伦，明代医家

风 寒 湿 痹

一妇人年四十五六，因与人相争投水，患身热头痛，胸闷呕恶，手足不能动履，身如被杖。诊之六脉洪大，重按皆濡。初用五积散二剂，热痛皆止。但湿未去，故手足未利，身体仍痛。再用川芎、当归、赤芍、熟地、浓朴、苍术、陈皮、甘草、半夏、枳壳、香附、乌药、真桑寄生、续断、羌活、独活、防风、蕲蛇。每剂二两，作大剂十帖而安。再用六味地黄丸，加木瓜、苍术一料除根。

（《脉症治方》）

余午亭

四物汤加味治疗痹证案

余午亭，明代医家

学士沈十洲公讳坤。病左手痛，不能上头，左边身体俱麻木不便，医作风治，概以搜风顺气散。史国公浸酒方等药，不效。就余诊之，左脉芤而弱，右脉涩而濡，予曰："此非风疾，乃失血证也。"经曰：目得血而能视，手得血而能握，足得血而能步。今脉芤而主失血，脉涩主血虚，血虚而用风药，则血愈耗，火盛用酒剂，则火盛炎。公笑曰："予病肠风下血有年也。"遂以四物加酸枣仁、阿胶各八分为君；人参、白术、山药各六分健脾生血为臣；红花、槐花各三分凉血为佐，秦艽、松节、羌活各三分通关节为使。兼以归、芍、阿胶、参、芪、术、茯苓、杜仲、枸杞等丸服，一方痊愈。

（《余午亭先生医案》）

李梴

祛邪应识气血痰，早补留邪经络郁

李梴，字健斋，明代医家

痹者，气闭塞不能流也，或痛痒，或麻痹，或手足缓弱，与痿相类。但痿属内因，血虚火盛肺焦而成；痹属风寒湿三气侵入而成。然外邪非气血虚则不入，此所以痹久亦能成痿。又痹为中风之一，但纯乎中风则阳受之，痹兼风寒湿三气则阴受之，所以为病更重。

上多风湿下寒湿

经言：春为筋痹……冬为骨痹。言皮脉肌筋骨各以时，而受又风寒湿之邪也。大概风湿多侵乎上，肩背麻木，手腕硬痛。寒湿多侵乎下，脚腿水重（编者按：疑炎肿之误）。若上下俱得，身如板挟，脚如石坠，俱分风寒湿多少治之。风多痛走不定；寒多掣痛，周身拘急，手足冷痹与痛风无异；湿多浮肿，重着一处不移。风多，乌药顺气散、三痹汤、越婢汤、单豨莶丸。寒多，五积散加天麻、附子，或蠲痹汤。寒湿，五积交加散。湿多，川芎茯苓汤、当归拈痛汤、防己黄芪汤、羌活胜湿汤、续断丸。又冷痹，身寒不热，腰脚沉冷，即寒痹之甚者，三痹汤合三五七散，或舒筋汤、附子理中汤。又热痹，或湿生热，或风寒郁热，身上如鼠走，唇口反纵，肌肉变色，宜用升麻汤。风寒湿热痹，二妙苍柏散等份，加虎胫骨、防风减半，水煎服。

乌药顺气散 治男妇一切风气攻注，肢节疼麻瘫痪，言语謇涩。

乌药 陈皮各一钱 干姜二分半 枳壳 僵蚕 川芎 白芷 甘草各五分 麻黄一钱半 姜 枣

温服。

单豨莶丸 治风痹。

豨莶草不拘多少，端午至重阳收采，洗去土，摘其叶晒干。铺入甑中，用好酒和蜜层层匀洒，蒸之复晒。晒之复蒸，如此者九次。

为末，蜜丸梧子大。每四十丸，空心酒下。

五积散 治寒湿客于经络，腰脚酸疼等症。

白芷 川芎 芍药 甘草 茯苓 当归 肉桂各三分 陈皮 麻黄各六分 厚朴 干姜各四分 桔梗一分半 枳壳五分 半夏二分 苍术七分半

姜、葱煎服。

五积交加散 治寒湿身体重痛，腰脚酸疼。

即五积散合人参败毒散。

人参败毒散（简称败毒散） 治风湿、风疾等症。

羌活 独活 柴胡 前胡 枳壳 桔梗 川芎 赤苓 人参各三分 甘草一分半 姜三片

煎温服。或加薄荷少许。

川芎茯苓汤 即《圣济总录》茯苓汤，以防风易防己。

当归拈痛汤 治湿热为病，肢节烦疼，肩背沉重，胸膈不利，遍身疼痛，足胫肿痛等症。

当归 防风 猪苓 泽泻 茯苓 知母各三分 羌活 茵陈 甘草 黄芩各五分 升麻 干葛 苦参 人参 苍术各二分 白术一分半

水煎温服。

防己黄芪汤　治诸风诸湿。

防己　黄芪各二钱　白术一钱半　甘草七分

姜、枣煎服。风多走注加麻黄、薏苡、乌头；热多赤肿加黄芩；寒多掣痛加官桂、羌、附；湿多重着加茯苓、苍术、干姜。

羌活胜湿汤　治脊痛项强，腰似折，项似拔，此足太阳经气不能行。肩背痛不可回顾，此手太阳经气郁不行。如身重，腰沉沉然者，乃经中有湿热也。

加附子　黄柏　苍术　羌活　独活各一钱　藁本　防风　甘草各五分　蔓荆子　川芎各二分

水煎温服。

舒经汤　治气血凝滞经络，以致臂痛不举，及诸痛风针灸不效者。

姜黄五钱　当归　甘草　海桐皮　白术各二钱半　赤芍　羌活各二钱二分半

分二帖，姜煎，入沉香少许。腰以上痛食后服，腰以下痛食前服。

附子理中汤　即理中汤加附子。治太阳腹痛自利，不渴，脉沉无力，手足或湿或冷。如寒甚，腹痛拘急，四肢逆冷加附子。

人参　白术　干姜各二钱　甘草一钱半

水煎温服。如作丸，以前三味俱用五钱，甘草三钱，为末，蜜丸弹子大。每一丸，白汤化下。大便涩者用丸，利者用汤。

二妙苍柏散　治一切风寒湿热，脚气，骨间作热，或腰膝臀踝肿痛，令人痿躄，用之神效。

苍术盐炒　黄柏酒炙，各五钱

水煎服。二物皆有雄壮之气，如气实加酒少许，气虚加补气药，血虚加补血药，痛甚加姜汁。或为末、为丸服尤妙。

皮　顽

脉涩证多烦，肌肉不仁筋骨屈——风寒湿三邪交侵。在皮则顽不自觉，遇寒则急，遇热则纵，应乎肺，其症气喘烦满。在脉则血滞，六脉涩而紧，面无色，应乎心，其症心烦上气，嗌干善噫。在肌肉则四肢不仁，应乎脾，其症怠惰呕吐。在筋则屈而不伸，应乎肝，其症夜卧多惊，溺涩，小腹痛。在骨则重不能举，尻以代踵，脊以代头，应乎肾，其症心腹胀满。初入皮肌血脉，邪轻易治。留连筋骨，久而不痛不仁者，难治。久久不愈，五痹复感三邪，入五脏，卧不起床，泻多食少，亦如中风入脏者死。

祛邪复分气血痰

初起强硬作痛者，宜疏风豁痰，沉重者，宜流湿行气。

久病须分气血虚实，痰瘀多少治之。气虚痹者，关节不充，一身如从水中出，阳虚阴盛也，四君子汤加肉桂、生附，或川附丸。血虚痹者，皮肤不仁，《济生》防风汤，或黄芪建中汤去饴加桂枝。挟血瘀者，四物汤加桃仁、红花、竹沥、姜汁。挟痰者，手足麻痹，多睡，眩晕，《济生》茯苓汤，或二陈汤加竹沥、姜汁。肾脂枯涸不行，髓少筋弱，冻栗挛急者，十全大补汤、地仙丹、通用五痹汤、擦痹法。

川附丸　即《圣济总录》附子丸。

黄芪建中汤治男妇诸虚不足，腰痛骨酸，行步喘乏，喘气少食，最宜服之。

黄芪　肉桂各七分　甘草一钱半　白芍三钱

姜、枣煎，去渣，入饴糖少许，再煎令溶，空心服。

《济生》茯苓汤　治筋痹、脉痹。

半夏　赤茯苓皮各一钱　甘草　枳实各五分

姜煎温服。

地仙丹　治肾气虚惫，风湿流注，膝脚酸疼，步履无力，精神耗散等症。

川椒　附子　苁蓉各四两　菟丝子　覆盆子　白附子　羌活　防风　乌药　赤小豆　骨碎补　草薢　南星　牛膝　何首乌各二两　白术　茯苓　川乌　甘草　金毛狗脊各一两　人参一两半　地龙　木鳖子各三两　黄芪二两半

为末，酒糊丸梧子大。每四十丸，空心温酒下。

擦痹法

蓖麻子三两　活地龙七条　甘草　甘遂各一两　麝香一钱

捣烂于瓷器内筑实，勿泄气。临用，先将姜、葱各一两捣烂包患处，次用姜汁化此药一鸡子黄大，擦半时久，一日三次。二三年者效，妇人尤神。

补早反令经络郁

初病骤用参芪归地，则气血滞而邪郁经络不散。虚者乌头粥、行湿流气散主之。

行湿流气散治风寒湿气痹证，身如板夹，麻木不仁。或手足酸软。

苍术　羌活　防风　川乌各一两　薏苡仁二两　白茯苓一两半

为末，每二钱，温酒或葱汤下。

麻属气虚木痰瘀

此概言之耳。有因虚而风寒湿三气乘之，麻木并作者，有气血俱虚，但麻而不木者。盖麻犹痹也，虽不知痛痒，尚觉气微流行，在手多兼风湿，在足多兼寒湿。木则非惟不知痛痒，气亦不觉流。麻为血凝气间，木为湿痰。总言经络凝滞，血脉不贯，谓之不仁。或兼虚火则肌肉瞤动，不可误作风治。周身掣痛麻木者，谓之周痹，乃肝气不行也，宜先汗后补气、涩阳（编者按：意即固其卫气也）。开目麻木暂退，闭目甚者，升阳和中汤。皮肤麻木者，补气汤。手足麻，气虚者，补中益气汤去当归、陈皮，加五味子、白芍、生甘草。虚甚挟风者，补中益气汤正料加乌药、附子、羌活、防风、天麻。十指麻木，胃有湿痰死血者，二陈汤加二术、红花、桃仁，少加附子以行经。左手脚腿偏麻疼痛，右口角并眼牵引侧视者，表有风也，宜天麻黄芪汤。两腿麻木者导气汤。两脚麻木如火热者三妙丸。

升阳和中汤　治闭目则浑身麻木，昼减夜甚，觉而开目则麻渐退。乃阳衰阴旺，非有风邪，法当补肺，泻阴火与湿，通行经脉，调和阴阳，此药主之。

生甘草　黄柏　白茯苓　泽泻　升麻　柴胡各一分半　橘皮　当归　白术各二分　白芍　人参各三分　佛耳草　炙甘草各四分　黄芪五分

食远水煎热服。

补气汤　治肝气不行，皮肤间麻木等。

白芍　陈皮各一钱半　黄芪　甘草各一钱　泽泻五分

水煎温服。

补中益气汤　治形神劳役，饮食失节，虚损身热而烦，脉大而虚等。

黄芪　人参　甘草各一钱　当归　白术　陈皮　柴胡　升麻各五分

水煎，己未初时温服。

天麻黄芪汤　治手足麻木，兼有风证。

天麻　白芍　神曲　羌活　茯苓各三分　人参　黄连各四分　当归五分　黄芪　甘草　升麻　干葛　黄柏　苍术各六分　泽泻七分　柴胡九分

水煎温服。

导气汤　治两腿麻木。

黄芪二钱　甘草一钱半　青皮一钱　升麻　柴胡　归尾　泽泻　陈皮各五分　五味子二十粒　红花少许

水煎温服。乃清燥汤加减。

三妙丸　治三阴血虚，足心如火热，渐烘腰胯，及湿热麻痹，疼痛痿软等症皆效。

苍术六两　黄柏四两　牛膝二两

为末，酒糊为丸如梧桐子大。每服七十丸至一百丸，空心姜汤或盐汤送下。

治同痹风戒酒醋

凡味酸伤筋则缓，味咸伤骨则痿，令人发热，变为痛痹麻木等症。慎疾者须戒鱼腥、面、酱、酒、醋。肉属阳助火，但可量吃。若厚味过多，下必遗溺，上必痞闷，先用二陈汤加芍药。

养血壮筋健步丸（云林制）　专治血气两虚，双足痿软，不能行动，久卧床褥。

黄芪盐水炒　山药　五味子　补骨脂盐水炒　人参各一两　白芍酒炒，一两五钱　熟地黄四两　枸杞子一两　牛膝酒浸，二两　菟丝子酒炒，一两　川归酒洗，二两　白术炒，一两　杜仲姜汁炒，二两　虎胫骨酥炙　龟甲酥炙，各一两　苍术米泔浸，三两　黄柏盐水炒，二两　防风酒洗，六钱　羌活酒洗　汉防己酒洗，各五钱上为末，用猪脊髓七条，炼蜜为丸如梧子大。每服百丸，空心盐汤下。

鹿角霜丸　治血气虚弱，两足痿软，不能行动，久卧床褥之症。

黄芪蜜炙　人参　白术　白茯苓　当归酒炒，各二两　川芎　肉桂各一两　熟地黄二两　茴香炒，一两　牛膝去芦　木瓜各半两　白芍药酒炒，二两　川乌两半　羌活　独活各一两　肉苁蓉酒洗，两半　槟榔一两　防风　乌药炒，各两半　补骨脂酒炒，二两　木香二钱　续断一两五钱　甘草五钱　苍术米泔水浸，二两　附子童便和煨，一两　杜仲姜汁炒去丝，二两　虎胫骨酥炙，一两五钱　鹿角霜一斤

上为极细末，酒丸梧子大，空心米汤送下百丸。

蒸法治肾气虚弱，肝脾三经，风寒湿停于腿膝，使经络滞而不行，变成脚痹，故发疼痛。此和荣卫，通经络。川椒一把，葱三大茎，盐一把，小麦面（编者按：似应作麸）约四五升许，酒一盏。

上用醋和湿润得所，炒令极热，摊卧褥下，将所患腿部，就卧熏蒸，薄衣被盖得汗出匀遍。约半个时辰撤去炒麸，上就铺褥中卧，待一两个时辰，觉稍解，勿令见风，立效。

（《医学入门》）

王肯堂

诸痹准绳

王肯堂（1549~1613），字宇泰，明代医家

行痹（即风痹）

行痹者，行而不定也，称为走注疼痛及历节之类是也。痛痹者，疼痛苦楚，世称为痛风及白虎、飞尸之类是也。着痹者，着而不移，世称为麻木不仁之类是也。痹者，闭也。五脏六腑正气为邪气所闭，则痹而不仁。《灵枢》云：患者一臂不遂，时复移在一臂者，痹也，非风也。《要略》曰：风病当半身不遂，若但臂不遂者，痹也。……凡风寒湿所为行痹、痛痹、着痹之病，又以所遇之时，所客之处而命其名。非此行痹、痛痹、着痹之外，又别有骨痹、筋痹、脉痹、肌痹、皮痹也。

风痹者，游行上下，随其虚实，与血气相搏，聚于关节筋脉，弛纵而不收，宜防风汤。寒痹者，四肢挛痛，关节浮肿，宜五积散。湿痹者，留而不移，汗多，四肢缓弱，皮肤不仁，精神昏塞，宜茯苓川芎汤。热痹者，脏腑移热，复遇外邪，客搏经络，留而不行，阳遭其阴。故瘭痹，熻然而闷，肌肉热极，体上如鼠走之状，唇口反裂，皮肤色变，宜升麻汤。三气合而为痹，则皮肤顽厚，或肌肉酸痛，此为

邪中周身，搏于血脉，积年不已则成瘾疹、风疮，搔之不痛，头发脱落，宜疏风凉血之剂。肠痹者，数饮而小便不通，中气喘争，时作飧泄，宜五苓散加桑皮、木通、麦门冬，或吴茱萸散。胞痹者，少腹膀胱，按之内痛，若沃以汤，涩于小便，上为清涕，宜肾着汤、肾沥汤。血痹者，邪入于阴血之分，其状，体常如被风所吹，骨弱劳瘦，汗出，卧则不时摇动，宜当归汤。周痹者，有血脉之中上下游行，周身俱痛也，宜蠲痹汤。支饮者手足麻痹，臂痛不举，多睡眩冒，忍尿不便，膝冷成痹，宜茯苓汤。五脏痹宜五痹汤。肝痹加酸枣仁、柴胡。心痹加远志、茯苓、麦门冬、犀角。脾痹加厚朴、枳实、砂仁、神曲。肺痹加半夏、紫菀、杏仁、麻黄。肾痹加独活、官桂、杜仲、牛膝、黄芪、萆薢。

防风汤（河间方）

防风　当归酒洗　赤茯苓去皮　杏仁去皮尖，炒，各一钱　黄芩　秦艽　葛根各二钱　羌活八分　桂枝　甘草各五分

茯苓川芎汤

赤茯苓一钱半　桑白皮　防风　苍术米泔浸一宿，炒　麻黄　芍药煨　当归酒洗，各一钱　官桂五分　川芎一钱二分　甘草四分

水二盅，枣二枚，煎八分，食前温服。

五苓散　治水分有热，小便不利，烦渴，或水饮内停，脐下悸。

茯苓去皮　猪苓　白术土炒，各十八铢　泽泻去粗皮，一两　桂去粗皮，五钱

为散，以白饮和服方寸匕，日三服。多服暖水，汗出愈。

吴茱萸散

吴茱萸　肉豆蔻面裹煨　干姜炮　甘草炙　砂仁　神曲炒，各一钱　白术　厚朴姜汁制　陈皮各二钱

上为细末，每服二钱，空心米饮调下。

当归汤

当归酒洗，二钱　赤芍药煨，一钱半　独活　防风　赤茯苓　黄芩　秦艽各一钱　杏仁去皮尖，八分　甘草六分　桂心三分

水二盅，姜三片，煎八分，不拘时温服。

加味五痹汤　治五脏痹证。

人参　茯苓　当归酒洗　白芍药煨　川芎（肝、心、肾痹倍之）各一钱　五味子十五粒　白术（脾痹倍之）一钱　细辛七分　甘草五分

水二盅，姜一片，煎八分，食远服。

行痹（即走注疼痛）

东垣云：身体沉重，走注疼痛，湿热相搏而风热郁不得伸，附着于有形也，宜苍术、黄柏之类。湿伤肾，肾不养肝，肝自生风，遂成风湿，流注四肢筋骨，或入左肩髃肌肉疼痛，渐入左指中，薏苡仁散主之。两手十指，一指疼了一指疼，疼后又肿，骨头里痛，膝痛，左膝痛了右膝痛。发时多则五日，少则三日，昼轻夜重，痛时觉热，行则痛轻肿却重。解云：先血后气乃先痛后肿，形伤气也，和血散痛汤主之。走注又与历节不同，历节但是肢节疼痛，未必行也，《纲目》未免混淆。今以专主走注疼痛方具于后。如意通圣散、虎骨散、桂心散、仙灵脾散、没药散、小乌犀丸、没药丸、虎骨丸、十生丹、骨碎补丸、定痛丸、八神丹、一粒金丹、乳香应痛丸。

薏苡仁散

薏苡仁一两　当归　小川芎　干姜　茵陈　甘草　官桂　川乌　防风　人参　羌活　白术　麻黄　独活各半两

为细末，每服二钱，空心临卧酒调下，日三服。

和血散痛汤

羌活身　升麻　麻黄去节,各一钱半　桃仁十个　柴胡二钱　红花
当归身各一分　防风一钱　甘草炙,二分　独活　猪苓各五分　黄柏一钱
防己六分　知母酒炒,一钱　黄连酒炒,二分

上分作四服,每服水一大盏,煎至一半,去渣,空心热服。

如意通圣散　治走注风疼痛。

当归去芦　陈皮去白　麻黄去节　甘草炙　川芎　御米壳去顶隔　丁
香各等份

上用慢火炒令黄色,每服五钱,水二盏,煎至一盏,去渣温服。
如腰脚走注疼痛,加虎骨、没药、乳香同煎。

桂心散　治风走注疼痛。

桂心　漏芦　威灵仙　川芎　白芷　当归去芦　木香　白僵蚕
炒　地龙炒,去土,各半两

上为细末,每服二钱,温酒调下,不拘时候。

仙灵脾散　治风走注,往来不定。

仙灵脾　威灵仙　川芎　苍耳子炒　桂心各一两

上为细末,每服一钱,温酒调,不拘时服。

没药散　治遍身百节风虚劳冷,麻痹困弱,走注疼痛,日夜
不止。

没药另研,二两　虎骨醋炙,四两

上为细末,每服五钱,温酒调下,不拘时候,日进二服。

小乌犀丸　治一切风走注,肢节疼痛不可忍者。

乌犀角屑　干蝎炒　白僵蚕炒　地龙去土　朱砂水飞　天麻　羌活
去芦　川芎　防风去芦　甘菊花　蔓荆子各一两　干姜炮　麝香另研　牛
黄研,各半两　虎胫骨醋炙　败龟醋炙　白花蛇酒浸　天南星姜制　肉桂
去粗皮　附子炮去皮脐　海桐皮　木香　人参去芦　当归去芦,各七钱半

上为细末，入研令匀，以炼蜜和丸如弹子大。每服一丸，用温酒或薄荷汤嚼下。

没药丸　治风毒走注疼痛，四肢麻痹。

没药另研　五加皮　干山药　桂心　防风去芦　羌活去芦　白附子炮　香白芷　骨碎补去毛　苍耳炒　自然铜醋淬，各半两　血竭另研，二钱半　虎胫骨醋炙　败龟醋炙，各一两

上为细末，同研令匀，以酒煮面糊为丸如梧子大。每服二十丸，空心温酒送下，日进二服。

虎骨丸　治男子妇人走注疼痛，麻木困弱。

虎骨醋炙，四两　五灵脂炒　白僵蚕炒　地龙去土炒　白胶香另研　威灵仙各一两　川乌头炮去皮脐，二两　胡桃肉去内皮，捣研如泥，二两半

为细末，同研令匀，以后煮面糊和丸如梧桐子大。每服十丸至十五丸，空心温酒送下，日进二服，妇人当归酒送下。

十生丹　治风走注疼痛。

天麻　防风去芦　羌活去芦　独活去芦　川乌　草乌头去芦　何首乌　当归去芦　川芎　海桐皮并生用，各等份

上为细末，以炼蜜为丸，每丸重一钱。每服一丸，细嚼，冷茶清送下。病在上食后服，病在下空心服。忌食热物一日。

骨碎补丸　治走注疼痛。

骨碎补一两半　威灵仙　草乌头炒，各一两　天南星姜制　木鳖子去壳　枫香脂另研　自然铜醋淬　地龙去土炒，各一两　没药另研　乳香另研，各半两

上为细末，同研令匀，醋煮面糊为丸如梧子大。每服五丸，加至十丸，用温酒下，不拘时候，日进二服。

定痛丸　治风虚走注疼痛。

威灵仙　木鳖子去壳　川乌炮去皮脐　防风去芦　香白芷　五灵

脂　地龙去土炒，各半两　水蛭糯米炒熟　朱砂水飞，各三钱

上捣研为细末，酒煮面糊和丸如梧子大，朱砂为衣。每服十丸，空心温酒送下。妇人红花酒下。

八神丹　治风虚走注疼痛，昏迷无力，四肢麻木。

地龙去土炒　五灵脂炒　威灵仙　防风去芦　木鳖去壳　草乌头炒，各一两　白胶香另研　乳香另研，各三钱

上为细末，酒煮面糊丸如桐子大。每服五七丸至十丸，温酒送下，不拘时。若汗出，其痛麻自散，是其效也。老幼加减服之。

一粒金丹　治腰膝风走注疼痛。

草乌头锉炒　五灵脂各一两　地龙去土炒　木鳖子去壳，各半两　白胶香另研，一两　细墨煅　乳香研，各半两　没药另研　当归去芦，各一两　麝香另研，一钱

上为细末，以糯米糊和丸如桐子大。每服二丸至三丸，温酒下。服药罢，遍身微汗为效。

乳香应痛丸　治风走注疼痛。

乳香另研，半两　五灵脂　赤石脂研，各一两　草乌头炒，一两半　没药另研，五钱

上为细末，醋糊和丸如小豆大。每服十五丸，空心温酒送下，日进二服。

地龙去土炒，一两　水蛭糯米内炒熟，半两　麝香另研，二钱半

上为细末，每服一钱，以温酒调下，不拘时候。

外贴方

牛皮胶水溶成膏，一两　芸薹子　安息香　川椒　附子各半两

为细末，入胶中和成膏，涂纸上，随处贴之。

蓖麻子去皮，一两　草乌头半两　乳香另研，一钱

上以猪肚脂炼去沫成膏，方入药搅匀，涂摩攻注之处，以手心摩

挈如火之热，却涂摩患处妙。

陈无择云：凡人忽胸背手脚颈项腰膝隐痛不可忍，连筋骨牵引钓痛，坐卧不宁，时时走易不定，俗医不晓，谓之走注，便用风药及针灸皆无益。又疑是风毒结聚，欲为痈疽，乱投药饵亦非也。此是痰涎伏在心膈上下变为疾，或令人头痛不可举，或神思昏倦多睡，或饮食无味，痰唾稠黏，夜间喉中如锯声，口流涎唾，手脚重，腿冷，痹气不通。误认为瘫痪亦非也。凡有此疾，但用控涎丹，不过数服，其疾如失。痰挟死血，丹溪控涎散。

控涎丹

甘遂去心　紫大戟去皮　白芥子真者，各等份

上为末，煮糊丸如桐子大，晒干。临卧淡姜汤或热水下五七丸至十丸。痰猛气实加丸数不妨。

控涎散　治身及胁走痛，痰挟死血。加桃仁泥丸，治走注疼痛。

威灵仙一钱　川芎七分　栀子炒　当归各一钱　肉桂一分　苍术一钱　桃仁七粒　甘草五分

上用生姜五片，水二盏，煎半干，入童便半盏、竹沥半盏，沸热服。忌肉、面、鸡。

龙虎丹　治走注疼痛，或麻木不遂，或半身疼痛。

草乌　苍术　白芷各一两

上研为末，水拌，发热者，再入乳香二钱，当归、牛膝各半两。酒糊丸弹子大，酒化下。

透骨丹　治男妇一切走注疼痛不可忍。

地骨皮　甜瓜子炒　芸薹子葱捣为饼，各三两　乳香另研　没药另研　草乌头锉炒，各一两　苍术　牛膝酒浸　赤芍药　当归去芦　川乌头炮去皮脐　自然铜醋煅　五灵脂各二两

上为细末，醋糊丸梧子大。每服十丸加至十五丸，以温酒送下，

不拘时候。先用甜瓜子一两炒香研烂，酒煎数沸，量虚实调黑牵牛末五钱服之，以利为度，然后服此。

痛痹（即痛风）

留着之邪与流行荣卫真气相击搏，则作痛痹。若不干其流行出入之道，则不痛，但痿痹耳。随其痹所在，或阳多阴少则为痹热，或阴多阳少则为痹寒。虽曰风寒湿三气杂至，合而为搏。至"四时刺逆从篇"于六经皆云有余，不足悉为痹。注曰：痹，痛也，此非人气之邪亦作痛耶。且人身体痛在外，有皮、肉、脉、筋、骨之异。由病有不同之邪，亦各欲正其名，名不正将何以施治？如邪是六淫者，便须治邪。是人气者，便须补泻其气。病在六经四属者，各以其气。故制方须分别药之轻重缓急，适当其所，庶得经意。有风、有湿、有痰、有火、有血虚、有瘀血。诊其脉，浮者风也，缓细者湿也，滑者痰也，洪大者火也，芤者血虚也，涩者瘀血也。因于风者，加减小续命汤或乌药顺气散去干姜，加羌活、防风。因于湿者，遇阴雨即发，身体沉重，宜除湿蠲痛汤佐以竹沥、姜汁，或大橘皮汤。伤湿而兼感风寒者，汗出身重，恶风喘满，骨节烦疼，状如历节风，脐下连脚冷痹不能屈伸，宜防己黄芩汤或五痹汤。因痰者，王隐君豁痰汤，二陈汤加姜汁、竹沥，甚者控涎丹。因火者，潜行散加竹沥。因湿热者，二妙散。因血虚者，四物苍术各半汤吞活血丹。因瘀血者，芎、归、桃仁、红花、水蛭，入麝香少许。肥人多湿痰，瘦人多血虚与热。上部痛，羌活、桂枝、桔梗、威灵仙；下部痛，牛膝、防己、木通、黄柏。上部肿痛，五积散、乌药顺气散加姜、葱煎，发其汗；下部肿痛，五苓、八正、大橘皮汤加灯心、竹叶利小便。若肿痛而大便不通者，大柴胡汤、防风通圣散主之。大势既退，当随其所因之本病施治，防其再发。忌羊肉、法酒、湿面、房劳。寒湿相合，脑户痛，恶寒，项筋脊强，肩背胛、卵痛，膝膑痛，无力行步，能食，身沉重，其脉沉缓洪上急，宜苍术复煎散。目如火肿痛，夜恶寒，痰嗽，项颈筋骨皆急痛，目多眵泪，食不下，宜缓筋汤。风湿客于肾经，血脉凝滞，腰背肿疼，不能转侧，皮肤不仁，身麻木，上项头目虚肿，耳内常鸣，下注脚膝重痛少力，行履艰难，项背拘急，不得舒畅，宜活血应痛丸。昼则静，夜则动，其痛彻骨，如虎之啮，名曰白虎病。痛如掣者为寒多，肿满如脱者为湿多，汗出者为风多，于上药中求之。通用虎骨二两，犀角屑、沉香、青木香、当归、赤芍药、牛膝、羌活、秦艽、骨碎补、桃仁各一两，甘草半两，槲叶一握。每服五钱，水煎，临服入麝香少许。熨法见《灵枢·寿夭刚柔》及《外台》疗白虎病方。熏洗法：用樟木屑一斗，置大桶内，桶内安一矮杌子，令人坐桶边，放脚在桶内，外以草荐围之，勿令汤气入眼。

小续命汤　通治八风、五痹、痿厥等疾，以一岁为总、六经为别。春夏加石膏、知母、黄芩，秋冬加官桂、附子、芍药。又于六经别药内，随证细分别减。

麻黄去节　人参去芦　黄芩去腐　芍药炙　川芎　杏仁去皮尖，炒　防己　官桂各一两　防风一两半　附子炮去皮脐，半两

上除附子、杏仁外，为粗末，后入二味和匀。每服五钱，水一盏半，生姜五片，煎至一盏，去滓，稍热服，食前。

除湿蠲痛汤

苍术米泔浸，炒，二钱　羌活　茯苓　泽泻　白术各一钱半　陈皮一钱　甘草四分

水二盅，煎八分，入姜汁、竹沥各三二匙服。在上痛者加桂枝、威灵仙、桔梗，在下痛者加防己、木通、黄药、牛膝。

大橘皮汤

橘皮　厚朴姜制，各一钱半　猪苓　泽泻　白术各一钱二分　槟榔　赤茯苓　陈皮　半夏　山楂肉　苍术　藿香　白茯苓各一钱　木香五分　滑石三钱

水二盅，姜三片，煎八分，食前服。

豁痰汤　治一切痰疾。余制此剂，为滚痰丸相副，盖以小柴胡为主，合前胡半夏汤，以南星、紫苏、橘皮、厚朴之类出入加减。素抱痰及肺气壅塞者，以柴胡为主，余者并去柴胡，用前胡为主。

柴胡洗去土并苗　半夏洗去滑，各四两　黄芩去内外腐，三两　人参去芦，风壅者不用　炙甘草　带梗紫苏　陈皮去白　厚朴去粗皮，姜汁制　南星去脐，各二两　薄荷叶一两半　羌活去芦，无怒气者不用，一两　枳壳去瓤，麸炒，一两

上方，中风者去陈皮，入独活；胸膈不利者去陈皮，加枳实（去瓤，麸炒），更加赤茯苓（去皮）；内外无热者去黄芩；虚弱有内热者勿去黄芩，加南木香。一切滚痰之药，无有出其右者。气无补法之说，正恐药味窒塞之故。是以选用前件品味，并是清疏温利，性平有效者也。

潜行散　治痛风。

黄药（不以多少，酒浸，焙干为末）、生姜汁和酒调服，必兼四物等汤相间服妙。

四物苍术各半汤　即四物与苍术各半两，煎服下活血丹。

活血丹（《医垒元戎》方）　较《全生指迷方》之活血丹，以熟地易生地。

八正散　治大人小儿心经邪热，一切蕴毒，咽干口燥，大渴引饮，心忪面赤，烦躁不宁，……又治小便赤涩，或癃闭不通及热淋，血淋，并宜服之。亦气分药也。

瞿麦　萹蓄　车前子　滑石　甘草炙　山栀子仁　木通　大黄面裹煨，去面切焙，各一斤

上为散，每服二钱，水一盏，入灯心，煎至七分，去滓温服，食后、临卧。小儿量力少少与之。

大柴胡汤

柴胡半斤　半夏洗，半升　黄芩　芍药各三两　生姜切，五两　大枣擘，十二枚　枳实炙，四枚

上七味，以水一斗二升，煮取六升，去滓再煎，温服一升，日三服。一方有大黄二两。若不加大黄，恐不为大柴胡汤也。

防风通圣散

防风　川芎　当归　芍药　大黄　薄荷叶　麻黄　连翘　芒硝盆硝是，各半两　石膏　黄芩　桔梗各一两　滑石三两　甘草二两　荆芥　白术　栀子各二钱半

上为末，每服二钱，水一大盏，生姜三片，煎至六分，温服。涎嗽加半夏（制）半两。如服药，不可无生姜同煎。

苍术复煎散

苍术水二盏，煎至二大盏，去渣，入下药，四两　羌活一钱　升麻　柴胡　藁本　泽泻　白术各五分　黄柏三分　红花少许

上为粗末，用苍术汤二盏，煎至一盏，去渣，空心温服，微汗为效。忌酒、面。

缓筋汤

羌活　独活各二钱　藁本　麻黄　柴胡　升麻　草豆蔻　生地黄　当归身　黄芩　黄药各三分　炙甘草　生甘草根　熟地黄各二分　苍术五分　苏木一分

上粗末，水二盏，煎至一盏，去渣，食远热服。

着痹（即麻木）

　　《原病式》列麻证在六气燥金诸涩条下，释之曰：物得温则滑泽，干则涩滞。麻犹涩也，由水液聚少而燥涩，气行壅滞而不得滑泽通行，气强攻冲而为麻也。俗方治麻病，多用乌、附者，令气行之暴甚，以故转麻；因之冲开道路，以得通利而麻愈也。然六气不必一气独为病，气有相兼。若亡液为燥，或麻木无热证，即当此法，或风热胜湿为燥，因而病麻，则宜以退风散热、活血养液、润燥通气之凉药调之。东垣则曰：麻者气之虚也，真气弱不能流通，填塞经络，四肢俱虚，故生麻木不仁。或在手，或在足，或通身皮肌尽麻者，皆以黄芪、人参、白术、甘草、五味、芍药、升麻、柴胡之类。随时令所兼之气，出入为方。但补其虚，全不用攻冲之剂。窃详刘、李二公（刘河间、李东垣），生同时，居同地，无世运方土之异宜，何乃凡病遽有补攻之别如此？盖因悟入圣人之道不同。刘以人禀天赋，本无亏欠，因邪入搅乱其气而后成病，所以攻邪为要，邪退则正气自安。李以人之真气，荣养百骸，周于性命。凡真气失调，少有所亏，则五邪六淫便得乘虚而入，所以补正为要，正复则邪气自却。今宜酌量二公之法，当攻当补，从中调治，无执泥其说。丹溪又分麻木为二，以麻止习习然，当无气血攻冲不行之状，木则气血麻痹不仁，莫知其痛痒也。疠风初起者，其手足亦时麻木，当自求之本门。《素问》曰：荣气虚则不仁，卫气虚则不用，荣卫俱虚则不仁且不用。《灵枢》曰：卫气不行则为麻木。东垣治麻痹，必补卫气而行之，盖本诸此。浑身麻木不仁，或左或右半身麻木，或面，或头，或手臂，或脚腿麻不仁，并神效黄芪汤。皮肤间有麻木，此肺气不行也，芍药补气汤。如肌肉麻，必待泻营气而愈。如湿热相合，四肢沉痛，当泻湿热。治杜彦达，左手右腿麻木，右手大指次指亦常麻木至腕，已三四年矣，诸医不效，求治明之（编者按：李东垣也），明之遂制人参益气汤。至三日后，又觉两手指中间皮肉如不敢触者，似痒痛满胀之意，指上瑟瑟，不敢用手擦、傍触之，此真气偏至矣。遂于两手指甲傍，各以三棱针一刺之，微见血如黍黏许，则痹自息矣。又为处第二第三，服之大效。右腿麻木沉重，除湿补气汤。《金匮》方：血痹，阴阳俱微，寸口、关上微，尺中小紧，外证身体不仁如风痹状，黄芪桂枝五物汤主之。李正臣夫人病，诊得六脉中俱弦洪缓相合，按之无力。弦在其上，是风热下陷入阴中，阳道不行。其证，闭目则浑身麻木，昼减而夜甚，觉而目开则麻木渐退，久则绝止。常开其目，此证不作。惧其麻木，不敢合眼，故不得眠，身体皆重。时有痰嗽，觉胸中常是有痰而不利，时烦躁，气短促而喘。肌肤充盛，饮食、大小便如常，惟畏麻木不敢合眼为最苦。观其色脉形病相应而不逆。《内经》曰：阳盛瞋目而动，轻；阴病闭目而静，重。又云：诸脉皆属于目。《灵枢》曰：开目则阳道行，阳气遍布周身，闭目则阳道闭而不行，如昼夜之分，知其阳衰而阴旺也。且麻木为风，虽三尺之童皆以为然，细校之则非。如久坐而起，亦有麻木。假为绳系缚之人，释之觉麻木作而不敢动，久则自已。以此验之，非有风邪，乃气不行也，不须治风，当补其肺中之气，则麻木自去矣。知其经脉，阴火乘其阳分，火动于中为麻木也，当兼去阴火则愈矣。时痰嗽者，秋凉在外，湿在上作也，当实其皮毛，以温剂。身重脉缓者，湿气伏匿而作也，时见躁作。当升阳助气益血，微泻阴火，去湿，通行经脉，调其阴阳则已，非五脏六腑之本有邪也，补气升阳和中汤主之。李夫人，立冬严霜时得病。四肢无力，乃痿厥，湿热在下焦也，醋心（作酸也）者，是浊气不降欲满也。合眼麻木者，阳道不行也。开眼不麻木者，目开助阳道，故阴寒之气少退也。头旋眩晕者，风气下陷于血分，不伸越而作也，温经除湿汤主之。

湿气风证不退，眩晕麻木不已，除风湿羌活汤主之。停蓄支饮，手足麻痹，多睡眩冒，茯苓汤主之。《本事方》治风寒湿痹，麻木不仁粥法。……然必真有风寒中于卫气，致卫气不行而不仁者，外必有恶风寒等证，然后可服。荣虚卫实，肌肉不仁，致令痛重，名曰肉苛，宜前胡散、苦参丸。丹溪曰：手麻是气虚，木是湿痰死血，十指麻木，胃中有湿痰死血。气虚者，补中益气汤或四君子加黄芪、天麻、麦门冬、川归；湿痰者，二陈汁。戴人（张子和）以苦剂涌寒痰，次与淡剂，白术（除湿）、茯苓（利水）、桂（伐木）、姜、附（寒胜加之）。《内经》针灸着痹分新久，新者烫熨灸之，久者淬针刺之（取三里）。陕师郭巨济偏枯二指着痹，足不能伸，迎洁古（张元素）治之。以长针刺委中，深至骨而不知痛，出血一二升，其色如墨，又且缪刺之，如是者六七次，服药三月，病良愈。

神效黄芪汤

黄芪二钱　人参去芦　白芍药　炙甘草各一钱　蔓荆子锉，二分　陈皮去白，五分

水一盏八分，煎至一盏，去渣，临卧稍热服。如小便淋涩加泽泻。如有大热证加黄柏（酒炒四次）三分，麻木不仁，虽有热不用黄柏，再加黄芪一钱。如眼缩小去芍药。忌酒、醋、湿面、大料物、葱、韭、蒜及淡渗、生冷、硬物。如麻木重甚者，加芍药、木通各一钱。

人参益气汤　治五六月间，两手麻木，四肢困倦，怠惰嗜卧，乃湿热伤元气也。

黄芪八钱　人参　生甘草各五钱　炙甘草二钱　五味子一百二十粒　升麻二钱　柴胡二钱半　芍药三钱

上㕮咀，每服半两，水二盏，煎一盏，去渣，空心服。服后少卧，于麻痹处按摩屈伸少时。午饭前又一服，日二服。

第二次药，煎服如前。

黄芪八钱　红花五分　陈皮一钱　泽泻五分

第三次服药。

黄芪六钱　黄柏一钱二分　陈皮三钱　泽泻　升麻各二钱　白芍药五钱　生甘草四钱　五味子一百粒　生黄芩八钱　炙甘草一分

分作四服，煎服如前法，稍热服。秋凉去五味子，冬月去黄芩，服之大效。

除湿补气汤

黄芪八钱　甘草梢六钱　五味子一百二十粒　升麻梢六钱　当归　柴胡梢　泽泻各二钱　红花二钱半　陈皮一钱　青皮四钱

分作四服，水三大盏，煎至一盏，去渣，稍热服，食前。

补气升阳和中汤

黄芪五钱　人参三钱　甘草炙，四钱　陈皮　当归身各二钱　生甘草根（去肾热）一钱　佛耳草四钱　白芍药三钱　草豆蔻（益阳退热）一钱半　黄柏（除湿泻火）一钱　白术二钱　苍术（除湿调中）一钱半　白茯苓（除湿导火）　泽泻（用同前）　升麻（行阳明经）　柴胡各一钱

每服三钱，水二大盏，煎至一盏，去渣，稍热服，早饭后、午饭前服之。

温经除湿汤　治肢节沉重，疼痛无力之圣药也。

羌活七分　独活　黄柏　麻黄去节　当归各三分　柴胡　黄芪　黄连　木香　草豆蔻　神曲各二分　人参　甘草炙　泽泻　猪苓　白术各一钱　陈皮　苍术各二钱　白芍药三钱　升麻五分

上作二服，用水二大盏，煎至一盏，去渣，稍热服，食远。

除风湿羌活汤

羌活　防风各一两　柴胡五分　藁本三分　独活五分　苍术米泔制，一钱　茯苓二钱　泽泻　猪苓去皮，各二分　甘草炙，五分　黄芪一钱

陈皮　黄柏各三分　黄连去须，一分　升麻七分　川芎（去头痛）三分

　　每服三钱或五钱，水二盏，煎至一盏，去渣，稍热服。量虚实施用，如不尽证候，依加减法用之。

前胡散

　　前胡　白芷　细辛　官桂　白术　川芎各三两　附子炮　吴茱萸汤泡，炒　当归　川椒去目并闭口者，生用，各二两

　　上锉，以茶酒三升拌匀，同寄一宿，以炼成猪脂膏五斤入药煎，候白芷黄紫色，漉去渣，成膏，在病处摩之。大凡癥瘕疮痍皆治，并去诸风痛痒，伤折坠损。（编者按：此方名为散而实是摩膏）

苦参丸

　　苦参取粉，二两　丹参去土，炙　沙参去土　人参　防风去叉　五加皮　蒺藜炒、去刺　乌蛇酒浸，用肉　蔓荆子　败龟甲酥炙黄　虎骨酥炙黄　玄参坚者，各一两

　　上为细末，用不蛀皂角一斤，锉碎，以水三升，接取汁，去滓，于无油器内熬成膏，用炼蜜四两，和丸如梧桐子大。每服十五丸至二十丸，食后良久，夜卧共三服，荆芥薄荷酒下。

（《证治准绳》）

龚廷贤

痛 风 保 元

龚廷贤（1538~1635），字子才，江西金溪人，明代名医

夫痛风者，皆因气体虚弱，调理失宜，受风寒暑湿之毒，而四肢之内肉色不变。其病昼静夜剧，其痛如割者，为寒多，肿满如剜者为湿多，或汗出入水，遂成斯疾。久而不愈，令人骨节蹉跌，股胫消瘦者，为难疗矣。予考痛风，脉理多端，有旦定而夜甚、脉弦而紧者是痛风也。脉沉而伏，中气也。不可一例而治，临证当审辨矣。

经曰：痹者，风寒湿三气合而为痹。故曰痛痹，筋骨掣痛也；曰着痹，着而不行也；曰行痹，走痛不定也；曰周痹，周身疼痛也。皆邪气有余之候耳。

一论痛风，腰背手足肢节疼痛，乃血虚气弱，经络枯涩，塞滞而然也。午后夜甚者，血弱阴虚。午前早上甚者，气滞阳弱。痛甚者，乃曰白虎历节风、走注风。膝大胫瘦，曰鹤膝风是也。

参五秦艽汤

当归二钱　川芎七分　赤芍酒炒，七分　生地黄酒浸，一钱　秦艽去芦，一钱五分　苍术童便浸，一钱　羌活一钱五分　川独活一钱　萆薢一钱　五加皮二钱　黑狗脊去根毛，二钱　黄连姜汁炒，二钱　黄柏酒炒，一钱　黄芩酒炒，一钱五分　红花酒洗，八分　黄芪酒炒，二钱　人参二钱　牛膝去芦，酒浸，一钱五分　杜仲每一两用小茴一钱，盐一钱，水三盅拌

炒，二钱　生甘草三分

上锉，桃枝七根，每长一寸半，灯心七根，水煎，临服入童便、好酒各一盏，空心温服，渣再煎服，忌酒、面、鲤鱼、湿热、羊、鹅。如天将作雨，阴晦时日而预先觉痛甚者，加防风、天麻、升麻。午后夜甚者，血弱阴虚，加升麻五分、牡丹皮一钱。早上午前甚者，气滞阳弱，加连翘、沉香、竹沥、乳汁。痛甚者，倍羌活、红花、酒炒黄芩，凉血则痛止。此证乃筋与骨证，幼者乃外淫侵入，大人及年近衰者，不善养而得，盖筋属肝血，骨属肾水，内损所致耳。

一论湿热作痛，不拘上下用之，苍术妙于燥湿，黄柏妙于去热，二物皆有雄壮之性，亦简易之方也。加牛膝则治湿热下流，两脚麻木，或如火燎之热者。

二妙散

苍术米泔浸　黄柏乳汁润透

上为末，每服三钱，用酒调下，痛甚加生姜汁热服。

一论血脉凝滞，筋络拘挛，肢节疼痛，行步艰难，活血理气第一品也。

舒筋散

玄胡索炒　当归　辣桂各等份

上为末，每服二钱，酒调下，玄胡索活血除风理气。

十全大补汤　治劳倦遍身疼痛，加半夏姜制，倍桂。

一妇人年七十余，遍身作痛，筋骨尤甚，不能伸屈，遍身作痒如虫行，口干目赤，头晕痰壅，胸膈不利，小便短亦，夜间殊甚，用六味地黄丸料加山栀、柴胡，水煎服。

一论瘀血湿痰蓄于肢节之间、筋骨之会空窍之所而作痛也，肢节沉重者是湿痰，晚间病重者是瘀血也。

赶痛汤

乳香　没药　地龙酒炒　香附童便浸　桃仁　红花　甘草节　牛膝

酒浸　当归　羌活　五灵脂酒淘去土

上锉，水煎温服。

一论寒湿之气痹滞关节，麻木疼痛。

续断丸

黄芪一两　人参七钱　白术七钱　白茯苓一两　熟地黄三两　山药一两　山茱萸肉一两　牡丹皮一两　薏苡仁一两　续断一两　麦门冬一两　石斛一两　防风七钱　桂心一两　鹿角胶

上为细末，炼蜜为丸，如梧子大，每服五十丸，空心，温酒下。

一论人手足不能屈伸，周身疼痛。

消风饮　临川徐培鸿试验。

陈皮　白术去芦　当归酒洗　白茯苓去皮，各一钱　玄胡索　半夏姜制　牛膝去芦　川芎各八分　防己　羌活　独活　秦艽各六分　枳壳去穰　防风各五分　木瓜四分　甘草三分

上锉一剂，生姜煎，不拘时服。气虚加人参八分。

一论一切遍身骨节疼痛，或流注作痛不可忍者，神效。

人参　白术去芦　白茯苓去皮　当归　川芎　赤芍　生地黄　防风　羌活　独活　天麻　南星　陈皮　黄芩　甘草

上锉，生姜煎服。

一论风湿相抟，一身尽痛，以益气汤加羌活、防风、藁本、苍术治之，如病去，勿再服，以诸风药损人元气而益其病故也。

一男子两胁痛不可忍者，临川徐扩吾试效。

黄芪蜜炒，一两　拣参五钱　当归身酒洗，一两五钱　熟地黄一两苍术米泔制，一两五钱　独活一两　杜仲酒炒，一两五钱　牛膝去芦，酒洗，一两　秦艽一两　官桂三钱　小茴盐酒炒，五钱　桑寄生一两五钱　木瓜五钱

上为细末，酒打面糊为丸，如梧桐子大，每服百丸，空心酒下。

一论雷火针

苍术五钱　川芎三钱　硫黄二钱半　穿山甲炒，三钱　蔓荆子三钱 皂角三钱　麝香五分　雄黄二钱　艾叶不拘

上为末，纸卷如指大，以草纸七层贴患处，将药燃起，焠之，知痛则止。

一论熨法　治诸风恶毒，冷痹麻木肿痛，或遍身骨节痛，始觉肿痛，熨之即散。

苍术二两　羌活一两　独活一两　蛇床子五钱　蔓荆子五钱　穿山甲 土炒，五钱　雄黄三钱　硫黄三钱　麝香三分

上为末，炒热以绢包，熨患处。一法以醋拌炒作饼，烧秤槌放饼上，用绢包熨之。

一论雷火针法

一人每劳肢体时痛，或用清痰理气之剂，不劳常痛，加以导湿，臂痛漫肿，形体倦怠，内热盗汗，脉浮大，按之微细。此阳气虚寒，用补中益气加附子一钱、人参五钱，肿痛悉愈。又以十全大补，百余剂而康。

一人形体丰厚，筋骨软痛，痰盛作渴，喜饮冷水，或用愈风汤、天麻丸等药，痰热益甚。服牛黄清心丸，更加肢体麻痹。余以为脾肾俱虚，用补中益气汤、加减八味丸，三月余而痊已。后连生七子，寿跻七旬。

《外科精要》云：凡人久服加减八味丸，必肥健而多子，信哉！

一治白虎历节风，走注疼痛，两膝热肿。

虎胫骨酥炙　黑附子炮制，去皮脐，各一两

上为细末，每服二钱，温酒调下，七日再服。

（《寿世保元》）

张景岳

风痹论治

张景岳（1563~1640），名介宾，明代医家

风　　痛

风痹一证，即今人所谓痛风也。盖痹者闭也，以血气为邪所闭不得通行而病也。如《痹论》曰：风气胜者为行痹。盖风者善行数变，故其为痹则走注历节无有定所，是为行痹，此阳邪也。曰寒气胜者为痛痹，以血气受寒则凝而留聚，聚则为痛，是为痛痹，此阴邪也。曰湿气胜者为着痹，以血气受湿则濡滞，濡滞则肢体沉重而疼痛顽木，留着不移，是为着痹，亦阴邪也。凡此三者，即痹之大则也。此外如五脏六腑之痹，则虽以饮食居处，皆能致之。然必重感于邪而内连脏气，则合而为痹矣。若欲辨其轻重，则在皮肤者轻，在筋骨者甚，在脏腑者更甚。若欲辨其寒热，则多热者方是阳证，无热者便是阴证。然痹本阴邪，故惟寒者多而热者少，此则不可不察。

观《痹论》曰：风寒湿三气杂至，合而为痹。而《寿夭刚柔篇》又曰：在阳者命曰风，在阴者命曰痹。何也？盖三气之合，乃专言痹证之所因也。曰在阳为风，在阴为痹，又分言表里之有殊也。如风之与痹，本皆由感邪所致，但外有表证见而见发热头疼等症，或得汗即

解者，是皆有形之谓。此以阳邪在阳分，是即伤寒、中风之属也，故病在阳者命曰风。若既受寒邪而初无发热头疼，又无变证，或有汗，或无汗，而筋骨之痛如故，及延绵久不能愈，而外无表证之见者，是皆无形之谓。此以阴邪直走阴分，即诸痹之属也，故病在阴者命曰痹。其或既有表证，而疼痛又不能愈，此即半表半里、阴阳俱病之证，故阴阳俱病者命曰风痹。此所以风病在阳，而痹病在阴也。然则诸痹者皆在阴分，亦总由真阳衰弱，精血亏损，故三气得以乘之，而为此诸证。经曰：邪入于阴则痹，正谓此也。是以治痹之法，最宜峻补真阴，使血气流行，则寒邪随去。若过用风湿痰滞等药，而再伤阴气，必反增其病矣。

痹因外邪，病本在经，而深则连脏。故其在上则有喘呕，有吐食，在中则为胀满，为疼痛；在下则为飧泄，为秘结诸病，此皆风痹之兼证也。凡见此者，当于各门权其缓急先后而随证治之。

痹证之风胜者，治当从散，宜败毒散、乌药顺气散之类主之。若以风胜而兼微火者，宜大秦艽汤，或九味羌活汤之类主之。

痹证之寒胜者，但察其表里俱无热证，即当从温治之，宜五积散或小续命汤、甘草附子汤之类主之。若寒甚气虚者，宜《三因》附子汤之类主之。

痹证之湿胜者，其体必重，或多寒，或多痰，或多汗，皆脾弱阴寒证也。若羌活胜湿汤乃兼风散湿之剂也。五积散乃温经散湿之剂也。真武汤乃温中除湿之剂也。《三因》附子汤乃补脾燥湿之剂也。调气平胃散乃行气行湿之剂也。五苓散乃利水导湿之剂也。二陈汤、六君子汤乃化痰祛湿之剂也。大抵治湿者欲其燥，欲燥者宜暖。盖脾土喜燥而恶湿，喜暖而恶寒，故治脾即所以治湿也。然又有湿热之为病者，必见内热之证，滑数之脉，方可治以清源，宜二妙散及加味二妙丸、当归拈痛汤之类主之。其有热甚者，如抽薪饮之类，亦可暂用，先清其火而后调其气血。

风痹之证，大抵因虚者多，因寒者多。惟血气不充，故风寒得以入之。惟阴邪留滞，故经脉为之不利，此痛痹之大端也，惟三气饮及大防风汤之类，方能奏效。凡治痹之法，惟此为最。其有宜酒者，即以三气饮浸酒服之亦妙法，见本方，或用易老天麻丸亦可。

九味羌活汤（一名羌活冲和汤） 治四时不正之气，感冒风寒，憎寒壮热，头疼壮热，身痛口渴，人人相似者，此方主之。

羌活 防风 苍术各一钱 白芷 川芎 生地 黄芩 甘草各钱半 细辛七分

水二盅，姜三片，枣一枚，煎八分，热服取汁。有汗者去苍术，加白术，渴者加葛根、石膏。

甘草附子汤（《金匮》） 治风湿相搏，骨节疼烦掣痛，不得屈伸，近之则痛剧，汗出短气，小便不利，大便反快，恶风不欲去衣，或身微肿者，此主之。

甘草炙 白术各二两 附子炮去皮，二枚 桂枝去皮，四两

上四味，以水六升，煮取三升，去渣，温服一升，日三服。初服得微法则解。能食，汗后复烦者服五合。恐一升多者，服六七合为妙。

《三因》附子汤 治风寒湿痹，骨节疼痛，皮肤不仁，肌肉重着，四肢缓纵。

附子生 白芍药 桂心 甘草 白茯苓 人参 干姜各三两 白术一两

上㕮咀，每服四钱，水煎服。

真武汤 治少阴伤寒，腹痛，小便不利，四肢沉重疼痛，自下利者，此为有水气，其人或咳，或小便利，或下利，或呕者。

茯苓 芍药 生姜各三两 白术二两 附子炮去皮，切八片，一枚

上五味，以水八升，煮取三升，去滓温服七合，日三服。若咳者，加五味子半升，细辛、干姜各一两。小便利者去茯苓。下利者去芍药，加干姜二两。呕者去附子，加生姜，足前成半斤。

调气平胃散 治胃气不和，胀满腹痛。

厚朴制 陈皮 木香 乌药 白豆蔻 砂仁 白檀香各一钱 甘草五分 苍术钱半 藿香一钱三分

水一盅半，生姜三片，煎八分，食远温服。

六君子汤 治脾胃虚弱，饮食少思。或久患疟痢，或食饮难化，或呕吐吞酸，或咳嗽喘促。若虚火等证须加炮姜，其功尤速。

即前四君子汤加陈皮、半夏各一钱五分。

抽薪饮 治诸凡火炽盛而不宜补者。

黄芩 石斛 木通 栀子炒 黄柏各二钱 枳壳 泽泻各钱半 细甘草三分

水一盅半，煎七分，食远温服。内热甚者，冷服更佳。如热在经络肌肤者加连翘、天花粉以解之。

三气饮 治血气亏损，风寒湿三气乘虚内侵，筋骨历节痹痛之极，及痢后鹤膝风痛等证。

当归 枸杞 杜仲各二钱 熟地三钱或五钱 牛膝 茯苓 芍药酒炒肉桂各一钱 北细辛或代以独活 白芷 炙甘草各一钱 附子随宜一二钱

水二盅，加生姜三片煎服。如气虚者加人参、白术随宜。风寒胜者加麻黄一二钱。此饮亦可浸酒，大约每药一斤，可用烧酒六至七升，浸十余日，徐徐服之。

易老天麻丸 治诸风，肢节麻木，手足不遂等证。

天麻酒浸三日焙干 牛膝制同前 草薢另研末，各六两 当归二十两 附子制，一两 羌活十两 生地一斤

炼蜜丸桐子大，每服五十至七十丸或百丸，空心食前，温酒或白汤

下。一方有玄参六两，杜仲七两，独活五两。

按：此方愈风丹大同，但生地性凉，恐滞经络，宜改用熟地为妥。且以六十四两之诸药，而佐以一两之附子，果能效否？此最少亦宜四两或六两方可也。

历 节 风 痛

历节风痛以其痛无定所，即行痹之属也。《病源》云：历节风痛是气血本虚，或因饮酒腠理开，汗出当风所致。或因劳倦，调护不谨，以致三气之邪偏历关节，与气血相搏而疼痛非常，或如虎之咬，故又有白虎历节之名。《中藏经》曰：历节疼痛者，因醉犯房而得之，此其概也。大多痛痹之证，多有昼轻而夜重者，正阴邪之在阴分也。其有遇风雨阴晦而甚者，此正阴邪侮阳主证也。或得暖遇热而甚者，此湿热伤阴之火证也。有火者宜从清凉，有寒者宜从温热。若筋脉拘滞，伸缩不利者，此血虚、血燥证也，非养血养气不可。凡诸治法，总宜如前。

凡诸痹作痛者，俱宜用火龙膏贴之。

火龙膏 治风寒湿所袭，筋骨挛痛，及湿痰流注，经络壅痛，不能行步，并治历节风、鹤膝风，其效如神。

生姜取汁，八两　乳香为末　没药为末，各五钱　麝香一钱　真牛皮广胶二两

上先将姜汁并胶溶化，方下乳香、没药调匀，待少温，下麝香，即成膏矣。摊贴患处。更服五积散。如鹤膝风须服大防风汤。

（《景岳全书》）

李中梓

治 痹 必 读

李中梓（1588~1655），字士材，号念莪，明代医家

《内经》论痹，四时之令皆能为邪，五脏之气各能受病，六气之中风寒湿居其半。即其曰杂至，曰合，则知非偏受一气可以致痹。又曰：风胜为行痹，寒胜为痛痹，湿胜为着痹。即其下一胜字，则知但分邪有轻重，未尝非三气杂合为病也。皮肉筋骨脉各有五脏之合，初病在外，久而不去，则各因其合而内舍于脏。在外者祛之犹易，入脏者攻之实难。治外者散邪为急，治脏者养正为先。治行痹者散风为主，御寒利湿，仍不可废，大抵参以补血之剂，盖治风先治血，血行风自灭也。治痛痹者散寒为主，疏风燥湿，仍不可缺，大抵参以补火之剂，非大辛大温，不能释其凝寒之害也。治着痹者利湿为主，祛风解寒，亦不可缺，大抵参以补脾补气之剂，盖土强可以胜湿，而气足自无顽麻也。提其大纲，约略如此。分条治法，别列于下。

筋痹即风痹也，游行不定，上下左右，随其虚邪，与血气相搏，聚于关节，或赤或肿，筋脉弛纵，古称走注，今名流火（防风汤主之，如意通圣散、桂心散、没药散、虎骨丸、十生丹、一粒金丹、乳香应痛丸）。脉痹即热痹也，脏腑移热，复遇外邪，客搏经络，留而不行，故痛痹，肌肉热极，唇口反裂，皮肤变色（升麻汤主之）。肌痹即着痹，湿痹也，留而不移，汗多，四肢缓弱，皮肤不仁，精神昏塞，今

名麻木（神效黄芪汤主之）。皮痹者，邪在皮毛，隐疹风疮，搔之不痛（宜疏风养血）。骨痹即寒痹、痛痹也，痛苦切心，四肢挛急，关节浮肿（五积散主之）。肠痹者五苓散加桑皮、木通、麦门冬。胞痹者肾着汤、肾沥汤。五脏痹五痹汤，肝痹加枣仁、柴胡，心痹加远志、茯苓、麦门冬、犀角，脾痹加厚朴、枳实、砂仁、神曲，肺痹加半夏、紫菀、杏仁、麻黄，肾痹加独活、官桂、杜仲、牛膝、黄芪、萆薢。

（《医宗必读》）

沈时誉

痹证析微

沈时誉，字明生，明末清初医家

痹者，闭也。皮肉筋骨，为风寒湿气杂感，血脉闭塞而不流通也。三气之中，一气独甚，即能为痹。《内经》痹名甚多，不能细数。如云风痹、寒痹、湿痹者，指病之因；行痹、痛痹、着痹者，言病之状；肝心脾肺肾痹者，病之所属；筋脉肉皮骨者，病之所在。故昔人云：风寒湿气所谓行痹、痛痹、着痹，又以所遇之时，所客之处，而命其名，非行痛著之外，别有筋脉五痹也。今世有愦愦者，问及痹证，辄曰：此痛风之类耳。不亦乖谬哉！详考诸书，如《中藏经》《儒门事亲》等所论，亦皆井井。而近代王损庵列症，最为有见，既以痹字提纲，后复分条直断之曰：行痹者；行而不定，世称走注疼痛之类是也；痛痹者，疼痛苦楚，世称痛风、白虎历节之类是也；着痹者，着而不移，世称麻木不仁之类是也。又言走注与历节不同者，历节但是肢节疼痛，未必流行。正医学纲目之混淆，尤称明眼。至于治痹之要，如《医宗必读》云：治行痹者，散风为主，御寒利湿，仍不可废，大抵参以治血之剂，盖治风先治血，血行风自灭也；治痛痹者，散寒为主，疏风燥湿，仍不可缺，大抵参以补火之剂，非大辛大温，不能释其凝寒为害也；治着痹者，利湿为主，祛风解寒，仍不可缺，大抵参以补脾补气之剂，盖土强可以胜湿，而气足自无顽麻也。此李念莪推本《内经》，立说甚善。但痹而果因三气者，治之宜然。若邪郁病久，风变为火，寒变为热，湿变为痰，又当易辙寻之，以降火清热豁痰为主，参以通经活血、流散邪滞之剂，不可全作三气治也。此义丹溪得之。在《内经》原有热痹之证，非凿说也。大抵痹而知痛知痒者易治，不仁不痛者难医。又宜图之于早，迟则必至烦满喘呕（肺）；上气嗌干厥胀（心）；多饮数溲，夜卧则惊（肝）；尻以代踵，脊以代头（肾）；四肢懈惰，发咳呕沫（脾）。五脏证险而难愈矣。外有肠痹、胞痹、周痹、血痹、支饮作痹等，仍当博考群书，以求全旨。

（《医衡》）

张 璐

痹 证 论 治

张璐（1617~约1699），清初名家

经云：风寒湿三气杂至，合而为痹。风气胜者为行痹，寒气胜者为痛痹，湿气胜者为着痹。以冬遇此者为着痹，以春遇此者为筋痹，以夏遇此者为脉痹，以至阴遇此者为肌痹，以秋遇此者为皮痹。

行痹者，病处行而不定，走注历节疼痛之类，当散风为主，御寒利气，仍不可废，更须参以补血之剂，盖治风先治血，血行风自灭也。痛痹者，寒气凝结，阳气不行，故痛有定处，俗名痛风是也。治当散寒为主，疏风燥湿，仍不可缺，更须参以补火之剂，非大辛大温，不能释其凝寒之害也。着痹者，肢体重着不移，疼痛麻木是也。盖气虚则麻，血虚则木，治当利湿为主，祛风解寒，亦不可缺，更须参以理脾补气之剂，盖土强自能胜湿，而气旺自无顽麻也。骨痹者，即寒痹痛痹也，其证痛苦攻心，四肢挛急，关节浮肿。筋痹者，即风痹、行痹也，其证游行不定，与血气相搏，聚于关节，筋脉弛纵，或赤或肿。脉痹者，即热痹也，脏腑移热，复遇外邪客搏经络，留而不行，其证肌肉热极，皮肤如鼠走，唇口反裂，皮肤色变。肌痹者，即着痹湿痹也，留而不移，汗出四肢痿弱，皮肤麻木不仁，精神昏塞。皮痹者，即寒痹也，邪在皮毛，瘾疹风疮，搔之不痛，初起皮中如虫行状。以上诸证，又以所遇之时而命名，非行痹痛痹着痹外，又有皮脉筋肌骨之痹也。

故骨痹不已，复感于邪，内舍于肾；筋痹不已，复感于邪，内舍于肝；脉痹不已，复感于邪，内舍于心；肌痹不已，复感于邪，内舍于脾；皮痹不已，复感于邪，内舍于肺。所谓痹者，各以其时重感于风寒湿之气也。肺痹者，烦满喘而呕；心痹者，脉不通，烦则心下鼓，暴上气而喘，嗌干善噫，厥气上则恐肝痹者，夜卧则惊，多饮数小便，上为引如怀；肾痹者，善胀，尻以代踵，脊以代头；脾痹者，四肢懈惰，发咳呕汁，上为大塞。

肺痹则肺气不清，胃热上逆，故烦喘而呕。心痹则脉道不通，心火内衰，湿气凌心，故恐。肝痹则血液阻滞，水饮客之，故上为引急，如有所怀也。肾痹则胃之关门不利，故善胀。浊阴湿邪伤其阳气，所以脚挛不能伸，身偻不能直也。脾痹则阳气不远，故四肢懈惰，上焦痞塞也。

肠痹者，数饮而出不得，中气喘争，时发飧泄。

肠者，兼大小肠而言，肠间病痹，则下焦之气不化，故虽数饮，而小便不得出，则本末受病，故与中气喘争，盖其清浊不分，故时发飧泄也。

胞痹者，少腹膀胱按之内痛，若沃以汤，涩于小便，上为清涕。

胞者膀胱之胇也，膀胱气闭，则水道不行，故按之内痛。

若以热汤沃之，小便得外热之助，方得稍通，而犹滞涩不利，则治宜温助气化，可知膀胱之脉，从颠入络脑，故上为清涕。

以太阳经气不固而精气上脱，又须温补无疑。盖缘精泄之后，寒气乘虚入于膀胱之内，而致小便淋沥不通，茎中痛引谷道，甚则脐腹胀痛，此属津液枯竭之故，误与利水药，必致喘逆胀急而死。老人阴虚泉竭，多有此证，曾见膀胱胀破，淋沥无度，时虽暂宽，不久即毙。

诸痹不已，亦益内也。其风气胜者，其人易已也，其入脏者死，其留连筋骨间者疼久，其留皮肤间者易已。凡痹之类，逢寒则虫，逢热则纵。

寒从中生者，是人多痹气也，阳气少，阴气多，故身寒如从水中出。人有身寒，汤火不能热，厚衣不能温，然不能冻栗，是人素肾气胜，以水为事，太阳气衰，肾脂枯不长，一水不能胜两火。肾者水也，而生于骨，肾不生，则髓不能满，故寒甚至骨也。所以不能冻栗者，肝一阳也，心二阳也，肾孤脏也，一水不能胜二火，故不能冻栗，病名骨痹，是人当挛节也。

素肾气胜，言禀气本充也。以水为事，言嗜欲无节，伤其真阳，无阳则阴无以生，故肾脂枯不长。无阴则阳无以化，故寒甚至骨也。

病在阳者，命曰风。病在阴者，命曰痹。阴阳俱病，命曰风痹。阳受风气，故在阳者命曰风；阴受湿气，故入阴则命曰痹。

风痹淫泺，病不可已者，足如履冰，时如入汤中；股胫淫泺，烦心，头痛时呕时悗闷同。眩已汗出，久则目眩，悲以喜恐，短气不乐，不出三年死也。

寒痹之为病也，留而不去，时痛而皮肤不仁，刺布衣者，以火淬之。刺大人者，以药熨之。以醇酒二十斤，蜀椒一升，干姜一斤，桂心一斤，凡四种，皆㕮咀，渍酒中，用棉絮一斤，细布四丈，并内酒中，置酒马矢煴中，盖封涂，勿使泄，五日五夜，出布棉絮曝干之，干复渍，以尽其汁，每渍必淬其日，乃出干，干并用渍与棉絮，复布为复巾，长六七尺，为六七巾，则用之。生桑炭炙巾，以熨寒痹所刺之处，令热入至于病所。寒，复炙巾以熨之，三十遍而止。汗出以巾试身，亦三十遍止。起步内中，无见风。每刺必熨，如此病已矣。此所谓内热也。

内，纳同。谓温其经，使热气内入，血脉流通也。布衣血气涩浊，故当以火淬之，即近世针挑艾熨之类。

周痹者，在于血脉之中，随脉以上，随脉以下，不能左右，各当其所。风寒湿气客于分肉之间，迫切而为沫；沫得寒则聚，聚则排分肉而分裂也；分裂则痛，痛则神归之；神归之则热，热则痛解；痛解则厥，厥则他痹发，发则如是。此内不在脏，而外未发于皮，独居分肉之间，真气不能周，故命曰周痹。

《金匮》云：问曰：血痹病，从何得之？师曰：夫尊荣人骨弱肌肤盛，重因疲劳，汗出，卧不时动摇，加被微风，遂得之，但以脉自微涩在寸口，关上小紧，宜针引阳气，令脉和，紧去则愈。

血痹，阴阳俱微，寸口关上微，尺中小紧，外证身体不仁，如风痹状，黄芪桂枝五物汤主之。

血痹者，寒湿之邪，痹着于血分也。辛苦劳动之人，皮腠致密，筋骨坚强，虽有风寒湿邪，莫之能客。惟尊荣奉养之人，肌肉丰满，筋骨柔脆，素常不胜疲劳，行卧动摇，或遇微风，则能痹着为患，不必风寒湿之气杂至而为病也。上条言脉自微涩，而关寸小紧，为湿痹血分，所以阳气不能外行，故宜针引阳气以和阴血。下条言阴阳俱微，而尺中小紧，为营卫俱虚，所以身体不仁，故宜药通营卫，行散其痹，则紧去人安而愈矣。夫血痹者，即《内经》所谓在脉则血凝不疏，仲景直发其所以不流之故，言血既痹，脉自微涩，然或寸或关或尺，其脉见小急之处，即风入之处也，故其针药所施，皆引风外出之法也。

肾着之病，其人身体重，腰中冷如坐水中，形如水状，反不渴，小便自利，饮食如故，病属下焦，身劳汗出，衣里冷湿，久久得之，腰以下冷痛，腹重如带五千钱，甘姜苓术汤主之。

此证乃湿邪中肾之外廓，与肾脏无预也，虽腰中冷如坐水中，实非肾脏之真气冷也。今邪着下焦，饮食如故，不渴，小便自利，且与肠胃之腑无预，况肾脏乎？此不过身劳汗出，衣里冷湿，久久得之，但用甘草、干姜、茯苓、白术，甘湿淡渗行湿足矣，又何取暖肾壮阳哉？

诸肢节疼痛，身体尪羸，脚肿如脱，头眩短气，温温欲吐，桂枝芍药知母汤主之。

此即总治三焦痹之法。头眩短气，上焦痹也；温温欲吐，中焦痹也；脚肿如脱，下焦痹也；肢节疼痛，身体尪羸，筋骨痹也。由是观之，当是风寒湿痹其营卫筋骨三焦之病，然湿多则肿，寒多则痛，风多则动。用桂枝治风，麻黄治寒，白术治湿。防风佐桂枝，附子佐麻黄、白术，其芍药、生姜、甘草，亦如桂枝汤之和其营卫也。知母治脚肿，引诸药下行。附子以行药势，开痹之大剂也。

戴人云：痹病以湿热为源，风寒为兼，三气合而为痹，其脉沉涩。奈何治此者，不问经络，不分脏腑，不分表里，便作寒湿脚气，乌之附之，乳之没之，种种燥热攻之，中脘灸之，脐下烧之，三里火之，蒸之熨之，汤之炕之，以致便溺涩滞，前后俱闭，虚躁转甚，肌肤日削，饮食不下，虽遇扁华，亦难措手。若此者何哉？胸膈间有寒痰故也。痹病本不死，死于医之误也。

《景岳全书》云：观《痹论》曰：风寒湿三气杂至，合而为搏。而《寿夭刚柔论》又曰：在阳者命曰风，在阴者命曰痹。何也？盖三气之合，乃专言痹证之所因也；曰在阳为风，在阴为痹，又分言表里之有殊也。如风之与痹，本皆由感邪所致，但外有表证之见，而见发热头疼等症，或得汗即解者，是皆有形之谓，此以阳邪在阳分，是即伤寒中风之属也，故病在阳者命曰风。若既受寒邪，而初无发热头疼，又无变证，或有汗，或无汗，而筋骨之痛如故，乃延绵久不能愈，而外无表证之见者，是皆无形之谓，此以阴邪直走阴分，即诸痹之属也，故病在阴者命曰痹。其或既有表证，而疼痛又不能愈，此即半表半里、阴阳俱病之证，故阴阳俱病者命曰风痹，此所以风病在阳而痹病在阴也。然则诸痹者，皆在阴分，亦总由真阴衰弱，精血亏损，故三气得以乘之，而为此诸证，经曰邪入于阴则痹，正谓此也。是以治痹之法，最宜峻补真阴，使血气流行，则寒邪随去。若过用风湿痰滞药，而再伤阴气，必反增其病矣。

行痹者，走注无定，风之用也。经言病在阳者命曰风，在阴者命曰痹，阴阳俱病，命曰风痹，越婢加术附汤。轻则羌、防、归、芁、葛、桂、赤茯、甘草、威灵仙、苍术、黄柏；若病久大虚，非大补气血不可；如日从事乎散风清火，则脾肺必败，终致不起。痛痹者，痛有定处，乃湿气伤肾，肾不生肝，肝风挟湿，流走四肢，肩髃疼痛，拘急浮肿，金匮乌头汤加羌活、官桂，服后啜热稀粥助其作汗乃解；身体痛如欲折，肉如锥刺刀割，千金附子汤。着痹者，痹着不仁。经曰：营气虚则不仁，卫气虚则不用，营卫俱虚，则不仁且不用。《灵枢》云：卫气不行，则为麻木。东垣治麻痹，必补卫气而行之。浑身麻木不仁，或左或右，半身麻木，或面或头，或手臂或脚腿，麻木不仁，并宜神效黄芪汤。皮肤间麻木，此肺气不行也，本方去蔓荆倍黄芪加防风。如肌肉麻，营气不行也，去蔓荆加桂枝、羌、防。手足麻痹，臂痛不能举、多眠昏冒者，支饮也，气口脉滑，指迷茯苓丸，脉浮者，二陈汤加桂枝、枳、桔。若手麻乃是气虚，十指麻乃是湿痰死血，手指麻木是气不行，有顽痰死血也，导痰汤加乌药、苍术。风吹手足酸疼而肿，是寒湿，桂枝附子汤。因于风者，百节走痛，乌药顺气散加羌活、南星、苍术。因于湿者，天阴即发，身体沉重酸疼，除湿蠲痛汤；在上痛者，加桂枝、桔梗，在下痛者，加防己、木通；多汗，加黄芪、防风；自汗身重，防己黄芪汤。寒湿不可屈伸者，乌头汤、活络丹选用，并外用摩风膏。因火者，五苓散加酒芩、黄柏、竹沥、姜汁。因湿热者，肢节疼痛，肩背沉重，胸膈不利，下注足胫痛肿，当归拈痛汤。热毒流入肢节疼痛，患处必热，千金犀角散。血瘀者，芎、归、桃仁、红花、威灵仙，煎成入麝少许。血痹者，邪入于阴也。经云：人卧则血归于肝，汗出而风吹之，血凝于肤者为痹是也，黄芪桂枝五物汤，昼轻夜重加当归。痹而身寒如从水中出者，属寒湿，附子丸。血气凝滞，手足拘挛疼重，风寒湿三气杂至者，改定三痹汤。周痹者，真气不能周于身，故周身痹痛，用蠲痹汤。行痹上半身甚，用乌药顺气散；下半身甚，用虎骨散。痛痹，用乌头汤。着痹，用除湿蠲痛汤；不应，用补中益气加熟附子、羌活、苍术、黄柏。有痹遍身走痛无定，二陈汤加羌活、风化硝，姜汁糊丸服。痹在骨，安肾丸。痹在筋，羚羊角散。痹在脉，人参丸。痹在肌肉，神效黄芪汤。痹在皮，越婢汤加羌活、细辛、白蒺藜。痹在肠，吴茱萸散。痹在胞，肾沥汤，虚寒，茯苓丸；虚寒甚者，巴戟丸。热痹，千金犀角散。冷痹，巴戟天汤。寒痹，宜以蜀椒、干姜、桂心各四两，醇酒五斤，絮四两，布五尺，马矢火煨一伏时，将絮布曝干收尽，炙热熨之。着痹不移，腘肉破，身热脉涩者，不治。

凡治痹证，不明其理，以风门诸通套药施之者，医之过也。夫痹证非不有风，然风入在阴分与寒湿互结，扰乱其血脉，致身中之阳不通于阴，故致痹也。古方多有用麻黄、白芷者，以麻黄能通阳气，白芷能行营卫，然已入在四物、四君子等药之内，非专发表明矣。至于攻里之法，则从无有用之者，以攻里之药皆属苦寒，用之则阳愈不通，其痹转入诸腑而成死证多矣，可无明辨而深戒欤！

诊 脉大而涩为痹，脉急亦为痹。肺脉微为肺痹，心脉微为心痹。右寸沉而迟涩为皮痹，左寸结而流利为血痹，右关脉举按皆无力而涩为肉痹，左关弦紧而浮沉有力为筋痹。

痛风历节

《灵枢》云：贼风邪气之伤人也，令人病焉，今有不离屏蔽，不出室穴之中，卒然病者，不离贼风邪气，其故何也？曰此皆尝有所伤于湿气，藏于血脉之中，分肉之间，久留而不去，若有所堕坠，恶血在内而不去，卒然喜怒不节，饮食不适，寒温不时，腠理闭而不通，其开而通风寒，则血气凝结，与故邪相袭，则为寒痹。其有热则汗出，汗出则受风，虽不遇贼风邪气，必有因加而发焉。其毋所通邪气，又毋怵惕之所志，卒然而病者，其故何也？惟有因鬼神之事乎？曰：此亦有故邪留而未发，因而志有所恶，及有所慕，血气内乱，两气相搏，其所从来者微，视之不见，听而不闻，故似鬼神。

《金匮》云：寸口脉沉而弱，沉即主骨，弱即主筋，沉即为肾，弱即为肝，汗出入水中，如水伤心，历节黄汗出，故曰历节。

盛人脉涩小，短气，自汗出，历节疼，不可屈伸，此皆饮酒汗出当风所致。

病历节不可屈伸疼痛，乌头汤主之，并治脚气疼不可屈伸。

乌头汤治历节不可屈伸疼痛，复治脚气疼痛不可屈伸，二者之病，皆是风寒伤于筋。麻黄开汗孔，通腠理，散寒邪，解风痹。芍药以理血痹。甘草通经脉以和药。黄芪益卫气，气壮则邪退。乌头善走，入肝逐风寒。故筋脉之急者，必以乌头治之，然以蜜煎，取缓其性，使之留连筋骨，以利其屈伸；且蜜之润又可益血养筋，兼制乌头燥热之毒。

丹溪云：痛风者，大率因血受热，已自沸腾，其后或涉冷水，或立湿地，或扇取凉，或卧当风，寒外搏热，血得风寒，汗浊凝涩，所以作痛，夜则痛甚，行于阴也。治法，以辛热之剂疏散寒湿，开发腠理，其血得行，与气相和，其病自安。然有数种，治法稍异。痛风而痛有常处，其痛上赤肿灼热，或浑身壮热，此欲成风毒，宜败毒散。如肢节痛，须用羌活，去风湿亦宜用之。肥人肢节痛，多是风湿痰饮流注，宜导痰汤。瘦人肢节痛，是血枯，宜四物加羌、防。老人性急作劳，患两腿痛，动则痛甚，或血痢用涩药，恶血流入经络隧道而变痛风，并宜四物加桃仁、陈皮、牛膝、生甘草，煎入生姜，研潜行散。有瘀积者，加酒热服，并刺委中出血，然非二三十贴不效。壮年人性躁，兼嗜厚味，患痛风挛缩，此挟痰与气证，导痰汤加牛膝、枳壳、通草、桃仁，煎入生姜，研潜行散热服，亦须多服乃效。按湿热痰火死血郁于经络，四肢麻痹，或痛或痒，轻而新者，可以缓治，久而重者，必加乌、附驱逐痰湿壮气行经，大便阻滞必用大黄，昧者畏其峻攻，多致狐疑，不知邪毒流满经络，非乌、附岂能散结，燥热结滞肠胃，非硝、黄岂能润燥，要在合宜耳。

历节

《景岳全书》曰：历节风痛，以其痛无定所，即行痹之属也。《病源》云：历节风痛是气血本虚，或因饮酒腠理开，汗出当风所致，或因劳倦，调护不谨，以致三气之邪，偏历关节，与气血相搏，而疼痛非常，或如虎之咬，故又有白虎历节之名。

《中藏经》曰：历节疼痛者，因醉犯房而得之，此其概也。大都痛痹之证，多有昼轻而夜重者，正阴邪之在阴分也。其有遇风雨阴晦而甚者，此正阴邪侮阳之证也。或得暖遇热而甚者，此湿热伤阴之火证也。有火者宜从清凉，有寒者宜从温热。若筋脉拘滞，伸缩不利者，此血虚血燥证也，非养血养气不可。遍身骨节疼痛，肢节如槌，昼静夜剧，如虎啮之状，乃痛风之甚者也，必饮酒当风，汗出入水，遂成斯疾。寒则仓公当归汤、千金大枣汤、防己汤选用，热则千金犀角汤、当归拈痛汤加姜汁炒黄柏。掣者为寒，肿者为湿，汗者为风，三气杂至，伤于血脉之中，营卫涩滞不行，故痛，用虎骨、犀角、沉香、青木香、当归、羌活、桂枝、秦艽、牛膝、骨碎补、桃仁、甘草，水煎入麝少许。历节风毒攻注，骨节疼痛，发作不定，乌药顺气散，不应，五积散。四肢历节疼，其人短气脉沉，为留饮，导痰汤加减。身体肿痛，一味木通，用二两煎服，身必发出红丹，汗出至足，顷时即愈，外治之法，以蕲艾斤许，先以一半焙干，摊痛处，外铺灯心草一层，以指甲在痛傍，不时攒之，冷则更递，焙用，三次少歇，又顷如前再用，自四五度效，不可抚摩，抚摩则七窍闭郁也。又法，好陈醋五大碗，煎沸，入葱白一斤，将葱裹痛处熨之，着痹即麻木也。

石顽曰：按痛风一证，《灵枢》谓之贼风，《素问》谓之痹，《金匮》名曰历节，后世更名白虎历节，多由风寒湿气，乘虚袭于经络，气血凝滞所致。近世邪说盛行，而名之曰箭风。风毒肿溃，乃谓之曰箭袋，禁绝一切汤药，恣行艾熨针挑，此虽《灵枢》刺布治法，而药熨之方，世绝不闻，使即病之肌肉，复受无辜之痛楚，奈何懵懂无知，甘受其惑，良可慨夫！

麻木与痹证参看

营卫滞而不行则麻木，如坐久倚著，压住一处，麻不能举，理可见矣。麻则属痰属虚，木则全属湿痰死血，一块不知痛痒，若木然是也。脉沉滑，体厚人属痰与湿，二术、二陈，先少佐羌、独、桂枝等风药一二味，次兼参、芪补气。脉微弱，或弦大无力，病久体羸者，属气虚，补中益气加熟附子一片，夏月对生脉散，或清燥汤。一块不知痛痒，阴寒益甚，或日轻夜重，脉涩而芤或弦，属痰挟死血，宜活血行气，二陈加芎、归、桃仁泥、红花、牛膝、韭汁之类。大便见黑而不作泻者，小剂桃核承气汤微利之。十指麻木，属胃中湿痰死血，二陈加二术、桃仁、红花，少加附子行经。湿热下流，两脚麻木，或如火燎者，二妙加牛膝作丸，不应，少加肉桂。东垣治闭眼则浑身麻木，开眼则渐退，久而方止，昼减夜甚，为阳气衰而湿伏阴分也，三痹汤去乌头，加苍术、黄柏。又合眼则麻，开眼即不麻，近火则头旋眩晕者，风气下陷于血分，不得升越而作也，三痹汤去乌头，加羌活、麻黄。凡妇人素有郁悒者，当舒郁，逍遥散加补气行湿药。

薛立斋治刘孟春有痰，两臂作麻，两目流泪，服祛风化痰药，痰愈甚，臂反痛不能伸，手指俱挛。薛曰：麻属气虚，因前药而复伤肝，火盛而筋挛耳；况风自火出，当补脾肺滋水则风自退，痰自清。遂用六味丸、补中益气汤，三月而愈。

石顽治洋客巴慈明妇，产后眩晕心悸，神魂离散，若失脏腑之状，开眼则遍体麻木，如在云雾之中，必紧闭其目，似觉稍可，昼日烦躁，夜则安静。专事女科者，用四物等血药，则呕逆不食；更一医用姜、附等热药，则躁扰不宁。其脉虚大而数，按之则散，举之应指，此心火浮散之象，因艰产受惊，痰饮乘虚袭入心包络中，留伏膈上，有入无出，所以绵延不已。盖目开则诸窍皆开，痰火堵塞心窍，所以神识无主；目闭则诸窍俱闭，痰火潜伏不行，故得稍安，与东垣所言，合眼则阳气不行之麻木迥殊。况昼甚夜轻，明是上焦阳位之病，与理痰清火之剂，诸症渐宁。然或因惊恚，或因饮食，不时举发，此伏匿膈上之痰，无从搜涤也。乘发时，用独参汤下紫雪开通膈膜，仍与前药，调补半载而康。

（《张氏医通》）

陈士铎

痹证辨治录

陈士铎（1627~1707），号远公，清初医家

    人有两足牵连作痛，腹又微溏，人不能寐，卧则足缩而不能伸，伸则愈痛者，人以为寒湿之成痹也，谁知是风寒湿同结于大肠乎。夫风入大肠，日日大便，邪似易下，即有湿气亦可同散，何以固结于中而痛形于两足耶！不知寒邪入腹而留于大肠，又得风湿相搏，每不肯遽散，因成为痹耳。治法必去此风寒湿三气之邪，使不留于大肠而痹病可愈，然而徒治大肠之邪而风寒湿转难去也。又宜益大肠之气，令气旺于肠中而转输倍速，则风寒湿亦易祛矣。方用逐痹丹。

    人参一钱　茯苓五钱　肉桂三分　升麻五分　甘草一钱　薏仁一两　神曲五分　白术五钱

    水煎服。

    一剂而湿去，二剂而风寒亦散也。此方治湿为多，而治风治寒反轻者，盖水湿最难分消，治其难而易者更易。况治湿之中不伤元气，则大肠自有传化之妙，方能使风寒随湿而同解也。此症亦可用薏仁苓术汤。

    茯苓　白术各五钱　薏仁一两　肉桂三分　炒荆芥三钱

    水煎服。

    人有呕吐不宁，胸膈饱闷，吞酸作痛，因而两足亦痛者，人以为

胃口之寒也，谁知是风寒湿结于胃而成痹乎。夫胃喜热而不喜寒，胃口一寒，邪气因之相犯。风入于胃而不散，湿停于胃而不行，三者相合而痹证乃成。治法祛三者之邪而仍调其胃气，胃气健而风寒湿不攻自解也。方用六君子汤加减治之。

人参三钱　白术五钱　生姜五片　陈皮五分　甘草五分　肉桂五分
荆芥三钱　茯苓三钱　半夏一钱

水煎服。

一剂轻，二剂又轻，三剂更轻，连服十剂而饱闷酸痛之症尽去，此方开胃而又善分消，加之生姜、荆芥尤善祛散风寒以离散党羽，故奏功特神也。此证亦可用温胃消湿丹。

人参　黄芪　茯神　巴戟天各三钱　远志一钱　肉桂三分　肉豆蔻一枚　益智仁　甘草　防风各五分

水煎服。

人有心下畏寒作痛，惕惕善惊，懒于饮食，以手按之，如有水声咽咽，人以为水停心下也，谁知是风寒湿结于心包络乎。夫水邪犯心则痛，风邪乘心则痛，寒邪入心则痛，是邪无论风寒湿均能成病，重则未有不死者，今止畏寒作痛而不致有死亡者，正心包以障心也。然心包既然障心，独当其锋，安得而不痛乎。治法自当急祛风寒湿三者之邪，使之毋犯心包而心君相安，何致心下之痛哉。虽然徒祛风寒湿之邪而不补心包之气，则心包太弱，而外援之师亦多相欺，反成覆亡之祸，故必补心包而兼治风寒湿也。可用散痹汤。

巴戟天五钱　白术五钱　菟丝子三钱　炒枣仁三钱　远志八分　山药五钱　莲子五钱　茯苓三钱　甘草三分　柴胡一钱半　半夏一钱

水煎服。

一剂而惊止，二剂而胃气开，三剂而水声息，十剂而心下之痛安然也。此方之药似乎单治心也，然而心包为心之相臣，治心所以治心包耳。此症可用巴戟天汤。

人参　白术　茯神　巴戟天　车前子各三钱　山药一两　半夏　肉桂各一钱

水煎服。

人有小便艰涩，道涩如淋而下身生疼，时而升上，有如疝气。人以为疝或以为淋，而不知非也。盖风寒湿入于小肠之间而成痹耳。夫小肠主泄水者也，水入小肠，何邪不去，乃缩住而不流，盖寒与风作祟也。治法必须散小肠之风寒而湿气不难去也。然而治小肠必宜治膀胱之为得，膀胱利而小肠无不利也。虽膀胱亦有痹证而与小肠之痹正无差别。故治小肠之痹，必当以治膀胱者治之耳。方用攻痹散。

车前子三钱　茯苓三钱　薏仁一两　肉桂五分　木通二钱　白术五钱　王不留行一钱

水煎服。

一连数剂而似淋者不淋，似疝者不疝，再服数剂而痛如失也。此方利湿而又不耗气，祛寒而风自散，所以为佳，何用逐风之品以损伤脏腑哉！此证可用寄奴汤。

白术一两　茯苓三钱　肉桂一钱　柴胡一钱　刘寄奴二钱

水煎服。

人有一身上下尽行作痛，有时而止，痰气不清，欲嗽不能，咽喉气闷，胸膈饱胀，二便艰涩，人以为肺气之不行也，谁知是风寒湿之犯于三焦乎。夫三焦主气，而流通于上中下之间者气也。风寒湿感一邪而气即不能宣矣。况三邪搏结，安能自舒乎。毋怪清浊二道举皆闭塞，因而作痛也。治法不急祛风寒湿三者之邪，则三焦何以流通哉。然三焦不可径治也。治三焦必宜治肾，肾气旺而下焦之气始通，更宜治肺，肺气肃而上焦之气始降，尤宜治脾胃，脾胃健而中焦之气始化，理肺肾、脾胃之气而益之散邪之药，则三焦得令而风寒湿不难去也。方用理本汤。

人参一钱　白术五钱　麦冬三钱　山药五钱　芡实五钱　巴戟天三钱　肉桂一钱　桔梗五分　贝母五分　白芥子二钱　防己三分　茯苓三钱　豨莶草一钱

水煎服。

四剂而上中下之气乃通，一身之病尽解，再用四剂，诸症痊愈。此方全去扶肺肾脾胃之气，而轻于祛风寒湿者，正所以理其本也。理本而攻标在其内矣。况原未尝无荡邪之药乎，故能建功若是之神也。此证亦可用防桂术苓散。

白术　茯苓　防风各五钱　巴戟天三钱　肉桂一钱　桂枝八分　天花粉　黄芪各二钱

水煎服。

人有胸背手足腰脊牵连疼痛不定，或来或去，至头重不可举，痰唾稠黏，口角流涎，卧则喉中有声，人以为此痹证也。宜用控涎丹治之，而不知非也。夫痹虽合风寒湿三气之邪以成，然而人之气血不虚，则风寒湿何从而入；风寒湿之入，乃乘气血之虚而侵之也，乌可徒治其邪而不补其正乎。控涎丹用甘遂、大戟以祛邪，而无补气补血之药，往往用之以治痹而不能收功，反致败绩者，坐此弊也。法宜补正而助以祛邪，则百战而百胜矣。方用补正逐邪汤。

白术五钱　薏仁五钱　人参一钱　桂枝三分　茯苓一两　白芥子三钱

水煎服。

二剂轻，十剂愈。白术、薏仁、人参、茯苓，皆健脾补气药，又利水去湿之剂也。虽曰风寒湿合而成痹，其内最多者湿也。湿在经络肠胃之间最难分化，逐其湿而风寒正不必治而自散，所以止佐桂枝数分而已足也。惟是既用参、术、薏、苓以健土而利湿，尚何虑痰哉。然而风寒湿之邪，每借痰为党援，故治痹者必治痰。今用白芥子，膜隔之中痰且尽消，其余各处之痰有不尽消者乎。痰消而风寒湿无可藏之薮，欲聚而作乱已不可得，况正气日旺哉！或曰：痹成于气血之虚，治法自宜气血双补矣。何以方中止用气分之药以益气，绝不用血分之药以益血也。不知气旺自能生血，且血有形之物，补之艰于速生，且恐因循等待，有碍生气之速，不若专补其气而去风、去湿、去寒之更捷也。此证亦用自适汤。

黄芪　白芍　当归　茯苓各五钱　陈皮五分　半夏　羌活　甘草各一钱　柴胡二钱　桔梗五分

水煎服。

人有肌肉热极，体上如鼠走，唇口反裂，久则缩入，遍身皮毛尽发红黑，人以为热痹也。夫风寒湿三者合而成痹，未闻三者之中更添入热痹之谓。此乃热极生风，似乎痹证，而实非痹证也。治法解其阳明之热，而少散其风则得矣，不必更治其湿也。至于寒邪尤不必顾，盖寒则不热，而热则不寒耳。方用化炎汤。

玄参一两　甘菊花五钱　麦冬五钱　升麻三钱　羚羊角镑，五分　生地五钱　荆芥炒，三钱

水煎服。

连服二剂而热少解，再服四剂而诸症尽愈矣！方中用玄参、菊花、生地、麦冬，解其阳明之火，而更退其肺金之炎者，以肺主皮毛也。然而仅治其胃与肺，恐止散其在内之热，而不能散其在外之热也。故又多用升麻、荆芥导之出外，而不使其内留，以乱心君之神明，外既清凉而内有不快然者乎。至于羚羊角者，虽取其散火之毒，亦借其上引而入于唇口之间，使缩者不缩，而裂者不裂也。或谓既是阳明火毒，何不用石膏、知母寒凉之药以泻之，不知火热而外现于皮毛唇口肌肉之处，一用大寒大凉之药，则直攻其火，必从下泄，不能随升麻、荆芥之类而外泄矣！故不用石膏、知母而用玄参、菊花，于

补中表火之为得也。此证用凉肢散亦效。

茯苓 薏仁 玄参各五钱 甘草 升麻各一钱 炒荆芥一钱 甘菊三钱 麦冬二钱 天花粉二钱

水煎服。

人有脚膝疼痛，行步艰难，自按其皮肉，直凉至骨，人以为是冷痹也。夫痹而曰冷，正合风寒湿三者之旨也。此等之病，虽三邪相合而寒为甚。盖挟北方寒水之势，侵入骨髓，乃至阴之寒，非至阳之热不能胜之也。然而至阳之热又虑过于暴虐，恐至寒之邪未及祛而至阴之水先已熬干。真水涸而邪水必然泛滥，水盛而寒风助之，何以愈痹哉！方用真火汤治之。

白术五钱 巴戟天一两 附子一钱 防风一钱 牛膝三钱 石斛三钱 萆薢二钱 茯苓三钱

水煎服。

连服四剂而皮肉温矣，又服四剂而骨髓热矣。再服四剂脚膝之痛去，更服四剂而步履无艰难之态矣。方中用巴戟天为君，补火仍是补水之药，而辅佐之味又彼此得宜，不用肉桂、当归之品，温其血分，实有意义。盖补气则生精最速，生精既速，则温髓亦速矣！若一入血分之药，则沾濡迟滞，欲速而不达矣！萆薢原忌防风，使之相畏而相使，更复相宜，所以同群而共济也。

人有肝气常逆，胸膈引痛，睡卧多惊，饮食不思，吞酸作呕，筋脉挛急，人以为此肝痹之症也。夫肝痹是矣，而肝之所以成痹者，人知之乎！虽风寒湿三者成之，然亦气血之不足而成之也。肝之血不足而湿邪乘之，肝之气不足而风邪乘之，肝之气血不足而寒邪乘之。有此三邪直入于肝经，而后肝之血益亏，肝之气益耗，于是肝之魂不能藏于肝之中，乃越出而作惊也。肝经既病，何能生心？心无血养，安能生胃气哉！胃气不生，自难消化饮食，不能消化饮食而强饮强食焉，必至吞酸作呕矣！夫饮食所以养脏腑者也，饮食既不消化，不能变精以分布于筋脉，则筋脉无所养，安得而不拘挛哉！然则治法乌可徒治风寒湿三者之邪而不顾肝经之气血耶！方用肝痹散。

人参三钱　当归一两　川芎五钱　代赭石末，二钱　羌活五分　肉桂一钱　酸枣仁一钱　丹砂末，五分

水煎，调丹砂、代赭石末，同服。

一剂惊止，二剂胸膈不痛，肝气不逆矣，再服四剂而吞酸呕吐之病痊，筋脉亦不挛急矣，方中用当归、川芎以生血，加入人参益气以生血，引代赭石去通肝气，以佐芎、归之不逮，气开血通而后邪可引而出矣，又加肉桂以辟寒，加茯苓以利湿，加羌活以除风。则邪自难留而自不乱矣，所以益之枣仁、丹砂收惊特速也。此证用二术救痹饮亦效。

白术　白芍　茯神各五钱　陈皮　肉桂　柴胡各一钱　枳壳五分
远志　白芥子　苍术各三钱

水煎服。

人有咳嗽不宁，心膈窒塞，吐痰不已，上气满胀，不能下通，人以为肺痹也。肺痹之成于气虚尽人而知也。夫肺为相傅之官，治节出焉，统辖一身之气。无经不达，无脏不转，是气乃肺之充，而肺乃气之主也。肺病则气病，而气病则肺亦病。然则肺痹即气痹也，肺痹既为气痹，治肺痹者乌可舍气而不治乎！但肺虽主气，而补气之药不能直入于肺也，必须补脾胃之气以生肺气。然而生肺气者，止有脾胃之土，而克肺者有心焉，仇肺者有肝焉，耗肺者有肾焉；一脏腑之生，不敌众脏腑之克，此气之所以易衰，而邪之所以易入也。且脾胃之土又能暗伤肺金，盖饮食入胃，必由脾胃之气以转入于肺。今脾胃既受风寒湿之邪，则邪亦随脾胃之气而输之于肺，而肺乃受伤矣。况多怒而肝之气逆于肺，多欲而肾之气逆于肺，肺气受伤而风寒湿之邪遂填

塞肺窍而成痹矣。方用肺痹汤治之。

人参三钱　茯苓三钱　白术五钱　白芍五钱　苏叶二钱　半夏一钱
陈皮一钱　枳壳三分　黄连三分　肉桂三分　神曲五分

水煎服。

连用二剂而咳嗽安，再用二剂而窒塞开矣，用十剂而诸症尽愈。
或谓人参助气是矣，但多用恐助邪气，何以用之咸宜乎？不知肺气之
虚以成痹，非肺气之实以成痹也。人参畏实不畏虚，况又有苏叶以治
风，半夏以消湿，肉桂以祛寒，则邪何能作祟哉！而且白术、茯苓以
健脾开胃，白芍以平肝，黄连、肉桂以交心肾，则肺气自宁，自然下
降，正不必陈皮之助矣！此证可用助气散痹汤。

甘草　半夏　干姜各一钱　桔梗　茯神各三钱　人参二钱　陈皮
紫菀各五分　花椒　黄芩各三分

水煎服。

人有下元虚寒，复感寒湿，腰肾重痛，两足无力，人以此为肾痹
也。而肾痹之成，非尽由于风寒湿也，夫肾虽寒脏而其中原自有火，
有火则水不寒而风寒湿无从而入，无奈人过于作强，将先天之水日日
奔泄，水去而火亦随流而去，使生气之原竟成为藏冰之窟，火不能敌
寒而寒邪侵之矣。寒气直入于肾宫，以邪招邪，而风湿又相因而至，
则痹证生矣。故治痹之法，不必祛邪，惟在补正，补正者，补肾中之
火也。然而火非水不长，补火必须补水，但补水恐增其湿，湿旺而
风寒有党未必能遽去为忧。孰知肾水者，火中之水也，此乃真水。真
水衰而邪水始盛，真水盛而邪水自衰，故补真水而非邪水也，制邪水
也。况水中有火，何湿不去乎。夫最难治者，水邪也，水邪既去，风
寒不治而自散矣。方用肾痹汤。

白术一两　山茱萸五钱　茯苓五钱　薏仁五钱　杜仲三钱　肉桂一钱
附子五分　防己五分　石斛二钱　地骨皮五钱

水煎服。

二剂而腰轻，四剂而痛止，十剂而两足有力，再十剂而痊愈。方中补水之药少而去湿之药多，然而又无非补水也，于水中补火，则火无太炎之患，于水中祛湿，则湿无太息之忧，寒湿既去而风安得独留哉？方中又有防己之祛邪，故风寒湿尽去也。此证用利气丹亦效。

白术　人参　山药各一两　附子三钱　山茱萸四钱　薏仁五钱　补骨脂二钱　防己三分

水煎服。

（《辨证录》）

李用粹

初重祛邪勿遽补，久病扶正消痰瘀

李用粹（1662~1722），字修之，号惺庵，清代医家

痹　　证

1. 大意

风寒湿三气杂至，合而为痹。其风气胜者为行痹。寒气胜者为痛痹。湿气胜者为着痹。《内经》行痹者，痛无定处，俗一名流火，亦曰走注。今呼为鬼箭也。痛痹者，痛有定处，即今之痛风也。着痹者，即今之麻木不仁也。闭塞不通谓之痹。或痛痒麻痹，或手足缓弱，与痿相类，但痿证不痛，痹证多痛，四肢肌肉不为我用为异耳。(《汇补》)

内因由元精内虚，而三气所袭。不能随时驱散，流注经络，久而成痹。《医鉴》以春遇此为筋痹，以夏遇此为脉痹，以秋遇此为皮痹，以至阴六月遇此为肌痹，以冬遇此为骨痹。各因其时，重感于风寒湿也。

外候大抵痹之为病，在骨则重而不举。在脉则血凝不流。在筋则屈而不伸。在肉则四肢不仁。在皮则顽不自觉。遇寒则急，遇热则纵。烦满喘呕者，是痹客于肺。烦心上气，嗌干善噫，厥胀满者，是痹客于心。多饮数小便，小腹满如怀妊，夜卧则惊者，是痹客于肝。

善胀，尻以代踵，脊以代头者，是痹客于肾。四肢懈怠，发咳呕沫，上为大塞者，是痹客于脾。（《入门》）

2. 痹分上下

风湿多侵于上，肩背麻木，手腕硬痛。寒湿多侵于下，脚腿木重，足膝疼酸。上下俱得，身如板夹，脚如石坠。（《汇补》）

3. 痹久成痿

虚之所在，邪必凑之。邪入皮肤血脉，轻者易治。留连筋骨，久而不痛不仁者难治。（《汇补》）

其不痛不仁者，病久入深，卫之行涩，经络时疏故不痛。皮肤不荣，故不仁。（《内经》）

4. 总治

治当辨其所感，注于何部，分其表里须从偏胜者为主。（《大全》）

风宜疏散，寒宜温经，湿宜清燥。审虚实标本治之，有余则发散攻邪，不足则补养气血。若不痛，但麻痹不仁，与痿同治。（《汇补》）

5. 分治

治行痹，散为主，御寒利湿，仍不可废参以补血之剂乃治风先治血，血行风自灭也。治痛痹，散寒为主，疏风燥湿，仍不可缺，大抵参以补火之剂非大辛大温不能释其凝寒之害也。治着痹，利湿为主，祛风解寒，亦不可缺，参以补气之剂盖土强可以胜湿而气足自无顽麻也。（《必读》）

6. 治分始末

初起强硬作痛，宜祛风化痰。沉重者，宜流湿行气。久则须分气血虚实，痰瘀多少治之。（《汇补》）

7. 脉法

脉涩而紧为痹，脉大而涩为痹，脉来急为痹。（《严氏》）

8. 用药

主以四物汤加羌活、防风、秦艽、红花、姜黄等。风胜，加白芷。湿胜，加苍术、南星。热胜，加黄柏。寒胜，加独活、肉桂。上体，加桂枝、威灵仙。下体，加牛膝、防己、草薢、木通、黄柏。初起发表，用升阳散湿汤。调理，用当归拈痛汤。久而元气虚弱，用补中益气汤。

按：湿热痰火郁气，死血留经络四肢，悉能为麻为痹，或痛或痒。轻而新者，可以缓治。久而重者，必加川乌、附子，祛逐痰湿，壮气行经，断不可少。大便阻滞，必用大黄。昧者畏其峻利，多致狐疑。不知邪毒流满经络，非川乌、附子，岂能散结燥热。结滞肠胃，非大黄岂能润燥，要在合宜耳。故筋痹，即风痹也，游行不定，上下左右，随其虚邪，与血气相搏于关节，或赤或肿筋脉弛纵者，防风汤。脉痹，即热痹也，脏腑移热，复遇外邪，客于经络，留而不行，故为瘭痹，肌肉热极，唇口反裂，皮肤色变，升麻汤。肌痹，即湿痹着痹也，留而不移，汗多，四肢缓弱，皮肤不仁，精神昏塞，俗名麻木，宜茯苓川芎汤。皮痹者，邪在皮毛，瘾疹风疮，搔之不痛，宜疏风养血。骨痹，即寒痹痛痹也，痛苦切心，四肢挛急，关节浮肿，宜加减五积散。周痹者，周身俱痛，宜蠲痹汤。血痹者，邪入阴分，若被风吹，骨弱劳疲汗出，卧则摇动，宜当归汤。支饮者，手足麻痹，臂痛不举，多睡眩冒，忍尿不便，膝冷成痹，茯苓汤。(《汇补》)

9. 痹证选方

防风汤（河间） 治风胜为行痹，上下行走掣痛。

防风 当归 赤苓 杏仁各一钱 黄芩 秦艽 葛根各二钱 羌活八分 桂枝 甘草各五分

加姜水煎。入酒半杯服。

茯苓汤 治寒胜为痛痹，肿痛拘挛，无汗。

赤苓一钱半　桑皮　防风各一钱　官桂五分　川芎一钱二分　芍药　麻黄各一钱

姜、枣煎。

茯苓川芎汤　治着痹，四肢重着，流注于经，拘挛浮肿。

即上茯苓汤加苍术、炙草、大枣，温服。欲出汗，以温粥投之。

升麻汤（河间）　治湿痹，肌肉热极，体上如鼠走，唇口反纵，皮肤色变，兼治诸风热。

升麻　茯苓　人参　防风　犀角镑　羚羊角镑　羌活各一钱　官桂三分　生姜　竹沥

五痹汤　治三气客于肌体，手足缓弱，麻痹不仁。

片姜黄　羌活　白术　防己各一钱　甘草五分　生姜

证在上下，分食前食后，热服。

茯苓汤　治多饮停蓄，手足麻痹，多睡眩冒。

即二陈汤加枳实、桔梗。

蠲痹汤　治周痹，及手足冷痹，脚腿沉重，背项拘急。

赤芍　当归　黄芪　姜黄　羌活各一钱半　甘草五分

姜枣煎。

当归汤

当归二钱　赤芍一钱五分　独活　防风　赤苓　黄芩　秦艽各一钱　甘草六分　桂心三分　生姜

羌活汤　治白虎历节风毒，攻注骨节疼痛，发作不定。

羌活　附子　秦艽　桂心　木香　川芎　当归　牛膝　桃仁　骨碎补　生姜

虎骨散　治白虎肢节痛，发则痛不可忍。

虎骨　甘草　全蝎去毒，各五钱　麝香一分　天麻　防风　牛膝　僵蚕　当归　乳香　桂心　白花蛇酒浸取肉，各二两每服三钱，豆淋酒下。

续断丸 治风湿流注，四肢浮肿，肌肉麻痹。

当归　续断　萆薢各一两　川芎七钱半　乳香五钱　天麻　防风
附子各一两　没药五钱

蜜丸，温酒下。

痛　风

1. 大意

痛风即《内经》痛痹也。因气血亏损，湿痰浊血，流滞经络，注
而为病。或客四肢，或客腰背百节，走痛攻刺，如风之善动，故曰痛
风。(《汇补》)

2. 内因

热盛则痛，湿胜则肿。经文大率痰火多痛，风湿多肿。内因六欲
七情，或病后亡津，血热沸腾，亦必外感六淫，而后骨节钻痛，久则
手足蜷挛。外因涉冷坐湿当风，亦必血热而凝滞污浊，所以作痛，甚
则身体块瘰。痛必夜甚者，血行于阴也。(丹溪)

3. 外候

轻则骨节疼痛，走注四肢，难以转移，肢节或红或肿。甚则遍体
瘰块，或肿如匏，或痛如掣，昼静夜剧。以其痛循历节，曰历节风。
甚如虎咬，曰白虎风。(丹溪)

4. 痛分肥瘦

瘦人多阴虚火旺，血不荣筋。肥人多风湿生痰，流注经络。(丹溪)

5. 上下昼夜

上体，宜祛风豁痰，散热微汗。下体，宜流湿行气，和血舒风。

阴虚则脉弦散，而重在夜。阳虚则脉虚大，而重在昼。（张三锡）

6. 脉法分辨

寸口脉沉而弦，或六脉涩小，皆为痛风。因火作痛，口干燥渴，脉来洪数。因湿作痛，恶心肿满，脉必沉滑。湿热兼者，身重而痛，脉必沉濡而带数急。血虚痛者，四肢软弱而痛甚于夜，脉来芤大无力。血瘀痛者，隐隐然痛在一处而不移，脉现涩滞。（《汇补》）

7. 证候分辨

风流走不定，久则变成风毒。痛入骨髓，不移其处。或痛处肿热，或浑身壮热。若劳役而痛者，元气虚也。恼怒而痛者，肝火盛也。阴寒而痛者，湿郁也。饮食失宜而痛者，脾热也。大约按之痛甚者，邪气实。按之痛缓者，正气虚。又肿满重着者，湿也。面红掣痛汗黄者，风也。肩背头项不可回顾者，风入太阳而气郁也。小便数而欠呻者，肺气郁热也。臂髀腰脚骨热肿痛，行步艰难者湿热成痹也。面赤、尿赤者暑湿相搏也。结阳肢肿，大便秘结者，热毒流注也。肢节掣痛，小筋急痹者，寒也。初起眩晕，自汗，肢节胸胁刺痛者气也。痛从背起至胸胁者，思虑伤心也。初起胸满呕吐者，积也。髀枢左右一点痛起延至膝胫、肿大恶寒，夜剧者痰也。四肢历节走痛，气短脉沉者，留饮也。遍身痒痛如虫啮遇痒即食，不致频啮者，虫也。亦有气血两虚，阴火作痛者既属虚证，而似实证，最宜详辨。（《汇补》）

8. 痢后作痛

有血痢兜早，恶血留于经络作痛者，此瘀血也。有痢久两脚酸软疼痛，或膝肿如鼓槌，此亡阴也。血瘀逐瘀，阴过补阴。切不可兼用风药，反燥其血。若足膝枯细而肿大者，鹤膝风证。（《汇补》）

9. 痛风禁忌

肉属阳，性能助火。如素多痰火而痛者，因少水不能而盛火。若食厚味，必加燥渴，上为痞闷，下必遗溺，故禁之。

10. 治分始末

初起因风湿热者当流动机关不可遽补。病久则宜消瘀血，养新血，兼理痰火，则血自活，气自和，痛无不愈。久不止者，间用升降之剂，或专主补脾。如久病及亡血产后，俱不可纯用风药燥血。如年高举动则筋痛者，是血不能养筋，名曰筋枯，难治。(《汇补》)

11. 用药

主以四物汤加秦艽、桑枝、红花、桂枝。上痛，加羌活、灵仙。下痛，加萆薢、防己、木通、牛膝。湿痰，加南星、半夏。血瘀，加桃仁、红花、牛膝。湿热，加苍术、黄柏。气虚加参、芪。血虚，加龟甲、牛膝。如周身关节痛，逢阴则发者，为湿郁，用二陈汤加苍术、白术。风毒痛，用败；散治之。鹤膝风，用大防风汤。

附：鬼箭辨 俗以遍身作痛，呼为鬼箭。夫鬼神无形，乌能有箭。所以然者，其人卫气空虚，腠理不密，贼风乘虚而入，客于经络荣卫不通则痛。南人称为鬼箭，北人称为羊毛疔。就其痛处按之，用针挑出，形如羊毛，故名。南人亦就此毛为箭，其实闭塞结硬之络脉也。若真以为箭为疔，不亦冤乎。世之治此者，或挑以泄其气，或燃麻油灯以焠之，或用艾叶温散，石灰炒熨或用白芥子调之外敷或用金银花内服取效从己一定之方。尝见挑时暂快，过则依然。甚至挑断络脉，终究痿废。良可惜哉。(《汇补》)

12. 痛风选方

丹溪方 治气血两虚，浊痰阴火痛风。

人参 山药 海石 南星各二两 白术 熟地 黄柏酒炒 龟甲炙，各二两 干姜炮 锁阳各五钱

酒糊丸。

丹溪曰：肢节肿痛，痛属火，肿属湿。盖为阴寒所郁而动于经络之中，湿热流注于肢节之内，先宜微汗以散之。

麻黄　赤芍　防风　荆芥　羌活　独活　白芷　桔梗　葛根　川芎　甘草　归尾　升麻

妇人加酒红花。肿甚加槟榔、腹皮、泽泻，更加没药一钱定痛，尤妙。下焦加酒炒黄柏。脉涩滞，有瘀血者加桃仁、红花、川芎、当归。甚者，加大黄微利之。

加味二妙丸　治两足湿热疼痛，或如火燎，从足跗热气，渐至腰胯或麻痹痿软。

苍术　黄柏　牛膝　归尾　防己　萆薢　龟甲

酒糊丸。

蠲痹汤　治风痰湿火，郁于四肢，手足顽痹。

黄芪　羌活　赤芍　姜黄　当归各一钱半　甘草五分

姜枣煎。

大防风汤

人参　附子　白术　羌活　川芎　防风　甘草　牛膝　当归　黄芪　白芍　杜仲　生地　生姜

附：俗用鬼箭方　用木龙藤子，名鬼馒头，焙干酒服。或用羌活、防风、木瓜、钩藤，同煎服。

又用五灵脂、红花，酒煎服。亦妙。

德州都谏王介清丁内艰　患左胁顽痹，足腿麻木，按摩片时少堪步履。服清火消痰、补气活血，病势不减。入京邀家君诊视，见伊肾肝脉虚，断为肾虚不能生肝，肝虚不能荣血，水亏血耗，经隧枯涩之证。先以四物汤加秦艽、石斛、牛膝、葳蕤，不数剂，而胁痹顿除，后服肾气丸一杯，永不复发。

上洋秦齐之　劳欲过度，每阴雨左足麻木，有无可形容之苦，历访名医，非养血即补气，时作时止，终未奏效。戊戌春，病势大作，足不转舒，背心一片麻木不已。延予治之，左脉沉紧，右脉沉涩，此风湿寒三气杂至，合而为痹。其风气胜者为行痹，寒气胜者为痛痹，湿气胜者为着痹，着痹者即麻木之谓也。明系湿者，邪内着，痰气凝结，郁而不畅，发为着痹。须宣发燥湿之剂，加以报使之药直至足膝，庶湿痰消而大气周流也。方以黄芪、苍术、桂枝、半夏、羌活、独活、防己、威灵仙，数帖而痊。若以之多劳多欲而日服参、芪，壅瘀隧道，外邪焉能发，而病安能去乎？

叶天士

痹 证 案 绎

叶天士（1667~1746），名桂，号香岩，清代医家

叶氏治痹，很有见地，主要有如下几个特点：

1. 重视风寒湿三气为痹，但忌用劫汗泄阳

他在《临证指南医案》中说："医者但执风寒湿三邪合而为痹，不晓病随时变之理，羌、防、葛根，再泄其阳，必致增剧矣，焉望痛缓。"叶氏对风寒湿三气用药，祛风用桂枝、防风、防己、羌活、独活、白蒺藜、桑枝、威灵仙、海桐皮、苏梗，散寒用桂枝、附子、川乌、细辛，祛湿用防己、杏仁、萆薢、海桐皮、羌活、晚蚕沙、独活、茯苓、苡仁、白术、泽泻。其中的桂枝、防风、防己、杏仁、萆薢、白蒺藜、海桐皮、姜黄、桑枝等用得很多，可见叶氏对风寒湿邪的祛除主张轻灵为要。

2. 推崇"经热则痹，络热则痿"的论点

在叶案中风寒湿化热或湿热者占有比例最大，突出了热痹的重要性，对于热痹，他常用仲景木防己汤治疗，祛风利湿、散寒清热并用。其中清热药，他擅用石膏、羚羊角、寒水石、滑石、花粉、犀角、黄柏等。据临床所见，痹证和痿证并不是截然可分的两种疾病，久痹可成痿，久痿也可成痹。叶氏的"经热则痹、络热则痿"之说，即是突出了痹证大多为经病，痿证大多为络病，以及它们相

互的密切关系。

3. 重视调和营卫，常从中焦阳明着手，用辛甘化风法，以通阳宣络

他在《临证指南医案》中说："怀阳单薄，三气易袭，先用阳明流畅气血方""通阳宣行以通脉络，使气周流，亦却病之义也。"又说："风湿肿痹，举世皆以客邪宜散，愈治愈剧，不明先因劳倦内伤也，盖邪之所凑，其气必虚，参、术益气，佐以风药，气壮托出其邪，痛斯止矣。"至于从中焦阳明着手之理，他在《叶案存真》中说"阳明者，五脏六腑之海，主束骨而利机关，阳明不治，则气血不荣，十二经络无所禀受而不用矣，卫中空虚，营行不利，相搏而痛，有由然也。法当大补阳明气血，不与风寒湿所致痹者同治"，所以他常用玉屏风散合桂枝汤加当归为主方，酌加祛风、散寒、利湿之品，效果良好。

4. 重视从奇经治络法

他在《临证指南医案》中说"先通营络，参之奇经为治，考古圣治痹，独取阳明，惟通则留邪可拔耳。"又说："脉络中气血不行，遂至凝塞为痛，乃脉络之痹证，从阳维、阴维论病。"他常用鹿角霜、茴香、当归、桂枝、川芎、茯苓等从阳维、阴维着手温通营络。今人程聚生说："曾以温养奇督法治疗慢性脊柱炎、慢性风湿性关节炎……效果均较满意。"

5. 重视阴虚风动为痹

他在《叶案存真》中说："阴虚生内热，热胜则风生，况风性善行，火热得之，愈增其势，伤于筋脉，则纵缓不收，逆于肉理，则攻肿为楚也。"他常用甘寒、咸寒之品，如生地、阿胶、龟甲、黑豆、天冬、麦冬、元参、川斛、麻仁、丹皮、钩藤、白蒺藜、黄连、茯苓等。

6. 根据"初病在经，久则入络"，又提出"新邪宜急散，宿邪宜缓攻。"

他对于宿痹和痹伏筋骨者，采用搜剔缓攻法。他在《临证指南医案》中说："风湿客邪留于经络……且数十年之久，岂区区汤散可效"；"经以风寒湿三气合而为痹，然经年累月，外邪留着，气血皆伤，其他为败瘀凝痰，混处经络，盖有诸矣"；"邪留经络，须以搜剔动药""若非迅疾飞走，不能效"。他所说的搜剔动药，主要有全蝎、地龙、山甲、蜣螂、蜂房、蚕沙、桃仁、红花、没药、川芎、归须、白芥子、川乌、麝香等。这类药物的特点，以虫类药为主。虫类药擅长搜风逐湿，驱寒蠲痹，对于痹阻凝滞不去迁延日久者，坚持长期缓攻，往往有效。其中全蝎、麝香走窜力速，搜风开瘀通络，为治顽痹要药。地龙性味偏寒，有通经活络、清热利水之功，对风湿热痹或下肢痹痛者最宜。山甲、蜣螂通瘀力强。蚕沙、白芥子利湿化痰力强。川乌祛除沉寒力强。蜂房性温，走窜散结通阳，对关节僵肿和屈伸不利者甚合。由于虫类药有燥血动血之弊，应配合和血之品，如当归、川芎、生地等，才能相得益彰。从叶氏启发，目前临床上还常用土鳖虫、僵蚕、蜈蚣、蕲蛇（或乌梢蛇）、九香虫等，效果亦佳。

7. 痹证后期重视补肾壮骨

他常用枸杞、苁蓉、杜仲、虎骨、鹿角、沙苑、牛膝、龟甲、阿胶、天冬、狗脊、仙灵脾、当归等。其中虎骨用得较多，但目前此药缺少，有人提出可用透骨草、寻骨风、自然铜（醋淬先煎）三药合用代替，可资参考。

8. 叶氏除用汤剂、丸剂、散剂外，还常用酒剂

他在《叶案存真》中说："络脉中病……必客气袭入脉中，灸刺无功，议用酒醴，通和血脉。"上述的枸杞松节酒和钻地风酒，处方选药合乎法度，值得重视。

辨 治 规 律

一、寒湿

1. 寒湿阻遏

寒湿滞于经络，湿胜气阻，症见肢末挛痹、四肢痹痛、痛甚于午后子前，或痛久流及肢节骨骱、屈曲之所皆肿、色萎黄、小腹胀、小溲全无、脉小涩，或左脉如刃、右脉缓涩，治宜苦温渗湿，微通其阳，用独活防己方（独活、木防己、熟附、桂、枝、茯苓、萆薢、猪苓），如寒甚可加细辛、仙灵脾、虎骨，湿甚可加白术、苡仁、蚕沙、泽泻，通络止痛可加防风、威灵仙、狗脊，四肢乏力可加杜仲、沙苑。

2. 寒湿伤阳

寒湿痹阻，阳气大伤，除症见痹痛外，还见汗出、形寒、泄泻、遇冷饮凉即病、脉沉，治宜通阳宣行以通脉络，其中白术、附子、茯苓为必用之品，如白术附子方（白术、附子、狗脊、苡仁、茯苓、萆薢），如胃痛加半夏、姜汁，如下焦虚寒则用苓桂术姜为丸久服温中。如果阳维阴维为病，症见右后胁痛连腰胯、发必恶寒逆冷、暖护良久乃温，治用鹿角茴香方（鹿角霜、茴香、当归、桂枝、沙苑、茯苓）。

3. 寒湿入络

症见身半以下筋骨不舒、二便不爽，或四肢流走痹痛且肿，下焦为甚，为邪入阴分，治疗非迅疾飞走则不能取效，用蠲痛丹（延胡、川楝、茴香、白牵牛子、当归、高良姜、青皮、木香、乌药、全蝎）。

二、风湿和湿热

1. 风湿内蕴

症见指节常有痹痛、口腻粘连，或腰痹痛、目彩油光、舌白，治宜从气分宣通。前者病轻，则用苏梗杏仁方（苏梗、杏仁、蒌皮、郁金、半夏曲、橘红）；后者病重，则用杏仁苏梗方（杏仁、苏梗、木防己、厚朴、茯苓皮、花粉、蚕沙、茵陈）。发热身痛，用防己桂枝方（杏仁、桂枝、木防己、朱仁、茯苓、豆卷）。

2. 风湿化热

风湿相搏，已从热化，外寒里热，症见痹痛游走上下为楚、虽汗不解，或一身尽痛、游走肿痛、痛极发厥，或骨骱走注疼痛、身体重着不能转侧、足微肿、舌黄。治宜苦辛宣通，切忌姜、防、葛根再泄其阳。叶氏主要用三方：一是桂枝白虎汤加减（桂枝、杏仁、滑石、石滑、川萆薢、汉防己、苡仁、通草）。如风湿甚可加豆卷；热不甚则去石膏，加羚羊角、花粉，或用桂枝羚角方（桂枝、羚角、杏仁、花粉、防己、桑枝、海桐皮、姜黄）。一是木防己汤加减（木防己、石膏、桂枝、片姜黄、杏仁、桑枝），如风甚可加防风、羌活、独活，如湿甚可加蚕沙、滑石、木通、苡仁、萆薢、通草、茯苓、於术、槟榔汁，其他如海桐皮、威灵仙、白蒺藜等通络止痛之品亦常加入。一是宣痹汤（防己、杏仁、滑石、半夏、连翘、山栀、苡仁、赤豆皮），此方治湿热痹痛，症见寒战热炽、骨骱烦疼、面目萎黄、舌灰滞等。此外，如果风湿肌肿而痛、畏热，则用二妙丸加味（黄柏、茅术、白蒺藜、木防己、秦艽、钩藤）。如果痹在四肢，热甚者，用羚角犀角方（羚角、犀角、连翘、海桐皮、大豆卷、花粉、姜黄、银花）。如寒湿痹久变热，可用羚角、犀角、僵蚕、桂枝、花粉、白蒺藜。

3. 湿热入络

湿热入络，并未伤气，症见筋骨疼痛已数年，又脓肿未已，治宜凉营通络并施，午服清营汤加减（犀角、元参、连翘心、赤豆皮、生地、丹参、姜黄、桑枝），夜服蒺藜丸（白蒺藜，用山栀汤制丸）。如果湿热入络，暑已伤气，症见肢节脉络痹痛、汗出、热痛不减，治宜益中通络并施，午服人参泻心汤加减（人参、茯苓、半夏、广皮、於术、枳实、川连、泽泻，竹沥、姜汁为丸），暮服白蒺藜丸（白蒺藜，用山栀汤制丸）。

4. 肝胆风热

症见经络痹痛、痰多食少、滑泄颇腻、当午气热上冒，属少阳胆热，热气内风，治宜甘寒和阳，宣通经脉，用桑叶羚角膏(桑叶、羚角、天冬、枸杞、白蒺藜、丹皮、茯苓、霍山石斛，熬膏)。

三、虚痹

1. 热存阴虚

（1）肺胃阴虚：热邪未尽，肺胃阴虚，症见痹痛未已，余热尚留，下午足寒，晨餐颈汗，食不甘味，治宜甘寒，用连翘元参方（杏仁、连翘、元参、花粉、绿豆衣、梨汁），或沙参麦冬饮加减（北沙参、麦冬、川贝、川斛、陈皮、谷芽）。

（2）肝肾阴虚：或湿热未尽，液虚风动，或营中留热，阴已先虚，症见痹痛已缓，但肌肤甲错、发痒、脉沉小数，此时清利湿热之药不可过剂，治宜清营热、养阴液。如大便不通者，用复脉汤加减（麻仁、鲜生地、川斛、丹皮、寒水石、钩藤，或生地、阿胶、龟甲、料豆衣、茯苓、甘草）。如热入阴分血中，用柏子仁当归方（柏子仁、当归、丹皮、钩藤、川斛、沙苑），或钩藤生地方（钩藤、生地、当归须、白蒺藜、丹皮、姜黄）。如阴虚风动，症见指麻、行走则屈伸不舒、心热烦蒸，治宜晨服咸润养阴丸（熟地、龟胶、阿胶、秋石、天冬、麦冬、五味、茯神，蜜丸），晚服活血通逐的山甲地龙方（桃仁、穿山甲、地龙、川芎、归须、丹皮、红花、沙苑，香附汁丸），以攻补兼施，缓图取效。

（3）阴虚内热生风：症见患风三月，周身游走作肿，手不能握、足不能履，发热口干，脉浮大而数，治宜养阴清热祛风，用生地黄芩方（生地、黄芩、黄连、红花、羌活）。如症见痛风、发热神昏、手足瘈疭、大便不行，治宜养阴清热、祛风开窍，用首乌黄连方（首乌、蒌仁、桂枝、秦艽、桔梗、黄连、知母、枳壳），接用人参羚角方（人参、甘草、生地、麦冬、远志、枣仁、羚角、川贝、橘红、茯神）。

2. 阴阳虚衰

（1）气虚：风湿未尽，阳明气衰。症见肢末挛痹、便泻减食畏冷、左脉如刀、右脉缓涩，或气短闪烁欲痛、身半以上痹痛、脉右大，治宜益气，用玉屏风散加减（生白术、狗脊、独活、茯苓、木防己、仙灵脾、防风、威灵仙），或补中益气汤加减（人参、生芪、白术、炙草、广皮、当归、白芍、半夏、防风、羌活），如阳不足可加桂枝。如气虚夹饮，症见不知饮、不安寐、口流涎、右肢肿、脉左大坚弦，用茯苓饮法（茯苓、枳实、人参、炙草、半夏、广皮、远志炭）。如果气弱有痰，用白术桂枝方（於术、桂枝、独活、姜黄、茯苓、防己）。

（2）营卫虚：症见痛减筋缓、痿弱无力、周身汗出、食腥腻即溏泻，或肩胛连及臂指走痛而肿等，叶氏在《种福堂公选良方》中说："痹在四肢汗出阳虚者，与黄芪五物汤"，治宜辛甘化风法，用黄芪五物汤加减（黄芪、防风、白术、茯苓、炙草、桂枝、当归、白芍、苡仁），或去白芍、甘草；或加海桐皮、姜黄、白蒺藜、防己、桑枝、五加皮、秦艽，以通经活络；或加羌活、独活、肉桂，以祛风散寒；或加人参、煨姜、南枣，以补气和营卫。更有筋痹，症见筋纵痛甚，邪留正痹，于补气血之中，佐宣行通络，用生芪、防风、桂枝、炒常山、归身、青菊叶汁。如症见左偏麻木、痛聚于腰、寒冷烦劳痛甚，治宜治风先治血，用黄芪当归松节方（当归、沉香、川芎、松节、於术、海桐皮、姜黄、黄芪、桂枝、羌活、没药、虎胫骨）。

3. 脾肾两虚

症见痹痛已缓，但行走痿弱无力、遗泄等，治宜温养通补、扶培生气，用黄芪虎骨膏（黄芪、茯苓、白术、炙草、苁蓉、当归、牛膝、仙灵脾、虎骨胶、狗脊，胶膏为丸），或用人参鹿茸方（人参、黄芪、茯神、枸杞、鹿角霜、鹿茸、归身、炙草、菊花炭，蜜丸）。如劳动太过，阳气烦蒸，中年液衰风旋，周身痹痛，此非客邪，治宜两调阳明厥阴，用黄芪首乌方（黄芪、白术、首乌、当归、白蒺藜、黑料豆衣）。如脾胃阳虚，症见下肢独冷、步趋乏力、身动如喘、肉腠麻痹如虫行。用严氏三因方（人参、白术、附子）。如湿热混处血络，久必化热烁血，风动内舍下焦奇脉，症见下焦痛起、继则筋掣及于腰窝左臂、内踝重着、脉右缓右实，治宜独取阳明，以通营络，则留邪可拔，用鹿霜桂枝方（鹿角霜、白术、桂枝、茯苓、川芎、当归须、白蒺藜、黄菊花）。

4. 肾虚

肾虚为主，兼有留邪，症见肢腠麻痹、足膝为甚，治宜补肾祛邪，用枸杞松节酒方（当归、枸杞、生虎骨、油松节、川芎、狗脊、萆薢、怀牛膝、仙灵脾、檀香泥、白茄根、沙苑。火酒、醇酒各半浸七日）。精血虚，症见痹痛在下、重着不移、痛处无形、遗泄、左脉搏数，治宜补精血为主，用虎骨鹿角丸（枸杞、苁蓉、虎骨胶、麋角胶、杜仲、桑椹、天冬、沙苑、茯苓，溶胶丸）。

四、宿痹

1.寒瘀留滞经络

轻者症见痹痛在外踝筋骨、妨于行走，或右足踝臁肿痛、得暖得摩稍适、脉弦劲，治宜搜剔之药，用川乌全蝎方（川乌、全蝎、地龙、山甲、黑豆皮，或川乌、全蝎、蜂房、自然铜、麝香、大黑豆，淋酒汁为丸），或活络丹用酒下。重者症见上下四肢游走而痛、不拘一处，且数十年之久，治宜宿邪缓攻法，用蜣螂麝香方（蜣螂虫、全蝎、地龙、山甲、蜂房、川乌、麝香、乳香）。如寒瘀湿热夹杂又兼肾虚，症见痛风、痛处皆肿、遍身躁热不安、小便赤涩、足冷、口不干渴、脉沉细数，治宜寒、湿、热、瘀兼顾，用乌头全蝎方（乌头、全蝎、山甲、川柏、防己、麝香、马料豆，茵陈汤泛丸）。

2.痰瘀壅塞经络

症见四肢经隧之中，遇天气阴晦，疼痛拘挛经年累月，时有痈疡溃脓、瘀血，治宜行痰化瘀，用当归白芥子方（归须、地龙、山甲、白芥子、川芎、白蒺藜，酒水各半泛丸）。

3.血瘀气滞

症见痹痛偏左，入夜尤甚，治宜活血理气祛风，用归须桑枝方（归须、桑枝、苡仁、白蒺藜、姜黄、木防己）。

4.血虚络涩

症见痹痛顽钝沉痼，治宜养血通络，用首乌桂枝方（首乌、芝麻、桑枝、桂枝汤泛丸）。

5.风中络脉

症见肩背肢末牵掣不和，曾用东垣舒经法，又用参、芪、术、附等均无效，治宜酒醴，通和血脉，用钻地风酒（钻地风、千年健、大黑豆、酒）。

五、肩臂痛

1. 风寒夹湿

症见肩臂疼，治宜祛风除湿，用桂枝防己方（桂枝、木防己、五加皮、茯苓、生苡仁、炒白蒺藜）。

2. 阳明脉衰

劳倦伤阳，阳明脉衰，脉络失养，症见肩胛痛难屈伸，肩胛筋缓不举而痛，或痛时筋挛，绕掣耳后，左脉芤涩，治宜调理卫阳、通补脉络，用玉屏风散合舒筋疡加味（黄芪、於术、防风、当归、姜黄、桑枝），或酌情选加桂枝、海桐皮、茯苓、防己、生姜、夏枯草等，并可加服活络丹1丸。

3. 血虚风动

症见左指胀痛引肩，形脉不足，治宜柔药温养，用首乌桑枝方（首乌、枸杞、归身、三角胡麻、菊花炭、柏子仁、白蒺藜、桑枝膏为丸）。如头眩目昏、右肩痛麻木，用枸杞羚角方（枸杞、归身、羚羊角、白蒺藜、黄芪皮、天麻、菊花、桑枝，为丸）。

六、腿足痛

1. 湿热阻隧

症见两足膝跗筋掣牵痛、脘不知饥、舌白干涸，治宜宣通湿热，莫用风药，用三石汤加减（滑石、石膏、寒水石、杏仁、防己、苡仁、威灵仙）。如初受寒湿，久则化热，深入阴分，症见头颠至足麻木刺痛、热炽、暮夜痛甚，治宜搜其深藏伏邪，用滋肾丸（黄柏、知母、肉桂）。

2. 寒湿凝滞

如症见饱食则哕、两足骨骱皆痛，或腿浮酸痛、形丰脉小，治宜温阳泄湿，用苓姜术桂汤，或用真武汤加减（白术、附子、茯苓、川萆薢、米仁、牛膝、狗脊、晚蚕沙）。如症见呕逆吐涎、冲气攻心、足大踇趾硬强而痛，治宜散寒祛风，用吴萸细辛方（吴萸、附子、独活、细辛、当归、汉防己）。

3. 肝经血瘀

如厥阴犯阳明，症见两足皮肤抚之则痛、脉弦而数，治宜疏泄气血，用金铃子散加味（川楝子、延胡、青皮、黑山栀、归须、桃仁、橘红、炒山楂）。如邪留厥阴，症见痛着右腿身前、肌肉不肿、病在筋骨、入夜势笃、间有偏坠，治宜理肝通经，用杜仲归须方（杜仲、归须、山甲、茴香、细辛、地龙）。如瘀留深入厥阴，症见两年前高处跳跃至地、入夜即有寒热，继而少腹形高、两足屈曲、筋纵着骨而胀，治宜搜剔瘀血，用山甲自然铜方山甲、自然铜、川乌、全蝎、土鳖虫、生鳖甲、丹皮、麝香，黑豆皮煎汤泛丸）。

4. 下虚夹湿

下虚，湿热袭于经隧，症见膝痛如烙，治宜补肾清湿热，用狗脊萆薢方（狗脊、杜仲、米仁、虎胫骨、黄柏、萆薢）。如下虚夹寒湿，可去米仁、黄柏，加独活、牛膝、晚蚕沙、附子。

5. 肝肾亏损

症见腿骨麻疼，或足背麻木、筋强微肿、脉小弱，或足膝肿痛、内热，治宜温养为主，宣通为辅，用杜仲羊肾方（枸杞、杜仲、沙苑、肉苁蓉、牛膝、巴戟、羊内肾、小茴），或用羊肉虎骨方（羊肉、虎胫骨、肉苁蓉、枸杞、沙苑、巴戟、牛膝、当归、川石斛），或用虎骨牛膝方（虎胫骨、怀牛膝、炒归身、炒枸杞、生杜仲、川斛、萆薢、白蒺藜，或虎骨、当归、五加皮、仙灵脾、牛膝、独活、白茄根、油松节、狗脊，为丸），并可酌加生鹿角、黄柏。如症见痛从腿肢筋骨、上及腰腹、贯于心胸、面赤如赭、饥不欲食、耳失聪、失眠，治宜和阳活络，用滋肾丸合生地虎骨方（生地、白芍、生鳖甲、生龟甲、生虎骨、糯稻根），接服虎潜丸。

方 案 选 析

一、白术附子方

某 湿痹，脉络不通，用苦温渗湿小效。但汗出形寒泄泻，阳气大伤，难以湿甚生热例治，宜通阳宣行以通脉络，生气周流，亦却病之义也。

生於术　附子　狗脊　苡仁　茯苓　萆薢（《临证指南医案·痹》）

主治：寒湿痹阻，肢末挛痹，汗出形寒，泄泻食减，左脉如刃，右脉缓涩。

方义：方中以附子散寒除湿，於术、苡仁、茯苓健脾祛湿，萆薢、狗脊祛风湿而利痹。全方有通阳宣行、温散寒湿之功。

加减：祛风利湿，加独活、木防己、防风。寒重，加细辛、桂枝。湿重，加蚕沙、泽泻。

二、桂枝羚角方

某 冬月温舒，阳气疏豁，风邪由风池、风府，流及四末，古为痹证，忽上忽下，以风为阳，阳主动也。诊视既明，阳明中虚可见，却邪之剂，在乎宣通经脉。

桂枝　羚羊角　杏仁　花粉　防己　桑枝　海桐皮　片姜黄（《临

证指南医案·痹》）

主治：风湿化热，或湿热痹阻，痹痛游走，肿痛酸楚，虽汗不解，脉数或右大。

方义：方中以桂枝散风寒以通经，羚角清内热以息风，杏仁、花粉化湿而不伤阴，防己、桑枝、海桐皮、姜黄祛风通痹而利关节。全方有祛风清热、通痹消肿之功，是叶氏治痹的常用方之一。徐灵胎评说："此正方也。"

加减：如无羚羊角，或热甚者，可以生石膏或寒水石易羚羊角；热不甚者，可以连翘、银花、绿豆皮代替羚角。外寒已除，去桂枝，加豆卷。血热，加犀角。湿热重，加晚蚕沙、川萆薢、苡仁、茯苓。阴虚者，加元参、生地。

三、宣痹汤

某　温疟初愈，骤进浊腻食物，湿聚热蒸，蕴于经络，寒战热炽，骨骱烦疼，舌起灰滞之形，面目萎黄，显然湿热为痹。仲景谓湿家忌投发汗者，恐阳伤变病。盖湿邪重着，汗之不却，是苦味辛通为要耳。

防己　杏仁　滑石　醋炒半夏　连翘　山栀　苡仁　野赤豆皮（《临证指南医案·湿》）

主治：湿聚热蒸，蕴于经络，寒战热炽，骨骱烦疼，面目萎黄，舌色灰滞。

方义：方中以防己、苡仁、蚕沙祛风湿，连翘、山栀清热，滑石、赤豆皮清利湿热，杏仁、半夏宣通气机。全方有清热祛湿宣通之功，对湿热痹有良好疗效。叶氏原案方中，并无蚕沙。吴鞠通加入蚕沙一味，取名"宣痹汤"，收录在《温病条辨·中焦篇》，已为临床常用的方剂之一。

加减：疼痛甚者，加姜黄、海桐皮。有风寒者，加桂枝、生姜、白蒺藜，去滑石、连翘、山栀。

四、生地黄芩方

某 患风三月，周身游走作肿，手不能握，足不能履，诊其脉浮大而数，发热口干，此阴虚生内热，热胜则风生，况风性善行，火热得之，愈增其势，伤于筋脉，则纵缓不收，逆于肉理，则攻肿为楚也。

生地 黄芩 黄连酒炒 红花 羌活（《叶案存真类编·痹》）

主治：阴虚生内热，热胜则风生，伤于筋脉，周身游走作肿，手足纵缓不收，发热口干，脉浮大而数。

方义：方中以生地养阴清热，黄芩、黄连清热，红花活血通络，羌活祛风。全方有养阴清热祛风之功，对热胜风动、攻肿为楚的痹证甚合。

五、黄芪当归松节方

某 当风受凉，遂致左偏麻木，已经三载，今年势缓，痛聚于腰，寒冷烦劳痛甚，此气血凝遏，壮年不为大害，议以酒醒之，是治风先治血之意。

当归 沉香 川芎 松节 生於术 海桐皮 片姜黄 黄芪 桂枝 羌活 没药 虎胫骨（《叶案存真类编·痹》）

方义：方中以黄芪、当归、川芎、於术补益气血，桂枝、羌活祛风散寒，沉香、没药理气活血，松节、海桐皮、姜黄通利关节，虎胫骨温阳壮骨。全方有补益气血、散风通经之功，对虚痹兼有实邪者采用兼顾调治。

加减：如无虎胫骨，则去之，易以杜仲、牛膝。有湿邪，加苡仁、茯苓。汗多，以防风易羌活，使全方中含有玉屏风散之意。

六、枸杞松节酒方

黎 肢膝麻痹，足膝为甚。

当归　杞子　生虎骨　油松节　川芎　狗脊　萆薢　怀牛膝　仙灵脾　檀香泥　白茄根　沙苑

火酒、醇酒各半，浸七日。（《临证指南医案·痹》）

主治：寒湿而肾虚，肢膝麻痹，足膝为甚。

方义：方中以仙灵脾、生虎骨温肾壮骨，沙苑、枸杞、狗脊、牛膝益肾强筋，当归、川芎、白茄根养血祛风通络，松节、萆薢祛风湿，檀香散寒理气止痛，佐火酒、醇酒以加重行血通经之力。本方为药酒，对肾虚而气血痹痛者便于久服取效，是健肾强筋通痹的良方。

七、蜣螂麝香方

鲍 风湿客邪，留于经络，上下四肢游走而痛，邪行触犯，不拘一处。古称周痹，且数十年之久，岂区区汤散可效。凡新邪宜急散，宿邪宜缓攻。

蜣螂虫　全蝎　地龙　穿山甲　蜂房　川乌　麝香　乳香

上药制末，以无灰酒煮黑大豆汁泛丸。（《临证指南医案·痹》）

主治：风湿客邪，留于经络，致寒瘀阻滞，上下四肢游走而痛，已多年不愈。

方义：病由宿邪留阻入络，用迅疾飞走之虫类药，以搜剔经络中之寒瘀，作宿邪缓攻之计。方中以蜣螂、山甲、乳香活血通瘀，全蝎、地龙、蜂房祛风搜络，川乌温通寒凝，配以麝香辛窜，则通经活络之力更甚。

加减：有痰凝，加白芥子。和血活血，还可加归须、川芎、桃仁、红花等。夹有湿热，加茵陈、黄柏、防己。兼肾虚，加马料豆。

八、首乌桂枝方

刘　《周礼》采毒药以供医事，盖因顽钝沉痼，着于躯壳，非脏腑虚损，故必以有毒攻拔，使邪不留存，凝着气血乃效。既效矣，经云：大毒治病，十去其五。当此只宜爱护身体，勿劳情志，便是全功道理。愚人必曰以药除根，不知天地之气，有胜有复，人身亦然，谷食养生可御一生，药饵偏胜，岂可久服。不观方士炼服金石丹药，疽发而死者比比。

何首乌　黑芝麻　桑枝　桂枝

汤泛丸。(《临证指南医案·痹》)

主治：血虚络涩，痹痛顽钝沉痼。

方义：方中以首乌、芝麻养血以祛风，桑枝、桂枝通经活络。本方虽然方药平和，但有养血祛风通络之功，对血虚风痹以王道缓图取效。

九、钻地风酒

某　肩背肢末，皆阳气游行之所，牵掣不和，是络脉中病，首用东垣舒经，接用参、芪、术、附，两法不应，必客气袭入脉中，灸刺无功，议用酒醴，通和血脉。

钻地风　千年健　大黑豆

三味投入无灰酒中，隔水煮一日，早晚暖服三四杯。(《叶案存真类编·痹》)

主治：风中络脉，肩背肢末牵掣不和。

方义：方中以钻地风祛风止痛，千年健祛风湿壮筋骨，黑豆补肾养血，无灰酒运行血气。本方也是药酒，与枸杞松节酒方相比，药味更为简单，似从民间单方而来，对风中络脉者有效。不过，本方偏治上肢痹证，而枸杞松节酒方偏治下肢痹证，这是两者之异。

（陈克正主编《叶天士诊治大全》）

尤 怡

痹症方治，羽翼金匮

尤怡（1650~1749），字在泾，清代医家

《内经》谓：风寒湿三气杂至，合而为痹。其风气胜者为行痹，寒气胜者为痛痹，湿气胜者为着痹。行痹者行而不定，世称为走注疼痛是也；痛痹者，疼痛苦楚，世称为痛风是也；着痹者，着而不移，世称为麻木不仁是也。夫痹者闭也，五脏六腑之正气，为邪所闭，则痹而不仁也。

《内经》论痹，又有骨、筋、脉、肌、皮五痹，大率风寒湿所谓三痹之病，又以所遇之时，所客之处，而命其名。

非此行痹、痛痹、着痹之外，又别有骨痹、筋痹、脉痹、肌痹、皮痹也，风寒湿三气，袭入经络，入于骨则重而不举，入于脉则血凝不流，入于筋则屈而不伸，入于肉则不仁，入于皮则寒，久不已，则入五脏。烦满，喘呕者肺也；上气，嗌干，厥胀者心也；多饮，数溲，夜卧则惊者肝也；尻以代踵，脊以代头者肾也；四肢懈惰，发咳呕沫者痹也，大抵显脏症则难治矣。

行　　痹

行痹者，风气胜也。风之气善行而数变，故其症上下左右，无所

留止，随其所至，血气不通而为痹也。治虽通行血气，宜多以治风之剂。又《寿夭刚柔篇》云：病在阳者名曰风，病在阴者名曰痹，阴阳俱病名曰风痹。风痹云者，以阳邪而入于阴之谓也。故虽驱散风邪，又必兼以行血之剂；又有血痹者，以血虚而风中之，亦阳邪入阴之所致也。盖即风痹之证，而自风言之则为风痹，就血言之则为血痹耳。若其他风痛而未入于阴者，则固不得谓之痹证矣。

四妙散　治行痹，走注疼痛。

威灵仙酒浸焙干，五钱　羯羊角灰三钱　苍耳子一钱半　白芥子炒，一钱半

细末，每服一钱匕，姜汤下。

如意通圣散　治行痹，走注疼痛。

当归　陈皮　麻黄　炙草　川芎　御米壳　丁香各等份

上用慢火同炒令黄色，每服三钱，水煎服。

丹溪治痹走注疼痛方

苍术　黄柏酒炒，各三钱　酒威灵仙　白芥子　羚羊角灰各一钱
生姜一片

水煎服。

摩风膏

蓖麻子去皮研，一两　草乌头生用，半两　乳香另研，一钱

以猪脂炼，去渣成膏入药搅匀，以手心摩挲如火之热，却以药涂摩攻注之处，大妙。

痛　痹

痛痹者，寒气偏胜，阳气少，阴气多也。夫宜通而塞则为痛，痹之有痛，以寒气入经而稽迟，泣而不行也。治宜通引阳气，温润经

络，血气得温而宣流，则无壅闭矣。河间云：痹气身寒，如从水中出者，气血不行，不必伤寒而作。故治痛痹者，虽宜温散寒邪，尤要宣流壅闭也。

没药散　治遍身百节，走注疼痛。

没药另研，二两　虎骨酥炙，四两

上为细末，每服五钱，酒下，日三服。

一粒金丹

草乌头锉炒　五灵脂各一两　地龙去土炒　木鳖子各半两

上为细末，糯米糊丸，梧子大，每服三丸，温酒下。服药后，微汗为效。

原方有当归、细墨、乳香各半两，没药一两；八神丹有防风，无当归、细墨、麝香、没药，面糊丸，酒服十丸，大汗出则痛麻自散。

着　　痹

着痹者，湿气性也。夫湿土气也，土性重缓，荣卫之气与湿俱留，则着而不移。其症多汗而濡，其病多着于下，有夹寒夹热，在气在血之异，须审而治之。

经验加味二妙丸　治湿热在下在血之剂，两足湿痹疼痛，或如火燎，从足跗热起，渐至腰胯，或麻痹痿软，皆是湿热为病，以药主之。

苍术米泔浸，四两　黄柏酒浸、晒干，二两　川牛膝去芦，一两　防己
当归身　川萆薢　龟甲酥炙，各一两

共为细末，酒煮面极熟，糊丸如梧子大，每一百丸，空心姜盐汤下。一方无萆薢，有虎胫一两。

又方：治妇人脚疼怕冷，夜剧日轻。

生地　白芍　归梢各五钱　黄柏炒　黄芩　白术　苍术　陈皮各三钱　牛膝二钱　甘草梢一钱

上分四服，水煎带热服。

除湿蠲痛汤　湿痹气分多者，用此分而消之。

苍术米泔浸炒　白术　羌活　茯苓　泽泻　陈皮各一钱　甘草五分

水煎，入姜汁、竹沥各二三匙。

大羌活汤

羌活　升麻各一钱　独活七分　苍术　防风　甘草　威灵仙　茯苓　当归　泽泻各五分

上锉作一服，水二盏，煎至一盏温服。食前后各一服，忌酒、面、生冷硬物。

热　痹

热痹者，闭热于内也。《内经》论痹有云：其热者，阳气多，阴气少，病气胜，阳遭阴，故为热痹。所谓阳遭阴者，腑脏经络，先有蓄热，而复遇风寒湿气客之，热为寒郁，气不得通，久之寒亦化热，则痹痹熻然而闷也。

升麻汤

升麻　射干　甘草　川芎各二两　麦冬　葳蕤　生姜各三两　赤小豆炒，三合　人参二两

每服四钱，入生地黄汁半合，青竹叶十五片，水煎，温服无时。

河间升麻汤　治热痹，肌肉热极，体上如鼠走，唇口反纵，皮色变。

升麻三两　茯苓　人参　防风　犀角　羚羊角　羌活各一两　官桂三钱

上为末，每服四钱。水二盏，姜二片，竹沥半酒杯，同煎至一盏，温服无时。

肠 痹

肠痹者，《内经》所谓"数饮而出不得，中气喘争，时发飧泄"是也。夫大肠者，传导之腑，小肠者，受盛之官，皆水谷气味，出入之路也。今风寒湿三气痹之邪气独留，正气遂闭，由是水道不通，糟粕不化，则虽多饮而不得溲便，中气喘满，而时发飧泄也。

吴茱萸散 治肠痹，寒湿内搏，腹痛气急，大便飧泄。

吴茱萸汤泡焙干 干姜炮 甘草炙 肉豆蔻煨，各五钱 砂仁 神曲 白术各一两 厚朴姜汁炒 陈皮去白焙 良姜各二两

上为末，每服一钱，食前米饮下。

胞 痹

胞痹者，《内经》云"少腹膀胱，按之内痛，若沃以汤，涩于小便，上为清涕"是也。膀胱藏津液而禀气化，邪气痹之，水气不行，则蓄而生热，积而成实，故按之内痛，若沃以汤而涩于小便也。足太阳之脉，其直行者从颠入络脑，邪气不得下通于胞者，必反而上逆于脑，脑气下灌出于鼻窍，则为清涕也。

肾沥汤 治胞痹，小腹急痛，小便赤涩。

麦冬 五加皮 犀角镑，各一钱 杜仲 桔梗 赤芍 木通各一钱半 桑螵蛸一个

水二盏，入羊肾一只，去脂膜，切细，竹沥少许，同煎一盏去滓，空心顿服，日再服。一方有桑皮，无螵蛸。

臂痹

臂痹者，臂痛连及筋骨，上肢肩胛，举动难支，由血弱而风中之也。

十味锉散

附子　黄芪　当归　白芍各一钱　川芎　防风　白术　茯苓　肉桂各七分　熟地酒浸焙干，二钱

上水二盅，姜三片，枣二枚。食后临卧服。

挛症

挛皆属肝，经云肝主身之筋膜故也。有热，经云肝气热则筋膜干，筋膜干则筋急而挛是也；有寒，经云寒多则筋挛、骨痛，又云寒则筋急是也；有湿热，经云湿热不攘，大筋软短，小筋弛长，软短为拘，弛长为痿是也；有虚，经云脉弗荣则筋急，屈伸不利，仲景云血虚则筋急是也。

治案：杨吉老治歙丞张德操内筋挛，脚不得屈伸逾年，动则令人抱。杨吉老云，此筋病，宜服下三方，一年而愈。

养血地黄丸　治筋极（春夏服之）。

熟地　蔓荆子各一分　山萸　黑狗脊炙　地肤子　白术　干漆　蛴螬炒　天雄　车前子各三分　萆薢　山药　泽泻　牛膝

上为细末，炼蜜为丸，如梧子大，每服五十丸，温酒下，空心。

羚羊角汤　治筋痹肢节冷痛（秋服之）。

羚羊角　肉桂　附子　独活各一两三钱半　白芍　防风　川芎各一两

上为粗末，每服五钱，水一盏半，生姜同煎至八分，取清汁服，

日可二三服。

乌头汤　方治寒冷湿痹，留于筋脉，挛急不能转侧（冬服之）。

大乌头　细辛　川椒　甘草　秦艽　附子　官桂　白芍各七分
干姜　茯苓　防风　当归各一两　独活一两三钱五分

上为粗末，每服三钱，水一盏半，枣一枚，同煎至八分，去滓，空心，食前服。

（《金匮翼》）

何梦瑶

痹证辨治大要

何梦瑶（1693~1764），字报之，号西池，清代医家

《内经》谓风寒湿三气杂至，合而为痹。痹，闭滞也，身中血气为三者之邪所闭滞。风气胜者为行痹，风善行动，嘘其寒湿，走注不定，故痹痛亦走而不定。寒气胜者为痛痹，血气痹滞，无不痛者，而寒之痛为甚。以寒则凝，其滞而不通，比湿尤甚，故痛若虎咬，世呼为白虎风也。湿气胜者为着痹，不如风胜者之流走，但着而不移，亦不如寒胜者之痛甚，但略痛或但麻木不仁。盖湿如水而寒如冰，腠理之松滑与紧涩有异，则气血之行，其为阻滞冲击者，固有微甚之分也。是名三痹。

经又云：以冬得之为骨痹，骨重不举而酸疼。春得之为筋痹，筋挛不伸。夏得之为脉痹，血脉不流而色变。长夏得之为肌痹，肌肉不仁，不知痛痒。秋得之为皮痹，皮逢寒则急，逢热则纵，虽麻木尚知痛痒。是名五痹。

又谓五痹久不愈，重感于邪，则各传其脏。如见胸满烦喘，咳嗽，是皮传肺，为肺痹也。呕吐痰涎，心下痞硬，四肢懈惰，是肌传脾，为脾痹。心烦心悸，嗌干善噫，厥气上则恐，如肾寒冲心，则恐悸之类，是脉传心，为心痹。多惊善怒，胁胀，多饮小便数，是筋传肝，为肝痹。善胀，尻以代踵，足挛不伸也，脊以代头，伛偻不直

也，是骨传肾，为肾痹。痹入五脏则死矣。又谓传腑，数饮而小便不通，中气喘急，时为飧泄，不泻则胀，不胀则泻，为肠痹。小腹膀胱，按之痛，若沃以汤，涩于小便，上为清涕，为胞（胞即膀胱）痹。不言胆者，缺文也。又有众痹、周痹之名。谓各在其处，歇而复起，左右相移，更发更休，名众痹。若在血脉之中，止随脉以上下，而不左右相移，名周痹。周痹似中风之偏废，然有痛而无口眼㖞斜，为异耳。

按：以上诸痹，总皆风寒湿三气为患，特以其受病之所在，区别言之耳，要其病本则一也。

再按：风即寒也。虽曰风寒湿，实寒湿二者足以尽之。气为寒湿所闭，气盛而寒，湿微者，则走注而不甚痛。若气盛而寒，湿亦盛者，则不甚流走而痛剧。气弱而寒，湿甚者，则着而不行，亦不甚痛，或但麻木也。经所谓风胜为行痹者，同有外风、内风，以外风言，即寒之浅者，止伤于卫（风胜犹云邪偏胜于卫）不甚闭遏，故能流走而不甚痛。若以内风言，则即人身之气矣。是经言风，即兼言气可知也。至寒之痛，必由于气盛冲击，湿之着，必由于气弱不运，固可推而得之耳。麻者，非痛非痒，如千万小虫乱行，如麻之乱也，观于脚麻可知。木者，不痒不痛并不麻，顽然一物，自己肌肉如他人肌肉，按之不知，搔之不觉，如木之无知也。河间论麻谓是气涩，东垣谓是气虚，盖气盛能行不麻，全无气不行亦不麻，惟气衰不能运行流利，停滞此处，嘘其津液痰涎，纷乱沸动所致也。若血液燥涸者，气行不得滑利，纷然而窜走其空隙亦麻。或言风者，误也。观人之久坐而起则脚麻，及绳久释之则亦麻，岂非气久不行，得起得释而微通，由其久滞之血液而然哉？李正臣夫人病麻，昼减而夜甚，又闭目则甚，开目则否，盖昼日开目则阳行于外，气得流通，故减也。再按外感之寒湿能痹，岂内生之寒湿独不痹乎？寒能滞气涩血，湿能停痰聚液，观之瘀血痰饮之为痹，而初无外感者可见矣。不特此也，内生之风亦为痹。内风者，热气之慓疾者也。热盛亦生湿生痰矣，热盛则血枯，死血阻塞经络，则亦不通而痹矣。又忍尿亦成痹。尿不行则气亦不行而作痹，必膝冷。又饮臂麻木，一隅三反，是在明者。

治法：虚人痹者，小续命汤加减，风胜倍防风，寒胜倍附子，湿胜倍防己，皮痹加黄芪或桂枝皮，脉痹加姜黄或红花，肌痹加葛根或白芷，筋痹加羚羊角或续断，骨痹加虎骨或狗脊，有汗减麻黄，便溏减防己，寒胜减黄芩加干姜，热胜减附子加石膏。壮者，增味五痹汤，风痹以羌、防为主，寒痹麻黄、附子为主，湿痹防己、羌活为主，皮脉等五痹加药照前条。三痹通用，木通不见水者二两，以长流水二碗煎一碗，热服取微汗。昔人入梦得此方，而痹痛愈，此谓通则不痛也。不愈，再三服，视所胜照前方加味。不得过三钱。三痹汤、独活寄生汤并治各痹久不已，乘虚入脏。五苓散加附子治胞痹，加苍术治肠痹。气虚麻木，黄芪益气汤。冷痹，身寒无热，四肢厥冷，蠲痹汤。热痹，身热如火，升阳散火汤加犀角、羚羊角。

又行痹，黄芪、苍术各酒炒二钱，姜一片煎，调威灵仙酒炒末、羚羊角灰、芥子末温服。走注与历节不同，历节是肢节疼痛，未必行也。今将治走注诸方开后：如意通圣散、虎骨散、桂心散、仙灵脾散、没药散、小乌犀丸、没药丸、虎骨丸、十生丹、骨碎补丸、定痛丸、八神丹、一粒金丹、乳香应痛丸。外贴：用牛皮胶一两，水溶成膏，芸薹子、安息香、川椒、附子各半两，为细末和贴。亦有痰涎走注，变生诸疾，但察并非风寒湿外感，而忽然肢体上下走易作痛，神昏多睡，或饮食无味，痰唾稠黏，夜间喉有痰声者是也。但用控涎丹数服即愈。痛痹，上部痛加羌活、桂枝皮、桔梗、威灵仙，臂痛加桑枝、姜黄。下部痛，牛膝、防己、木通、黄柏，加乌、附以引经。关节痛，穿山甲、虎骨、松节。上部肿痛，五积散、乌药顺气散加姜、葱发汗。下部肿痛，五苓散、八正散、大橘皮汤加灯心、竹叶利小便。肿而大便不通，大柴胡汤、防风通圣散。筋痛，缓筋汤。浑身筋骨痛，立效散。觉冷者，甘草附子汤，觉热者，当归拈痛汤。见身体痛历节肿痛，犀角汤，再服茵芋丸。肢节痛，大羌活汤。外用熨法：三年酽醋五升，煎三四沸，入葱白二三升，再煎一沸，滤出，布裹乘热熨之。又方：芫花、桑白、川椒各二钱，桂心一两，柳蛀五钱，麦麸一升，醋炒热，青布裹熨。樟木屑一斗，滚水泡熏洗，勿令气入眼。着痹，白米半碗，薏苡仁数钱，生川乌末四钱，熬粥，宜稀薄，下姜汁、蜜各二三茶匙，空心啜之。然非有风，川乌不宜用。张子和以苦剂吐去湿痰，次用白术、茯苓，寒加附、姜煎服。着痹大概气必虚，四君子见气为主，加祛邪之品。

（《医碥》）

沈金鳌

详诸痹源流，明因机方治

沈金鳌（1717~1776），字芊绿，清代医家

诸痹，风、寒、湿三气，犯其经络之阴而成病也。故经曰：病在阳曰风，病在阴曰痹。痹者，闭也。三气杂至，壅蔽经络，血气不行，不能随时祛散，故久而为痹，或遍身或四肢挛急而痛，或有不痛者，病久入深也。入于骨，则重而不举为骨痹；入于血，则凝而不流为脉痹；入于筋，则屈而不伸为筋痹；入于肉，则肌肉不仁为肉痹；入于皮，则寒在皮毛为皮痹。盖筋骨皮脉肉间，得邪则气缓，故虽痹而不痛。然痹之为病，每各以时遇。如冬气在骨，遇三气故成骨痹；春气在筋，遇三气故成筋痹；夏气在脉，遇三气故成脉痹；季夏气在肉，遇三气成肉痹；秋气在皮，遇三气故成皮痹。皆各以主时受之也。而筋骨皮肉脉又各有五脏之合，苟五者受而不去，则必内舍于合，而五脏之痹起。何以言之？骨痹久，复感三气，内舍于肾，则善胀，尻以代踵，脊以代头。盖胃气下行，而肾与胃关，肾既痹，则肾气不行，是阳明逆也，故善胀。肾为作强之官，痹则足挛而不能伸，故尻代踵，身偻而不能直，故脊代头也。筋痹久，复感三气内舍于肝，则多饮溲数，夜卧易惊，上为引如怀。盖肝内热，脾不淫精于肝，故渴而多饮。肝热下乘膀胱，故溲数。肝藏魂，肝痹则气血两衰；故魂不归而易惊。经络有气无血，故上下相引而血不得赴，若结

于中而如怀也。脉痹久，复感三气内舍于心，则脉不通，烦则心下鼓暴，上气，咽干善噫，厥气上而恐。盖心合脉而痹；入之，故脉不通，不通则心气郁，故鼓暴。鼓暴则气逆而喘，故上气。心脉起心中，上挟胃挟咽，故咽干善噫。厥为阴气，心火衰而邪乘之，故神怯而恐也。肉痹久，复感三气，内舍于脾，则四肢怠惰，发咳呕汁，上为大塞。盖肢惰者肉痹之验，脾痹则本脏不足，不能散精，反上壅肺，故发咳。上焦不通，故呕汁。甚则否塞也。皮痹久，复感三气内舍于肺，则烦满喘而呕。盖痹既入肺，同脏气闭而不通，本气不能升举。肺职行治节，痹则上焦不通，而胃气逆，故烦满喘而呕也。此五脏之痹，各以其症显者，脏症显，便不易治，宜五痹汤各加本经药。以复感云者，既已在痹，又各以其主时，重受风、寒、湿之邪气，为病而深也。经又曰：淫气喘息痹聚肺，淫气忧思痹聚心，淫气溺涩痹聚肾，淫气乏竭痹聚肝，淫气饥饱痹聚脾，则不特三气入舍于其合而后成痹，即七情过用，亦能伤脏气而为病，以气淫，则燥能消阴故也。由五脏而推六腑，亦以饮食居处为病本，而后邪中其腧而内应之，是以循其腧，各舍于其腑也。即如肠痹，经言数饮而出不得，中气喘争，时发喘息者，以肠兼大小而言。二肠患痹，则下焦之气热郁不行，故饮虽多而水不得出。水不出则本末俱病，故与中气喘争，且清浊不分而飧泄也。又如胞痹，经言少腹膀胱，按之内痛，若沃以汤，涩于小便，上为清涕者，以胞者膀胱也，气闭故按之痛。水闭不行，故蓄热若沃汤，且溲涩。太阳之脉，从颠络脑，故上为清涕也。肠痹宜五苓散加木通、桑皮、麦冬，胞痹宜肾沥汤。即经言二痹，凡六腑可推矣。经又言十二经筋之病，支转筋痛，皆曰痹，何也？以其经筋在外，其病不及经隧之荣气，故于脏腑无涉，惟三气得以病之，故按四季之痹，以见其所感之由。然手足三阴之筋，皆内结胸腹肓膜间，其为病自有异。如足以少阴筋主痫瘛及痉，足厥阴筋主阴器不用与不起不收，手少阴筋主舌卷，手太阴筋主息贲胁急吐血，手少阴筋主伏梁唾脓血，虽筋痹而脏腑气亦痹矣，总宜蠲痹汤。

总之，诸痹不已，益入内而伤脏气，然有六经应之而为有余不足者。经曰：厥阴有余病阴痹，不足病热痹，滑则病狐风疝，涩则病少腹积气。滑与涩者，其脉之见于其部而知其有余不足也。盖厥阴位下焦，总诸筋，有余则木壅不升，邪郁阻分，故病阴痹。不足则虚而生热，故病热痹。若其脉见滑，是邪有余。狐风疝者，其疝如狐，而数变如风也。疝在前阴少腹间，当肝部，肝郁于此，即阴痹也。脉见涩，是气血虚滞，邪留则为积，即热痹也。经又曰：少阴有余病皮痹、瘾疹，不足病肺痹，滑则病肺风疝，涩则病积，溲血。盖少阴君火之气，有余则克金，肺合皮，故瘾疹。不足则不能温金，故肺痹。若脉见滑，不胜水邪，便郁而实于肺，风则肺动，疝则肺聚也。脉见涩，仍为心血不足，火收于内而入小肠包络，故积与溲血也。经又曰：太阴有余病肉痹。寒中，不足病脾痹。滑病脾风疝。涩病积，心腹时痛。盖脾主肉，邪有余则湿郁而不运，故为肉痹。中气湿，则阳明之火不能扬，故寒中。不足则脾自受而成痹，本气不行也。若脉见滑，水湿壅土，亦病在湿。脉见涩，积而不流，故中州满也。经又曰：阳明有余病脉痹，身时热，不足，病心痹，滑病心风疝，涩病积，时善惊。盖阳明燥金之气，应脉燥，有余则伤血脉，故脉痹。燥侮阴，故肉痹。脉为心行血脉者也，肺不足心脉反窒，故心痹。不利若脉见滑，则风燥邪，伤肺伤血，将心气抽掣而不得散，故成心风疝。脉见涩，则金敛不舒，脉为不行而积，善惊，木侮金也。经又曰：太阳有余病骨痹，身重。不足病肾痹。滑病肾风疝。涩病积，癫疾。盖肾气应太阳，太阳时气有余，则浸淫及骨而痹。水邪盛而作强之官弛，故身重。不足则本脏先受而痹，将足缓脉酸，精不坚固。若脉见滑，太阳之风寒合邪，而为肾风疝。涩则邪痹太阳经脉，而有积癫疾者，阳气不通颠顶，故常风痛也。经又曰：少阳有余病筋痹、胁满。不足病肝痹。滑病肝风疝。涩病积，时筋急目痛。盖相火之气犯阴，则肝受之，若邪有余则火伤筋而痹。胁满，肝部在胁也。不足是肝木虚而痹，肝痹者，邪郁而血不荣筋之证也。若脉见滑，风热合邪，淫气聚筋，而寒热往来，抽掣相引，而为肝风疝。脉见涩，则血滞而积，筋急目痛，皆肝病也。以上皆六气犯阴犯阳之痹证也。人身阴阳，天地之六气应，故六气亦有时而内淫。且因脏腑阴阳之有余不足，而外邪得以留之，此于气运之外，又有所留，为阴阳之痹也。脉滑为邪有余，故留滞为风疝，风谓其动，疝谓其聚也。涩为本气不足，故不能胜邪而成积，疝与积，概指其聚而积者，非特前阴少腹之病也。

虽然，《内经》之言痹，固可阐而明之矣，而仲景书又有所谓血痹者，曰尊荣人骨弱，肌肤盛重，因劳疲汗出，卧不时动摇，加被微风，遂得之，大抵此证原于质虚劳倦之故。盖以尊荣者，素安闲，故骨弱。素膏粱，故肌肤盛，一旦疲劳汗出，则气竭表虚，因而卧则神不敛，或时动摇而微风乘之。此时本气弱疲，劳又耗气，汗则阳气泄，卧则阳气伏，则外之阳气不能固闭，荣气又复动摇，风虽微而易入，故风与血相搏而成痹也。然风搏于中上二焦，寸口关上，脉必微涩。而邪之前锋，早及下焦，尺中必见小紧，得如此脉，而又身不仁，如风痹状，故知为血痹证也，宜黄芪桂枝五物汤。仲景书又有所谓胸痹者，其为症状不一，曰胸痹之病，喘息咳唾，胸背痛短气，寸口脉沉而迟，关上小紧数，此则胸痹实证之脉，凡患胸痹者皆然，宜瓜蒌薤白白酒汤。至其症状，又有杂出者，曰胸痹，以下凡言胸痹，皆具有其喘息、咳唾、胸背痛、短气等状，而又有他症，不得卧，胸背彻痛，则症兼支饮矣。盖不得卧，由于有饮，饮原不痛，饮由胸痹，故心痛彻背也，宜瓜蒌薤白半夏汤。曰胸痹心中痞，留气结在胸，胸满，胁下逆抢心，乃上焦阳微，而客气动膈，故有心痞胸满之象。其言留气，即客气，至胁下逆抢心，则不特上焦虚，而中焦亦虚，阴邪得以踞之也，宜枳实薤白桂枝汤、人参汤。曰胸痹胸中气塞，短气，夫胸既痹，而又言气塞、短气，是较喘息等，更觉幽闭不通，邪气之有余，实甚也，宜茯苓杏仁甘草汤、橘枳生姜汤。曰胸痹缓急者，乃胸痹之邪，淫及于筋，故肢节之筋，有缓有急也，宜薏苡附子散。曰心中痞，诸逆心悬痛，曰心痛彻背，背痛彻心，二节俱不贯胸痹字，是不必具有胸痹实证，而各自成病耳。盖阴邪凝结，心中乃宁，心中之痞，因初时气逆，迨至心痛如悬，则前因逆而邪痞心中者，后乃邪结心中而下反如空也，宜桂枝生姜枳实汤。心与背本两处，中有空窍，乃正气所贮，以通上下者。今痛则相彻，是正气之虚，寒邪乘虚而相搏结也，宜乌头赤石脂丸。然则仲景言血痹、胸痹二证，固均属阳虚之疾，不与其他痹证相同，故于血痹谓宜针引阳气，于胸痹谓当全责阳虚也，此又于《内经》脏腑阴阳诸痹之外，所可详及者。

然而风、寒、湿三气之相胜，其为病亦在可枚举者。风胜为行痹，游行上下，随其虚处，风邪与正气相搏，聚于关节，筋弛脉缓，痛无定处，古名走注，今名流火，俗有鬼箭风之说，亦此类，宜防风汤。而其所统之病，有湿伤肾，肾不生肝，肝风挟湿，走注四肢肩髃者，宜苡仁散。有肢节肿痛，日夜无已时者，宜没药散、虎骨丸，控涎丹亦可。寒胜为痛痹，四肢挛痛，关节浮肿，痛有定处，是名痛风，又名白虎历节风，宜加减五积散。而其所统之病，有兼风者，宜加减乌药顺气散。有兼湿而天阴即发，身体沉重者，宜除湿痹汤，在上加桂枝、桔梗、威灵仙，在下加防己、木通、牛膝。有兼痰者宜豁痰汤。有兼火者宜四物，汤多加酒柏、竹沥、姜汁。有兼湿热者宜二妙散。有兼血瘀者宜桃红饮子。有昼静夜发痛如虎咬，此正名白虎历节风。大约掣因多寒，肿因多湿，汗因多风，特以其原由症状之繁，另详条款于后。湿胜为着痹，病而不移，汗多，四肢缓弱，精神昏塞，皮肤不仁，宜茯苓川芎汤。而其所统之症，不外麻木，另详麻木条中。大约风胜之脉必浮，寒胜之脉必涩，湿胜之脉必缓，三痹各有所胜，治药则以胜者为主，然亦不可举一废二，以三气本杂合成病也。三痹之外，更有热痹，由脏腑移热，复遇外邪，故身热，唇口反裂，皮肤色变也，宜升麻汤。更有周痹，由犯三气遍及于身，故周身俱痛也，宜蠲痹汤。更有支饮，夫支饮本痰饮中症，此则兼有痹病，故复详于此，仍列其名为支饮，其原由受三气兼挟痰涎宿饮，故手足麻痹，臂痛不举，多睡眩冒，忍尿不便，膝冷成痹也，宜茯苓汤。以上三症皆痹之属，而痹证多兼麻木，盖麻犹痹也，虽不知痛痒，尚觉气微流行，非若木之痛痒不知，即气亦不流行者，而麻木原委，另详本篇。痹又与风与痿相类，《灵枢》曰：病在阳曰风，病在阴曰痹，阴阳俱病曰风痹。阳者，表与上。阴者，里与下也。总之，痹本气闭不通，或痛或痒，或顽麻，或手足缓弱，与痿病相似。但痿因血虚火盛，肺焦而成。痹因风、寒、湿气侵入而成也。痹又为中风之一，然虽一例，而受病各异，痹兼三气，因阴受之。中风则阳受之也。学医者能神而明之，类而推之，切而治之，可以司人之命矣。

寒热不知，灸刺不知，是谓不仁也。《入门》曰：痹之初起，骤用参芪归地，则气郁滞而邪不散，只以行湿流气药主之。《玉机》曰：三气袭入经络，久而不已，则入五脏，或入六腑，随其脏腑之俞、合，以施针灸，仍服逐三气发散等药，自愈。又曰：痹证因虚而感，三邪既着体不去，则须制对症之药，日夜饮之，虽留连不去，能守病禁，不令久脏，亦可扶持也。《入门》曰：搏病虽守禁忌，凡味酸伤筋则缓，味咸伤骨则痿，令人发热，变为痛痹、麻木等证。慎疾者，须戒鱼腥面酱酒醋。肉属阳大能助火，亦宜量吃，痛风诸痹皆然。

鳌按：痹证有手足缓弱者，有筋挛不伸者，有偏枯不遂者，有肌肉不仁者，其形症往往与风痿相似，而后世医治之法，亦往往与风痿相混，此千古之大误也。总之风则阳受，搏则阴受，此二语实为风搏病之镜鉴，益可见治法不当混施。且痹病多重痛沉着，一时未易得去，其不可轻视也明矣。

白虎历节风

痛痹之一证也，以其痛循历遍身百节，故曰历节。以其痛甚如虎咬，故曰白虎历节。其原皆由风、寒、湿入于经络，致气血凝滞，津液稽留，久而怫郁、坚牢，荣卫之气阻碍难行，正邪交战，故作痛不止也。而所以致三气作患之故，则或饮酒当风，或汗出入水，或坐卧湿地，或行立寒冰，或体虚肤空，将护不谨，而此三气，乃与血气相搏，遍历关节，遂成此证。日久不治令人骨节蹉跌，固未可轻视也。试言其症状，必短气，自汗，头眩欲吐，手指挛曲，身块瘰瘰，其肿如脱，渐至摧落，其痛如掣，不得屈伸，须作大汤丸，不可拘以寻常之剂。然其方药又必各因病之原由轻重。如由血虚、血热、血瘀，则必调血行血，宜趁痛散。或由风湿相搏，肢节肿痛，不可屈伸，则必疏风理湿，宜大羌活汤。或由风湿麻痹，走注疼痛，为偏枯，为暴喑，则必散郁开结，宜防风天麻丸。或由风湿与痰与死血，致走注刺痛，其痛处或肿或红，则必宣邪通气，宜疏风活血汤。或由血虚阴火而痛，及腰以下湿热注痛，则必养阴清热，宜潜行散。或由风冷侵入气血，气滞血凝，周身麻痛，则必祛寒散邪，宜五灵丸。或由风毒攻注皮肤骨髓之间，痛无定所，午静夜剧，筋脉拘挛，屈伸不得，则必解结疏坚，宜定痛散。或由痰注百节，痛无一定，久乃变成风毒，侵骨入髓，反致不移其处，是必搜邪去毒，宜虎骨散、加减虎骨散。或由风气游行，痛无常处，如虫行遍体，日静夜剧，则必宣风利气，宜麝香丸。或由火甚而肢节痛，湿甚而肌肉肿，并受风寒而发动于经络之中，湿热流注于节腠之际，则必排解内外，宜灵仙除痛饮。或由湿痰流注，痛及肩背，则必豁痰开结，宜半夏苓术汤。其余三气所伤，或犹轻浅，总必以疏风、驱寒、除湿为主，宜龙虎丹、活络丹、捉虎丹、乳香定痛丸。盖以其痛如掣者为寒多，其肿如脱者为湿多，其肢节间或黄汗出者为风多，而三气之为患，固变幻若斯之甚也。

丹溪曰：此证大率因血受热，已自涨腾，其后或涉水，或坐湿，或当风，热血得寒，瘀浊凝涩，所以作痛，夜则痛甚，行于阴也，治宜辛温疏散，开发腠理，血行气和，其病自安。又曰：治痛风大法，苍术、南星、川芎、白芷、当归、酒芩，在上加羌活、威灵仙、桂枝、桔梗，在下加牛膝、防己、黄柏、木通。又曰：薄桂能横行手臂，领南星、苍术等至痛处。《医鉴》曰：白虎历节，亦是风、寒、湿三气乘之也。东垣曰：痛风多属血虚，血虚然后寒热得以侵之，多用芎、归，佐以桃仁、红花、薄桂、威灵仙，或用趁痛散。《纲目》曰：丹溪治法，主血热、血虚、血瘀，或挟痰，皆不离四物汤、潜行散、黄柏、牛膝、生甘草、桃仁、陈皮、苍术、姜汁，随症加减，可谓发前人所未发也。

（《杂病源流犀烛》）

俞 震

痹痛医案按

俞震（1709~1799），字东扶，清代医家

痹

东垣治一人　冬时忽有风气暴至，六脉弦甚，按之洪大有力，其证手挛急，大便秘涩，面赤热，此风寒始至于身也。四肢者，脾也，以风寒之邪伤之，则搐如挛痹，乃风淫末疾而寒在外也。《内经》曰：寒则筋挛，正谓此也。素饮酒，内有实热乘于肠胃之间，故大便秘涩而面赤热。内则手足阳明受邪，外则足太阴脾经受风寒之邪。用桂枝二钱，甘草一钱，以却其寒邪而缓其急缩；黄柏二钱苦寒，滑以泻实润燥，急救肾水；升麻、葛根各一钱，以升阳气行手阳明之经，不令遏绝；桂枝辛热，入手阳明之经为引用润燥；复以甘草专补脾气，使不受风寒之邪，而退贼邪，专益肺经也；佐以人参补气，当归和血润燥。作一帖，水煎服。令暖房中摩搓其手，遂安。

震按：此案寒热补散并用，恰与标本俱合。但东垣立方，分量甚轻，此却重用者，盖以风寒大病，逐邪宜急。不比他证，调理脾胃，只取轻清以升发元气也。

丹溪治一少年　患血痢，用涩药取效，致痛风叫号，此恶血入经

络也。血受湿热，久必凝浊，所下未尽，留滞隧道，所以作痛，久则必成枯细。与四物汤加桃仁、红花、牛膝、黄芩、陈皮、生甘草，煎入生姜汁，研潜行散，入少酒饮之，数十帖。又刺委中，出黑血三合而安。

震按：此是痢后痛风，其法至今传用。但因涩药留滞湿热以成瘀血，故用此方。倘又有别因者，不得以此概论。

一人 贫劳，秋深浑身发热，手足皆疼如煅，昼轻夜重，服风药愈痛，气药不效。脉涩而数，右甚于左。饮食如常，形瘦如削。盖大痛而瘦，非病致也。用苍术、酒黄柏各一钱五分，生附一片，生甘草三分，麻黄五分，研桃仁九个，煎入姜汁令辣。热服四帖。去附，加牛膝一钱。八帖后，气喘促不得眠，痛略减，意其血虚。因多服麻黄，阳虚被发动而上奔，当补血镇坠，以酸收之，逆以四物汤减川芎，倍芍药，加人参二钱，五味子十二粒，与二帖定。三日后，数脉减大半，涩如旧，仍痛。以四物加牛膝、参、术、桃仁、陈皮、甘草、槟榔，生姜三片，五十帖而安。后因负重复痛，再与前药加黄芪三分，又二十帖愈。

震按：身发热，疼如煅，脉涩而数，右甚于左，应属血虚有热，所谓热痹证也。宜用生地、龟甲、天冬、黄柏、丹皮、黑栀、秦艽、防己、牛膝、红花、银花、木通等药可愈。或仲景栀子柏皮汤，大剂与之亦佳。若二妙之苍术，已不相宜。附子一片何用？麻黄五分太过。至因多服麻黄，虚阳上升而喘，议与酸收是矣。遽用人参二钱，窃恐痹痛转增，然云喘定数脉大减，异哉？或者脉数无力耶？则前之麻黄已误，后之桃仁、槟榔，义又何居？予素服膺丹溪，此则不敢阿其所好也。再阅下案，讲案病因，传变道理，真不可及矣。

一人 患背胛缝一线痛，起上胯骨至胸前侧胁而止，昼夜不住，脉弦而数，重取左豁大于右。意其背胛，小肠经胸胁，胆经也。必思虑伤心，心脏未病，而小肠腑先病，故痛从背胛起。及虑不能决，乃归之胆。故痛至胸胁，乃小肠火乘胆木，子来乘母，是为实邪。询之果因谋事不遂而病。用人参四分，木通二分，煎汤使吞龙胆丸，数服而愈。

一壮年 厚味多怒，秋间于髀枢左右发痛一点，延及膝骭，痛处恶寒，昼静夜剧，口或渴，膈或痞，医用补血及风药。至次年春痛甚，食减形瘦，膝肿如碗，脉弦大颇实，寸涩甚，大率皆数，小便数而短，作饮食痰积在太阴阳明治之。以酒炒黄柏一两，生甘草梢、犀角屑、盐炒苍术各三钱，川芎二钱，陈皮、牛膝、木通、芍药各五钱。遇暄热，加黄芩二钱为末，每三钱，与姜汁同研细，煎令滞热，食前服之，日夜四次。半月后，脉减病轻，去犀角，加龟甲、归身尾各五钱，如前服。又半月，肿减食增，不恶寒，惟脚痿软，去苍术，余依本方，因中年，加生地黄五钱；冬，加桂枝、茱萸，病遂愈。仍绝酒肉、湿面、胡椒。

震按：此案现证甚杂，而作饮食痰积在太阴阳明治，诚为扼要之论。然方中无消食消痰药，想以醇酒厚味，酿成湿热耳。故湿热与风寒，乃痹证两大纲。

一人 项强，动则微痛，脉弦而数实，右为甚。作痰热客太阳经治之，以二陈汤加酒洗黄芩、羌活、红花而愈。

一村夫 背伛偻，足挛，成废疾。脉沉弦而涩。以煨肾散与之，上吐下泻。过一月，又行一次。凡三四帖而愈。

一人 湿气，脚挛拳，伸不直。用当归拈痛汤加杜仲、黄柏、川芎、白术、甘草、枳壳，愈。

震按：此三条，亦皆从湿热治，但因所兼之证而变换其药，仍是殊途同归也。

薛立斋治一妇人 自汗盗汗，发热晡热，体倦少食，月经不调，吐痰甚多，已二年矣。遍身作痛，天阴风雨益甚。用小续命汤而痛止，用补中益气、加味归脾汤，三十余剂，诸症悉愈。此皆郁结伤脾，不能输养诸脏所致，故用前二汤专主脾胃。若用寒凉降火，理气化痰，复伤生气，多致不起。

一妇人　因怒，月经去多，发热作渴，左目紧小，头项动掉，四肢抽搐，遍身疼痛。此怒动肝火，肝血虚而内生风。用加味逍遥加钩藤，数剂，诸症渐愈。又八珍汤调理而安。

一妇人　历节作痛，发热作渴，饮食少思，月经过期，诸药不应。脉洪大，按之微细。用附子八物四剂而痛止，用加味逍遥而元气复，六味丸而月经调。

一妇　体胖，素内热，月经失调，患痛风，下身微肿，痛甚，小便频数，身重脉缓。证属风湿，而血虚有热。先用羌活胜湿汤四剂，肿渐愈。用清燥汤数剂，小便渐清。用加味逍遥十余剂，内热渐愈。为饮食停滞，发热仍痛，面目浮肿，用六君子加柴胡、升麻而愈。又因怒气，小腹痞闷，寒热呕吐，此木侮脾土，用前药加山栀、木香而安。惟小腹下坠，似欲去后，此脾气下陷，用补中益气汤而愈。后因劳役怒气，作呕吐痰，遍身肿痛，月经忽来，寒热，用六君子加柴胡、山栀以扶元气，清肝火，肿痛呕吐悉退。用补中益气以升阳气，健营气，月经寒热渐瘥。

震按：此四案，即于暗中摸索，亦知为薛派治法。然而散风寒，补元气，胜湿清燥，滋肝益肾，平补温补诸法毕具，诚为对证发药之良工也。

汪石山治一妇　年逾五十，左脚膝挛痛，不能履地，夜甚于昼，小腹亦或作痛。诊其脉浮细缓弱，按之无力，尺脉尤甚。病属血衰，遂以四物汤加牛膝、红花、黄柏、乌药，连进十余帖而安。

震按：石山亦长于补，如此案之脉，人尽知其宜补矣。

投以此方，恐病深药浅，岂能十余剂而安乎？

韩飞霞治一都司 因哭弟成疾，饮食全绝，筋骨百节皮肤无处不痛，而腰为甚。一云肾虚宜补，或云风寒宜散。

韩曰：此亦危证。其脉涩，正东垣所谓非十二经中正疾，乃经络奇邪也。必多忧愁转抑而成。若痰上，殆矣。补则气滞，散则气耗，乃主以清燥汤。连进三瓯，遂因睡至五鼓，无痰，觉少解。脉之，减十之三。遂专用清燥汤加减与之，十剂而愈。

震按：此证甚危，此论甚佳。乃以清燥汤一方收功者，盖五志过极，皆为火郁。此方连、柏以清火，苍、曲以散郁；郁热能蒸湿，二苓、泽泻以渗湿；湿热甚则脾土衰，二术、人参以助脾补元；湿热胜则肺金困，参、芪、麦冬、五味助金以制木，使不生火；又火元者水必亏，故兼归、地养血，再合升、柴之升清，苓、泻之降润，恰与经络奇邪吻合。所谓奇邪者，乃奇经之邪，故云非十二经中正疾也。

吴茭山治一男子 瘦弱，因卧卑湿之地，遂头目眩晕，畏见日光，寒热时作，四肢历节疼痛，或作风治，或作虚治，将乃半年，俱不效。吴诊脉曰：寸口脉沉而滑，两尺弦，此溢饮湿痰也。当污吐之。虽虚羸，不当用补药，乃以控涎丹一服。却用曝干棉子一斗燃之，以被围之，勿令气泄，使患人坐，熏良久，倏然吐出黑痰升许，大汗如雨，痛止身轻，病遂愈。

震按：此系痹痛之由于痰饮者，叶氏医案亦曾用之。

李士材治盐贾叶作舟 遍体疼痛，尻髀皆肿，足膝挛急，曰：此寒伤荣血，筋脉为之引急，《内经》所谓痛痹也。用乌药顺气散，七剂而减。更加白术、桂枝，一月而愈。

震按：此案用温燥发散药，乃风寒湿三气成痹正治法。

孙东宿治行人孙质庵 患痛风，手足节骱肿痛更甚，痛处热，饮食少，诊之脉皆弦细而数，面青肌瘦，大小腿肉皆削，曰：此病得之禀气弱，下虚多内以伤其阴也，在燕地又多寒。经曰：气主煦之，血主濡之。今阴血虚，则筋失养，故营不荣于中。今为寒束，百骸拘挛，故卫不卫于外。荣卫不行，故肢节肿痛而热，病名周痹是也。治当养血舒筋，流湿润燥。俟痛止后，继以大补阴血之剂，实其下元可也。乃以五加皮、苍术、黄柏、苍耳子、当归、红花、苡仁、羌活、防风、秦艽、紫荆皮，二十剂而筋渐舒，肿渐消，痛减大半。更以生地、龟甲、牛膝、当归、苍术、黄柏、晚蚕沙、苍耳子、秦艽、苡仁、海桐皮，三十剂而肿痛全减。行人大喜，孙曰：公下元虚惫，非岁月不能充实。须痛戒酒色，则培补乃效。丸方以仙茅为君，人参、鹿角胶、虎胫骨、枸杞、牛膝为臣，熟地、茯苓、黄柏、苍耳子、晚蚕沙为佐，桂心、秦艽、泽泻为使，蜜丸。服百日，腿肉长完，精神复旧。

震按：此案论治处方，俱极精当，叶案有蓝本于此者。

文学闵厝楼令室　躯肥性躁，患痛风，痛处略肿，呻吟喊叫，手足不能举动。医用归、芍、地黄、人参、牛膝之类，其痛愈加，已逾七月。东宿曰：此乃湿痰凝滞经络作痛，须以燥湿流动之剂疏决一番。但初服不效，须十帖见功耳。因用二陈加乌药叶、苍术、僵蚕、海桐皮、南星。至六七帖，痛如故。乃以芫花醋炒过三分，海金沙一分，为末，白汤送下。至晚，泻一次，下稠痰半盆，足痛减大半，稍能动止。更后，腹中大痛而厥，冷汗淋漓，面青息断，举家以为死矣。执而诊之，手冷如冰，但六脉俱在，惟沉伏耳，知其为痛极使然。用生姜汤灌之而苏，语侍女曰：适来腹中痛甚，耳后火光溅出，肛门如焚，大响一声，不知泻下何物？众看之，乃血鳅一条，长六寸，阔半寸余，鳞目俱在，盆中尚能游动，众皆惊骇。此证本由痰作，治者特为行痰，初不知其有虫如是。第药中有芫花，乃杀虫物，故偶中耳。次日手足皆能动，仍以二陈汤加苡仁、红花、五加皮，四帖脱然。

震按：此案末药方甚佳，所谓若药不瞑眩，厥疾不瘳也。然其痛并不由于虫，虫下之时，必痰血俱下，故得愈耳。且云血鳅则为湿热蒸其瘀血所成，复何疑耶？

祝茹穹治闽闱典试　半月前忽腿疼，两脚筋缩，脚跟缩粘至腿，寸步不能行，将一月，屡药无效。咸以此为痿痹证，祝曰：非也。察其脉，左寸忽洪忽涩，迟数无定。因此人好饮冷酒，酒性则热燥，冷饮又犯寒湿，寒热相搏，遂有此病。乃以川乌二钱（去皮脐），麻黄二钱（二股梢，一股根），苍术一钱（以甘草汁拌炒），白蒺藜一钱（去刺），酒蒸熟，焙干。同为末。每服一钱二分，用老酒热冲服，盖被出汗。一服即能行动，三服愈。

震按：此病甚重，所用川乌、麻黄，虽属狠药，然以治痛风，亦甚平常，恐未必速效至此。

叶天士先生治嘉善周姓　体厚色苍，患痛风，膝热而足冷，痛处皆肿，夜间痛甚。发之甚时，颠顶如芒刺，根根发孔觉火炎出，遍身躁热不安，小便赤涩，口不干渴，脉沉细带数。用生黄芪五钱，生於术三钱，熟附子七分，独活五分，北细辛三分，汉防己一钱五分，四剂而诸症皆痊，惟肿痛久不愈，阳痿不举。接用知、柏、虎胫、龟甲、苁蓉、牛膝，不应。改用乌头、全蝎各一两，穿山甲、川柏各五钱，汉防己一两五钱，麝香三钱，马料豆生用二两，茵陈汤泛丸。每服一钱，开水下而痊愈。

震按：此与《指南》所载治鲍姓周痹，用蜣螂、全蝎、地龙、穿山甲、蜂房、川乌、麝香、乳香，以无灰酒煮黑大豆汁泛丸者，各有妙义，非浅见寡闻者所能窥测。后张璐玉案用安肾丸，亦有巧思。又与叶案之蠲痛丹、木防己汤诸方，可谓同工异曲。

张璐玉治包山劳俊卿　年高挛废。山中诸医，用木瓜、独活、防

己、豨莶、威灵仙之类，将半年余，乃致跬步不能动移。或令服八味
丸，亦不应。诊其脉尺中微浮而细，时当正夏，自膝至足，皆寒冷如
从水中出。知为肾虚，风雨所犯而成是疾。遂授安肾丸，终剂而能步
履。连服二料，绝无痿弱之状矣。

膝　　痛

徐可豫治吴兴沈中刚内子　膝肿痛，右先剧，以热熨则攻左，熨
左攻右，俱熨则雷鸣上胸，已而背悉若受万棰者，独元首弗及。发则
面黛色，脉罔辨，昏作旦辍，曰尪弱甚。医望色辄却，谓弗救。徐视
脉竟，曰：是湿淫所中，继复惊伤胆，疾虽剧，可治。即令以帛缠
胸，少间，探咽喉间，涌青白涎沫几斗许。涌定，徐曰：今兹疾发，
至腹则弗上面，面弗青矣。至昏膝痛，仍加熨，鸣果弗及胸止。三鼓
已定，皆如徐言。越三昏，不复作，遂痊。

震按：湿则生痰，惊则痰阻，古有惊痰沃胆之说，所以面青也。
痰随气动，所以升降作痛也。一吐而愈，是得戴人心法者。

鹤　膝　风

州守张天泽　左膝肿痛，胸膈痞满，饮食少思，时作呕，头眩痰
壅，日晡殊倦。用葱熨法，及六君加炮姜，诸症顿退，饮食稍进。用
补中益气加蔓荆子，头目清爽，肢体康健。间与大防风汤十余剂、补
中益气三十余剂，而消。

一妇人　发热口干，月经不调。半载后，肢体倦怠，二膝肿痛，
作足三阴血虚火燥治之。用六味地黄丸，两月余，形体渐健，饮食渐
进，膝有渐消，半载而痊。

震按：此是立斋医案，虽仅二条，而治法大备。盖鹤膝风，乃足三阴亏损，寒湿乘虚而入。故所用四方，是要药。若欲作脓，或溃后，又宜十全大补汤；若兼头晕吐痰，小便频数，须佐以八味丸，皆要法也。惟初起时，以葱熨，或雷火针，使其内消为妙。又预防法，用艾绒缝入护膝，将大红绢作里面，着肉缚之，昼夜不脱，可免此病。

麻　木

东垣治一妇　麻木，六脉中俱得洪缓相合，按之无力，弦在其上。是风热下陷入阴中，阳道不行。其症闭目则浑身麻木，昼减夜甚，觉而目开，则麻木渐退，久乃止。惧而不睡，身体重，时有痰嗽，觉胸中常有痰而不利，时烦躁，气短促而喘，肌肤充盛，饮食二便如常，惟畏麻木不敢合眼为最苦。李曰麻木为风，皆以为然。然如久坐而起，亦有麻木，喻如绳缚之人，释之则麻作，良久自已。此非风邪，乃气不行也。经云：阳病开目而动轻，阴病闭目而静重。《灵枢》云开目则阳道行，阳气遍布周身，闭目则阳道闭而不行，如昼夜之分，以此知其阳衰而阴旺也。时痰嗽者，秋凉在外而湿在上也。身重脉缓者，湿气伏匿于脾也。时烦躁者，经脉中阴火乘其阳分也。法当升阳，助气，益血，泻阴火，去湿，通行经脉。调其阴阳则已，非脏腑之本有邪也。黄芪五分，参三分，甘草炙四分生一分，陈皮、归身各二分，佛耳草四分，白芍三分，草豆蔻、苍术各一分半，白术二分，黄柏（酒洗）、苓、泽、升麻各一分，水煎服，八帖而愈。名曰补气升阳和中汤。

一人　年七旬，病体热麻，股膝无力，饮食有汗，妄喜笑，善饥，痰涎不利，舌强难言，声嗄不鸣。李诊脉，左手洪大而有力，是邪热客于经络之中也。二臂外有数瘢，问其故，对以燃香所致。李曰：君病皆由此也。人身经脉，手之三阳，从手表上引于头，加以火邪，阳并于阳，势甚炽焉，故邪热妄行，流散于周身而为热麻。热伤元气，则沉重无力。热泄卫气则多汗，心火盛则妄喜笑，脾胃热则消谷善饥，肺金衰则声不鸣。仲景所谓因火为邪，焦骨伤筋，血难复也。《内经》云：热淫所胜，治以苦寒，佐以苦甘，以甘泻之，以酸收之。用黄柏、知母之苦寒为君，以泻火邪，壮筋骨；又肾欲坚，急食苦以坚之。黄芪、生甘草之甘寒，泻热补表；五味子酸，止汗，补肺气之不足以为臣。炙草、当归之甘辛，和血润燥；升、柴之苦平，引少阳阳明二经，自地升天，以苦发之者也，以为佐。命其方曰清阳补气汤。又缪刺四肢，以泻诸阳之本，使十二经络相接而泄火邪，不旬日而愈。

震按：东垣论病，悉本《内经》，简明确切，能发其所以然之故。用药亦本《内经》，以药性气味，配合脏腑经络，绝无粉饰闲词，而轩岐要旨昭然若揭，诚非晚近可及。第药止一二分至四五分，何太少耶？岂以气味配合得当，机灵而径捷耶？后贤常云：愿学仲景，不学东垣。然东垣以极轻之分两，能愈疑难之久病，亦正易学。

吴荚山治一妇 夏月乘凉，夜多失盖，因得冷风入骨，两足麻木，疼痛不已。服祛风止痛药，不效。与大防风汤数服，其疾渐轻。仍以乌头粥服，三晨而愈。

震按：上二案所用诸药，细腻熨贴；此案所用二方，直捷爽快，俱与病情吻合，遂各见其妙。

李士材治文学陆文湖 两足麻木，自服活血之剂，不效。改服攻痰之剂，又不效。经半载后，两手亦麻，左胁下有尺许不知痛痒。李曰：此经所谓着痹也。六脉大而无力，气血皆损。用神效黄芪汤，加茯苓、白术、当归、地黄。十剂后，小有效。更用十全大补五十余剂，始安。

少宰蒋恬庵 手足麻痹，目中睹一成两，服补血药不应，改服脾药，精神困倦。李诊得寸口脉大，两尺独涩。此心肾不交，水泛为痰之故也。乃取地黄丸料作煎剂，倍用泽泻、茯苓，入青盐少许。凡六剂，而歧视遂收。乃兼进参、芪安神之剂，一月而康复如常。

震按：上条气血兼补，原系古人成法。此条用地黄汤，因两尺脉涩，故先补肾，继以参、芪，仍是治麻成法。后案张公以参汤下紫雪，则别有洞天矣。由其病根在痰火也。开眼则麻，确是东垣对面文章，讲得最好。

张璐玉治洋客巴慈明妇 产后，眩晕心悸，神魂离散，若失脏腑之状。开眼则遍体麻木，如在云雾中，必紧闭其目，似觉稍可，昼日烦躁，夜则安静。专事女科者，用四物等血药，则呕逆不食。更一医用姜、附等热药，则躁扰不宁，其脉虚大而数，按之则散，举之应指。此心火泻散之象，因难产受惊，痰饮乘虚袭入心包络中，留伏膈上，有入无出，所以绵延不已。盖目开则诸窍皆开，痰火堵塞心窍，所以神识无主；目闭则诸窍皆闭，痰火潜伏不行，故得稍安。与东垣所言合眼则阳气不行之麻木迥殊。况昼甚夜轻，明是上焦阳位之病。与理痰清火之剂，诸症渐宁。然或因惊恐，或因饮食，不时举发，此伏匿膈上之痰，无从搜涤也。乘发时，用独参汤下紫雪，开通膈膜，仍与前药调补，半载而康。

震按：麻多在于手足者，以四末道远气馁，则卫行迟而难到也。故麻不兼木，必属气虚，否则风痰。凡脉浮而软，或大而弱者，气虚也。脉浮而滑，按之不衰者，风痰也。若麻木兼作，则有寒湿积痰死血之殊，其脉有沉迟滑实与沉涩而芤之分矣，宜详辨之。

（《古今医案按》）

董西园

痹非三气，患在痰瘀

董西园，字魏如，清乾隆年间医家

病皆一气之邪，痹为三气之羔（经云：风寒湿三气杂至，合而为痹）。滞气血而不泄，酸痛麻不一而形；气杂至而合邪，行着痛各从其胜。流经脉则痛牵上下，风伤筋而胜气归肝（此为行痹，即筋痹，风胜之候）。逗关节则着肌肿疼，湿伤肉而患生中土（此为着痹，即筋痹也，湿胜之候）。寒伤骨而归肾，则为彻骨酸疼（此为骨痹，即痛痹也，寒胜之候）。留分肉而不行，乃致沫停痛裂（此邪留肌脉间也）。三气邪分兼主（胜气为主），痹成症有浅深。风胜者在阳易已，寒与湿在阴难痊。表入者先见强疼体痛，上着者常为膈闷吐呕。痹在中则为满胀痛酸，痹在下则为闭癃足疾。经详皮肌筋骨，并胸腰喉脉痹名（痹之为病随所着而命名，故有痹、腰痹之论）。备论脾肺心肝，及肾脏胞肠痹类（是皆各痹之名也）。交阳分而热痛甚，症必因热宜寒；逢阴晦而夜转深，症必因寒宜热。治法不离三气，施方从胜为先。三气饮治痹常方，大秦艽（汤）祛风托剂。攻风宜芄蔓灵仙，或使荆防钩蝎。散寒宜羌辛桂附，或投虎骨姜葱。湿淫宜燥，天麻苍芷薏草。痰盛宜消，星芥夏苓沥汁。热宜清者一阴（煎）栀子芩连。滞宜行者延附左经（丸）灵（脂）茜（草）。除湿活络，二妙（散）独活（寄生汤）米仁（防己木瓜汤）。养血荣经，四物（汤）续胶（续断、牛胶也）

蚕屎。骨痹则重痛不举，虎骨（丸）寄生（独活寄生汤）最妙。脉痹则烦心痛悸，升麻（汤）当归（汤）称良。筋痹屈伸不利，宜钩蝎（煎）归灵趁痛（当归灵没丸、乳香趁痛散）。肌痹肢节酸痛，投痛风（方）三痹（汤）灵（仙）苍（术）。皮痹则热浮，寒惨顽麻，分前后侧而施之表。周痹则遍身历节掣痛，统上中下而施峻方。热肿者火候疏清，牵钩者痰邪化逐。感浅邪轻，常方可愈，受深症重，峻剂始康。穿山（甲）皂（牙皂）麝，可透骨而通经。桂附川乌，能温经而导滞。温中再造（散），里虚养托，更益虚伤。换骨（丹）愈风（丹）攻补煎调，且除鹤膝。丝瓜寄生石络，能通络而祛风。虎潜牛膝木瓜，可强筋而健步。钻地风、豨莶草祛风神效，虎头蕉、千年健蠲痹功宏。针功劫痛，膏可缓疼。痹久不瘥，症成痿废。痹非三气，患在瘀痰。

按：《内经·痹论》以春夏秋冬四季之时令，分别筋脉肌皮骨五痹之名，不过归重在胜气，故以时为论。实则随邪之所着浅深为的，不必拘泥也。总由元精亏损，三气外袭，不克随感随治，以致流连成痹。更有湿热火痰，郁气死血，留滞经络，以致麻木痛痒者，不可不知。此当用峻利之剂为治，果热燥闭结于内，以致经络三气并滞不通者，即桂枝、大黄、百顺丸之类皆可用也。

总之治痹之要，在宣通脉络，补养真阴为主。盖邪之感人，非虚不痹，但令气血充盛流行，则痹必自解。所以古方皆以补正祛邪立法，虽有痛风之名，不可过用风燥等药，宜以养正息风，则痹痛自默化潜除矣。

一阴煎　此治水亏火胜之剂，故曰一阴。凡肾水真阴；虚损而脉证多阳，虚火发热及阴虚动血等证，……皆宜用此加减主之。

生地二钱　熟地三钱　芍药二钱　麦冬二钱　甘草一钱　牛膝一钱半　丹参二钱

水二盅，煎七分，食远温服。

左经丸 治右瘫左痪，拘挛强急，遍身酸痛，履步艰难。或跌仆挫闪外伤内损者。

黑豆同斑蝥二十一枚，去头足同煮，豆胀为度，取起晒干，去蝥，一升　川乌二两　乳香一两　没药一两五钱　草乌四两

为末，醋糊丸如桐子大，每服三十丸，温酒下。

米仁防己木瓜汤 治湿热风湿脚气水肿。

米仁　防己　木瓜

升麻汤 治风痹，血脉烦心悸眩，肌肉热极。

升麻　羌活　防风　人参　茯苓　羚羊角　犀角各一钱　官桂三分　竹沥七匙　姜汁三匙

钩蝎煎 治时感风热头痛，筋瘛胁痛，溺赤烦渴等症。

柴胡　薄荷　钩藤　全蝎　当归　芍药　广皮　甘草　木通　黄芩

当归灵没丸 治妇人血风血气，腹胁刺痛，筋挛骨痹，手足麻木，皮肤瘙痒者。

当归去芦，一两　没药另研，五钱　五灵脂炒，一两

共研细末，醋和为丸如梧桐子大。每日三十丸，空腹时温酒或生姜汤送下。一日二次。（方出《证治准绳》，名当归没药丸）

乳香趁痛散 治打堕腰痛脚气。

乳香三两　虎胫骨酒炙黄　败龟酒炙，各二两　麒麟竭　赤芍药　当归　没药　防风　自然铜煅，醋淬，细研　白附子泡　辣桂去粗皮　白芷　苍耳子微炒　骨碎补炒去毛，各三两　牛膝　天麻　槟榔　五加皮　羌活各一两

研为末，每服一钱，温酒调下，加全蝎尤妙。

上中下痛风方 痹有风寒温热之不同，上中下三部之不等，此方可为通治。

苍术　黄柏　南星　川芎　桃仁　胆草　防己　白芷　羌活　灵仙　桂枝　红花　神曲

酒煎服。如作丸，以酒下三钱。

再造散　治感受外邪，寒热头痛，脉浮大而气微，服汗剂而不得汗者，此阳虚故也，宜进此方。

人参　黄芪　甘草　桂枝　附子　羌活　防风　川芎　芍药　细辛

加生姜、大枣煎服。

换骨丹　治风痹并鹤膝风。

虎骨　防风　牛膝　当归　羌活　独活　败龟甲　秦艽　蚕沙　草薢　松节　枸杞各一两半　茄根二两

酒糊丸，或酒浸，或为散俱可。

愈风丹　治三阴亏损，内袭风邪，肢体麻木，手足不仁。

当归　熟地　生地各一斤　羌活十四两　杜仲七两　天麻　草薢　牛膝　玄参各六两　独活五两　肉桂三两

蜜丸，每温酒下五七十丸。

（《医级》）

怀抱奇

痹 痿 辨 彻

怀抱奇，名远，清乾嘉年间医家

痹之与痿，二者近似而实不同，盖痹者从外而入，经谓风寒湿三气杂至合而为痹是也。痿者自内而出，经谓诸痿皆生于肺热是也。痹从外入，则风寒湿之三气，由皮肤而筋骨，而脏腑。其留皮肤间者易已，其留连筋骨间者疼久，其入脏者殆。然风寒湿之中，又分风胜为行痹，则走注疼痛，风自火出也。湿胜为着痹，则重着而关节不利也。寒胜为痛痹，则周身疼痛无已时也。三者之邪既以杂合而至，故以杂合治之。又云：痛属火，肿属湿，尤须察其所胜。于散风之中间以清火，除湿之内间以养血，理气之中兼以豁痰。丹溪不一其治，殆深得病情者欤。虽然，此未入于五脏也。若久而不已，内舍五脏，则喘呕上气，尻肿脊蜷，筋急肢懈诸症见焉。则邪已侵入阴分，而非复风寒湿之可驱除也矣。经所以曰：阴气者，静则神藏，躁则消亡。虽不言及治法，而已明示阴气将欲消亡，不可复躁动之，而当静养之，则所存一线之阴气，不几危且殆哉。且又曰：饮食自倍，肠胃乃伤。又明示患痹者须薄滋味，以饮食居处为其病本故也。若痿则不然，当其发也，非有风寒湿之三气为患，而惟一本于肺热。又不独一肺热，而心肝脾胃四脏之气，亦皆热而熏于肺，肺由是叶焦而生痿躄。原其由来，皆因于思想无穷，所求不得，或入房太甚，宗筋弛纵，或远行劳役，坐卧湿地，种种侵犯。五脏之阴日耗，五脏之热日炽，于是而为脉痿、为筋痿、为肉痿、为骨痿，而肺失治节之令矣。然治之独取阳明，又何也？阳明总宗筋之会，主束骨而利机关，为五脏六腑之海，合冲脉而渗灌溪谷，又属于带脉，而络于督脉。盖阳明属燥金，喜润，手太阳属兑金，恶燥。明乎此则知治痿之法，以润燥为第一义。试以天时观之，秋令主燥，则草木黄落，地坼风劲，非借雨润之，则亢旱可虞。所以五脏之痿不同，未有不因精血亏损而得，非比痹证有风寒湿之杂合也。故以治痿之法治痹，则初终不同，以治痹之法治痿，则断乎其不同，孰谓痹之与痿，可一视之哉。

余向患行痹，每过劳及饮酒，便肢节肿痛，屈伸不利，手臂痛，用威灵仙、当归、秦艽、酒芩、枳壳、生地、陈皮、干葛、茯苓、甘草。足胫痛加牛膝、木瓜、米仁、黄柏、苍术，投一二剂即减。以之治诸痹者，有红肿甚入连翘、花粉，痛甚入羌活、独活，便闭加大桃仁、红花，出入加减，亦罔不效。至戊申初春，二人患此，痛不可忍，用前法，足能伸缩，独手臂拳挛不开，周身大痛异常，非人抚摩，便不能安，如此者四五旬寻愈。余自二月中旬，亦罹此疾，其痛倍甚，诸药罕应，惟玄武膏稍妥。痛至五十日，肌肉尽去，日饮粥数盏，若进人参、荤菜则反剧。一友以木通汤进，服之腹中疠闷，小便不利，大便反泻，当晚昏昏默默，气与血俱脱矣。越二日，手足拘挛，有死无生，会一友原梅曹子，先数日诣余商定膏脂药，以痛伤精血，用苁蓉、枸杞、当归、生地、远志、茯神、枣仁、石斛、麦冬、五味、桂圆肉煎就，入玄武膏收贮，此时幸已煎成四五日矣。亟索饮之，连进三四盏，筋脉顿舒，其痛稍定。又煎三料，每日清晨饮一大盏。自后饮食倍增，阅月而起坐，又阅月而起立，又阅月而始步，肌肉方长，后进八味加苁蓉为丸，调理半载余乃痊。此虽周痹症而以痿法治，向使不与峻补，焉能有更生之日哉，嗣后永不再发。

蠲痹散

秦艽　酒芩各一钱　羌活六分　苍术七分　酒柏一钱　独活八分　威灵仙酒炒　木瓜　米仁各一钱　红花三分　当归一钱　桃仁研，七粒　枳壳一钱

加姜三片，水煎。

（《医彻》）

罗 美

诸痹探源

罗美，字淡生，号东逸，清代医家

《内经》曰：病在阳曰风，病在阴曰痹。故痹也者，风寒湿杂至，犯其经络之阴，合而为痹。痹者闭也，三气杂至，壅闭经络，血气不行，故名为痹。以风胜者为行痹，行痹者走注历节疼痛之类也。寒气胜者为痛痹，以寒凝气聚，壅而不行，痛不可忍，所谓痛风也。湿气胜者为着痹，重着不移，或顽木不仁，多发于肌肉，湿从土化也。然而三气之合，有轻有重，故有或痛，或不痛，或不仁，或寒或热，或燥或湿之异。其痛者，寒多则血脉凝滞，故必为痛。其不痛不仁者，痛久入深，营卫行涩，经络时疏，则血气衰少而滞逆亦少，故不痛；皮肤不荣，血气不至，故不仁。其寒者，其人阳气少而阴气多，与病相益故寒。其热者，其人阳气多而阴气少，阳与病气胜而阴不胜故热，阳胜其阴而阴不能荣故燥。其逢湿之甚，与寒相感者，则阳少而阴盛，故多汗而濡也。而其不痛者，则又有五痹。在于骨则重，在于脉则血凝而不流，在于筋则屈而不伸，在于肉则不仁，在于皮则寒。盖筋皮肉血脉之间，得痹则气缓，故虽痹而不得为痛也。是以凡痹之类，逢寒则筋挛如虫缩，逢热则弛纵筋缓也。然痹之所由成，其风寒湿三气每各以时而遇。冬气在骨，以冬遇为骨痹；春气在筋，以春遇为筋痹；夏气在脉，季夏气在肌，秋气在皮，皆以主时之气相遇而受。而皮肉筋骨脉又各有五脏之合，苟五者受而不去，则必内舍于其合，而五脏之痹起矣。

五脏痹者，皮肉筋骨脉痹不已，将复感于邪而内舍五脏，遂为五脏之痹。

肺痹者烦满喘呕。痹既入脏，则脏气闭而不通，本气不能升举。肺职治节，痹则上焦不通而胃气逆，故烦满喘而呕也。

心痹者脉不通，烦则心下鼓暴，上气而喘，嗌干善噫，厥气上则恐。心合脉而痹入之，则脉不通，不通则心气郁，故心下鼓暴，鼓暴则上气而喘也。嗌干善噫，以心脉起心中，上挟胃，挟咽也。厥气上则恐，心火衰而邪乘之，故神怯而恐也。

肝痹夜卧则惊，多饮数小便，上为引如怀。肝藏魂，血和则魂安。今肝痹则气血两衰，故魂不归而多惊也。肝内热而脾不淫精于肝，故渴而多饮。肝热下乘膀胱，故数小便也。上为引如怀者，经络有气无血，故上下相引而血不得赴，若结于中而如有所怀也。

脾痹四肢懈惰，发咳呕汁，上为大塞。又经曰：太阳有余病肉痹，寒中不足病脾痹，四肢懈惰则肉痹之类也。脾痹者，本脏不足，不能散精，反上壅于肺，故发咳。上焦不通故呕汁，甚则否塞为大塞也。

肾痹善胀，尻以代踵，脊以代头。善胀者，阳明之气下行，肾为胃之关，痹气在肾，肾气不行，是阳明逆也，故善胀。肾为作强之官，痹则足挛而不能伸，故尻代踵；身偻而不能直，故脊代头。

肠痹者数饮而水出不得，中气喘争，时发飧泄。肠痹兼大小而言，二肠病痹，则下焦之气热郁不化，故虽数饮而水不得出，水不出则本末俱病，故与中气喘争。其清浊不分，故时发飧泄。

胞痹者少腹膀胱按之内痛，若沃以汤，涩于小便，上为清涕。胞，膀胱之胞也，气闭故按之内痛。水闭不行，故蓄热若沃汤，且小便涩也。太阳之脉从颠络脑，故上为清涕也。

凡七情过用，则亦能伤脏气而为痹，不必三气入舍于其合也。所以然者，阴气静则神藏，躁则消亡。故气不养而上逆喘息，则痹聚在肺。忧思过用，则痹聚在心。不谨而遗热阴茎以成淋，则痹聚在肾。用力不息而致乏竭，则痹聚在肝。荣卫之气不行，以致肌绝，则痹聚在脾。盖七情过用而淫气，能聚而为痹，以躁则消阴故也。其客于六腑者，亦以饮食居处为其病本，然后寒中其俞而内应之，是以循其俞而各舍于其府也。诸痹惟风胜者易已，寒湿留滞不已，亦益入内不易行也。入脏者死，真阴已伤也。留连筋骨脂膜而痛久，邪深也；留皮肤者易已，邪浅也。

十二经筋之病肢转筋痛，皆曰痹者，缘其经筋在外，其病不及经隧之营气，故脏腑亦无涉焉。此惟风寒湿三气得以病之，故按为四季之痹以见其所感之由。然而三阴手足之筋，皆内结于胸腹肓膜之间，其为病则有异焉。如足少阴筋主痛、瘈及痉，足厥阴之阴器不用与不起、不收，手厥阴之舌卷，手太阴之息贲、胁急吐血，手少阴之伏梁吐脓血，虽属筋痹病，而已动脏腑之气矣。

诸痹不已，亦益入内而伤脏气，然有三阴三阳应之，而为有余不足者。有曰：厥阴有余病阴痹，不足病生热痹，滑则病狐风疝，涩则少腹积气。涩与滑者，其脉之现于其部，而知其有余不足者也。厥阴位下焦而总诸筋，有余则为阴痹者，不壅而不升，则邪郁阴分，故病阴痹也。若不足则虚而生热，故病热痹也。其脉见滑，是邪有余也。病狐风疝，其疝如狐而数变如风也。疝在前阴少腹之间，肝气郁于此，正当其部，盖即阴痹也。其脉见涩，为气虚血滞，故邪气留止而为积聚，亦所谓热痹也。

少阴有余，病皮痹瘾疹，不足病肺痹，滑则病肺风疝，涩则病积溲血。少阴为君火之气，有余则克金，肺合皮故皮痹瘾疹。不足则不能温金，故病肺痹。若脉滑则心火不胜水邪，使郁而实于肺，故病肺风疝。风则肺动，疝则肺聚也。脉涩则为心血不足，火收于内，入胞络与小肠，故病积与溲血也。

太阴有余，病肉痹寒中，不足病脾痹，滑则病脾风疝，涩则病积，心腹时痛。至阴为湿土之气，位处中焦，邪入之而有余，是湿壅于中，脾主肉，脾湿不运，故为肉痹。中风湿则阳明之火不能扬，故寒中。若不足则脾自受之，故成脾痹，盖本气寒而不行也。肺滑者水湿壅土，当为癫肿重坠之病，亦病在湿也。脉涩者积而不运，满于中州，故心腹时满也。

阳明有余，病脉痹身时热，不足病心痹，滑则病心风疝，涩则病积，时善惊。阳明为燥金之气，肺应之而燥有余，则伤及血脉，故病脉痹。燥伤阴则病内热，故身热。肺为心行脉者也，若不足则心脉反窒，故病心痹。脉滑者风燥合邪而伤肺伤血，将心气抽掣而不得散，故病心风疝。涩则金揪（聚也）敛而不舒，而脉为之不行，故病积善惊者，木侮金也。

太阳有余，病骨痹身重，不足病肾痹，滑则病肾风疝，涩则善时颠疾。肾气应太阳，太阳之气有余，则浸淫及骨，故为骨痹。水邪盛则作强之官弛，故身重。不足则本脏先受，故为肾痹，肾痹者足缓脉缓而精不固也。滑脉见则太阳之风寒合邪，故病肾风疝也。涩则邪痹太阳经脉，当见有积，而又善时颠疾也者，阳气不通颠顶，故常风痛也。

少阳有余，病筋痹胁满，不足病肝痹，滑则病肝风疝，涩则病积，时筋急目痛。相火之气犯阴则肝受之，若邪有余则火风伤筋，故筋痹。部在胁肋，故胁满。不足是肝脏本虚，故成肝痹。肝痹者，肝气郁而血不荣筋之证也。脉滑为风热合邪，故病肝风疝，淫气聚筋而寒热往来，抽掣相引者是也。涩则血滞故病积。肝主筋而开窍于目，故筋急目痛。

　　以上六气犯阴犯阳之痹证也。人身阴阳，外应六气，则六气有时而内淫，亦因脏腑阴阳之有余不足，而外邪得以留之。此于运气之外，又有所留为阴阳之痹也。脉滑为邪气有余，故留滞为风疝，风谓其动，疝谓其聚也。涩为本气不足，故不能胜邪而为积。疝与积概指其聚，而积者非特前阴少腹之病也。

（《内经博议》）

程文囿

回枯泽槁，法宗大营煎
养血补气，守方以应机

程文囿（1736~1820），字杏轩，清代医家

一人 体厚，酒色内伤，腰忽拘挛疼痛，口渴多汗，诊脉弦洪，两尺更甚。治用黄柏、元参，服之立愈。人问何故？曰：此相火上炎，冲于腰臀，黄柏去相火也。拘挛疼痛，则气逆不舒，火盛，温之不可；脉洪，补之非宜；汗多，风药又不可用。元参性寒走肾经之火，枢机上下通行，拘挛自舒矣。

某 恙经半载，脉症合参，究属质亏烦劳，以致坎离不交，水火失济，五液内涸，虚阳不藏。误服苦寒，重伐胃气，诸症蜂生，纠缠不已。揆之古训，以虚能受补者可治，虚火可补，参芪之类，实火可泻，芩连之类。劳伤之火，虚乎实乎，泻之可乎。赵氏谓阴虚之火，如盏中油干，灯焰自炽，须以膏油养之，专主补阴。其说是已。然阴生于阳，血生于气，顾此食少欲呕，脘闷不快，又难强投滋腻。反复推详，计惟培养脾胃，默运坤元，以为先着。脾为土母，安谷则昌。《金匮》云：治虚劳，首用建中。越人言损其脾者，调其饮食。脾元日健，饮食日增，变化精微，滋荣脏腑，不治火而火自熄，不润燥而燥自濡，充肤热肉之功，可渐见矣。然内伤之病，宜内观静养，所谓大病须服大药。大药者，天时春夏，吾心寂然秋冬也。参透此关，以

佐草木之不逮，为妙。服药旬余，脉象稍转，寝食略安，惟足膝酸软，项脊时疼，形神疲倦。考治五脏之虚，难经言之甚悉，曰损其肺者益其气，损其心者调其营卫，损其脾者，调其饮食，适其寒温，损其肝者缓其中，损其肾者益其精，阐发精微，了无遗蕴。再考《金匮》云：男子脉大为劳，极虚亦为劳。夫脉大为真气泄越，心脾耗伤，此归脾、建中、养营、四君等汤之所宜。极虚亦为劳，乃精血内夺，肝肾下衰，此六味、八味、天真、大造等丸之所宜也。但病证无力，视其腓肉枯瘪，膝盖肿大，谓曰：此干脚气也。又名鹤膝风。

某 病由肝肾下亏，邪乘虚伏，医者不知温补托邪，泛从标治，转致血气耗伤，无性命之虞，有终身之患。治仿大营煎，加附子、党参、河车、鹿角胶，初服十剂，其痛已减，再服十剂，足能履地，续服丸药，枯回槁泽，行动如常。

王妇 周体痹痛，医作风治，卧簀月余，肢挛头晕。予见之曰："此痹证也。驱壳外疾，虽无害命之理，但病久寝食不安，神形困顿，速救根本，犹可支撑，若见病医病，则殆矣。"方定十全大补汤加枸杞、杜仲、鹿角胶，两服未应，众疑之。予曰："缓则疗病，急则顾命。今病势败坏如斯，舍是不救。且补虚与攻实不同，非数十剂莫效。"又服十日，周身发肿，众称病变，予曰："勿忧。凡风寒客于人，壮者气行则已，怯者着而为病。本由营气不足，邪陷于里，今服补剂，托邪外出，乃佳兆也。"仍命照方多服，痛止肿消而愈。识此，为治痹恣用风燥药者戒。

商翁夫人 本质虚寒，常多疾病。旧春曾为诊治，药投温补有效，今春因乃郎心疾，昼夜看守辛劳，风寒之邪乘虚袭络，比时不觉，渐至颈脊酸痛、喜暖畏寒、欲人揉打，纠缠两月，医用羌独、防风以祛风，香砂、陈皮以理气，屡服不应。季夏予至孙树，延诊，谓曰："此风寒袭络之证也。"夫初痛在经，久痛入络。经主气，络主血。

考督脉并于脊里，至风府入属于脑。《素问》云：痛者，寒气多也。

寒则沍而不流，温则消而去之。方法治风先治血，血行风自灭。理当养血为君，佐以温通脉络，非祛风理气所能治也。方定当归、枸杞、杜仲、巴戟天、附子、鹿角胶霜、狗脊、五加皮、秦艽、桑枝，四剂痊愈。

（《杏轩医案》）

陈修园

风痹痿辨析

陈修园（1753~1823），名念祖，清代医家

风痹痿三证不同，近世不能为辨而混同施治，误人不浅，兹特分别之。

风者，肢节走痛也。《内经》谓之贼风，后人谓之痛风，又谓之白虎历节风。其中表里寒热虚实，宜因脉辨证而药之。至久痛必入络，如木通、刺蒺藜、红花、金银花、钩藤之类最能通络，可随宜加入。久痛必挟郁，郁而成热，热盛则生痰，如南星、半夏、栝楼根、黄柏、郁金、川贝、竹沥、姜汁之类俱能解郁清热化痰，可随宜加入。多用桑枝、桑寄生及虎骨者，亦达肢节及以骨治骨之义也。用乌附辛桂之药而不效者，宜用葳蕤、麦冬、桑叶、升麻、生芪、菊花、蒺藜、阿胶、甘草之类，为膏滋养阳明，亦是柔润息肝风之法。

痹者闭也。风寒湿杂至合而为痹，与痛风相似。但风则阳受之，痹则阴受之。虽行痹属风，痛痹属寒，着痹属湿，而三气之合自当以寒湿为主。盖以风为阳邪，寒湿为阴邪。阴主闭，闭则重着而沉痛。是痹证不外寒湿，而寒湿亦必挟风寒。曰风寒湿，曰风湿，此三气杂合之说也。

《内经》云：在阳命曰风，在阴命曰痹。以此分别，则两证自不混治矣。至于治法，不外三痹汤及景岳三气饮之类为主。如黄芪五物

汤、黄芪防己汤、桂枝芍药知母汤、乌头汤之类皆古圣经方，当知择用。张景岳云：只宜峻补真阴，宣通脉络，使气血得以流行，不得过用祛风等药，再伤阴气，必反增其病矣。

痿者，两足痿弱而不痛也。《内经》分为五脏，肺痿者主皮毛痿也，心痿者脉痿也，肝痿者筋痿也，脾痿者肉痿也，肾痿者骨痿也。而其要旨在独取阳明，盖阳明为五脏六腑之海，主润宗筋，宗筋主束骨而利机关。若阳明虚，不能藏受水谷之气而布化，则五脏无所禀，宗筋无所养而痿躄作矣。医者不知，误投姜、独风药，则火得风而益炽；误投乌、附劫药，则阴被劫而速亡。要知此证无寒，当遵张子和为定论。若用痛风、三痹蒸汤灸燔等法，立见其危。……不可误服辛热之药。或问：辛热既不可用，何张石顽云老人痿厥用虎潜丸而不愈，少加附子而即愈乎？不知此法是借附子辛热之力，以开通经隧，原非为肾脏虚寒而设也。(《医学从众录》)

痛　风

肢节走痛，《内经》谓之贼风，后人谓之痛风，又谓之白虎历节风，宜审其寒热而治之。

脉宜浮数，忌虚弱。

痛风，脉浮紧，头痛，恶寒发热，为新受之邪，宜五积散。

治风先治血，血行风自灭。宜四物汤加生黄芪、防风、桂枝、秦艽、桑枝、红花、炙草主之。

痛风，久不能愈，必大补气血，以为胜邪之本，切不可徒用风药，宜十全大补汤，诸药各一钱，加真桑寄生三钱为君，再加附子、防风、竹沥、生姜汁为佐使。

痛风，久不愈，以痛久必入络也，诸方俱宜加入金银花、木通、红花、钩藤、刺蒺藜之类。

又痛久则郁，郁而为热，热则生痰，必加入制南星、半夏、栝楼根、黄柏、贝母、竹沥、姜汁之类。

又桑寄生、虎骨俱为要药，以桑为箕星之精，风从虎之义也。

久服辛热之药不效者，宜用玉竹、黑芝麻、直僵蚕、生芪、归须、菊花、蒺藜、阿胶、炙草之类，为柔润熄肝风之法也。

痹

痹者，闭也。风寒湿杂至，合而为痹，与痛风相似，但风则阳受之，痹则阴受之。虽《内经·痹论》有"风气胜者为行痹，寒气胜者为痛痹，湿气胜者为着痹"之分，而深究其源，自当以寒与湿为主，盖以风为阳邪，寒与湿为阴邪，阴主闭，闭则郁滞而为痛，是痹不外寒与湿，而寒与湿亦必假风以为之帅，寒曰风寒，湿曰风湿，此三气杂合之说也。《内经·寿夭刚柔》篇曰：在阳者名曰风，在阴者名曰痹，以此分别，则两证自不混治矣。若胸痹及脏腑诸痹，又当别论。

分别甚详，宜参阅之。

痹证之实者，宜五积散。

《金匮》治血痹，脉阴阳俱微，寸口、关上微，尺中小紧，外症身体不仁，如风痹状，用黄芪五物汤，黄芪、芍药、桂枝各二钱，生姜六钱，大枣四枚，水煎服，一日三服。愚谓为痹证属虚者之总方。

（《时方妙用》）

郑素圃

附桂姜辛大法温补，热因湿化亦远苦寒

郑素圃，清代医家

风寒湿痹案

程毓松兄令眷 年近三十，素贪凉食，冷寒注下部，致成寒湿脚气，夏触风凉，其疾即发。脚气之恶，从未经见，往岁轻举他医所治。壬午年夏月，脚气上冲，头疼身痛，呕吐不纳药，阴躁不能卧，令人扶挽而走，彻夜达旦，如狂之状，脉细疾而硬。煎剂不能咽，此阴甚格阳，格拒不入，作伏暑夹阴治法。先以来复丹碾碎，汤调服下，以通其格拒，服后方能纳药。再用六物附子汤，以治阴寒脚气，附子、干姜、肉桂、防己、苍术、茯苓、半夏，驱逐逆上之阴寒。四五剂后，脚气方下归于两足，而烦躁呕逆渐除，能进米饮。七八日足始热而痛愈。

汪次履兄 年逾二十，夜寝发寒战而醒，战后发热。次日迎诊，大热，肩背皆痛，但头不疼，而面赤，脉亦浮大，惟重按无力，肠鸣欲便，知为夹阴伤寒。用桂枝、炮姜、苍术、赤芍、二陈两剂。次日再诊，各症俱减，照前留药二剂，嘱其一日全服，勿进饮食。少年畏药，只服一剂，更因便通热退，遂食饭行走，两日不药。至三日，其

病复作，大热身痛足冷，呻吟不息，胸中气塞，口中臭气逼人。自云吐痰亦臭，脉细沉紧，此乃病中不慎，复传少阴矣。盖腐气本于肾，脉既细紧，断非胃热。肾藏寒邪，逼真气上出于口。亢害之证，初病已汗已便，今病复作，何得旋有实热？此为少阴身热可知。用茯苓四逆汤，加桂枝、半夏，温里解肌。如此六日，热退便通，口亦不臭。但里寒未解，腹痛便溏，不思饮食，仍用姜、附、桂、苓、人参、半夏、甘草，六七日方能起坐。计服参附桂苓理中汤三十六日。因事劳辍药一日，即寒战厥冷，倍用参附方回，又温补半月乃健。若因口臭，遂为胃热，不几大误耶！

汪大扶兄 年四十五，善饮贪凉，此素性也。雪途昏仆于地，抬归始醒，即遍身拘挛，腰足冷痛，手足不能举，已具六经形证，此真中风也。先医者作虚治而用人参，困顿于床，后延余治。脉弦而沉紧，此夙昔之风，加以雪天新中于寒，两邪并发，致昏厥而仆，风寒未解，何用补。余以桂枝、细辛、羌活、附子、赤芍、干姜、半夏、甘草、小续命汤加减，温里解表。五六日邪气外出，脉略浮弦，而增咳嗽。再加麻黄、杏仁，续续得汗而痛减。将一月，身发瘾疹作痒，外解而痊。

风湿热痹案

族誉六郡丞 莅任梧州，其地山多而湿，暑月病疟，土医攻劫而愈，不无伤气。病方愈，即丁艰回籍，道经梅岭，路发眩晕，有如中证，晕退即两足痿痹不能立，不能步矣。归来召诊，脉细濡微数，头微晕，足肿微痛，尚可伸缩，未致缓纵，但形盛气虚，多痰多火，表虚多汗。此气虚而伤湿热，谓之痛痿。群医主治不同，或用桂附，或用知柏，或专补肾。余曰：病居下体，着而不行，脉不浮弦，非风也；脉不紧而痛不甚，非寒也。今脉濡而细数，两足肿，此气虚伤湿。遵经治痿独取阳明，以人参、白术、半夏补脾燥湿；天麻、秦艽、续断祛湿热而利关节，湿则害人皮肉筋骨；归芍滋血以舒筋，乃热因湿化，不用苦寒，恐其有伤胃阳，转致湿不能解外；以加减虎潜丸，滋补肾元，以坚骨痿。如斯平补，半载有余，遂可步履矣。

同道周兄令媳　值阿翁作古之后，怀孕三月，患脚气，两足肿痛，用药敷之，已不合治法。母家见痛甚，又用炒热麦麸，频熨不息，脚果不痛。而申酉时即跳跃如狂，谵言乱走，天明至日中皆安。如是三日，不识何病，因以相招。脉弦长而数，余告曰：此脚气冲心，故语言谬妄。幸两寸脉未变，脉长而数，尚在阳明。此因火迫上逆，须用肉桂，引其下行，使脚仍痛方妙。彼因有孕，不肯用桂。余谕之曰：狂跳不息，胎亦不安，去病即所以安胎。经曰：有故无殒。用桂无害也。竟用肉桂五分，余皆三阳经治脚气药，二剂即两足复痛，人事清楚，不狂妄矣。后彼家自治而愈。

（《郑素圃先生医案》）

余国佩

客邪深陷阴液耗极，清热润燥育阴息风

余国佩，清代医家

风寒湿痹案

吕女 身痛发热，前医以寒湿成痹法治，羌活、桂枝等一派辛温发散，遂致痛剧，不能辗转，右手臂肿痿，软不能举，诊脉数大，左目微赤，口干，不寐，不食。知其燥热伤金，清肃失司。一身机关全壅，膀胱湿郁不化，小便短赤。今春时症极多，大都如此，更有泄泻者，或咳嗽呕恶，先必一身倦怠，由渐而深，先有汗不解。次渐无汗，甚至经日不能得汗，均由去冬久干多雪，燥为寒郁，故一时难以化热，其病势缓，至春令湿遏难升，两相隔拒，上下不和，治最不易。此证已经化热，可用清解。

南沙参　薏苡仁　滑石　蒌皮　薤白　知母　木通姜汁炒　芥末　芦根　梨汁

汪大使镜符先生如夫人 先年曾患足痹，自用风咬获效。今春复发，再用前法不应，而足之冷痛渐次增剧，转加温剂，佐雷火针熨之，遂致手节均肿而痛，渐加腹痛呕吐。昼夜号呼，两月无宁。延余诊视。面黄少泽，脉象沉数而涩，便溏，蒸热，少食辄吐，两手拘挛难伸，全是湿热伤阴化燥，再加热药劫液升阳，内风窃动，足经波及手经，又由经而入腑，胃为热湿蒸迫，均面黄少华，腹痛，少谷，吐泻由作也。

北沙参　薏苡仁　麦冬　木通姜汁炒　栝楼皮　薤白　芥子　知母　滑石　梨汁　芦根

一服吐泻腹痛均止，痹痛已较减，连服三剂，诸恙渐安，但发热，口干，少食。阴液未能骤复，改用育阴息风法。

北沙参　龟甲　玉竹　鲜斛　薏苡仁　麦冬　鳖甲　桑叶　芦根　蔗浆　梨汁

数进诸恙均愈，惟手微肿，屈伸未能自如，津液未复，再以龟胶易龟甲，生地易玉竹，方得霍然。汪公素精岐黄。问难于余曰："古称风寒湿三气杂合而为痹，昔年用风药得效，今则不应，而冷痛不除，反增种种寒象之候，先生投剂全与病势相反，服之其应如响，其故何耶？"要求指示。余应曰：风寒湿三气为痹，是指病初而言，先用风药偶得效耳。彼时若能知其津液被耗，继进育阴庶免今番之复发，既未能善后于前，今又误以前法劫液，况再加之火砾于外，几微之液将欲告竭，因与病情乖背，而仍冀其获效不亦难乎？此时不但风寒湿三气均已化热，热又化燥，燥又化风，已与前之三气宵址之隔矣。客气固已不同，内病之阴液耗极，客邪深陷，由经达腑，不亦危乎！余之治法，不外清热润燥，育阴息风，故能应如桴鼓。汪曰：弟从来未阅如此治法。何今时与古法相去之远，若此曰，气运之更变固当临时体酌，而大运之消息尤宜洞晓。时适下元，燥运主事，亦一年之秋令燥盛之际更进一层，以运会论之，又在大运未末将申矣，自此以下燥病日多矣。此皆古人之未发，业医者不可不急讲也。汪曰唯唯。余乃辞归，越数日，复来延请，乃至署，备述从前大便极难，旬日方一更衣，多方滋润，仍甚难苦，始得燥屎数枚。每至夏秋之时，必自季胁先痛，渐走入腹，腹痛时脐内如有物扯牵缩入，苦不堪言，日夜呻吟，昔时多以行气攻导诸法施治，须经屡剂，终无一效，往往停药调养，阅数十日方得渐愈。而大便之结，数十年来从无畅快之日，其脉象沉遏而涩。余告曰：此亦燥证也，却有暑湿客邪酿患，故此三气必至夏秋方炽而病发。古法以收引拘痛均列寒证门中，非也，盖物因干燥始能收缩变小。季胁之痛，由太阳湿热不化，故小便不利，况其肺燥不与膀胱通气化，而转输大肠之机亦废。总之肺金燥极，清肃失司，不能布水精于下也。譬如天时久亢，燥气弥漫，欲其甘雨时降不亦难乎。因制甘露饮意，先通膀胱之经腑。

北沙参　杏仁　栝楼皮　薤白　桂枝　猪苓　木通　知母　滑石　芦根　梨汁

一服季胁之痛如失，腹之收引亦止，再加芥子、归尾，去猪苓，是夜痛愈而起床矣。再除滑石、木通，加生地汁、蔗浆，大便滑利，从此每日必大便一次，数十年之恙，一旦更易而痊。汪曰今日方悟今时燥病之多，诚不谬也。

（《婺源余先生医案》）

痹 证 治 裁

林珮琴（1772~1839），号羲桐，清代医家

诸痹，风寒湿三气杂合而犯其经络之阴也。风多则引注，寒多则掣痛，湿多则重着。良由营卫先虚，腠理不密，风寒湿乘虚内袭，正气为邪所阻，不能宣行，因而留滞，气血凝涩，久而成痹，或肌肉麻顽，或肢节挛急，或半体偏枯，或遍身走注疼痛。其不痛者，病久入深也，故在骨则重而不举，在血则凝而不流，在筋则屈而不伸，在肉则麻木不仁，在皮则靫揭不荣，皆痹而不痛。盖痹者，闭而不通，邪在阴分也。故经以病在阳为风，在阴为痹，阴阳俱病为风痹（经言三气杂合，专言痹痛所因也。在阳为风，在阴为痹，分言表里有殊也。阴阳俱病，表证更兼里证也）。经曰：风寒湿三气杂至，合而为痹（痹非偏受一气）。其风胜者为行痹（风行而不定，如走注之类），寒胜者为痛痹（寒凝则阳气不行，痛有定处，即痛风），湿胜者为着痹（重着不移，或肿痛，或不仁，湿从土化，病发肌肉，即麻木也）。以冬遇此为骨痹（冬气在骨），以春遇此为筋痹（春气在筋），以夏遇此为脉痹（夏气在脉），以至阴遇此为肌痹（长夏气在肌肉），以秋遇此为皮痹（秋气在皮）。行痹、痛痹、着痹，痹证大纲，又以所遇之时而命名，非此外别有骨、筋、脉等痹也。五脏皆有合，病久而不去者，内舍于其合（经云：诸痹不已，亦溢内也。风胜者易已，留皮肤者易

已，留筋骨者痛久，其入脏者死。凡痹逢寒则急，逢热则纵）。故骨痹不已，复感于邪，内舍于肾；筋痹不已，复感于邪，内舍于肝；脉痹不已，复感于邪，内舍于心；血痹不已，复感于邪，内舍于脾；皮痹不已，复感于邪，内舍于肺（此经病入脏也。经论五痹之入脏者曰：肺痹烦满，喘而呕；心痹脉不通，烦则心下鼓，暴上气而喘，嗌干善噫，厥气上则恐；肝痹夜卧则惊，多饮数小便，上为引如怀；肾痹善胀，尻以代踵，脊以代头；脾痹四肢懈惰，发咳呕汁，上为大塞。其入腑者，别有肠痹、胞痹）。此五脏之痹，各以其时重感于风寒湿之气也。风胜脉必浮，寒胜脉必涩，湿胜脉必缓。三痹各有所胜，用药以胜者为主，而兼者佐之。治行痹散风为主，兼祛寒利湿，参以补血，血行风自灭也，防风汤；治痛痹温寒为主，兼疏风渗湿，参以益火，辛温解凝寒也，加减五积散；治着痹利湿为主，兼祛风逐寒，参以补脾补气，土强可胜湿也，川芎茯苓汤加芪、术。其证有风湿，羌活胜湿汤、史国公酒；有寒湿，苡仁汤、三痹汤（痹而身寒，如从水中出者，属寒湿，附子丸）；凡有湿热，加味二妙散、苍术散（肩背沉重，肢节疼痛，下注足胫，属湿热，当归拈痛汤）；有风热（肤麻瘾疹），消风散有暑湿，清暑益气汤；有冷痹（风冷顽麻），巴戟天汤；有热痹热毒流注骨节），千金犀角散；有营热，四物汤去川芎，加钩藤、丹皮；有营虚，当归建中汤；有卫虚，防己黄芪汤；有气痹（痹在气分），蠲痹汤；有血痹（痹在血分，因劳汗出，卧被风吹，血凝于肤），黄芪桂枝五物汤加当归；有瘀血（败血入络），桃红饮煎成入麝香；有停痰（遍身走痛），二陈汤加羌活、白芥子、风化硝，姜汁泛丸；有支饮（臂痛不举，眩冒麻痹），指迷茯苓丸；有在经，木防己汤；有入络，活络饮加桑寄生、威灵仙、钩藤、牛膝，或活络丹。治法总以补助真元，宣通脉络（加活血丹，合续断丹或人参散之类），使气血流畅，则痹自已。

痛风,痛痹之一症也,其痛有常处。掣者为寒,肿者为湿,汗者为风,三气入于经络,营卫不行,正邪交战,故痛不止。《灵枢》谓之贼风,《素问》谓之痛痹,《金匮》谓之历节。后世更名白虎历节风,近世俗名箭风。初因寒湿风郁痹阴分,久则化热攻痛,至夜更剧。治以辛温,疏散寒湿风邪,开发腠理,宜十生丹。若痛处赤肿焮热,将成风毒,宜败毒散。如风湿攻注肢节疼痛,大羌活汤。其历节风,痛无定所,遍历骨节,痛如虎啮,又名白虎历节,盖痛风之甚者也。或饮酒当风,汗出浴水,因醉犯房,皆能致之。其手指挛曲,身多瘰瘰,其肿如脱,渐至摧落,其痛如掣,不可屈伸,须大作汤丸,不可例以常剂治,乌头汤主之。因于寒,宜从温散,防风天麻汤。因于火,宜从清凉,犀角散加减。若筋脉挛痛,伸缩不利,系血虚燥,四物汤加木瓜、何首乌、甘杞子。肢节酸痛,脉沉短气,系有留饮。半夏芩术汤或导痰汤加减。肢节注痛,得捶摩而缓者,系风湿在经,灵仙除痛饮。肢节肿痛,遇阴雨而甚者,系风湿入络,虎骨丸、没药散或虎骨散。肢节烦痛,肩背沉重,系湿热相搏,当归拈痛散。肢节刺痛,停着不移者,系瘀血阻隧,趁痛散。肢节热痛者,系阴火灼筋,加味二妙散或潜行散,用四物汤间服。周身麻痛者,系气血凝滞,五灵丸。历节久痛者,系邪毒停留,乳香定痛丸、活络丹。肥人肢节痛,多风湿痰饮流注,宜导痰汤。瘦人肢节痛,是血枯,宜四物汤加羌活、防风。老人性急作劳,患腿痛,宜四物汤加桃仁、牛膝、陈皮、生甘草,煎成,入姜汁,或潜行散,有瘀积者,加热酒服,并刺委中穴出血。风气游行,痛无常处,如虫行遍体,日静夜剧者,麝香丸主之。痛风、历节二症,宜参酌治之。

东垣以痛风多属血虚,主用芎归,佐以桃仁、红花、薄桂、威灵仙,或趁痛散。丹溪以痛风先由血热,主用四物、黄芩、白芷。在上加羌活、桂枝、威灵仙、桔梗。在下加牛膝、防己、黄柏、木通。石顽以湿热挟痰挟血入络痹痛，症重日久，必加乌、附，驱逐痰湿，壮气行经。邪毒流注经络，非乌附不能散结，燥热结滞肠胃，非硝黄岂能润燥乎？

鹤 膝 风

膝者筋之府，屈伸不利，两膝壅肿，内外皆痛，腿细膝粗，如鹤之膝，是名鹤膝风。多由足三阴经亏损，风邪乘之使然。治在活血荣筋，兼理风湿，十全大补汤加杜仲、牛膝、羌活、独活。初起漫肿不红，屈伸不利，用葱熨法内消之，或隔蒜灸，内服大防风汤。切忌针刺。或用陈芥子研细，葱姜汁和白蜜调涂。一伏时，患上起泡，泡干皮脱，自愈。若寒热齐作，五积交加散加乌药、僵蚕。若皮色不变，大腿通肿，神效散。若无根虚火，倏忽发热，十全大补汤。血虚发热面赤，脉大而渴，当归补血汤。阴虚形瘦发热，六味地黄汤。若挟湿热，苍龟丸或二妙散。若系风湿，换骨丹、散膝汤。若浸水湿，蒸膝汤。食少面黄，六君子汤。中气不足，补中益气汤。屈伸不利，活络丹。成脓溃烂，大防风汤。脓清肌肉不生，或头晕吐痰，八味地黄丸加鹿茸、牛膝。由脚软渐成鹤膝，独活寄生汤。但一膝引痛，上下不甚肿而微红者，名膝游风，防风通圣散加木瓜、牛膝，或换骨丹。或膝两旁肿痛，憎寒壮热，肿处手不可近者，名膝眼毒，胜金丹、仙方活命饮加牛膝。或膝盖上肿痛，亦发寒热，名膝痈，治同上。

（《类证治裁》）

汪文绮

痛痹会心录

汪文绮，字蕴谷，清代医家

痛痹一证，肝肾为病，筋脉失于荣养，虚火乘于经络，而红肿疼痛；若肿痛不红，得温稍定者，又属虚寒也。初起恶寒发热，类于伤寒，多肿痛于四肢经络之间，或左右移动，或上下游行，脉或大而数，或细而数，或细而迟，或细而涩，或大而空。

医家认作风寒湿三气杂至之说，概以外邪为治，病势渐增，阴液渐耗，虚虚之祸，有不可胜言者矣。盖风自内动，湿热内生者，属阴虚而有火，表之清之，证变虚损者居多；寒自内发，寒湿内生者，属阳虚而无火，表之消之，证变中风者居多。即令其人体实，果系外邪侵入，表散不应者，虽进大凉之药，痛止而肿消，亦必用扶脾益血之品以收后效。

又有服热药太过，胃中蕴热日深，筋脉不利，不能转移，手足肿痛如锥，苦楚异状，以阳明主宗筋，筋热则四肢缓纵，痛历关节而为热痹也。医家不知清热降火，泥于风寒湿三气杂至之说，非表散风寒则温经利湿，火上添油，愈服愈热。其证口渴面赤，声高叫喊，大便秘结，小便短赤，脉数大有力或洪大有力，所谓历节白虎风证，痛如虎啮也。治法宜黄芩、黄连、黄柏、石膏、生地、知母、元参之属，清阳明之积热，降有余之实火，然后热解筋舒而痛方定。此种极少而慎治，不可不知而误治也。

虽然，《内经》有入脏者死，留连筋骨间者痛，久留皮肤间者易已之旨。足见内生之风寒湿三气，鼓舞于经络之中者，恐用攻表耗元之药而脏气空虚，真阴欲竭；外入之风寒湿三气，鼓舞于经络之中者，恐用攻表耗元之药而脏气受敌，真阳欲脱。况痹者闭也，乃脉络涩而少宣通之机，气血凝而少流动之势，治法非投壮水益阴，则宜补气生阳，非急急于救肝肾，则惓惓于培补脾土，斯病退而根本不摇也。倘泥于三气杂至，为必不可留之邪，而日从事于攻伐，是体实者安而体虚者危矣，可不慎欤！

（《杂症会心录》）

邹滋九

叶天士治痹抉要

邹滋九，清代医家

此证与风病相似，但风则阳受之，痹则阴受之，故多重着沉痛。其在《内经》，不越乎风寒湿三气，然四时之令皆能为邪，五脏之气俱能受病。其实痹者，闭而不通之谓也。正气为邪所阻，脏腑经络不能畅达，皆由气血亏损，腠理疏豁，风寒湿三气得以乘虚外袭，留滞于内，致湿痰浊血流注凝涩而得之。故经云：三气杂至，合而为痹。又云：风胜为行痹，寒胜为痛痹，湿胜为着痹，以及骨痹、筋痹、脉痹、肌痹、皮痹之义，可知痹病之证，非偏受一气足以致之也。然而病证多端，治法亦异，余亦不能尽述。兹以先生治痹之法为申明一二。有卫阳疏，风邪入络而成痹者，以宣通经脉，甘寒去热为主。有经脉受伤，阳气不为护持而为痹者，以温养通补、扶持生气为主。有暑伤气，湿热入络而为痹者，用舒通脉络之剂，使清阳流行为主。有风湿肿痛而为痹者，用参、术益气，佐以风药，壮气为主。有湿热伤气，及温热入血络而成痹者，用固卫阳以却邪，及宣通营络，兼治奇经为主。有肝阴虚，疟邪入络而为痹者，以咸苦滋阴，兼以通逐缓攻为主。有寒湿入络而成痹者，以微通其阳，兼以通补为主。有气滞热郁而成痹者，从气分宣通为主。有肝胃虚滞而成痹者，以两补厥阴、阳明为治。有风寒湿入下焦经隧而为痹者，用辛温以宣通经气为主。有肝胆风热而成痹者，用甘寒和阳、宣通脉络为主。有血虚络涩及营虚而成痹者，以养营养血为主。又有周痹、行痹、胞痹、筋痹，及风寒湿三气杂合之痹，亦不外乎流畅气血，祛邪养正，宣通脉络诸法。故张景岳云：治痹之法，只宜峻补真阴，宣通脉络，使气血得以流行，不得过用风燥等药，以再伤阴气，亦见道之言也。

（《临证指南医案·痹证按语》）

顾金寿

风寒湿痹，重用温疏

顾金寿，字晓澜，清代医家

戴　脉沉而涩，风寒湿三气成痹，周身窜痛，误服凉剂，致手足如缚，叫号终日，粥饮不进，危如朝露，两尺虽无力，尚不豁然而空。舌如腻粉，急用温散大剂，似尚可救。

大熟地一两　制黑附子一钱　当归茴香炒，三钱　上瑶桂五分　大白芍一钱五分　桑枝酒炒，五钱　丝瓜络三钱　片姜黄一钱五分　茯苓三钱　薏米一两

煎汤代水凉服。

又。手足大舒，人已杖而能起，据述服药后，周身汗出津津，痛势已减去八九，连进薄粥两三次，脉象已起，但虚大而浮，再照昨方加生脉散。

又。脉平痛定，惟两足尚觉少力，且素有脚气，每夏必发，可以丸药缓调矣。

健步虎潜丸，每服三钱，开水送下。

问：盛暑痹痛，身热面赤，散亦合时宜，何以几成不起。吾师转以大温收功也。曰：脚气逢夏而发者，阴分素有寒湿，因地气上升，故窜痛上逆。早服温疏，原可不至于此，至此已变格阳伤寒，治以大温一定之法。时虽盛暑，中病则神，况又凉服，如冷香饮子耶。

（《吴门治验录》）

王孟英

清泄痰热，养阴宣痹

王孟英（1808~1868），名士雄，清代医家

某媪　年六十余，患腰腿窜痛，闻响声，即两腿筋掣不可耐，且必二三十次。卧榻数载，诸药罔效。孟英察脉沉弦，苔腻便秘。亦因久服温补而致病日剧也。与雪羹、羚（羊角）、楝（实）、胆星、橘络、竹沥、丝瓜络，吞礞石滚痰丸及当归龙荟丸，四剂，大泻数十次，臭韧异常，筋掣即已。乃去二丸，加（山）栀、（黄）连、羊藿，服六剂，即健饭而可扶掖以行矣。

某　劳力人，阴分素亏，骤感风湿，两足刺痛酸软，不能稍立。孟英以六味地黄汤加独活、豆卷，一剂知，二剂已。

徐月岩室　患周身麻木，四肢瘫痪，口苦而渴，痰冷如冰，气逆欲呕，汛愆腹胀。频饮极热姜汤，似乎畅适。深秋延至季冬，服药不愈。孟英诊脉：沉弦而数。因问曰：溺热如火乎？间有发厥乎？病者唯唯。遂以雪羹、旋（覆）、赭（石）、栀（子）、楝（实）、（竹）茹、（石）斛、知母、花粉、桑枝、羚羊（角）、橄榄、蛤壳为方，送下当归龙荟丸，服之递减，二十剂，即能起榻。乃去羚（羊角）、赭石，加洋参、生地、苁蓉、藕（汁），投之渐愈。

高某　患两膝筋络酸痛，略不红肿，卧则痛不可当，彻夜危坐。孟英切脉，虚细，苔色黄腻，咽燥溺赤。与知（母）、（石）斛、栀

（子）、楝（实）、牛膝、豆卷、桑枝、竹沥为方，送虎潜丸，旬日而瘳。

谢谱香 素体阴虚，忽患环跳穴痛，始而下及左腿，继而移于右腿，甚至两足转筋，上冲于腹间，或痛自乳起，下注于髀，日夜呼号，肢冷自汗，略难反侧。医见其血不华色，辄投补剂。迨仲春孟英自江西归，诊脉弦软微滑，畏热知饥，溲赤便坚，舌红不渴。乃阴虚而痰气滞于厥阴也。

以苁蓉、鼠矢、竹茹、丝瓜络、橘核、茴香汤炒当归、吴萸汤炒黄连、川椒汤炒乌梅、延胡汤炒楝实、海蛇，凫茈为剂，一服即减，数啜而安，继与虎潜加秦艽而起。

（《王氏医案》）

马培之

痹证医案撷萃

马培之（1820~1903），名文植，晚清医家

黄左　黄桥。

伤湿，左足外踝痛至腿膝，麻冷难于任步。拟养血温经。

当归　桂枝　巴戟　秦艽　加皮　附子　独活　怀牛膝　生地　木瓜　狗脊　红枣　陈酒

某　罗市湾。

左肝肾两亏，风与湿邪袭于经络，左股胯筋脉强痛，转动不利，防有痿废之虑，拟养血荣筋，宣通血脉。

大生地二钱　当归一钱五分　甜瓜子三钱　黄柏酒炒，一钱五分　炒白芍一钱五分　丹皮一钱五分　金狗脊三钱　桑枝二钱　鳖甲三钱　秦艽一钱五分　地龙酒洗，二条　川牛膝一钱五分　丝瓜络一钱五分

阚右　黄桥。

营血不足，肝脾之气不和，胸腹作胀，食入不舒，足跗浮肿，肢节作痛，夹有湿邪，流窜经络。拟养营和畅脾肺，兼利节络。

当归　青皮　香附　胡麻　怀牛膝　茯苓　丹参　黑料豆　苡仁　川断　秦艽　桑枝　佛手

二诊：肢节痛减，胸腹未舒，或嘈或胀，外而面浮，下则足肿，血虚脾不转运，湿邪随气上下，拟运脾养营，以渗湿邪。

原方去胡麻、香附，加厚朴、乌药。

三诊：肢节痛愈，胸腹内胀渐松。惟肢面之肿未退，湿犹未清，脾气犹滞。仍宜运调一法，脾运而湿自轻。

当归　桑皮　怀牛膝　丹参　稆豆皮　苡仁　川断　北沙参　加皮　佛手　青皮　茯苓　姜皮

每早仍服资生丸二钱。

某　江北，天星桥。

血虚风入节络，四肢筋节作痛，十指尖肿如槌，头目眩晕。拟养血祛风，兼利节络。

当归　芍药　蒺藜　桑枝　川断　桂枝　天麻　丹皮　牛膝　秦艽　独活　白茄根　陈酒

王左　海安。

脉弦大而虚，肝、脾、肾三经不足，营卫不和；时恶寒热，肩背筋脉不舒，足膝酸乏，得于去秋时病之后，营血未充。当补三阴。

当归　牛膝　川断　首乌　茯苓　怀山药　冬术　党参　沙苑　女贞　芍药　枣

宋左　宜兴。

脉浮弦而缓，风与湿邪入于经络，左股腿作痛，卧难转侧，势成痹患。

当归　川牛膝　苍术　川桂枝　炙乳没　桑枝　苡仁　威灵仙　五加皮　防己　独活　陈酒

某右　北山。

营卫两虚，夹有湿痰，左肢作麻，筋节作痛。拟养营利节。

川芎　秦艽　苡仁　生地　当归　丹参　川断　茯苓　白芍　五加皮　桑枝

某　肝郁气滞，营卫失于流行，胸胁作胀，左肩臂走注作痛，肌肤木硬不和。拟养营疏肝。

当归一钱五分　丹参一钱五分　秦艽一钱五分　川郁金一钱五分　枳壳一钱　木香四分　青皮一钱　法半夏一钱五分　乌药八分　云苓二钱　甜瓜子三钱　橘叶十片

赵左　江西。

经以三阴发病偏于左。左肢不用而痛，指节拳挛，足跗肿而木硬，已逾半载。脉象数细，左关较弦，肾水不能涵木，阳化内风，阳明湿痰，趋走于络，此偏于中经之候。夜分小溲短数，口角流涎，气阴两亏，内风不靖，阳明痰热不清，凝痹于络。拟养阴柔肝，化痰通络。

北沙参　橘红　丹参　法半夏　当归　甜瓜子　桑枝　竹二青　麦冬　川贝　云苓　秦艽　夜交藤

吴左　常州。

肝肾不足，寒、风、湿邪袭于下焦，留于脉络，股腿痹痛，连及足踝，时发寒热，业已有年。当养营温通经络。

当归　白术　巴戟天　五加皮　牛膝　秦艽　丹参　续断　萆薢　苡仁　桂枝　陈皮　桑枝

外用：姜皮、祁艾、木瓜、红花各三两，丁香十四粒。

上药煎汁两大碗，用紫花布十方，剪如护膝样，浸于药汁内，日晒夜浸，收干为度，每层用硫黄细末，掺少许夹好，以黑布一尺作面，再用细辛三钱、荜茇二钱、草乌二钱、官桂三钱，共研细末，撒包布内层中，着肉扎贴。

张左　奔牛。

膝为筋府，足三阴所过之地。脾肾不足，湿邪逗留经络，左膝膑肿胀数年，不甚作痛，湿痹证也。当利湿通络。

全当归　防己酒炒　独活　炒苍术　萆薢　川桂枝　秦艽　桑

枝　炒黄柏　五加皮　法半夏　川牛膝　苡仁

贴麝香散洋冰膏药。

薛左　杨柳埠。

湿痹，两足跗肿痛数年，不时举发，筋脉抽掣，阴虚络中有热。当养营、利湿、通络。

当归　萆薢　黄柏　赤芍　炙鳖甲　牛膝　秦艽　防己酒炒　桑枝　陈酒　独活

二诊：原方去当归、牛膝、独活、秦艽，加玄武板三钱、玄参一钱五分、地骨皮二钱、知母一钱五分、天冬一钱五分、羚羊片一钱。

三诊：足跗肿痛已减，跟踝肿热未退，夜分痛甚，痛如火燎。仍养荣清络。

川黄柏　防己　鳖甲　独活　秦艽　木通　参三七　忍冬　瓜络　知母　萆薢　牛膝　络石藤

另服滋肾丸、知柏地黄丸各一钱。

洗药方：紫苏叶三钱　白芷一钱　没药一钱五分　独活三钱　木瓜三钱　葱一两

煎水洗。

某　段家桥。

气血不和，湿邪入络，遍体痹痛。当和营化湿。

全当归　苍术炒　桂枝　麻黄　羌活　秦艽　海风藤　延胡索　川芎　片子姜　威灵仙　乌药　桑枝

某　风湿相搏，上下四肢流走作痛，古称周痹，恙已数十年，不易速愈。新邪宜急散，宿邪当缓攻，拟以动药搜剔之。

蜣螂虫　全蝎　地龙　穿山甲　川乌　麝香　乳香　蜂房

无灰酒煮黑豆汁为丸。

王左　小河。

痰湿不化，肌肤木厚，耳鸣，腰肋如束。流气化痰。

半夏三钱　杏仁三钱　南沙参四钱　川贝母一钱五分　磁石三　橘红一钱　苡仁八钱　枳实一钱　竹茹五钱　云苓三钱

某　肾藏精主骨，肝藏血主筋，肝肾血液内亏，虚而生热筋脉无血荣养，则骨痿筋挛，动则作痛，卧则抽掣，尾闾骨凸出，腰脊作酸，督脉亦虚，脉象虚弦带数，弦为肝阴之亏，数为营血之耗，肌肉销铄，大便艰难。拟养肝阴，滋肾液，俾阴充血旺，恙可渐痊。

大生地　川断　怀牛膝　归身　阿胶　女贞　菟丝饼　参须　旱莲草　白芍　桑寄生　黑料豆　鹿衔草　红枣　猪蹄筋

某　历节风痛，四肢骨节肿胀。

羌独活　秦艽　防风　当归　麻黄　威灵仙　晚蚕沙　苍术　黄柏　五加皮　川牛膝　红花　桑枝　活地龙　乳没

某　中土素亏，木不和畅。现下左肩臂痛，举动维艰。阳明为十二经络之长，主束骨而利机关，臂痛当责之阳明。拟培气血以荣经脉，是否请酌。

黄芪　炙草　白芍　续断　木瓜　陈皮　白术　当归　桂枝　秦艽　威灵仙　桑枝

某　经以身半之下，湿中之也。湿之中人也缓，其为疾病，或痿或痹。经治两足行动大为轻便，多行足乏，究系高年，气与血亏之故。仍培气血，通经络以走湿邪。

黄芪皮　五加皮　白芍桂枝炒　独活　木瓜　附片　苡仁　当归　炮姜　牛膝　巴戟　秦艽　桑枝

某　肝、脾、肺三经不足，风、寒、湿三气下袭。髀枢穴痛，大肉渐瘦，痛得热较安，久延防成瘫痪。急宜培补三阴，以通经络。

生地　羌活　当归　鹿角霜　防风　菟丝子　木瓜　枸杞子　白芍　巴戟　川断　牛膝　桑枝酒炒

某　背之中行属于督脉，旁开两行属足太阳，肝肾不足，太阴、阳明积有饮邪。向有呃逆吞酸之患，饮邪入于太阳，流于脊之募俞，督脉乏运行之气，脊背酸痛，有如负重。脉象双弦，双弦曰饮。拟和营卫，兼开太阳，以逐饮邪。

当归　半夏　白芍　橘络　枸杞　川断　丹参　桂枝　天麻　蒺藜　秦艽　姜竹茹

某　太阳为寒水之经，行身之后，寒湿乘之，腰股尾闾作痛，经气不行，积湿日甚，腰腿作痛，小水不利，防其入腹。拟开太阳，以走湿邪。

苍术　猪赤苓　萆薢　苡仁　陈皮　姜皮　桂枝　泽泻　川牛膝　车前子　秦艽　桑枝

某　经曰：腰半以下，肾所主也。肾虚湿着，太阳经气不司流行，阳明主润宗筋，以束骨而利机关，湿流经隧，太阳、阳明开合不利，以致下体重着，腰臀如束，二便欠利，阴晦之日尤甚，脉沉小而滑，虚中夹实，的确无疑。抱恙两年，难冀速效，络中之病，药力难以直达，宜和营卫，宣通经络，徐徐调治。

苍术　怀牛膝　五加皮　萆薢　黄柏　防己　丝瓜络　当归　苡仁　丹参　续断　桑枝

某　腰脊以下，肾所主也。肝肾不足，血不荣筋，脾有湿邪，流窜经络，荣卫之气不利，腰腿痛痹。数年来足膝麻木无力，是由痹成痿之象。宜填下焦，兼和营舒络之法。

生地　当归　怀牛膝　杜仲　川断　天麻　加皮　黄芪　金狗脊　鹿角霜　木香　丝瓜络　桑寄生　红枣

某　形丰脉濡，气血皆亏，肝肾之气，又少约束，血脉不营，腰半以下，坠胀作酸，经行尤甚。当益气养营，以培肝肾。

党参　白芍　杜仲　茯苓　陈皮　怀山药　红枣　归身　续

断　乌贼骨　黑料豆　炙草　潼蒺藜

某　肝肾阴亏于下，肝阳浮越于上，腰半以下重着无力，头目作眩，理当填补下焦。但舌苔黄滑，中夹湿邪，腻补未宜，拟育阴清上。

生地红花炒　牛膝　杜仲　陈皮　女贞子　菟丝饼　红枣　当归　川断　半夏　苡仁　加皮　黑料豆

某　肝肾血液内亏，肺气又虚，督脉乏运行之象，背之八、九、十椎作痛，震动心胸，不堪受凉，督阳亦虚。经云：督脉为病，脊强反折。虑有痿躄之患，当肝肾两培。

熟首乌　鹿角霜　金毛脊　白芍　川断　菟丝子　猪脊筋　枸杞子　党参　当归　杜仲　木香　焦冬术

某　药进后呕止寐安，溺仍短赤，四肢麻木，腰酸腹胀，湿热不清，仍宜前法加减。

丹参　黄柏　萆薢　丝瓜络　加皮　牛膝　苡仁　茯苓　秦艽　南沙参　泽泻　陈皮　桑枝

某　体丰之质，外强中干，营卫之气交衰，夹有痰湿，逗留营络，右肩臂麻木酸楚，巨指指节间肌肉壅肿，筋结成瘤，延防偏枯、类中之虞。宜营卫并调，兼利节络。

当归　白术　牛膝　蚕沙　橘红络　甜瓜子　天麻　生地　怀山药　黄芪　续断　丹参　半夏　丝瓜络

某　风、寒、湿三气杂至合而为痹，风胜则动，寒胜则痛，湿胜则肿，数年来时作时止，防成残废。急宜和营通络。

豆卷　秦艽　丝瓜络　白茄根　桑枝　蚕沙　橘络　海风藤　归尾　防风　牛膝　防己　忍冬藤

某　脉象两关小滑而数，两尺沉细，营阴不足，脾有积湿，生痰聚饮，肝阳化风，驱脾经湿痰，走窜经络，四肢骨节作酸，下部乏力，肤腠并发斑疹，色红微作痛痒，乃湿外达之机，是佳兆也。然虑络湿久羁，酿成痹患。拟养阴柔肝。

当归　牛膝　秦艽　丹参　竹茹　苡仁　菊花　丝瓜络　狗脊　生地　丹皮　桑枝　白术　橘络　五加皮　半夏　晚蚕沙

某　肺司皮毛，脾主肌肉，阳明湿热，行于肌表，血脉不能荣润四肢，肌肤干燥作痒，有时发疹，腿膝骨骺酸痛作响，伏风伏湿，逗留经络。宜和营利湿，以逐伏风。

黄芪皮　大胡麻　秦艽　生地　络石藤　紫草　当归　丹皮　玉竹　豨莶草

某　中虚之体，受不正之风气，袭于手三阳经络，而致气血不调，筋节不利，左胯拘挛，骺间不能举动，系湿热风气不泄。宜清泄疏风。

当归二钱　秦艽二钱　怀牛膝二钱　海风藤三钱　川独活酒炒，二钱　桑寄生二钱　木防己二钱　新红花五分　延胡一钱　木香五分　广橘皮白各一钱　甜瓜子研，三钱　桑枝四钱　生熟苡仁各三钱

某　左膝肿痛，不能行走卓立，大便泄泻，脉来弦紧。此脾虚有湿热，凝于经络，流于下部也。古谓肿属湿，痛属火。当参而治之。

苍术　黄柏　猪苓　桂枝　五加皮　甘草　防风　木通　米仁　泽泻

二诊：肿消泻止，宗原方加减，以丸缓图。

苍术　乌药　杞子　杜仲　苍耳子　米仁　黄柏　丹参　归身　五加皮

酒糊为丸。

某　下痢之后，湿邪入络，四肢骨节作痛。拟和营、利湿、通络之品。

当归　川黄柏　苡仁　防己　苍术　川独活　丹参　川草薢　五

加皮　秦艽　桑枝

某　手足肿痛，痛处觉热，饮食减少，面青肌瘦，脉弦细数。此血虚受寒，营不营于中，卫不卫于外，营卫不行，肢节肿痛，病名周痹是也。治当养血舒筋，疏风化湿，俾筋络通畅，则肿消热退而痛止矣，痛止后当大补阴血，实其下元。

五加皮　苍术　当归　防风　黄柏　羌活　紫荆皮　红花　米仁　苍耳子

二诊：肿痛已减，肝肾阴血未充，湿热未清。

生地　龟甲　牛膝　苍术　黄柏　蚕沙　米仁　当归　秦艽　苍耳子　海桐皮

调理丸方：人参　熟地　枸杞　鹿角胶　黄柏　桂心　泽泻　苍耳　虎骨　怀牛膝　仙茅　蚕沙　茯苓　秦艽

蜜丸。

某　肝藏血主筋，肾藏精主骨，肝肾阴亏，寒、风、湿邪客于太阳，腰股作痛数年，或轻或剧，夏秋以来，腿、膝、腰、胯、足强不荣，已成残废。宜培肝肾，以利筋络。

生地　续断　旱莲　女贞子　宣木瓜炒　白芍　狗脊　当归　络石藤　怀牛膝　桑枝

复诊：肝肾阴亏之质，脾湿下流于络，腰、膝、股、腿、足筋脉僵硬，不能屈伸，脉来两部滑数，遇重寒尚不觉冷。其中伏热伏湿不尽，补剂暂缓。拟和血气以通经络，缓缓调治。

北沙参　苡仁　秦艽　牛膝　当归　木瓜　苍耳子　大白芍桂枝炒　五加皮　白术　女贞子　桑寄生

洗方：当归　艾绒　木瓜　威灵仙　红花　桂枝　桑枝　五加皮

某　六脉大而无力，手足肢节肿痛，肌肉消瘦，日进粥一碗，月汛两月一行，此名行痹。

人参　白术　米仁　当归　枸杞　杜仲　附子　秦艽　防风　甘草　黄柏　龟甲　苍耳子　晚蚕沙

二诊：痛止肿消。

改用六君子加当归、白芍、米仁、丹参、红花、紫荆皮、石斛。

某　手足拘挛，指节不能屈伸，由气虚血弱，邪乘虚入，不能束筋骨而利机关。不可误作风治，当大补气血。

人参　鹿角胶　虎骨　当归　丹参　地黄　炙龟甲　苍耳子　生姜　红花　生米仁　加皮

某　气虚夹痰，肝血又亏，右手足作麻，胸胁作痛。拟和荣、理气、化痰。

当归　丹参　白蒺藜　法半夏　制香附　橘络　茯苓　炒白芍　姜竹茹　桑枝　红枣　豨莶草蜜水炒

某　痛痹手足瘰疭，周身尽痛，不能转侧，口干烦躁，其脉弦数涩。此阳明津液不足则生热，热胜则生风。手足瘰疭者，风淫末疾也；口干烦躁者，火邪内炽也。治宜滋燥清热，不治风而风自息矣。

生首乌　生地　黄连　秦艽　半夏曲　桔梗　枳壳　黄芩

某　右手疼痛，右脉滑于左手。此湿痰生热，热生风。治宜化痰清热，兼流动经络。

二陈汤加威灵仙、黄芩、僵蚕、秦艽。

某　痹证有因于风，故附在风懿、风痱之后。病以外风入络，四肢走窜作痛，继之血少肝虚，脉络不荣，肩臂、手指拘强，心悸、头目眩痛，迄今二十年，防有痿痹之虑。拟养阴血，兼利节络。

大生地　白芍　毛脊　鳖甲　丝瓜络　牛膝　全当归　续断　蚕沙　桑枝　甜瓜子　柏子仁　紫丹参　红枣

某　思虑烦劳，心脾受亏，木气怫郁，夹有湿邪，入于脉络，二气，不能周流，始则寒热，继则腹痛。四肢麻痹，筋脉作痛，足乏力不能任步，口甜谷食少香，肝脾两病。拟养阴和畅肝脾，以化湿热。

全当归　秦艽　牛膝　薄橘红　竹二青　桑枝　紫丹参　茯苓　法半夏　络石藤

某　白虎历节风，两手腕肿热作痛，防成残废。急宜疏风解毒一法。

羚羊　京赤芍　蚕沙　石膏　淡黄芩　左秦艽　羌活　丝瓜络　粉甘草　地龙　汉防己　大木通

某　阴痰愈后，腿膝常作肿痛，足弯筋强，络湿不清，营血不能流贯。拟和营、利湿、通络。

当归　丹参　苍术　黄柏　苡仁　川萆薢　牛膝　宣木瓜　茯苓　秦艽　桑枝　五加皮

某　血不养肝，肝风内动，气机不利，脘闷呕吐，左肢走注作痛，上及头颈，蒂固根深，难以速效。拟养营柔肝。

当归　紫丹参　白芍　黑料豆　天麻　川续断　合欢皮　牛膝　蒺藜　红枣

某　阴虚络热，痛自足踝，上及环跳，肉瘦膝肿，虑成瘫痪。急当养阴，清通经络。

沙参　生鳖甲　当归　丹参　羚羊角　川黄柏　玄参　女贞子　麦冬　丹皮　丝瓜络

某　右指麻固是气虚，而精神脉象不见衰弱，放心可也。

西洋参三钱　枣仁三钱　当归二钱　茯苓神二钱　丹参二钱　山药五钱　桂圆肉三枚　谷芽四钱　杞子三钱　黑芝麻三钱　首乌四钱　红枣五枚　桑枝五钱

过左　经云：掌得血而能握，今指屈而难伸，此血不荣于脉络。

但补血，血不能骤生，还当先补气，所谓无形者能生有形也，然绝欲为嘱。

黄芪酒炒，六钱　当归酒炒，六钱　木瓜二钱　秦艽二钱　鹿筋炒，二钱　红枣三个　向阳桑枝酒炒，一两

此方六七剂后，加炒冬术二钱、陈皮一钱、茯神中木一钱、帽纬屑一钱、凤仙根三钱、忍冬藤五钱。

某　舌苔滑白，脉至迟软，肩酸麻。犹有湿痰不清。

桑枝酒炒，一两　松节六钱　苡仁五钱　茯神中木一钱　半夏一钱　秦艽二钱　炒白术二钱

冯左　夏溪。

痛风，四肢骨节作痛，筋脉挛缩，虑成残废。

当归　羌活　秦艽　白芍　蚕沙　川芎　丹参　川续断　小生地　风藤　川牛膝　麻黄四分　川乌一钱　桑枝

杨某　西崦。

风、寒、湿三气入络，四肢遍体无形麻而且痛。当调和营卫，宣利关节。

全当归酒炒　左秦艽　粉丹皮　川桂枝　生赤芍　广郁金　泽泻　丝瓜络　络石藤　茯苓　防己

此证由于冒风雨以致痹，而医者以为流注而治之，膏药贴身殆遍，终不愈。就诊马先生，先生一笑去之，饮以此方，两剂而痊。

某左　面青色暗，左足不伸，脉至沉迟，此寒邪入于厥阴、少阴。宜温通养血，佐以舒筋活络。

当归一两　怀牛膝二钱　木瓜二钱　苡仁一两　川独活一钱　杜仲一两　续断三钱　忍冬藤五钱　肉桂四分　凤仙梗四钱　陈酒冲，一杯

陈左　两足酸痛，既不能伸，又不能屈，医药数年不愈。今面色萎黄，六脉细数无力，不独伤阴，气亦亏矣。则寒湿沉痼于筋骨之

间，非急切可愈，缓缓图之可也。但饮食寒暖，均宜小心，否则恐有人事不慎之变。

熟地一两　杜仲一两　宣木瓜二钱　秦艽二钱　麦冬一钱　全当归五钱　杞子三钱　苡仁一两　金银藤五钱　续断二钱　血竭一钱　没药去油，四分　冬术一钱　洋参二钱　茯神中木二钱　熟附子八分　金毛狗脊二钱　羊脚骨四钱　鹿筋二钱

某左　两足酸痛，屈伸不便，脉细数，左关尺尤甚。此肝肾不足，风、寒、湿乘虚内袭。用独活寄生汤加减。

独活一钱　牛膝二钱　厚杜仲八钱　续断三钱　木瓜二钱　全当归一两　苡仁一两　草薢一钱　赤茯苓三钱　防风一钱　秦艽三钱　虎胫骨四钱　没药　茯神中木　桑节

（《马培之医案》）

郑钦安

膝肿痛治法圆通

郑钦安（1824~1911），清末医家

膝肿痛一证，有由外感寒湿之邪，闭塞关节者，有阳虚者，有阴虚者。

因外感寒湿而致者，或贪凉而足履水，或偶受寒邪而经络闭塞，渐至两膝痛（诸书有历节风，鹤膝风之说）。由其寒湿之邪，从外而入，闭其运行之机。膝处空虚之地，最易藏邪，气道壅滞，水湿渐增，郁生热，而成膝肿痛之疾，法宜发汗行水为主，如小青龙汤或麻黄汤加茯苓、泽泻之类。

因阳虚者，由其素秉不足，阴邪寒湿丛生，流入下焦关节屈伸之处；或胃阳不足，过于饮酒，酒湿之邪，流入关节，阻滞不行，而膝肿痛。但其症多皮色如常，漫肿微痛，实属阳微不能化阴，法宜温固脾肾之阳，如回阳饮加桂、苓、益智、故纸、茴香、砂仁之类，多服自愈，切不可性急而信心不坚。因阴虚者，由其素秉阳旺，过食醇酒厚味，湿热毒邪，流入下焦关节处，运行不畅，遏郁而红肿便生，法宜养阴清热，兼理气除湿为主。如黄连阿胶汤加苓、术，补血汤加秦艽、羌活、桑根、香附、麦芽之类。此数法不过明其阴阳大致，究竟认证，全在活法，神而明之。

（《医法圆通》）

张聿青

流化湿滞，宣络蠲痹

张聿青（1844~1905），名乃修，晚清医家

席左　每至寅卯之交，辄腹中胀满，蔓及腰脊，髀关亦觉重着作痛。脉沉而滑，苔白腻浊。此肝气挟痰内阻。用太无神术散法。

苍术　陈皮　藿香　香附　赤苓　白苓　川朴　甘草　菖蒲　薏仁　炒枳壳

二诊：胀满大退，然髀关仍然作痛。湿滞渐开，络痹未宣。再宣络而理湿邪。

萆薢　茯苓　独活　防己　菖蒲　薏仁　秦艽　桂枝　藿香　桑寄生　平胃丸

三诊：胀满已舒，髀关作痛亦减，然身重力乏气短。病渐退，气渐虚，调理之品，恐助邪势，且缓补救。

桂枝　汉防己　生薏仁　郁金　橘皮络　川萆薢　秦艽　白茯苓　杜仲

四诊：髀关尾闾作痛稍减，其痛尾闾为甚。还是湿痰所阻。

苍术　制半夏　陈皮　薏仁　泽泻　黄柏　川桂枝　茯苓　猪苓　萆薢

五诊：尾闾作痛，而腰脊髀关经脉牵掣，步履不便。脉象沉郁，重按带滑。湿痰留络，恐成痹证。

制半夏二钱　左秦艽一钱五分　建泽泻一钱五分　生薏仁四钱　川革薢二钱　白茯苓三钱　橘皮一钱　橘络一钱　丝瓜络酒炒，一钱　指迷茯苓丸先服，三钱

六诊：腰脊髀关牵掣已舒，腹中又复胀满。络气已宣，而气湿究未得出。再理湿化痰，开郁行滞。

制半夏　茯苓　生薏仁　橘皮　橘络　制香附　川革薢　泽泻　木猪苓　左秦艽　越鞠丸

七诊：气滞已宣，胀满已退，而腰府仍觉不舒。还是湿阻络隧。再和中理湿。

制半夏一钱五分　薏仁四钱　旋覆花二钱　风化硝八分　建泽泻一钱五分　川革薢二钱　真猩绛五分　青葱管二茎　左秦艽一钱五分　乌药二钱　白茯苓三钱

八诊：尾闾作痛递减，左腰脊气觉滞坠。再流化湿滞，以宣络气。

制香附　半夏　茯苓　枳壳　焦苍术　广皮　川革薢　薏仁　泽泻　二妙丸

孙右　腰脊髀关腿股俱觉作痛，肩臂难以举动。脉象弦滑。血虚肝风入络，络热则机关为之不利。不易图治也。

酒炒桑寄生三钱　左秦艽一钱五分　川桂枝五分　木防己二钱　光杏仁三钱　煨石膏四钱　生甘草五分　生薏仁四钱　革薢二钱　桑枝酒炒，五钱

二诊：宣络以清蕴热，仍难步履，腰脊髀关，酸多痛少。病从血崩之后，由渐而来，的属血虚奇脉纲维失护。再通补奇脉，而益肝肾。

白归身酒炒，二钱　菟丝子盐水炒，三钱　干苁蓉二钱　怀牛膝酒炒，三钱　潼水苑盐水炒，三钱　金毛脊四钱　甘杞子三钱　厚杜仲三钱　仙

灵脾二钱

三诊：症属相安。的是肝肾空虚，纲维失护。效方进退。

干苁蓉二钱　杜仲三钱　生蒺藜三钱　甘杞子三钱　炒萸肉一钱五分 菟丝子盐水炒，三钱　怀牛膝酒炒，三钱　白归身酒炒，二钱　桑寄生酒炒，三钱　海风藤三钱

四诊：来函云舌苔光剥已润，腰脊髀关，酸多痛少，胸背作痛。从调摄肝肾之中，参以祛风宣络。

干苁蓉二钱　厚杜仲三钱　酒炒桑寄生三钱　白茯苓三钱　醋炙虎胫骨四钱　怀牛膝酒炒，三钱　粉萆薢一钱五分　甘杞子三钱　木防己二钱　左秦艽一钱五分　川独活一钱　海风藤三钱

（《张聿青医案》）

余景和

祛湿槟榔饮，久痹剔痰瘀

余景和（1847~1907），字听鸿，晚清医家

常熟大市桥王姓　年二十五六，面色青黄，足肿如柱，胀至腰，腰重不能举，足软不能行，其父背负而至。余问曰："此症起于何时？"答曰："已一年有余，服药近二百剂，鲜效。"余诊其脉，涩滞不利，下体肿胀，足弱不能行，腰重不能举。余曰：此证虽未见过，揣其情，即黄帝所谓"缓风湿痹"也。《金匮》云"着痹"，湿着而不去，腰中如带五千钱。《千金》云"脚弱病"，总名谓之"脚气"，甚者上冲心腹，亦能致命。此证服补剂，往往气塞而闭者甚多。服表药而死者，未之有也。断不可因久病而补之。余进以活命槟榔饮方：

橘叶四钱　杉木片一两　陈酒三两　童便二两

水二碗，煎至一碗，调入槟榔末二钱。

服后，将被温覆而卧，遍身汗出如洗，肿退一半。再服一剂，汗后肿即全退，足渐能步履。

复诊，更《本事》杉木散方加味：

杉木片五钱　大腹皮二钱　槟榔二钱　橘皮　橘叶各二钱　防己二钱　附子四分

酒二两，童便二两，服三剂病痊。其父曰："药价极廉，不及百文，四剂即能愈此一年余之重症，神乎技矣！"余曰："药贵中病，不

论贵贱，在善用之而已。" 古人之方，不欺后学，所难者中病耳，如病药相合，断无不效验者。

诸痛之证，当分气血、寒热、脏腑、经脉，断不可笼统而混治之。

邵镜泉 浙江会稽人，在常熟南门开合泰槽坊，始以正坐，有友与之嬉，猝自后压其背，当时无所苦，后数月咳嗽吐痰，其痰似乎从背脊上行，由肺咳吐而出也。旋腰间络脉如束带，收紧作痛，继则腹中攻痛，已而筋松痛舒，以手按之，不拘腰腹，其气即阻于掌下，按久则掌下高突，气聚不散，而痛势更甚。伊服用七厘散伤药之后，痛热不休，手按于何处，掌下即痛，腰中收束之痛，一日夜十余次，已有年余。后有医进以附、桂、杞子、鹿角、杜仲、党参等服二十剂，不热不胀，痛势依然。邀余诊之，述其病情，余曰："气攻腹中，痛后即散者，《难经》云：气之不通，为聚为瘕，瘕者假也，或有或无。聚者，气之所聚，或聚或散。久痛则入络，气窜于络，被瘀阻不通则痛。

用手按之，掌下高突者，络中气至不能流通，其气聚于掌下，似觉皮肤高突也，手去则气道通而痛平。腰间如束带，收之则痛，松之则舒，此乃久痛伤络，累及奇经带脉之隧道，被气血阻滞，气行至此，不能通达。故脉络俱收紧，引东牵西也。吐出之痰，似乎在背脊、胸胁、肩臂诸经络出者，络虚则津液渗入，多服热药，则煎熬成痰，此经络病也，躯壳病也，气血病也，与中宫脏腑毫不相干。若服热药，反助火为痰，呆滞气血。以余鄙见，当从仲景虫蚁搜剔之法，细审鳖甲煎丸，即知其法。当先服指迷茯苓丸二两，作六天服，先去络中之痰，服后，痰咳渐少，后以土鳖虫一个，地龙一条，虻虫一个，蜣螂一个，僵蚕三条，鼠妇六个，六物炙脆为末，以丝瓜络一钱，橘络一钱，络石藤钱半，三味炙炭为末，以高丽参一钱，沉香三分，降香三分，檀香三分，木香三分，郁金三分，六味俱用酒磨汁。

又以青葱管一尺，韭菜根五钱，二物捣汁。又以红花五分，当归二钱，新绛五分，怀膝尾钱半，四味煎浓汁，用陈酒二两，将各汁和透，炖温，冲服前末，服三剂，痛去其半。后以原方加穿山甲钱半，同煎，又加黄鳝血二钱，冲和服。服四五剂，痛减八九，后以理气和营通络之剂调理而愈。后四年得胃痈症而逝。

（《余听鸿医案》）

丁甘仁

痰湿逗留，营卫痹塞
和营祛风，化湿通络

丁甘仁（1865~1926），名泽周，晚清民国医家

杨右　手足痹痛微肿，按之则痛更剧，手不能抬举，足不能步履。已延两月余。脉弦小而数，舌边红，苔腻黄，小溲短少，大便燥结。体丰之质，多湿多痰，性情躁急，多郁多火，外风引动内风，挟素蕴之湿痰入络，络热，血瘀不通，不通则痛。书云：阳气多，阴气少，则为热痹，此症是也。专清络热为主，热清则风自息，风静则痛可止。

羚羊片先煎，一钱　鲜石斛三钱　嫩白薇一钱五分　生赤芍二钱
生甘草五分　茺蔚子三钱　鲜竹茹二钱　丝瓜络二钱　忍冬藤四钱　夜交藤四钱　嫩桑枝四钱　大地龙酒洗，二钱

复诊：前清络热，已服十剂，手足痹痛十去六七，肿势亦退，风静火平也。惟手足未能举动，舌质光红，脉数渐缓，口干欲饮，小溲短少，腑行燥结。血不养筋，津液既不能上承，又无以下润也。前方获效，毋庸更张。

原方去大地龙，加天花粉三钱。

又服十剂，痹痛已止，惟手足乏力。去羚羊片、白薇、鲜石斛，加紫丹参二钱，全当归三钱，西秦艽一钱五分，怀牛膝二钱。

202

孔左 邪风湿热，挟痰稽留阳明之络，营卫痹塞不通，两肩胛痹痛，左甚于右，左手腕漫肿疼痛，势成历节风。证属缠绵，拟桂枝白虎汤加减。

川桂枝四分　熟石膏三钱　生甘草五分　嫩桑枝三钱　肥知母钱半仙半夏二钱　紫丹参三钱　海桐皮三钱　生黄芪四钱　全当归二钱　西秦艽二钱　大川芎八分　青防风一钱　指迷茯苓丸包煎，八钱

陈右 风湿痰入络，营卫痹塞不通，右手背漫肿疼痛，连及手臂，不能举动，形寒身热。舌苔白腻，脉象濡滑而数。证属缠绵，姑宜祛风化痰，祛瘀通络。

清水豆卷四钱　青防风一钱　西秦艽二钱　仙半夏二钱　枳实炭一钱炒竹茹钱半　晚蚕沙三钱　片姜黄八分　海桐皮三钱　生赤芍二钱　大贝母三钱　藏红花八分　嫩桑枝四钱　指迷茯苓丸包，五钱

二诊：右手背漫肿疼痛，连及手臂，不能举动。苔薄腻滑。风湿痰入络，营卫痹塞不通。再宜祛风化湿，和营通络。

清水豆卷八钱　青防风一钱　西秦艽二钱　生赤芍二钱　连翘壳三钱忍冬藤三钱　晚蚕沙三钱　片姜黄八分　海桐皮三钱　川桂枝四分　熟石膏打，三钱　鲜竹茹二钱　嫩桑枝四钱　指迷茯苓丸包，八钱

三诊：右手背漫肿疼痛，连及手臂，不能举动，风湿稽留络道，营卫痹塞不通。再宜和营祛风，化湿通络。

川桂枝三分　熟石膏打，三钱　生赤芍二钱　青防风一钱　晚蚕沙三钱　片姜黄八分　赤茯苓三钱　荆芥穗一钱　白蒺藜三钱　海桐皮三钱　丝瓜络二钱

四诊：历节风，右手背漫肿疼痛，连及手臂，不能举动，邪风湿痰，稽留络道，营卫痹塞不通。再宜和营祛风，化湿通络。

川桂枝四分　熟石膏五钱　生赤药二钱　青防风一钱　西秦艽二钱嫩白薇钱半　仙半夏二钱　海桐皮三钱　嫩桑枝四钱　片姜黄八分　晚

蚕沙三钱　大贝母三钱　茺蔚子三钱　指迷茯苓丸包，八钱

　　五诊：历节风痛去七八，漫肿未消，举动不能自然，湿痰逗留络道，营卫痹塞不通。再宜和营祛风而化痰湿。

　　全当归二钱　紫丹参二钱　茺蔚子三钱　京赤芍二钱　晚蚕沙三钱生草节六分　忍冬藤四钱　海桐皮三钱　大贝母三钱　炙僵蚕三钱　杜红花八分　嫩桑枝四钱　指迷茯苓丸包，四钱

（《丁甘仁医案续编》）

贺季衡

鹤膝风医案三则

贺季衡（1856~1933），名贺钧，清代医家

钱男 鹤膝风渐渐化脓，夜热胃呆，溲痛沥浊，脉细滑，舌红。肝肾两亏，湿热入络也。

潞党参三钱　泽泻二钱　炒苡仁五钱　炙黄芪三钱　大龟甲先煎，八钱　大熟地五钱　炒白术二钱　云苓三钱　怀牛膝二钱　川黄柏一钱五分　桑枝四钱　红枣三个

孙童 鹤膝风肿痛半年，已将成脓，夜分寒热，脉弦数。极难着手之候。

孩儿参三钱　生黄芪二钱　香独活一钱　怀牛膝一钱五分　宣木瓜一钱五分　西秦艽一钱五分　丝瓜络炙，二钱　甘草节八分　五加皮三钱　炒白术二钱　桑枝四钱　小金丹化服，一粒

林男 鹤膝风经治来，寒热清，胃纳复，膝上肿痛大减，惟交阴尚痛，痛甚则肌肉日削，脉细数。肝肾经血内夺，寒湿久羁经隧使然，最难速效。

潞党参三钱　炒茅术一钱五分　炒白术二钱　炒苡仁五钱　炙黄芪三钱　熟附片二钱　怀、川牛膝各一钱五分　当归二钱　泽泻二钱　川桂枝八分　宣木瓜一钱五分　桑枝四钱　红枣三个

丸方：大熟地蒸熟捣入，勿炒，研，三两　当归二两　宣木瓜二两　香

独活一两　巴戟肉二两　熟附片二两　炒茅术一两五钱　炒白术二两　怀牛膝一两五钱　桂枝尖五钱　潞党参三两　淡苁蓉三两　炙乳没各一两稀莶草四两　川草薢四两　炙黄芪三两

上味为末，桑枝四两、红枣五两煎汤，熟地捣糊为丸。如不成丸，量加白蜜。每服三钱，开水下。

（贺桐孙主编《贺季衡医案》）

张锡纯

益气化瘀愈痛痹

张锡纯（1860~1933），字寿甫，晚清民国医家

邻村窦某　年过三旬，于孟冬得腿疼证。

病因：禀赋素弱，下焦常畏寒凉，一日因出门寝于寒凉屋中，且铺盖甚薄，晨起遂病腿疼。

证候：初疼时犹不甚剧，数延医服药无效，后因食猪头肉其疼陡然加剧，两腿不能任地，夜则疼不能寐，其脉：左右皆弦细无力，两尺尤甚，至数稍迟。

诊断：此证因下焦相火虚衰，是以易为寒侵。而细审其脉，实更兼气虚不能充体，即不能达于四肢以运化药力，是以所服之药纵对证亦不易见效也。此当助其相火、祛其外寒，而更加补益气分之药，使气分壮旺，自能运行药力以胜病也。

野党参六钱　当归五钱　怀牛膝五钱　胡桃仁五钱　乌附子四钱　补骨脂炒捣，三钱　滴乳香炒，三钱　明没药不炒，三钱　威灵仙钱半

共煎汤一大盅，温服。

复诊：将药连服五剂，腿之疼稍觉轻而仍不能任地，脉象较前似稍有力。问其心中服此热药多剂后仍不觉热，因思其疼在于两腿，当用性热质重之品，方能引诸药之力下行以达病所。

野党参五钱　怀牛膝五钱　胡桃仁五钱　乌附子四钱　白术炒，三钱

补骨脂炒捣，三钱　　滴乳香炒，三钱　　明没药不炒，三钱　　生硫黄研细，
一钱

药共九味，将前八味煎汤一大盅，送服硫黄末五分，至煎渣再服
时，又送服所余五分。

效果：将药连服八剂，腿疼大见轻减，可扶杖行步，脉象已调和
无病，心中微觉发热，俾停服汤药，每日用生怀山药细末七八钱许，
煮作茶汤，送服青娥丸三钱，或一次或两次皆可，后服至月余，两腿
分毫不疼，步履如常人矣。

或问：猪肉原为寻常服食之物，何以因食猪头肉而腿疼加剧乎？
答曰：猪肉原有苦寒有毒之说，曾见于各家本草。究之，其肉非苦
寒，亦非有毒，而猪头之肉实具有咸寒开破之性，是以善通大便燥
结，其咸寒与开破皆与腿之虚寒作疼者不宜也，此所以食猪头肉后而
腿之疼加剧也。

（《医学衷中参西录》）

王仲奇

宣通经隧清化湿热，复原脏真通补兼施

王仲奇（1881~1945），民国医家

左　遗泄之后，风湿之邪乘精气之隙中于经隧，由腰髀酸痛渐及四肢，两足膝膑痛肿，不能行动，左手臂及小指、无名指骨骱肿而紫赤，溺数赤热，欲解不利，皆湿邪化热之象，所谓经热则痹也。湿热不攘，而内风亦甚，诚恐由痹而致痿厥。大旨以宣通经隧，清湿热，息内风治之。

金扁斛　刺蒺藜　茯神　木怀　牛膝炒　川萆薢　川黄柏炒　宣木瓜酒炒　鹿衔草　全当归　大豆卷　十大功劳　虎潜丸

早晨盐水送。

二诊：腰酸，右髀仍痛，惟得人扶掖或可稍行数步，颊车开合较舒，左手臂及小指、无名指骨骱肿而紫赤稍退，是经隧筋骨渐获宣利之效。清晨精自走泄，解溲余沥不清，亦无非腑有湿热，脏阴失坚使然。守原意为之。

金扁斛　刺蒺藜　野茯神　怀牛膝炒　川杜仲　川萆薢　川黄柏炒　木瓜酒炒　菟丝子　远志肉炒　大豆黄卷　石菖蒲　虎潜丸

早晨盐水送。

三诊：大凡邪中于经则痹，邪中于络则痿。今痛肿已愈大半，亦得自由行动，惟上阶下级仍颇困难，颊车开合较舒，然未如常，所以

言语微涩，腿髀仍痛，精自走泄。经隧未尽宣，脏真未复原，缓图可以获瘳。

金扁斛　刺蒺藜　野茯神　怀牛膝炒　白麻骨　木瓜酒炒　川萆薢　川黄柏炒　金毛狗脊炙　大豆卷　没药制　远志肉炙　川杜仲　虎潜丸

早晨盐水送。

四诊：大毒治病十去其六，小毒治病十去其七。今行动已渐恢复自由，惟筋骨机关仍未完全流利，所以腰、髀、腓腨、足心、筋骨间犹掣痛不舒。治法以养其精血，祛其湿热，则大略无误矣。

淡苁蓉　川杜仲　川萆薢　怀牛膝炒　金毛狗脊炒去毛　金扁斛　沙苑　蒺藜　宣木瓜酒炒　桑椹子　续断炒　川黄柏炒　冬青子　虎潜丸

早晨盐水送。

五诊：肝肾为精血总司，阳明为筋骨总会。今病已递减，精血未充，筋骨未和，当以柔剂缓图，乃望奏绩。

首乌制　淡苁蓉　川杜仲　川萆薢　黄精制　全当归　白蒺藜　宣木瓜酒炒　远志炒黑　川黄柏炒　怀牛膝炒

六诊：据述肩胛犹然作痛，左手筋骨不甚舒展，手背浮肿，无名指及小指仍屈曲不伸，颊车开合欠利，腰髀足膝酸痛，行动亦未复常，足阳明经络之中仍有湿热留邪，先用阳明流畅气血方。

川桂枝　全当归　白蒺藜　怀牛膝酒炒　大豆卷　片姜黄　海桐皮　野茯神　川萆薢　木防己　宣木瓜酒炒　真虎骨生捣，研细末分冲

七诊：据云肩胛疼痛见愈，左手指节浮肿色紫黑较前退，但仍屈曲不伸，颊车开合亦未利，腰髀膝膑间仍酸痛。盖湿热混处气血经隧之中，搜逐甚难，更以通补兼施，惟通则留邪可拔耳。

全当归　虎骨生捣　怀牛膝盐水炒　宣木瓜酒炒　金钗斛　野茯

苓　白蒺藜鲜鸡子黄拌煮炒去刺　川桂枝　川杜仲炒去丝　川萆薢　汉防己　海桐皮　片姜黄　明天麻　钩藤　金毛脊炒去毛

上药制为末，用陈绍兴酒煮黑大豆汁泛丸，每早晚开水送三至四钱。

汪　永安街，三月十六日。

肾亏髓减，作强弗强，腰脊作酸，寝或汗出，左足跗暨内踝微肿，脉濡弦。务宜慎摄，否则难愈。

生於术二钱　茯苓三钱　川桂枝钱半　鹿衔草三钱　续断炒，二钱　白蒺藜三钱　海桐皮三钱　忍冬藤三钱　鸡血藤二钱　川萆薢三钱　石楠叶二钱　十大功劳三钱

二诊：三月二十一日。肾亏，作强弗强，排泄不力，腰脊酸痛，肢作酸，左足跗暨内踝仍肿，卧起则面部颈间浮肿，头眩，卧下自觉有热气上升，脉弦滑。浮肿仍有加剧之势，幸勿疏忽。

生於术二钱　茯苓四钱　川桂枝钱半　白蒺藜三钱　左牡蛎煅，先煎，三钱　广皮钱半　海桐皮三钱　佩兰三钱　桑白皮炙，钱半　陈赤豆四钱　路路通去刺，八枚

三诊：三月二十六日。颈间浮肿已退，面亦清爽，卧下热升已见平静，惟左足跗暨内踝肿仍未消，腰脊腿肢酸痛，小溲赤，躁急善怒，脉濡滑而弦。证药相安，仍以强肾、通隧可也。

生於术二钱　茯苓三钱　川桂枝钱半　白蒺藜三钱　左牡蛎煅，先煎，三钱　泽泻炒，三钱　续断炒，二钱　栝楼根三钱　忍冬藤三钱　海桐皮三钱　陈赤豆四钱　路路通去刺，八枚

（《王仲奇医案》）

何拯华

乌头桂枝祛邪，八珍活络培元

何拯华，民国医家

何家福之妻　年四十六岁，住峡山。历节风。

素因血气虚寒，现因风挟寒湿，直中血络，遍历关节而成。历节挛疼，痛不可忍，屈伸不得，难以转移，发作不热，昼静夜剧。脉左浮弦急，右沉弱，舌苔白腻。脉症合参，张仲景所谓沉即主骨，弱即主筋，浮则为风，风血相搏，即疼痛如掣，历节痛不可屈伸是也。

乌头桂枝汤加减。方以乌头含麻醉性善能麻痹神经以止痛，故用之为君；臣以黄芪托里达表通行三焦，麻黄开皮达膜上行外通，使肢节留伏之寒湿一起外出；佐以桂枝横行手臂，牛膝下行足膝，皆有活血除疼之作用；使以芍、甘、白蜜酸收甘润以监制之。

制川乌八分　生黄芪钱半　净麻黄八分　川桂枝一钱　怀牛膝生，三钱　生白芍钱半　清炙草八分

上药用水两碗，白蜜一匙，煎成一碗，温服。

前方连服两剂，痛虽渐减，而屈伸不利如前，形气羸弱，颇难支持，脉仍沉弱，惟左手浮弦已减。法当通补兼施，八珍活络汤主之。

丽参须八分　浙茯苓三钱　全当归三钱　生地酒炒，二钱　薄桂五分　生於术钱半　清炙草六分　羌独活酒炒，各五分　赤芍钱半　川芎蜜炙，一钱　片红花六分　制川乌三分

酒水各一碗煎服。

叠服四剂，挛痛已除，手足亦可屈伸，人能支持，步履可扶杖而行。遂嘱其服史丞相遇仙酒，一日两次，每服一小酒盅，旬余即痊。

廉按：《金匮要略》分历节病因有四：一因汗出入水中，二因风血相搏，三因饮酒汗出当风，四因饮食味过酸咸。此案即风血相搏，为历节痛风之总因，男妇犯此者最多。《病源》《千金》《外台》均谓之历节风，以其痛循历节，故曰历节风，甚如虎咬，故又曰白虎历节风。初方用乌头桂枝汤，必辨明风挟寒湿搏其血络，乃可引用。接方用八珍活络汤，亦必其人血气虚寒始为相宜。故医者治病，必先求其受病之原因及病者之体质，然后可对证发药，以免贻误，此为临证之第一要著。

(《全国名医验案类编》)

陈艮山

透表祛风，化湿宣痹治疗风寒湿痹案

陈艮山，民国医家

陈雨洲之媳李女士　进贤人，寓南昌。

素因性急善怒，时患小腹痛，溺艰涩，频下白物，经水忽断。中医治之，时愈时发。后随夫留学东洋，赴医院治疗，医云子宫有毒，必须剖洗方能见效，愈后三月，且能受孕。果如所言。分娩后旧病复发，再往该院请治。医云无法。再剖纵愈，而子宫亦伤，不能复孕，力劝回国。旋觉腹中有一硬块，时痛时止，时作冷热，白带淋漓，面色黄瘦，饮食少进。他医目为大虚证，用八珍加龟胶。连进数剂，忽患周身浮肿，白带更甚，阴烧不退，群医束手。

一身浮肿麻痹，少腹痛，带下频频，日夜烧热，舌苔白滑淡灰。两脉沉迟。断为风寒湿三气合而成痹。

仿仲景治风湿例，君以苍术、泽泻燥湿，佐以麻、桂透表去风，引用姜皮导至皮肤。一剂胸部稍舒，举动稍活。再用川萆薢、威灵仙、泽泻、川乌、天麻、秦艽、麻黄、桂枝、茯苓皮、大腹皮、冬瓜皮等药数剂，肿消食进。惟两脚肿胀未消，乃用鳅鱼炒蒜头食之。

苍术二钱　泽泻二钱　麻黄二钱　桂枝钱半

姜皮三钱为引。

又方：川萆薢四钱　威灵仙四钱　泽泻片三钱　制川乌二钱　明天

麻二钱　秦艽二钱　麻黄二钱　桂枝二钱　茯苓皮二钱　大腹皮三钱　冬瓜皮三钱

水二碗，煎成一碗，温服。

服初方一剂稍愈，再服次方，逐渐加减，十余日肿消热退，食亦渐加。食鳅鱼炒蒜头，两脚肿亦消尽。再教以早服人参养营丸三钱，夜服龟龄集三分。调理三月余，白带愈，经如期，旋受孕生子。可见医者不能复孕之言，亦有不足信者也。

廉按：断证老当，处方雄健，宜乎得奏全功，然非精研《伤寒论》及《金匮》，确有心得者不办。

严绍岐

历节痛风案

严绍岐，清代医家

张兆荣之妻 年四十一岁，住昌安门外杨港。历节痛风。

素因血虚肝旺，暮春外感风热，与血相搏而暴发。头痛身热，肢节挛疼，不能伸缩，心烦自汗，手指微冷，夜甚于昼。脉浮弦数，左甚于右，舌红苔白薄滑。脉症合参，此巢源所谓历节风之状，由风历关节与血气相搏，交击历节，痛不可忍，屈伸不得是也。

凡风搏血络瘀筋痹肢节挛痛者，当专以舒筋活络为主。故重用羚角为君，筋挛必因血不荣养，即以归、芍、川芎为臣，然恐羚角性凉，但能舒筋不能开痹，少用桂枝之辛通肢节为反佐，而使以薄荷、牛蒡、连芽桑枝者，疏风散热以缓肢节之疼痛也。

碎羚角先煎，钱半　当归须一钱　生赤芍钱半　川芎八分　桂枝尖三分　苏薄荷七分　炒牛蒡一钱　连芽桑枝一两

连服三剂，外用冯了性药酒没透绒洋布以搽擦诸肢节痛处，汗出溱溱，身热痛大减，手足亦能屈伸。神烦肢麻，溺秘少寐。即将原方去归、芍、桂枝，羚角改用八分，加淡竹茹三钱、鲜竹叶心三钱、辰砂染灯心三十支、莲子心三十支。又进三剂，夜能安眠，溺通麻除。终用炒桑枝二两、马鞭竹一两、鲜茅根一两、天津红枣四枚，每日煎服，调理而痊。

廉按：历节痛风：因于寒者，辛温发散；因于热者，辛凉轻扬，固已，但宜分辨痛状施治。如肢节挛痛、伸缩不利者，血虚液燥也，法宜滋血润燥，四物汤加首乌、木瓜、杞子、甘菊；肢节肿痛、遇阴雨更甚者，风湿入络也，法宜祛风活络，大羌活汤加小活络丹；肢节注痛、得捶摩而缓者，风湿在经也，法宜散风胜湿，灵仙除痛饮；肢节烦痛、肩背沉重者，湿热相搏也，法宜化湿泄热，当归拈痛散加减；肢节刺痛、停着不移者，瘀血阻隧也，法宜消瘀活络，趁痛散加减；肢节热痛、夜间尤剧者，阴火灼筋也，法宜滋阴降火，四物汤合加味二妙丸；肢节木痛、身体重滞者，湿痰死血也，法宜豁痰活络，半夏苓术汤加小活络丹；肢节酸痛、短气脉沉者，留饮也，法宜蠲饮涤痰，半夏苓术汤加指迷茯苓丸；历节久痛者，邪毒停留也，法宜以毒攻毒，麝香丸与乳香停痛丸间服；历节麻痛者，气血凝滞也，法宜通气活血，千金防己汤加五灵散。此案肢节挛痛、不能伸缩，与血虚液燥证虽相同，而病由风热搏血，则原因各异，故处方用药，亦自不同。可见病因不一一者因得之。《内经》所以治病必求于本也。

（《全国名医验案类编》）

庄虞卿

鹤 膝 风 案

庄虞卿，民国医家

武桂章　年逾四稔，体弱，寓上真殿。

病名：鹤膝风。

病因：平素气血衰弱，风寒湿三气乘虚而痹于膝。

证候：两膝肿大，上下股胫枯细，足膝疼痛，筋脉不舒。

诊断：脉左尺浮缓，右尺迟弦。脉症合参，此鹤膝风证也。膝内隐痛，寒胜也，筋急而挛，风胜也，筋缓无力，湿胜也，风寒湿三气合痹于膝，故胫细而膝肿。但邪之所凑，其气必虚。治宜养其气血，俾肌肉渐荣，后治其膝可也。此与治左右偏枯之证大同，夫既偏枯矣，急溉其未枯者，得以通气而复荣，切不可急攻其痹，以致足痿不用。

疗法：用当归、川芎、酒芍、西潞、生芪、炙草、生白术、茯苓以补其气血，细辛、独活、灵仙、防风、秦艽、桂枝以祛其风寒，防己、川断、苡仁、木瓜、怀牛膝、五加皮舒筋而渗湿，加海桐皮、片姜黄、海风藤宣络而止痛。

处方：全当归二钱　川芎一钱　酒白芍二钱　生黄芪三钱　炙甘草八分　生白术钱半　云茯苓三钱　北细辛七分　威灵仙一钱　独活一钱　青防风钱半　左秦艽钱半　川桂枝一钱　生苡仁五钱　木瓜一钱　怀

218

牛膝钱半　五加皮钱半　海桐皮钱半　片姜黄一钱　海风藤钱半

每日服二剂。

十日痛稍愈，足能伸缩，两旬膝肿退，四旬扶杖能行，两月步履如常矣。

廉按：鹤膝风初起，膝盖骨内作痛，如风气一样，因循日久，膝肿粗大，上下股胫枯细，形似鹤膝。总由足三阴亏损，风寒湿流注之为病也。此案发明因证，确实详明，方从大防风汤加减，看似药品太多，实则如韩信点兵，多多益善，四旬扶杖能行，两月步履如常，信然。

（《全国名医验案类编》）

朱良春

益肾搜剔，顽痹不可偏执一法
虚实夹杂，医家尤须持重应机

朱良春（1917~2015），南通中医院主任医师，国医大师

顽 痹 证 治

一、疼痛

疼痛是痹病最主要的症状之一，如果能够迅速缓解疼痛，则患者信心增强，病情易趋缓解。根据疼痛的临床表现，可分为风痛、寒痛、湿痛、热痛、瘀痛，此五者只是各有侧重，难以截然分开。

1. 风痛

其疼痛多呈游走状，走注无定，因"风者善行数变"之故。祛风通络以治其痛，是为正治。在辨治基础上，轻者可以加用独活，因《名医别录》谓其"治诸风，百节痛风，无问久新者"；《本草正义》称"独活为祛风通络之主药，能宣通百脉，调和经络，通筋骨而利机关，故为风痹痿软诸大证必不可少之药"。本品确有镇痛、抗炎、镇静、催眠之作用，用量以 20~30g 为佳，惟阴虚血燥者慎用，或伍以养血之品，始可缓其燥性。或用海风藤 30~45g 亦佳，以其善祛游走性之

疼痛。重证则宜选用蕲蛇,《玉楸药解》称其"通关透节,泄湿祛风"。《本草纲目》称其"内走脏腑,外彻皮肤,无处不到也"。本品透骨搜风之力最强,乃"截风要药"。不仅善于祛风镇痛,而且具有促进营养神经的磷质产生之功,对拘挛、抽搐、麻木等症有缓解改善作用;还能增强机体免疫功能,防止组织细胞进一步受损,促使痹证病情之稳定,提高疗效。以散剂效佳,每次3g,1日2次,如入煎剂需用10g。

2. 寒痛

因寒邪内阻经脉而致之疼痛,临床最为多见,受寒加剧,得温稍舒,治宜温经散寒,而止其痛。川乌、草乌、附子、细辛四味乃辛温大热之品,善于温经散寒,宣通痹闭,而解寒凝。川乌、草乌、附子均含乌头碱,有大毒,一般多制用,每日15~30g,生者应酌减其量,并先煎1小时,以减其毒。细辛可用8~15g。有人曾报道用60~120g,未见毒副作用,可能与地域、气候、体质有关,仍以慎重为是。或用穿山龙30g,徐长卿15g,亦有祛寒止痛作用。

3. 湿痛

痛处有重着之感,肌肤麻木,治当健脾化湿,参用温阳之品。湿去络通,其痛自已。生白术45g,苍术15g,熟苡仁30g,制附子15g,具有佳效。或用钻地风、千年健各30g,善祛风渗湿,疏通经脉,以止疼痛。

4. 热痛

多见于痹证急性发作期,或邪郁已久而化热者,其关节红肿热痛,得凉稍舒,伴见发热、口干、苔黄、脉数等一派热象。常规用药收效不着时,加用羚羊角粉0.6g,分2次吞,可以奏效。黄宫绣《本草求真》明确指出:"历节掣痛,羚羊角能舒之。"用山羊角或水牛角30g亦可代用。关节红肿热痛,如仍不解者,可服用"犀黄丸",读能挫解。有时加用知母 20g、寒水石 30g 亦佳，因其不仅能清络热，并善止痛。倘同时外用"芙黄散"（生大黄、芙蓉叶各等份研细末），以冷茶汁调如糊状，取纱布涂敷患处，每日一换；或用鲜凤仙花茎叶（透骨草）捣烂外敷亦佳，可以加速消肿止痛，缩短疗程。

5. 瘀痛

久痛多瘀，凡顽痹久治乏效，关节肿痛，功能障碍，缠绵不愈者，多是病邪与瘀血凝聚经隧，胶结难解，即叶天士氏所说"络瘀则痛"是也。常规用药，恒难奏效。必须采取透骨搜络、涤痰化瘀之品，始可搜剔深入经隧骨骱之痰瘀，以蠲肿痛。而首选药品，则以蜈蚣、全蝎、水蛭、僵蚕、天南星、白芥子之属最为合拍。其中虫类药之殊效已众所周知，惟天南星之功，甚值一提。生天南星苦辛温有毒，制则毒减，能燥湿化痰，祛风定惊，消肿散结，专走经络，善止骨痛，对各种骨关节疼痛，具有佳效。《本经》之"治筋痿拘缓"，《开宝》之"除麻痹"，均已有所启示。就类风湿关节炎来说，其基本病变是滑膜炎，其体液免疫异常表现为滑膜组织有大量淋巴细胞、浆细胞、巨噬细胞及肥大细胞等集聚；类风湿因子等大多在病变关节内部产生，这些病理变化，似与痰瘀深结经隧骨骱之机制相为吻合。前贤指出南星专止骨痛，是很有深意的。

二、肿胀

"湿胜则肿"，此为关节肿胀形成之主因。早期可祛湿消肿，但久则由湿而生痰，终则痰瘀交阻，肿胀持续不消，必须在祛湿之时，参用涤痰化瘀，始可奏效。通常而言，"伤科治肿，重在化瘀；痹证治肿，重在祛湿"。二法同时并用，相得益彰，可提高疗效。

肿胀早期，常用二妙、防己、泽泻、泽兰、土茯苓等。中后期则需参用化痰软坚的半夏、南星、白芥子和消瘀剔邪的全蝎、土鳖虫、乌梢蛇等。此七叶莲长于祛风除湿，活血行气，消肿止痛，并有壮筋骨之效。又刘寄奴、苏木、山慈菇均擅消骨肿，亦可选用。

三、僵直拘挛

僵直、拘挛乃痹病晚期之征象，不仅疼痛加剧，而且功能严重障碍，有时生活不能自理，十分痛苦。此时均应着重整体调治，细辨其阴阳、气血、虚实、寒热之偏颇，而施以相应之方药。

凡关节红肿僵直，难以屈伸，久久不已者，多系毒热之邪与痰浊瘀血混杂胶结。在清热解毒的同时，必须加用豁痰破瘀，虫蚁搜剔之品，方可收效。药如山羊角、地龙、蜂房、蟋蟀虫、水蛭、山慈菇等，能清热止痛，缓解僵挛。如肢节拘挛较甚者，还可加蕲蛇、穿山甲、僵蚕等品。如属风湿痹痛而关节拘挛者，应重用宽筋藤，一般可用 30~40g。偏寒湿者，重用川草乌、桂枝、附子、鹿角片等。此外，青风藤、海风藤善于通行经络，疏利关节，有舒筋通络之功，与鸡血藤、忍冬藤等同用，不仅养血通络，且能舒挛缓痛。伴见肌肉萎缩者，重用生黄芪、生白术、熟地黄、蜂房、石楠藤，并用蕲蛇粉，每次 3g，1 日 2 次，收效较佳。

以上诸证在辨治时，均需参用益肾培本之品，药如熟地黄、仙灵脾、仙茅、淡苁蓉、补骨脂、鹿角片、鹿衔草等，始可标本同治，提高疗效。

四、顽痹三证

1. 风寒湿痹证

症见全身关节或肌肉疼痛，游走不定，得温痛减，气交之时增剧，关节肿胀，但局部不红不热，苔薄白或薄白腻，脉沉细或细弦，或濡细。治以祛风散寒，除湿通络。药用：

制川乌先煎, 10g　桂枝后下, 10g　仙灵脾 15g　鹿衔草 30g　当归 10g　熟地 15g　炙乌蛇 10g　甘草 1g

2. 郁久化热证

症见四肢关节肿痛，局部灼热，初得凉颇舒，稍稍仍以温为适，口干而苦。舌质红，苔薄黄或黄腻，脉细弦或微数。治以辛通痹闭，清化瘀热。药用：

制川乌 8g　桂枝后下, 8g　当归 10g　生地 15g　白芍 20g　知母 10g　忍冬藤 30g　广地龙 12g　炙僵蚕 12g　乌梢蛇 10g　甘草 6g

痛剧者加蜈蚣 3g 研末吞服，或六轴子 2g；关节见红肿热痛者加黄柏 10g，晚蚕沙（包煎）10g；有环形红斑及皮下结节者加水牛角 30g，丹皮 10g。

3. 肾督亏虚证

症见身体羸瘦，汗出怯冷，腰膝酸软，关节疼痛反复发作，经久不愈，筋挛骨松，关节变形，甚至尻以代踵，脊以代头，苔薄质淡，脉沉细软弱。治以益肾壮督，蠲痹通络。药用益肾蠲痹丸。

生熟地各 150g　全当归 100g　鸡血藤 200g　仙灵脾 100g　鹿衔草 100g　淡苁蓉 100g　炙乌蛇 100g　炙全蝎 20g　炙蜈蚣 20g　炙蜂房 100g　炙僵蚕 100g　蛴螬虫 80g　广地龙 100g　土鳖虫 100g

共研细末，另以老鹳草 120g、徐长卿 120g、苍耳子 120g、寻骨风 120g、虎杖 120g、甘草 30g，煎浓汁泛丸，如绿豆大，每服 6~8g，日服 2 次，食后服。妇女经期或妊娠忌服。阴虚咽干口燥者，另加生地 10g、麦冬 10g、石斛 10g，泡茶饮服。

分型施治最忌死搬硬套，刻舟求剑。因为人有异禀，病有殊变，证可兼夹，型可分合，所以在临床上，既要有高度的原则性，又要有灵活性，因人、因证，或一法独用，或两法兼施，才能得到理想的治疗效果。如肾督亏虚证，不是痹证晚期才可出现，而是存在于疾病的初、中、末各期，以及各型之中，只不过证情轻重有异，治疗主次有别而已。临床上既需分型而治，又要灵活多变，随证加减用药。

益肾壮督

对于痹证的治疗，经过 50 年的临床探索，从创制舒络合剂开始，发展为蠲痹通络丸，最后成熟于益肾蠲痹丸，使痹证（特别是顽痹）的治疗，有了较大的进展。其中最重要的一点，就是通过益肾壮督，提高机体抗病能力，使正胜邪却；另一方面，蠲痹通络之剂，使药力得以加强，药效得以延长，从而发挥了最佳的治疗作用，使治疗效果有了很大提高。

邪气之入侵及病情之发展，与肾督关系至为密切。经云："阳者卫外而为固也"。肾为水火之脏，督统一身之阳，"卫出下焦"，卫阳空疏，屏障失调，致使病邪乘虚而入。既病之后，机体无力祛邪外出，使邪气由表卫、皮毛、肌腠，渐次深入经络、血脉、筋骨。另外，肝主筋，肾主骨。筋骨既赖肝肾精血的充养，又赖肾督阳气的温煦。肝肾精亏，肾督阳虚，不能充养温煦筋骨，使筋挛骨弱而留邪不去，痰浊瘀血逐渐形成，必然造成痹证迁延不愈，最后关节变形，活动受限，顽痹成矣。

"益肾壮督"包含两个涵义：一是补益肝肾精血，二是温壮肾督阳气。阴充阳旺，自可祛邪外出，也可御敌不致再侵，何来反复发作？筋强骨健，必然关节滑利，客邪不会留注不去，痰浊瘀血无由而生，何患顽痹缠绵不愈？"益肾壮督"，不仅适用于顽痹稳定期、恢复期的治疗，即使在起病初期、发展期也可采用，不过应以治标为主。当然"益肾壮督"仅是扶正固本以利祛邪的重要治法，顽痹也并非仅用一法而治，而是根据临床实际需要采用二三法或更多法合用。如益肾蠲痹丸就是融益肾壮督、养血祛风、散寒除湿、化瘀通络、虫蚁搜剔诸法为一炉而组方遣药的。

妙用虫药

临床经常使用虫药，治疗顽痹更是如此。痹证日久，邪气久羁，深经入骨，气血凝滞不行，变生痰湿瘀浊，经络闭塞不通，非草木之品所能宣达，必借虫蚁之类搜剔窜透，方能浊去凝开，气通血和，经行络畅，深伏之邪除，困滞之正复。

虫类药的临床应用，除应注意各药的特性以发挥其特长外，还必须掌握辨证论治的原则，善于与其他药物密切配合，同时还要注意炮制、用量、服法等。

寒湿甚者，用乌蛇、蚕沙，并配以川乌、苍术；化热者，用地龙，并配以寒水石、萆草；夹痰者，用僵蚕，并配以胆星或白芥子；夹瘀者，用土鳖虫，并配以桃仁、红花；痛甚者，用全蝎或蜈蚣研末吞服，并配以元胡或乌头；关节僵肿变形者，合用蜂房、僵蚕、蜣螂虫；病变在腰脊者，合用乌蛇、蜂房、土鳖虫。另外，其他动物药也常采用，如用紫河车填精补髓；鹿角通利督脉；穿山甲治疗拘挛疼痛忽作忽止；水牛角配赤芍、丹皮治疗环形红斑或皮下结节等。

由于虫类多燥，可根据具体情况，在应用时配以地黄或石斛等养血滋阴之品，以制其偏性而增强疗效。实践证明，合理应用虫类药，确能逐顽痹、起沉疴，收到比较理想的治疗效果。

辨证与辨病

顽痹这一名称，范围很广，包括西医学类风湿关节炎、强直性脊柱炎、肥大性脊椎炎（颈椎增生、腰椎增生）、尿酸性关节炎，以及坐骨神经痛等多种疾病。

每一个病各有自身的病理变化特点，即使辨证为同一证型，其临床特征也不尽相同。"异病同治"法，也是仅就大的治疗原则而言，而具体选方用药则相异，即异病同证间具有差异性。若只辨证不辨病，治疗时就不能丝丝入扣，疗效自然要受到影响。在痹证这个比较笼统的概念下，辨证论治也存在一些不足之处，即对疾病产生的具体机制和诊断，缺乏客观指标和依据，用药也缺乏很强的针对性。因此，辨证与辨病结合，研究疾病和证候的关系，探索临床诊治的规律，才能相得益彰，从而扩大思路，触类旁通，引申发展。临证时，应将两者结合起来，把西医学理化检查客观指标借用过来作为诊断时的参考依据，并且在辨证论治的前提下，对某病加用一些具体针对性的药物进行治疗，如类风湿关节炎属自身免疫性疾病，常用仙灵脾、露蜂房来调节机体免疫功能，同时对偏寒湿型者，用川乌、桂枝；偏湿热型者，用寒水石、虎杖来降低血沉、抗"O"、黏蛋白三项指标，使之恢复正常。尿酸性关节炎，属代谢障碍性关节病（尿酸生成过多、排泄减少），常用土茯苓、萆薢来降低血尿酸指标。增生性关节炎是关节软骨退行性变性，继而引起骨质增生的一种进行性关节病变，常用骨碎补、鹿衔草来延缓关节软骨退变，抑制骨质增生。同时对颈椎增生加用葛根，腰椎增生加用川断以引诸药直达病所。另外，对强直性脊柱炎，常用鹿角通利督脉；对坐骨神经痛，常用白芍滋肝柔筋。这些辨病用药规律，是通过多年实践不断探索总结出来的，有些已被现代科学实验研究所证实。

持重与应机

临证之际，诊察要详，辨证要准，治疗要掌握"持重"和"应机"两种手段。所谓"持重"，即辨证既明，用药宜专；所谓"应机"，即证情既变，药变随宜，但持重守方要守而不死，应机变化要变而不滥。

临床上，在辨证无误的情况下，用药后可出现三种治疗反应：一是药后症减，二是药后平平，三是药后症剧。对于第一种情况，守方较易；对于第二种情况则守方较难，往往求效心切而改弦易辙；对于第三种情况则守方更难，往往遇此迷茫不解，杂药乱投。对药后症减者，不能简单地守方续进，而要根据某些症状的进退及主要病理变化的突出，进行个别药物的调整和次要药物的取舍，但基本方药不应有大的变化。对于药后平平者，多是症重药轻而致，虽守原方，然须重其制而用之（或加重主药用量，或再增主病药物），集中优势以攻顽克坚。药后症剧者，乃药力生效，外邪欲透之故，可守方续进，以待佳效。大量临床事实可证明此论。如杨某患类风湿关节炎，辨证为气血两亏、寒湿入络之咎，给予补益气血、温经散寒、燥湿通络之剂。药后关节疼痛增剧，此乃药力攻邪、痹闭欲通之佳象也。守方续服，疼痛若失。又龙某亦患类风湿关节炎，辨证为痰瘀内阻经脉而兼肝肾不足，治以化痰瘀，通经络，兼护肝肾之阴，药后疼痛加剧，此乃药力达到病所之前奏，一旦经脉宣通，诸症必豁然而愈。后守方续进，果然如此。守方与否，须以辨证无误为前提，再参考精神状态及脉象诸表现，以识别是佳兆抑或坏证。

治痹用药须巧伍妙用，精细入微。如寒痹，宜用川乌配桂枝。乌头辛而大热，除寒开痹，力峻效宏；桂枝性味辛温，通阳散寒，入营达卫。二者合用，既可散在表之风寒，又可除在里之痼冷，相须相使，其效益彰。与配麻黄相较，不但功效有过之，且无汗出伤阳之弊。另据报道，乌头配麻黄，能增强乌头毒性。又如湿痹，宜用大剂量薏米仁以利湿除痹。若便调脾和则用生薏米仁；便溏脾虚则用熟薏米仁；若肿胀甚而便溏，非大剂不为功者，则生熟薏米仁合用。此一物三用，各得其所。再如热痹，宜用寒水石而鲜用石膏。考寒水石与石膏均味辛性大寒，味辛能散，大寒能清，两药清热泻火、除烦止渴之功相似。寒水石，其味且咸，入肾走血，所以不但解肌肤之热，又可清络中之热，肌肤血络内外皆清，较石膏功效更胜一筹。另如关节积液不易清除者，除辨证用药外，宜用泽兰、泽泻，泽兰以活血祛瘀见长，泽泻以利水渗湿功胜，两药合用，活血利水。盖"血积既久，亦能化为痰水"（唐宗海语），用此对药既使已有积液得以渗利，又使经脉血畅，积液不再发生。

临证处方，一般皆七八味，最多用到十味左右，并不因病重而增加药味，病愈重而用药亦需愈精；也不因病情复杂而面面俱到，病愈复杂而主治亦愈需明确。

程某 女，50岁，教师。

初诊：有关节疾病，1个月来因丈夫住院，日夜陪伴，睡卧过道后，不慎受寒，两腕、肘、膝关节肿胀，疼痛难忍，肤色正常，手腕活动受限，两膝行走困难，怯冷倍于常人。血检：血沉 7.0mm/h，类风胶乳（−），黏蛋白 32mg/L，抗"O"<1：500，白细胞 $4.2×10^9$/L。两手腕、两膝关节摄片未见异常。舌苔薄白，根腻，脉细濡。此风寒湿痹痛也，既有病根，更为顽缠。姑予温经散寒，逐湿通络。

当归 10g　制川草乌各 10g　六轴子 2g　鹿衔草 30g　土鳖虫 10g　炙蜂房 10g　乌梢蛇 10g　炙蜈蚣研，分吞，3g　炙僵蚕 10g

5剂。

二诊：关节疼痛减轻，关节肿胀如前，苔脉如前。药既合拍，上方加白芥子 10g。5 剂。

三诊：药后已能行走，关节肿胀渐退，但疼痛尚未悉止，入暮为甚。舌苔薄白，质淡，脉细。寒湿痹痛之重候，病邪深入，肾阳亏虚，续当补肾助阳，温经散寒，蠲痹通络。

熟地黄 15g　仙灵脾 20g　鹿衔草 30g　乌梢蛇 12g　土鳖虫 10g　蚧螂虫 10g　炮山甲 10g　炒元胡 10g　甘草 5g

5 剂。

四诊：腕关节疼痛明显减轻，自觉关节松适，肿胀亦退，惟膝关节肿痛未已，苔薄白，脉细小弦。原方改为电离子导入，以加强药物吸收。上方 2 剂，浓煎成 500ml，加入 1% 尼泊金防腐。膝关节处电离子导入，每日 2 次。

益肾蠲痹丸 250g，每服 9g，日 2 次，食后服。

1984 年 7 月 10 日，血检：血沉正常，白细胞 6.3×10^9/L。经用丸药及中药电离子导入后，膝关节肿痛大减，苔、脉正常。续配益肾蠲痹丸巩固之。

随诊：1984 年 8 月恢复工作以来，一直坚持上班，关节肿痛未作。

赵某　女，59 岁，农民。1982 年 12 月 20 日初诊。

患者患类风湿关节炎 3 年余，在外院用激素等药物治疗后，关节肿痛有所减轻（每次服泼尼松 20mg，日 3 次）。但两手腕、指关节肿痛不消，膝、踝、髋关节疼痛、僵硬伴冷感，生活不能自理。由于长期使用激素，出现柯兴综合征，特来我院要求服用中药。

目前情况：关节症状如上，面部虚浮，困疲乏力。苔薄腻，质淡体胖，脉细弦。X 线摄片：两手指关节间隙较狭窄，指骨稍有变形，两手有骨质疏松现象。血沉 76mm/h，类风湿因子阴性，抗 "O" 为 1：625。证属阳气亏虚，寒湿袭踞，痰瘀交阻。顽痹已深，不易速效，治以益肾壮督，蠲痹通络，温化痰瘀，冀能应手。

益肾蠲痹丸 250g，每次 6g，日 2 次，食后服。

二诊（1983 年 1 月 10 日）：服上丸 3 周，关节肿痛如前，苔脉同上，此非矢不中的，乃力不及鹄也。

三诊（1983 年 2 月 1 日）：药后腕指疼痛减轻，掌背疼痛渐瘥，踝、膝、腕关节疼痛僵直好转，已能扶杖行走，精神较前振作，苔薄白，质淡，脉细。药既获效，毋庸更张，续进之。

四诊（1983 年 2 月 20 日）：指、腕、踝、髋关节肿痛渐平，自将泼尼松改为 1 日 3 次，每次 15mg。苔薄白，质淡，脉细。嘱其续服丸药，泼尼松逐渐减量。

五诊（1983 年 3 月 20 日）：服丸药已 3 月余，关节肿痛已平，激素亦已全部撤除，复查血沉降至 12mm/h，抗"O"为 1∶500，基本治愈。

（朱婉华　蒋熙　张肖敏　张茂松　王应模　整理）

朱良春

降泄浊毒治痛风，善用萆薢土茯苓

朱良春（1917~2015），南通市中医院主任医师，国医大师

吾师朱良春老中医擅治痹证，临床上亦诊治过不少痛风病例，对其认识和治疗颇具独到之处。

似风非风，责诸浊毒瘀滞

"痛风"，中医学中亦有相同病名，顾名思义，似属风邪致痛之疾患。历代医籍间见记载，如朱丹溪《格致余论》中就曾列"痛风论"专篇阐述，并设有"上中下通用痛风方"。不过，从现存文献的有关证候描述和治法方药来看，中医所言之痛风，大抵系指因风寒湿气乘虚侵袭，经络痹阻，气血凝滞而致的以肢体、关节疼痛、酸楚、麻木、重着及活动障碍为主要表现的病证，实为"痹证"之别名，诚如张璐《张氏医通》云："痛风一证，《灵枢》谓之贼风，《素问》谓之痹，《金匮》名曰历节，后世更名曰白虎历节"，它与西医学所讲的主要与血尿酸过高有关的痛风，非属一病。也许是在中西医两个概念上的混淆，或缘痛风常以关节疼痛就诊，因而今人多将痛风归于中医"痹证"范畴，统施以风门诸通套药治之。临床所见，关节症状虽可暂得缓解，但降低血尿酸效果殊欠理想，或仅有近效而无远功。

朱师根据长期临床观察，综合痛风的重要表现，如患病率随年龄而渐增，多有阳性家族史；其人每形体丰腴，平素嗜酒，善食肥甘厚味；关节发病夜半居多，主要位于下肢末端，日久可见痛风结节或溃流脂浊，或伴"石淋"腰痛尿血，甚而"关格"尿闭频呕等。指出痛风乃浊毒瘀滞使然也，其名为风而实非风，症似风而本非风。他说，痛风浊毒滞留血中，不得泄利，初始未甚，可不发痛，然积渐日久，愈滞愈甚，或偶逢外邪相合，终必瘀结为害，或闭阻经络，突发骨节剧痛，或兼夹凝痰变生痛风结节，久之，痰浊瘀腐则见溃流脂浊，痰瘀胶固以致僵肿畸形。由于郁闭之邪最易化热，其证又多兼热象。如湿浊蕴热，煎熬尿液，可见石淋尿血；浊毒久稽，损伤脾肾，寒热错杂，壅塞三焦，而有"关格"险恶之证。凡此种种，皆浊毒瘀滞为殃，非风邪作祟之征。

朱师进一步指出，此浊毒之邪非受自于外，而主生于内。盖痛风患者，多先有先天禀赋不足，或年迈脏气日衰，若加不节饮食，沉湎醇酒，恣啖膏粱肥甘厚味，长此以往，即会引起脏腑功能失调，其中脾肾二脏清浊代谢的紊乱尤为突出。脾失健运，升清降浊无权，肾乏气化，分清别浊失司，于是水谷不归正化，浊毒随之而生，滞留血中，终则瘀结为患。

守法权变，重用土茯苓草薢

朱师主张，痛风诊断一旦明确，治疗便应恪守泄化浊瘀这一大法。在此基础上，审证权变，加减用药，多可获得浊瘀逐渐泄化，血尿酸持续下降的佳效，进而达到使内在脏腑清浊新陈代谢功能恢复之目的。如果大法不知守恒，方药朝夕更改，或调治时辍时续，稍效即失耐心，则佳效往往难期，病情每每波动，甚而前功尽弃，病反加重，日久发展下去，终至危殆不救，故临证惟以泄化浊瘀为大法，才是痛风治本之道。

临床上，朱师常用土茯苓、萆薢、生苡仁、泽兰、泽泻、全当归、桃仁、红花等药为基础方，取降泄浊毒与化瘀活血药物为主进行配伍，以促进浊毒之泄化，解除瘀结之机转，推陈致新，增强疗效。方中常参入祛风通络之品，如豨莶草、徐长卿、威灵仙、老鹳草、鸡血藤、乌梢蛇、广地龙等，盖风药可胜湿浊，通络能化瘀，况痛风每有骨节痹痛也。其加减为：湿浊重者，加苍术、蚕沙、车前；血瘀甚者，加赤芍、土鳖虫、丹参；湿浊蕴热者，配以三妙丸、汉防己、秦艽；痹甚痛剧者，配以全蝎、蜈蚣、炒元胡、六轴子。若兼夹凝痰，见关节漫肿，结节质软，则加僵蚕、白芥子、陈胆星等化痰之品。朱师体会，适当配合化痰药，有助迅速消除关节肿痛，且对降低血尿酸浓度亦有一定作用。若痰瘀交阻，深入骨骱，见关节僵肿畸形，结节质硬，则加炮山甲、蛴螬虫、僵蚕、蜂房等破结开瘀，消痰软坚，或辅以骨碎补、大熟地、补骨脂、肉苁蓉等补肾健骨，填益精髓，一般对痛风慢性期或间歇期维持治疗，可以奏效。倘遇痛风急性发作，朱师往往增大土茯苓、萆薢剂量，并加入大队虫蚁搜剔、蠲痹定痛之品，然后根据证候的属热属寒，另选配寒水石、大生地、知母、虎杖、忍冬藤、水牛角、萆草等以清热通络，或选配制川乌、草乌、制附子、川桂枝、细辛、仙灵脾、大熟地等以温经散寒，可收较强的消炎止痛、控制发作之效用。至于痛风伴尿路结石或痛风性肾病的治疗，则泄化浊瘀之法非但不废，尚要加强，前者参用通淋化石法，后者兼以益气补肾法，此不详赘。

朱师对降泄浊毒药的选择，特别推崇土茯苓、萆薢二味，每方必用，是其经验独特之处。土茯苓一般每日用30~120g，萆薢用15~45g。土茯苓甘淡性平，主入脾胃两经，可助升清降浊；萆薢苦甘性平，主入肾、膀胱二经，有利分清泌浊。两药皆有除湿、解毒、利关节之功，古人常用治梅毒、淋浊、脚气、瘰疬、疔疮痈肿、筋骨挛痛诸疾，而痛风一病既缘浊毒瘀滞为患，用之一以降泄浊毒，一以通利关节，甚为合拍，不但能降低血尿酸水平，又可解除骨节肿痛。此外，朱师亦非常重视饮食、生活、精神调摄对痛风的影响，如嘱患者，服药同时，坚持忌酒戒烟，不吃高嘌呤食物，如动物内脏、蛤蟹海味等，并多饮水。

周某 男，28岁，1979年8月9日诊。

10年前右足趾不慎扭伤之后，两趾关节对称性肿痛。是年7月下旬发现右拇、食指有多个结节，且液化溃流淡黄色液体，查血尿酸951.7μmol/L，病理活检确诊"痛风石"，X线摄片提示双足跖趾关节第五跖骨头外缘有半圆形掌齿状小透亮区，符合痛风征象。此后肢、指、髋、膝、踝关节疼痛，每于气交之变增剧。平素怯冷，面㿠无华，形瘦神疲，曾服"别嘌呤醇片"，因毒性反应停药。苔薄舌淡，脉象细数。体温37.5℃，血沉32mm/h，尿检：蛋白（+）。乃浊毒留滞经脉，瘀痹不利之咎。治宜泄化浊瘀，通经蠲痹。

土茯苓 45g 玉米须 20g 萆薢 20g 全当归 10g 汉防己 10g 桃仁泥 10g 炙僵蚕 10g 甘草 5g

服药60余剂后，复查血尿酸713.8μmol/L，血沉12mm/h，尿检正常。患者手足之结节、肿痛渐趋消退。又服30剂复诊，惟感关节稍痛，血尿酸降至357μmol/L。嘱再服10~20剂，以善其后。

（姚祖培　陈建新　整理）

王士福

治痹需重剂，用法宜细究

王士福（1920~   ），天津中医药大学教授，著名中医学家

痹证实者多，虚者少；热者多，寒者少。治痹首当分清虚、实、寒、热，万勿为风、寒、湿三邪所局限。初病切忌温补，久病治风亦宜结合养血；治寒宜结合补火；治湿宜结合健脾益气；治热宜结合滋阴、解毒，以防烁阴耗液，热郁化毒。临证多从温病治法，初病以清卫、气之热为主，久病以清营、血之热为主；久病必虚，治以益气养血。

热痹宜大剂清热解毒，搜剔痰瘀

热痹初起多有发热、口渴、脉洪大或滑数，状似温病邪在卫气，伴有关节疼痛，数日后关节疼痛部位出现局部红肿，并有灼热感，初起多发生于踝、膝、腕、肘、肩等大关节处，其中以踝、腕最为多见。若久而不愈，即逐渐累及诸小关节。病在大关节易愈，小关节难疗。

治疗当以疏透、清热、解毒为法。疏透用牛蒡子、连翘、芥穗之类，切忌过用大辛大温之剂。如疼痛较重，舌苔白厚而滑者加独活一味，此药不但有疏风散湿之功，若用至60g既有镇痛之神效又无副作

用。清热以大剂白虎汤为主。若脉洪大者，石膏量少则 120g，多则 250g，此乃从《吴鞠通医案》中治赵姓太阳痹案中悟出。其方用生石膏 180g，并云："（治痹）六脉洪大已极，石膏少用，万不见效，命且难保。"又治一停饮兼痹案，每方生石膏用至之多，并云："停饮兼痹脉洪，向用石膏无不见效，自正月服药至十月，石膏将近百斤之多。"吴氏之言乃砺炼之谈。热毒之解毒，用白花蛇舌草 30g，忍冬花、藤各 30g。

若高热期已过，时而低热，关节红肿疼痛，此时邪已入营，当于前方中加清营之品，如生地、元参、丹皮、赤芍等。若脉细数，舌质红绛者重用清营药。若脉洪或滑，舌质微绛中有黄白苔者，多用清气之白虎，少用清营之甘寒、咸寒。比如叶天士所云："其热传营，舌色必绛。绛，深红色也，初传绛色，中兼黄白色，此气分之邪未尽也，泄卫透营，两和可也。"若低热，经多方疏透、清气、泄营诸法久而不退者，宗张宗祥《医药浅说》常加山川柳一味 15~20g，每获捷效。

若病久关节疼痛红肿，僵直难以屈伸者，此为毒热之邪着于关节，与痰浊瘀血相结，互阻于络道，最为难治。于前法外，当加豁痰破瘀之品，并以虫类药搜剔络道方可取效。清热仍以忍冬花、藤各 30g，白花蛇舌草 30g，再加山慈菇 10~15g，红芽大戟 6~12g，此二药乃万病解毒丹（又名玉枢丹）之主药。徐灵胎赞其方曰："此秘药中之第一方也，用药之奇不可思议。"

豁痰重用半夏、南星各 60g。《黄帝内经》十三方中有"半夏秫米汤"治不寐，《灵枢》谓其效曰："覆杯则卧矣。"观《吴鞠通医案》治不寐每用半夏少则一二两，重则四两，临证用吴氏之量治不寐数十年，取效甚捷，从未发生过副作用，可证古人早已掌握半夏镇静之功也。多年临证体会，半夏不同之用量具有不同之功效，如 6~12g 具有和胃之功；10~20g 则有降逆止呕、化痰畅中之效；若 30g 以上能安神疗不寐；60g 以上又具有镇痛之效。

半夏和南星二味为豁痰之要药，观诸伤科书治骨折诸方，多有重用南星者，深思其理，始悟古人以南星专止骨之痛。又经多年体验，南星对各类骨关节疼痛者，多收捷效而无副作用。

若虫类搜剔络道之药，如全蝎、僵蚕、蜂房、蜈蚣、穿山甲等，皆可选用。临证体会，此类虫药若入煎剂，影响疗效，以轧细末冲服为好。若邪浊阻络难通者，可再加麝香少许香窜通络，以助虫类搜剔之力。

若病久失治或误用辛温大热之剂，致使关节肿大、拘挛变形而肌肉削瘦如梭状者，最为难治。此因精血、津液被热毒煎烁所致，治宜养血增液，滋润筋肉关节，壮肾益精以滋下源为主，如四物、吴氏增液汤及丹溪之虎潜丸等以缓缓图之。若关节疼痛难忍不可近者，常以张觉人《外科十三方考》所载之"五虎下西川"合小活络丹二方加减为丸，以汤剂送服。即：

蜈蚣 5 条　全蝎 15g　穿山甲 20g　僵蚕 30g　蛇 30g　乳香 30g　没药 30g

上为细末，以草乌 30g 煎汤，以汤泛上药为小丸，每次服 10g，效果甚好。

尚有关节肿痛低热，并兼现坚硬红斑加豆大或环形红圈者，亦甚难愈，常以白花蛇舌草、银花、山慈菇、红芽大戟以解毒；大剂白虎以清热；当归、赤芍、生地、丹参、丹皮以养血活血清营；再加穿山甲、土鳖虫以逐瘀软坚，每每收效。

此类热痹所难医者，以其反复也，往往此处肿痛消失，不数日他处又现肿痛。若反复一次较一次轻者，亦为向愈之兆，应嘱患者坚持服药。此证不经数月治疗，鲜有完全获效者！

刘某　女，41 岁，某刺绣厂工人。1985 年 12 月来诊。

发病月余，周身关节疼痛，尤以踝、膝、腕、肘为甚，痛不可近，终日号哭，行动不便，走路须人协助，踝、腕关节肿而红热，发热常在 37.5~39℃ 之间，口渴，便燥，舌质红苔黄且厚，脉滑大。化验：类风湿因子阳性。观前方多用温燥，或服中成药风湿寒痛片，反致病势加重。此热痹也。湿热互结：着于关节，又过服辛燥，湿邪虽去而热邪化毒，致使关节红肿。今审症、舌、脉乃阳明经、腑皆热皆实，大有入营之势，治宜先清阳明气分之热，通腑之实。略加营阴之药，以防热邪由气入营；再以复阳明阴液，并解毒之品以化其热毒。药用：

生石膏 120g　知母 30g　生大黄后下，10g　枳实 15g　白花蛇舌草 60g　忍冬花、藤各 30g　元参 30g　生地 30g　丹皮 20g　赤芍 20g

上方服 3 剂后，腑气已通，热已退至 38℃ 以下。疼痛稍缓，红肿未消。此腑气虽通、热虽退半，但热毒之邪已与原湿邪所化之痰浊，阻于关节络道，非重剂豁痰及虫类搜剔则不为功。原方去大黄、枳实，加半夏 60g、南星 60g、山慈菇 15g、全蝎 10g，轧细末吞服。后以此方加减出入，服百余剂，共用生石膏 15kg 余，痊愈。化验类风湿因子已为阴性。

寒痹并用二乌，大剂暂服

临床常见者有二类：其一是下肢一侧疼痛剧烈，不能屈伸着地，睡眠也不能卧于痛侧，其痛处多由环跳穴经委中、承山下至昆仑穴，其发病诱因多由感受寒凉而起。常治以《金匮》乌头汤加四物汤，每取捷效。取效速否，取决于川、草乌之剂量。此病机是下肢阳微又为寒邪所袭、寒凝血滞于阴络、营气不通所致，非大剂辛热活血则不为功，故川乌、草乌并用各 30g。二乌皆温经定痛之药，而川乌之力缓而效持久，草乌则效速而不耐久，今二者并用速效而持久矣。然二乌《本草经》皆谓其有大毒，是否可用此重量？经多年临床体会，川乌、草乌只要配伍、煎法、服法合宜，虽量大效显且速而不中毒，用之不当即使小量也会中毒。二乌之中毒量和有效量非常接近，古人尝谓："药弗瞑眩，厥疾弗瘳"。"瞑眩"即指二乌之毒性反应。又据曹颖甫注释《金匮》乌头汤云："乌头其颗甚小，一枚约有今制三钱，五枚则可两半矣。"重用二乌，配伍以生甘草，且二乌同生甘草先煎 1 小时，后下余药，其毒自解。关于服法，若二乌如上重量和煎法，其剧痛一剂即缓，二三剂痛止大半，甚至疼痛消失，或只感痛处微麻，此时即可停用二乌，加薏米 30g、泽泻 20g、通草 10g，以甘淡渗泄其毒，防其逐渐蓄积为害，服二三剂后再加原二乌各 30g，如此反复 10 余剂，使寒痹散疼痛止而不伤正，多可获愈。

观近用二乌者，畏其大毒，轻量 1~2g，重量不过 15g。不敢重用，但敢久用。此正合二乌中毒之特性，小量虽仅有小毒，然久服必蓄积为大毒，又未达二乌有效之量，其后果是中毒而无效！笔者亦知其毒，二乌各 30g 非盲目大胆也，是以配甘草先煎以去其毒而存其效，故敢于重用而不敢久用耳！

另有下肢痛痹者，多在两腿腘窝至小腿肌肉处，即委中以下至承山穴和承筋穴之间，以酸沉、麻木胀痛为特点，站立行走则重，卧床高位则轻。此痛与风、寒、湿、热痹不同，多发于 50 岁上下之老年人。治疗当以温经散寒、养血通脉为主，以"当归四逆汤"加刘寄奴、苏木、土鳖虫以助通脉之力，加黄芪 20g 以领诸走血药。药用：

当归 20g　芍药 30g　桂枝 15g　细辛 3g　通草 3g　刘寄奴 30g　苏木 30g　土鳖虫 10g　甘草 10g

若两下肢不温者，可加附子 10g。

着痹重用豁痰

病者肩臂酸痛而沉重，手指疲软有时阵发麻感，舌苔多白滑，脉多沉滑或浮滑，多发一侧，中年以上多有之。此证若以寒、热痹治之难以取效，此乃湿痰流注关节所致。当以燥湿豁痰为主，常用丹溪指迷茯苓丸加味，重用豁痰药治之，每每获效。药用：

半夏 60g　茯苓 20g　枳实 15g　风化硝 10g　南星 60g　鹿衔草 30g　片姜黄 15g　全蝎 10g

若脉浮滑兼有风邪者，加独活 30g。此方亦治肩臂难以屈伸者。

肾虚腰膝痹痛，温补肝肾祛痰疏风通络

人年 40 以后则肾气虚。肾主骨，腰为肾之府，故肾虚则腰痛。因乙癸同源，肾气虚则肝气亦虚，肝主筋，膝者筋之府，肝气虚则膝痛。年老肝肾虚则脾之运化水湿之功亦弱，加以夙有湿邪之患于络道，难免痰阻于关节，故老人多有肾气虚挟顽痰阻络之腰、膝痛证，常于补肝肾剂中加豁痰祛风通络之品。自制有益肾疗骨刺方，用之即可缓解疼痛，常服肝肾之气壮，骨刺可得控制而削也。药用：

鹿衔草 30g　风化硝 10g　骨碎补 20g　肉苁蓉 20g　桑寄生 20g　山萸肉 15g　半夏 30g　南星 30g　独活 30g　全蝎 10g

边某　男，56 岁，退休工人。

夙患腰、膝痛，近日加重。上下楼两膝疼痛，尿频，六脉沉滑，舌淡少苔。西医经 X 线检查，诊断为腰椎、膝均有骨质增生。年过半百，肝肾之气已早衰于下，肾虚则腰痛，膀胱虚则不约，故尿频。肝虚则膝痛。又腰为督脉所属，督主一身之阳，故治切忌用阴伤阳。加之平日嗜酒，酒易生湿，湿聚化痰，难免湿痰阻络，不通则痛矣。此

证肝肾之早衰，属内属虚；痰湿为患，属邪属实。故治宜益肝肾，通督脉，豁痰燥湿。药用：

鹿衔草 30g　鹿角霜 20g　肉苁蓉 20g　炒杜仲 20g　山萸肉 15g　骨碎补 20g　独活 30g　姜半夏 60g　制南星 60g　风化硝 10g

此方服 7 剂痛减大半，夜尿由 4 次减为 1~2 次。后以此方出入加减服 60 余剂，再经 X 线检查原骨质增生之处已不明显。

分期论治，屡用达药

一、治疡当分初、中、末

王海藏云："治病之道有三法焉，初、中、末也。初治之道，法当猛峻者，谓所用药势疾利猛峻也；……中治之道，法当宽猛相济；……末治之道，法当宽缓，宽者为药性平善，广服无毒，惟能养血气安中。"治痹亦当如此。初期当分风、湿、寒、热之邪，以大剂猛峻以速去其邪。中期者失治或邪未尽去者，当于祛邪猛药中少加扶正之品，如黄芪、当归、寄生、白术等可选用一二。若经年累月迁延不已，因邪袭经脉，运行失常，转为虚证，特别容易引起血虚，故治当注意养血补血，以"独活寄生汤最为得当，中有归、芎、地、芍四物，养血补血，此为痹证末期扶正祛邪之效方。若初期邪盛之时用之则误。若面色㿠白、短气乏力而气虚者，本方去寄生加黄芪、续断，名为"三痹汤"。若身体瘦弱，周身疼痛而无定处，缠绵不已（化验均为阴性），可用《金匮》"黄芪桂枝五物汤"，切莫当风、寒、湿痹治。

二、辨痹证关节肿痛

痹证关节疼痛有肿者，有不肿者，宜详辨之。大凡肿者较不肿者为重，若但肿痛局部不红不热，舌淡少苔或白滑苔者，多属寒湿之邪流注关节；若肿甚而痛不显者，多因于湿；肿痛而灼热，舌质红绛苔多黄腻或白腻者，多属湿热化毒之候；若关节肿大，肌肉削瘦难以屈伸者，乃湿热化毒转为化燥，煎耗津液精血所致，最为难治。

大凡痹证肿痛者，多因湿邪流注于经脉关节所致，因湿邪黏腻濡滞，一旦流注关节，湿邪越聚越黏，胶着不去，肿久不消，与顽痰死血相结，留滞难除。

治肿初期常加二妙、薏米、泽泻之类。末期常重用半夏、南星、白芥子配逐瘀之土鳖及蛇、蝎虫类搜剔络道。此外，亦常用刘寄奴30g、苏木30g，此二药为消骨肿之效药，且有活络、止痛之功。

三、痹痛用药

痹证之痛是因风、寒、湿、热之邪所致之关节骨痛。乳香、没药是治因跌仆损伤血肿而痛者。元胡、川楝是医气滞血瘀而痛者。五灵脂、蒲黄是疗血瘀血滞而痛者，专主下焦。瓜蒌、薤白专主上焦胸痹气滞之痛。丹参、檀香专主上焦气滞血滞之痛。上药虽皆属止痛，但用于痹证骨痛则药不对证，故效不确切。用半夏、南星各60g，再随症配伍，确有止痛之效，若量小亦无效。其配伍为：以风湿之邪为主者，配独活30~60g；以寒邪为主者配桂枝10~20g。患痛痹一侧腿痛剧烈，又不耐二乌者，常以半夏、南星各60g，配桂枝15g，止痛效果甚佳。以热邪为主者，配大剂白虎汤。若肿而痛者配全蝎10g、蕲蛇20g、刘寄奴30g，肿痛无论新久，十数剂即可消肿止痛大半。

四、藤类引经药之运用

治疗痹证，因病变部位常在四肢关节处，为了引药力达到病所，以提高疗效，方中可加藤枝类药物。如：

络石藤：通络祛风，善通络中之滞，肝肾虚之风湿痛痹者最宜。

青风藤、海风藤：二药均可祛风湿、通经络，治风湿痹痛。前者以镇痛之功最显，且有止痒之效。后者擅治络中之风，游走性疼痛。

忍冬藤：具清热解毒之功（比忍冬花较胜），又专主络中之热毒，故善治热痹肿痛。据张山雷《本草正义》云："今人多用其花，实则花性轻扬，力量甚薄，不如枝蔓之气味俱厚，古人只称忍冬，不言为花，则并不用花入药。"

鸡血藤：功能通络舒筋、活血补血。专通络中血，故用于妇女及血虚者最宜。

伸筋藤：功能舒筋活络，清热利湿。主治风湿筋骨疼痛，腰肌劳损。筋急肉痛者可选用。

天仙藤：祛风湿，通经络，化水湿，消肿止痛。凡风湿痹痛兼有水湿而肿者最宜。

丝瓜络：通络祛湿，专祛络中之湿。

桑枝：能通络清热舒筋，利关节，引诸药之力达于四末，为疗四肢疾患之主要引导药。

（王铸斌　整理）

代云波

乌附为良将，重用效始彰

代云波（1888~1973），四川名医

风寒湿痹

　　代师选《金匮》之乌头汤、乌头桂枝汤、麻黄附子细辛汤等三方，将其熔于一炉，从中提取川乌、附片、麻黄、细辛、桂枝、干姜、甘草等七味组合为基础方，命名为"乌附麻辛桂姜草汤"，再随证加减。行痹，主以祛风通络，佐以散寒除湿，则乌附可选其一，再酌加荆芥、薄荷、防风、独活、羌活、秦艽、威灵仙之类。痛痹，主以散寒温阳，佐以祛风胜湿，则酌加肉桂、鹿角片或鹿角霜、吴茱萸等。着痹，主以利湿健脾，佐以祛风散寒，则去甘草之甘缓恋湿，再酌加柴胡、粉葛、藁本、羌活、萆薢、茯苓皮、五加皮等，甚至五皮饮。若病在头颈，则酌加柴胡、粉葛、藁本、羌活、白芷、苍耳子之类。若在腰背或肾虚者，则加杜仲、续断、狗脊、桑寄生、独活、淫羊藿、鹿角霜等。若在两胁，则酌加柴胡、郁金、台乌、香附、吴茱萸、牡蛎等。若在四肢，则酌加独活、羌活、姜黄、桑枝、鸡血藤、钩藤、石楠藤、海风藤、茜草、怀牛膝、松节、千年健等。若血瘀或久病入络，则酌加苏木、川芎、赤芍、桃仁、红花、甲珠、鸡血藤等；痛甚者，再酌加乳香、没药等。若气血虚者，则酌加黄芪、当归、潞党参、贡白术等。肿甚者，尚可酌加猪苓、地肤子、海桐皮、五加皮、大腹皮、茯苓皮、陈皮等。

湿 热 痹

代师以清热渗湿，佐以通络为法，方以薏苡竹叶散加制川乌为基础方（苡仁、竹叶、滑石、木通、连翘、白豆蔻、茯苓皮、制川乌），命名为"川乌苡仁竹叶散"。若兼风者，则酌加荆芥、薄荷、防风、羌活、独活、秦艽等。若兼夹寒湿，则酌加附片、细辛、羌活、独活、五加皮、苍耳子、海风藤、丝瓜藤等。若兼寒，肢节肿痛、面浮肿、腹胀满，则仍以乌附麻辛桂姜草汤去甘草，再酌加大腹皮、茯苓皮、陈皮、荆芥、薄荷、杏仁等。若热偏盛，加黄芩、黄柏、栀子之类。其他在肢体部位者，可参考风寒湿痹的部位用药，酌情加减。

1.风寒湿痹，偏风夹湿型

宋某 女，35 岁。

上肢、肩部、腰背酸痛 1 年多，呈游走性，遇阴雨更甚，近来手足肿，不红，右手难举，且伴有感冒症状，食寝尚可，便干、溲黄，舌质正红、苔白，脉浮紧。依前偏风之治则。

川乌 60g　附片 60g　麻黄 12g　细辛 6g　桂枝 30g　干姜 6g　荆芥 9g　薄荷 9g　羌活 12g　独活 12g　杏仁 12g　茯苓皮 24g　五加皮 15g　陈皮 12g　海桐皮 15g　大腹皮 15g　草蔻 9g　红蔻 9g

以祛风除湿。药 2 剂后，症大减，手足肿消，右手难抬、咳嗽等症亦减。仍照前方加减，其中曾增加乌头或附片之量，共 14 诊 28 剂而痊愈。

2.风寒湿痹，偏寒型

祁某 男，29岁。

腰胯胀痛不能伸直1年多，气候转变或阴雨加重，经服一般祛风除痰药共20余剂，疗效不显。食寝二便尚可，苔净，脉紧弦。依前偏寒型之治则。

川乌 75g 附片 60g 麻黄 15g 细辛 9g 桂枝 30g 干姜 60g 甘草 15g

服后痛减，但腰酸胀依然不能伸直，二诊遂加鹿角霜15g、枸杞15g、胡芦巴15g、杜仲15g、补骨脂15g之类，以增温补肾阳之功，2剂后，腰能伸，又6剂，症消，共5诊10剂而痊愈。

3.风寒湿痹，偏湿型

周某 男，61岁。

右下肢（臀腿胫足）冷痛两年余，不能行走站立，于某院治疗半年无效。饮食大减，二便如常，苔白润，脉沉紧。依前偏湿型之治则。

川乌 60g 附片 90g 麻黄 9g 细辛 90g 桂枝 30g 干姜 90g 苍术 15~30g 独活 4g 五加皮 4g 怀牛膝 30g 官桂 15g 鸡血藤 24g 红豆蔻 90g 白豆蔻 90g

2剂后痛减，精神、胃纳均好转，但腿骨仍痛，且有咳嗽气紧，遂加茯苓15g、毛化红9g，以化痰顺气。此方连服16剂，右腿痛大减，可弃杖而行。照原方加大乌头、附片之量，又连服14剂，各症大减，只右膝关节微痛和下肢冷感，舌质淡，苔白润。上方去茯苓、毛化红，加杭巴戟30g、胡芦巴12g，再增助肾阳。连服6剂后，行动自如，惟感乏力，只寒冷时右足微痛。按原方把附片加至120g。2剂后，行动已有力，又8剂后，一切症状消失，前后共服药48剂而愈。

4. 湿热痹

江某 女，37 岁。

四肢关节红肿，游走疼痛 1 周，且伴发热、头昏，左肘痛不可忍，右膝痛不能伸屈，腰痛不能转侧，一切活动需人助。患者呻吟不绝。面赤，咽现乳蛾，溲黄便稀，舌苔黄腻，脉滑数。依前湿热型之治则。

川乌 30g　苡仁 30g　竹叶 9g　苍术 9g　黄柏 12g　赤芍 12g　鸡血藤 15g　海桐皮 15g　五加皮 12g　杏仁 9g

2 剂后，原由人背来就诊，现患者自行走来，红肿已消大半，关节亦不剧痛，四肢可以伸屈，生活可以自理，饮食增加。但时欲吐，大便仍稀（日 2 次），舌苔微见黄腻，脉滑。仍照前方加竹茹 12g、钩藤 30g，以止吐、活络、祛散游痛。

三诊：已不欲吐，游痛亦止，二便亦转正常。惟肌酸足软，乃湿未尽去，再加蚕沙 30g、豆卷 24g 以除湿。

四诊：肌酸足软亦愈，遂续服上方 3 剂，以巩固疗效。

湿热痹，代师认为乃是风、寒、湿外束，邪郁化热而成，实际上乃是风、寒、湿化生之湿热证候，但因其证候特殊，故单列一型。临床疗效证明，两种类型配合两个基础方，亦是行之有效的。再从治则来测，古今医家对风寒湿痹，偏风者，皆主以散寒温阳，佐以祛风除湿；偏湿者，亦皆主以利湿健脾，佐以散寒。细察治则，代师认为"只言何气偏盛而辨"，不必再分他型，是正确的。

湿热痹之基础方，薏苡竹叶散加川乌，且不管其兼寒与否，是必加之药。代师认为是取其燥湿镇痛之用，且常佐以黄柏及蜜煮川乌，取黄柏之苦寒，蜂蜜之凉润，刚柔相济，入里祛寒，且制其辛温刚燥之性，即所谓"去性取用"之义。

大剂量之乌、附问题，历代医家皆认为乌附是有毒之品，临床不敢广泛应用，更不敢大剂应用。代师宗仲景乌附配伍方法，参近代之动物实验，及自己50余年之临床经验，认为乌附生者固然有剧毒，炮制过者仍有毒性，但经煎煮3小时（附片2小时），毒性基本消失，而有效成分仍未被破坏。故代师习用制乌、附子各30~120g，亦鲜有中毒者；且对体较弱者将川乌同蜜煮（蜜60~90g，湿重者不用），以解其毒，方中用甘草（30~60g），除可甘缓外，亦可解乌附之毒。偶有极个别因未遵医嘱，煎药时间不够，每出现头晕眩、口舌肢麻者，代师常嘱以大剂蜂蜜（90~120g）或淘米水，或以较大剂甘草、防风、绿豆汤内服，当即可解。若有口舌赤烂、咽痛者，则减干姜之量。代师对痹证习用大剂乌、附主要是从临床疗效出发。我们跟师临床多次所见，从患者自身疗效对比，前数剂乌、附仅各30g，疗效不佳，再诊时将乌、附加至60~90g，或将乌或将附加至120g时，其效大显。同时，对新病、轻病用乌、附量较小，对久病、重病用量较大。

麻辛桂姜草问题，代师治痹病，除乌、附量大外，对麻、辛、桂、姜、草量亦大，麻黄常用12~15g，细辛常用6~12g，桂枝常用30~60g，干姜或生姜常用30~90g，甘草或炙甘草常用30~60g。代师认为对较重之风寒湿痹，非用其大量，则不能活络通筋，逐寒除湿。临床实践亦证明正是这样。在实习伊始，我们费解，因麻黄、桂枝是相须之伍，再加大量之细辛和姜类，可致大汗出，同时且常配伍荆芥9~12g，薄荷12~15g，羌活、独活各15g，葛根24g，柴胡18g等透表解肌之药，用量较大，想必更汗出如雨。但经临床询问500多人次，以及本文所统计149例中，患者反应：并未汗出，或只言微汗或小汗，小汗亦与夏季有关。代师曾云："大量乌、附固阳之品，怎能汗出？再加大量甘草之缓，故不会汗出"。并认为甘草有"通血脉，利血气"以助开痹之功。据临床观察，对湿盛者或湿热型患者，不用甘草亦未汗出，可见不汗出之因，主要是与大量乌、附固阳有关。且代师用麻黄，常以淡盐水炒或醋炒（依病位而定），入肾盐炒，入肝醋炒。肾主骨，肝主筋，随乌、附入里，共驱筋骨间之寒湿。但代师除对痹证用乌、附、麻、辛、桂、姜、草大量外，其他一般之疾病，亦是用普通之剂量。可见代师对痹证之理法方药是有其独到之处的。

一般医家认为加诸虫药对痹证疗效较好，因其有祛风通络、除湿散结之功，且有以毒攻毒之力。代师认为痹证并非由毒引起，乃是由"风寒湿邪乘虚侵袭于经络脉隧中"所致，故不用虫药。

（赵棣华　刘正才　整理）

胡翘武

治血治气别久暂，益肾益髓审阴阳

胡翘武（1915~2002），安徽中医药大学附属医院主任医师，著名临床家

　　胡翘武主任医师在 50 余年的岐黄生涯中，对该病证之诊治积累了一定的经验，尝谓："类风关属中医之痹证范畴。痹之为证虽有风、寒、湿、热之分，但于类风关证中则很难截然分开。考风为六淫之首，善行而数变，该证客邪自始至终应以风为侵害之主邪，寒、湿、热只为其兼邪而已，且随兼邪之不同，则有风寒、风热、风寒湿、风湿热，乃至风寒湿热之差异。然风邪之中人，除兼夹为害外，又有客表入里，窜扰内伏之区别，故该证治风祛邪之法则当审度谨严。再则染疾之人，年有老幼，病有久暂，体有阴阳气血之偏虚，且久病之下，血瘀、痰浊、络阻等病变又为其必然；锢结之邪，一旦与气血郁痹，主客交混，深络着骨，尪羸机躯，诚非朝夕为功。治此者应视邪之浅深，症之轻重，而有在经入络损骨之辨析，治气治血治肾之用药，若能证辨清晰，治疗有法，效则显而易彰也。"兹将胡老对此疾之识证用药经验整理如下，或可裨益于同道。

初病在经治气

　　类风关之初起，无不以风夹他邪客袭肌表为害，症以晨起手指微

僵不适，全身关节游走疼痛，且以小指（趾）关节为甚，无关节肿胀畸形。多伴形寒肢凉，微恶风寒，或脊背酸楚，或一身尽疼。纳便尚可，少咳嗽咽痛之症，舌质淡润而苔多白薄，脉以浮紧浮濡习见。此以六经藩篱之太阳寒水之经为其病变场所。因客邪初袭肌表，痹着肢节，且气与之相争，拒阻于血络之外，故在经之邪，只宜从气分论治，疏风解表，驱逐兼夹之邪，诚为治疗之大法。若营卫失谐，气阳偏虚，又当将和调营卫、益气助阳等参辅其间。类风关之客邪单一者少，大多以风寒湿邪兼夹客犯。

在众多解表疏风、散寒利湿之类方中，胡老以《局方》五积散为首选之剂，因该方集解表散寒、祛风化湿、温阳和营之品于一炉，为风寒湿邪客表袭经而致类风关初期之最佳方药，临床改散为汤，灵活增损，收效更彰。如风湿偏甚者，加羌独活、防风、薏米；风寒偏甚者，加川草乌、细辛；兼夹热邪者，知母、石膏、秦艽也可酌量加入。若表气虚者加黄芪，表阳虚者加附子。症状缓解后，即予黄芪桂枝五物汤或桂枝加附子汤、桂枝加术附汤等益气固表、调和营卫、温阳扶正为巩固善后之法。五积散中虽有当归、川芎、芍药血分之品，但该方仍以祛风散寒化湿为主，三味之加实为和营活血以利祛风激寒之用。本阶段为病邪初客肌表，正气未致溃败，诊治时应不失时机地抓住在经之期，防微杜渐，择方用药一定要视兼邪之多寡而合理配伍，扶正托邪之品更应恰到好处，切忌阴柔滋腻、酸涩固敛之味，冀能一举驱而逐之，绝其入络损骨之途，诚为该证治疗之关键。

杨某　女，30 岁，某医院医师。1974 年 4 月 7 日诊。

因遍体关节游走疼痛，且以小指关节为甚，晨起手指微僵不适，伴形寒肢冷，全身骨楚。查血沉、类风湿因子皆具阳性指标。自行治疗 1 个月微效，因虑此疾预后不堪设想，遂速转诊于胡老。见其面色晦滞，神情委顿，晨僵之症有增无减，肩肘关节较膝踝疼甚，手足不温，口中和，舌淡润，苔白薄，两脉浮紧。此乃气阳偏虚之体，又遭风寒湿邪客袭，在经之邪亟拟汗之扬之，以速去为要。处方：

羌独活各 6g　麻黄 6g　桂枝 10g　防风 6g　白芷 6g　苍术 10g　川芎 6g　当归 6g　茯苓 10g　细辛 6g　制川草乌各 6g　党参 10g　黄芪 20g　炙甘草 6g　红枣 3 枚　生姜 4 片

加黄酒 100ml 同煎。5 剂。

药后微微汗出，全身舒展，大关节疼痛有减，惟小关节仍感僵痛，原方去川草乌，加附子 6g、鸡血藤 30g。续服 20 剂，诸症遂已。后予桂枝加术附汤巩固 1 个月，至今未见复发。

久病入络治血

在经之邪，治不如法或迁延失治，久羁时日，客邪多由气及血，由经入络，损伤营血，实为类风关主客交混之严重阶段。症以手指关节肿胀畸形，晨僵转甚，功能活动受到一定限制为其特征。虽有肩肘腕膝关节交替疼痛，但小指关节疼痛大多相对固定，除感寒冒风外，一般鲜有形寒肢冷、微恶风寒之表证。且多畏冷喜温，夏轻冬甚。舌质略红瘦，多横裂乏津，苔多白薄或薄黄，脉以细数虚涩多见。入络客血之邪，与亏虚已极之营血交混一体，非瘀阻失濡之络脉，即更耗伤不足之阴血，故决非祛风散寒利湿之法所能疗治。此时以养血滋阴，通络和血，有利于祛除风寒湿邪，为其治疗之大法。诚如《临证指南》云："有血虚络涩及营虚而为痹者，以养营养血为主。又有周痹、行痹、肢痹、筋痹，及风寒湿三气杂合之痹，亦不外乎流畅气血，祛邪养正，宣通脉络诸法。"指出由经入络之痹证，切忌以通套风药频投，否则血虚络涩，客邪更无外驱之望。营阴亏虚，风邪内伏，必以大剂活血养营之品方克有济，如生地、熟地、枸杞、首乌、阿胶等；通络祛风之剂，则应择具养血入血、性味辛平不烈之藤类为宜，如鸡血藤、夜交藤、鹿衔草、豨莶草等。如兼寒湿热之邪者，也应选择相应药味辅佐。始可收阴充血行、络通风灭之效。胡老常用仲景防己地黄汤，或宗该方重用地黄之义配方，收效颇著。如血瘀络阻，则以活血通络与养阴补血同步，再加虫蚁搜风通络之品相佐，其效更佳。药品如四物加红花、丹参、泽兰、水蛭、虻虫、蜈蚣、全蝎、蝉衣、僵蚕等。其中蝉衣、蜈蚣重搜风祛风，僵蚕、全蝎主化痰止痛，水蛭、虻虫化瘀通络。若兼客外邪，在经之药也可选择用之。入络者为邪已入里，渐有损骨阶段，历时较长。此期虽有瘀阻血伤之征，但耗气损阳者也不可忽视，故于治血同时，益气温阳也应顾及。所用方药与在经者不同，当忌用刚燥辛烈之品，宜以菟丝子、桑寄生、肉苁蓉、肉桂、太子参、黄芪、枸杞、淫羊藿、仙茅等辛润温柔为佳。若能与治血之方适当配伍，可收阳生阴长、相得益彰之效。

姜某 男，42 岁。1984 年 10 月 25 日诊。

关节疼痛以小指为甚 3 年余，感寒入冬必剧，多家医院均诊为"类风关"。因收入甚微，经人介绍来诊。患者形体清癯，面乏华彩，两手腕关节常交替疼痛，略有红肿，小（指）关节肿胀有如梭状畸形，晨间手掌难以握固，不时低热，口干而不甚欲饮，便调溲黄，舌淡红少津，苔薄黄微黏，两脉沉细略数。此乃营血大伤，风湿之邪稽伏不去，与气血交混而加害肢节。嘱其停服祛风散寒药酒及止痛祛风湿之中西药，拟下方：

生地 60g　杞子 30g　制首乌 50g　夜交藤 30g　蝉衣 10g　僵蚕 10g　桑枝 30g　地龙 10g　豨莶草 20g　防己 15g　薏米 20g　蜈蚣 2 条

服药 10 剂痛缓，晨僵稍减，低热退，口中和。原方去薏米、豨莶草，加鸡血藤 30g、鹿衔草 15g。连服 1 个月，症状基本控制，血沉正常，类风湿因子转阴。后予上方加黄芪 30g、桂枝 10g、炒白芍 20g，以 4 剂量研末蜜丸，巩固治疗 2 个月，未云复发。

末期损骨治肾

损骨之期为类风关之末期阶段，多由入络后期渐进而至，非但气血交虚，且已耗蚀下元，累及肝肾，而有损骨伤筋之变。故所现之症大多形体尪羸，腰脊酸痛，头昏目眩，小肢关节僵直畸形，功能受限，生活难以自理，或形寒畏冷，溲频便溏，舌淡脉迟弱，或潮热面红，口干、盗汗，舌淡红，脉细数。该证至此，求愈者百难得一，但缓解症状，恢复部分功能，尚有希望。考类风关末期，肝肾亏虚，筋骨失荣，主客交混之邪又痹结蚀伤失荣之筋骨，为其一也；在经入络阶段，过于祛风利湿散寒之剂，用之失当，耗伤气血，暗损阴精而累及肝肾，促其早入损骨之途，乃其二也；滥用激素，频投有损肝肾功能药物，也不失为其另一因也。至此之患，非元阳亏虚，即元阴不足，治非大剂填精补髓，峻补肝肾之剂不为功，草木无情，难以滋填，血肉有情则当随症加入。温养元阳以熟地、萸肉、巴戟天、补骨脂、肉桂、紫河车、鹿角胶等；填补真阴以阿胶、生地、杞子、潼蒺藜、怀牛膝、猪脊髓、龟甲胶、鳖甲胶等。强筋壮骨之豹骨、羊胫骨、狗胫骨也可选入。滋填温养补肝肾同时，对交混锢结之邪又不可不祛，除相佐对应清热利湿、散寒祛风、通络化痰逐瘀之品外，虫类药物之择用当不可少。现代药理研究认为，大多数虫类药物具强壮滋养功能，有免疫抗病作用。

范某 男，48 岁。1964 年 12 月 15 日诊。

患类风关 10 余年，3 年来小指关节畸形，肿胀疼痛，腰骶骨酸痛，经治少效，半年来诸症加重，手指僵硬向外侧伸展，不能握固，腿足难以履地，腰痛不能俯仰转侧。经某医院住院治疗 2 个月无效，自动出院。由家人抬至胡老处就诊。患者形瘦如脱，面容憔悴，头发疏落，肢节疼痛难于功能活动，手足心灼热，纳差便结，唇红口干，溲黄味臊异常，舌绛多裂、无苔，脉沉细滑数。脉症合参，此肾阴大亏，伏风化火，灼筋伤骨。病至此期虽少有奏效之望，为不使患者求效之心泯然，勉拟一方，嘱其长服勿缀，或有缓解之盼。处方：

龟甲 30g　鳖甲 30g　生地 50g　黄柏 10g　猪脊髓另炖冲服，30g　怀牛膝 10g　阿胶另炖冲服，10g　知母 10g　生白芍 30g　枸杞 15g　生制首乌各 50g

1 个月后相火降敛，腰痛愈半，指痛稍减，绛舌转红，见浮薄黄之苔，但活动功能仍丧失。药症合拍，原方减知母、黄柏均为 6g，加羊胫骨 30g、锁阳 10g。3 个月后患者竟能下地扶杖蹒跚步履，手指也稍能活动，疼痛大减，热退纳昌，精神大振。后予原方蜜丸巩固治疗半年，已能弃杖短程步履，手指已可活动。

（胡国俊　整理）

李济仁

明病因病位，重内外合治

李济仁（1931~　），皖南医学院教授，国医大师

诊 断 思 路

痹证的临床诊断并不困难，只要根据上述病变组织部位及临床表现特征，一般医生均能诊断无误。但是中医诊断痹证，并不是停留在某患者所患系"痹证"，还必须弄清其"痹证"之原因如何，属什么性质？这是一个难点，且与中医辨证用药关系甚为密切，下面就谈谈关于痹证诊断的思路问题。

痹证的诊断与其分类有密切的关系。中医临床需进一步确诊某患者所患痹证属何痹，意在认定该痹属于何类。因此弄清痹证分类相当重要。

《内经·痹论》关于痹证的分类主要有三：按病因分类有因风、寒、湿三邪所致之行、痛、着三痹；按五体病位分类有皮、肌、脉、筋、骨五体痹；按五脏病位分类有心、肝、脾、肺、肾五脏痹。三种分法互相联系，密不可分。以病因分为三痹而言，其每一病因所致痹证均将在一定部位体现，如行痹，其痹在皮抑或骨，在肌抑或肉等。若以病位五体痹而言，其痹又为行痹抑或痛痹，而与病因相关等。因

此，《内经》所谓三痹、五痹之说，其旨在阐明诊断痹证要从病因、病位及脏腑等诸方面加以考虑。目前，临床上多注意从病因去诊断痹证，虽有一定意义，但不够全面，易使医生习惯地从祛风、胜湿、除寒等方面选方用药，对部位常欠考虑。余认为病因诊断固属重要，病位诊断也不可忽视，因药物作用的部位有其一定的特点，只有明确痹证的病因病位，方能恰到好处地组方用药，即在针对病因用药的同时，结合参入对某局部疼痛有特异作用的引经药物。如上肢用片姜黄、桂枝；下肢用独活、怀牛膝等。处方中应结合选用止痛、除胀、活络等药。另外，在诊断痹证时，还应与痿证相鉴别。痿证以肢体痿软不用、肌肤消瘦为特点，关节一般不痛，这是鉴别的要点。

由于痹证的形成非单一之因，故其症状也表现为多个部位症状的综合，这给临床诊断为何种痹证带来了困难。那么怎样把握诊断关键呢？虽然痹证的成因及部位是多因素、多位点的，但总有其偏重之处。如病因就有偏风、偏湿的临床表现，病位则有以骨或皮肤为主之异，证候则有酸痛、胀痛、刺痛、红肿热痛、关节肿大、畸形等不同，临床需抓住主症，参考辅症，方可做出明确诊断。

为简化诊断，余主张应先分寒热（因痹有寒、热两大类），尔后再据此分为寒痹偏风型、偏湿型及单纯寒型、热痹偏风型、偏湿型及单纯热型。热痹的主症为关节肌肉红肿热痛，其痛及皮，及骨，轻按重按均不可耐，运动障碍，得冷则舒，舌质红，苔黄厚干，脉数。偏风者则骨节间似风走窜，有许多关节的病变，恶风，汗出，舌质红，苔薄黄，脉浮数；偏湿者则关节肿大较多见，按之痛剧，下肢为甚，活动障碍明显，舌质嫩红，苔黄厚腻，口渴而饮水不多，口黏口淡；单纯热型则无偏风、偏湿的症状，而出现一派纯热症状。

寒痹的主症为关节皮肤触之冰冷，疼痛部位较深，喜按打叩击，关节活动障碍，特点是体位变换之初均不利，畏寒、关节疼痛得热则舒，纳少便溏，舌质淡白、苔薄白，脉沉弦缓。偏风者则恶风，遇风刺痛，疼痛走窜不仅限于骨节间，还在关节周围皮肌部，舌质淡白，苔薄白而干，脉缓；偏湿者见骨节皮肤酸胀疼痛，疼痛部位以肌肉为主，舌质淡薄白而腻；单纯寒型则无偏风、偏湿的症状，而出现一派纯寒症状。

以上主要从五体局部及舌脉谈及寒、热痹及其偏风或偏湿等不同类型的主要症状，除此之外，临床还当结合全身情况以辅助诊断。例如，治疗关节痹证还需要对各病型作进一步分析论证，如同一病型有时贯彻始终，但其轻重及时间长短不同，关节有无畸形，涉及皮肉筋骨脉情况如何，是否牵涉内脏、出现五脏病变等。总之，诊断既要相对固定化，又要不断变化；既需从总的大方面区别归类，又应对局部症状条分缕析，以应不变中之变与变中之不变等多种情况。为适应复杂多样的病情变化，施治既要有相对固定的主方主药，又要善于针对局部症状之异而加减变化。

如仅将治痹证药物罗列堆砌，有时难以取得预期的效果。近几年对治痹药物研究较多，诸如雷公藤、川草乌、乌梢蛇、白花蛇等，有的医者则每人必用，每方必用，但因未能辨明证属何痹及何阶段，如此虽可能治愈一二例患者，但若欲提高诊治水平则难矣。

余曾治一 65 岁的男性，系退休工人，西医诊断为类风湿关节炎。初用泼尼松等激素可控制病情，近年来则病情加重，关节冷痛呈游走性，涉及皮肤，喜叩打，面黄黝黑微浮，蹲下则难立起，站立则难坐下。舌质偏暗，苔薄白而干，脉弦缓等。曾服用一年轻中医之中药 70 余剂，自诉未有任何改变。细观所服之方，皆系雷公藤、川草乌、二蛇以及温肾活血化瘀之品。经余细察，属寒痹偏风重型，故以阳和汤合蠲痹汤加减，虽未用雷公藤、川草乌、二蛇等，但却 3 剂痛减，5 剂病除。后询年轻中医组方之由，其曰：温肾药有类激素样作用，用之可增强患者所服泼尼松的作用，而雷公藤等药药理证实可祛风湿，抑制变态反应，故组方亦用之。该医生仅注重辨病用药而忘了辨证用药，结果疗效不佳。可见治痹证时诊断要细，要深入，不能仅仅诊知病情属痹即可。辨病一定要与辨证相结合，发挥中医特色。著名中医学家施今墨很重视痹证的诊断，曾治一蒙古族妇女，患者关节疼痛发热，屡进羌活胜湿汤、独活寄生汤之后，疼痛非但未减，反而越来越甚，日夜叫号，痛苦万分，而发热迄不少退。施老视其唇舌焦裂，脉象洪数，参以证候，诊为"热痹"，遂予紫雪丹 3g 顿服，疼痛不止，故一日 2 次紫雪丹，每次 3g，号叫渐歇，热亦渐退。连服紫雪丹 60g 之多，发热关节疼痛渐愈。后予理气活血药调理。施老认为，初治者不知热痹之理，循例屡进辛燥祛风之药，火热日燔，血气沸腾，致症有增，临证当注意之。

痹证的治疗

关于痹证的治疗，应采取内治与外治相结合的办法。现在一般对痹证外治法有忽视的倾向，余认为在内治的同时辅以适当外治，对疾病的缓解、痊愈将有很大裨益。

一、内治方药

首先应胸有大法，余很欣赏张石顽所论："行痹者，痛处行而不定，走注历节痛之类，当散风为主，御寒利气仍不可废，更须参以补血之剂，盖治风先治血，血行风自灭也；痛痹者，寒气凝结，阳气不行，故痛有定处，俗称痛风是也，当散寒为主，疏风燥湿仍不可缺，更须参以补火之剂，非大辛大温不能释其凝寒之害也；着痹者肢体重着不移，疼痛麻木是也，盖气虚则麻，血虚则木，治当利湿为主，祛风散寒亦不可缺，更须参以理脾补气之剂。"张石顽的论述揭示了治疗时不仅应重视痹证成因中的"杂气合至"特点，还应注重从人体内脏功能、气血功能入手，综合施治，以助祛除邪气。但这仅指一般情况，如遇特殊情况，在一定的时间内可攻其一邪为主。如上述施案，仅以紫雪丹清其气，再理气活血而病愈。

余发现，痹证很难在近期内完全病愈，故治疗时应以某方为主，大法基本不变，辅药随证加减，以体现变中不变、不变中有变的特性，守方守法是相当重要的，切不可主方大法变动不息。余常针对痹证的每一证型，确定大法主方。

1. 热痹

以白虎汤为主。偏热者多用白虎桂枝汤加地骨皮、丹皮、丹参，偏风者多用桂枝芍药知母汤加羌独活、豨莶草、威灵仙、当归、川芎，偏湿者多用苍术白虎汤加黄柏、山栀、防己、木瓜、白术、茯苓等。

2. 寒痹

以桂枝附子汤为主。偏寒者加巴戟天、补骨脂、仙灵脾、片姜、黄芪；偏风者，以桂枝附子汤合蠲痹汤加减，其中必用川芎、当归、丹参；偏湿者则用桂枝附子汤合防己黄芪汤加细辛、苍术、白术、山药等。

临床中患者最感痛苦的，是病灶局部的痛酸等感觉异常，在祛除痹证病因的同时，适当加入止痛、止酸药物，不仅可解除患者痛苦，还可增强患者愈病信心，主动配合治疗。上述组方中，可适当加香附、没药、泽兰等。若关节周围组织酸痛不适时，用雷公藤较好，该药对肌肉筋脉疼痛的缓解效果，明显优于骨节间疼痛者。

若出现皮肤瘀斑，关节周围结节等证时，往往说明存在瘀血症状，应适当增以活血之品，亦可另服活血方剂，可与治痹方药交替使用。

对痹证偏风者，川芎一药不可缺。因该药为血中之风药，可行血而风灭，又有祛风作用，疗效较好。中医治法中有通因通用、塞因塞用、寒因寒用、热因热用之反治法。我认为还应有如川芎祛风行血之"行因行用"法，痹证偏风则疼痛游走不定，可谓行因；川芎作用行而不守，可谓行用。川芎"行因行用"有利风邪的祛除。

痹证后期，常见筋脉失荣，或骨节僵硬拘急，或骨节肿大畸形。一方面可能因邪伤日久，而久服辛温燥烈之品，伤阴耗气致使筋脉骨节失荣；另一方面可能因邪痹日久，气血瘀滞，络道受阻，病损筋骨，失去气血濡养。此时即宜注意养阴柔筋，尤其宜从滋补肝肾之阴着手，以六味地黄汤、一贯煎等方药加减为治，亦宜择用活血化瘀、软坚化结之品以舒筋活络、祛瘀通络。

痹证服药，时间最好是晨起与睡前各服一次。因痹证患者运动障碍以晨起为著，其疼痛夜间为甚。晨晚分服中药，意在病作前及时截治，有利于药效的发挥，以控制病情的发展。

二、外治方法

痹证多在四肢关节筋脉，外治药物可直接对病灶发挥舒筋活血止痛的作用，且此类药辛温香窜，可加强局部气血运动，又有助于内服药物作用的发挥。现介绍几种外治法以供大家选用。

1. 巴豆饭外敷法

取巴豆（干品）10~15g，捣烂成泥，加入适量热大米饭混匀，置塑料布或芭蕉叶上敷于患处（以不烫伤皮肤为宜），用纱布绷带或其他布条固定即妥（注意：时间不超过8~10小时；过敏性皮疹可服抗过敏药，以睡前敷为好；洗净配药餐具及工具以免中毒。据余经验，塑料布与中药易起化学反应，可造成皮肤损伤，且药力不易透过。当以纱布、芭蕉叶之类为好）。

2. 止痛擦剂

生半夏、生南星、生川乌、生草乌各30g，用50%酒精500ml浸泡1周后，以脱脂棉擦肿痛处，每日2~3次，功用：止痛、消肿（不可内服）。

3. 熏洗法

水蓼50g，透骨草20g，川芎25g，炙麻黄20g，桂枝15g，羌独活各30g，冰片3g，香白芷9g，葱白40g，生姜10片。将前7味加水3升，待煮沸后15分钟加入后4味。再待5分钟连药带汤一并倒入大口茶缸中，将茶缸四周用棉絮包裹保温，缸口对准疼痛部位熏蒸（用毛巾将缸口四周封好，勿使漏气，以耐受为宜），约半小时，每日1次，本方可开毛窍，发腠理，逐风湿，通经活络。

4. 解痛药棉

肉桂、附子、川乌、大黄、当归各12g，半夏、白芷各9g，地龙、僵蚕、白芍、乳香、没药、木香、川芎、独活、秦艽各6g，细辛3g，共研细末，用高粱酒调和成薄糊状，加生姜汁，用脱脂棉浸透，晒干或烘干。将浸透晒干的药棉，外包纱布一层，左右两边用松紧带套在关节上或其他痛处。对四肢关节疼痛者效果最佳。

5. 外用通药

当归、穿山甲、皂刺各15g，透骨草30g，桂枝、桃仁、红花、三棱、莪术各20g，川草乌各10g。共研粗末，装入纱布口袋，加水蒸1小时，取出后稍放片刻，用干毛巾垫于痛处，将蒸药布包放于毛巾上，置半小时左右，每晚1次，每剂药可连用4~6次。

王为兰

痹病发微

王为兰（1913~2005），北京中医医院主任医师，痹病专家

强直性脊柱炎

强直性脊柱炎（简称 AS）是一种以侵犯脊柱为主，可累及全身的慢性进行性疾病，以脊柱疼痛、僵硬、强直甚至畸形为主要临床表现。因其与类风湿关节炎有相似之处，所以早年被认为是类风湿关节炎的一个临床类型，而被称为类风湿性脊柱炎、类风湿关节炎中心型或青春期脊柱炎等。近年来由于类风湿因子和 HLA-B27 的发现，使本病的诊断有了进一步的发展。认为从临床表现、遗传因素、自身免疫等诸多方面，其与类风湿关节炎迥然不同，是一种独立的疾病。

目前，西医对强直性脊柱炎的诊断虽然比较明晰，却无良方善策抑制强直性脊柱炎病情发展，仅能针对性地缓解患者主观症状，待到晚期手术也只能矫正畸形，不能使功能恢复。

强直性脊柱炎属于"痹病"范畴，古典文献中有关强直性脊柱炎症状、体征的描述非常丰富。如《灵枢·经脉第十》中说："项如拔、脊痛、腰似折、髀不可以曲，腘如结，踹如裂，是为踝厥。"《素问·痹论》中说："胃痹不已复感于邪，内舍于肾，肾痹者，善胀，尻

以代踵，脊以代头。"

清·《石室秘录》中说："脊背骨痛者，乃肾水衰耗，不能上涌于脑，则河车之路干涩而难行，故而作痛。此等症非一二剂药可以见功，非久服补气之药以生阴，非大补阴之药以生水，未易奏效。"

清·叶天士说："痹证久治不愈，必伤及下焦肝肾，连及奇经。"在治疗上倡导补肝肾，调奇经，使用虫蚁搜剔之剂。把痹病的治疗提高到一个新的水平。

一、病因病机与临床特征

古人云："凡人一身之骨，最大者，脊骨也……且为一身之骨之主也。"脊又为督脉所过，因此本病之发生，无论是患者的发病特点，还是证候表现及病因病机均与肾和督脉有密切关系。

1. 病因病机

年龄与发病：本病好发于 16~32 岁之青年，清·唐容川云："骨内有髓，骨者髓所生，周身之骨，以脊背为主。"

肾系贯脊，肾藏精、主骨生髓，肾精的盛衰关系着骨的生长发育与骨的坚强脆弱，若肾精骨髓不足，筋骨失养则易发生痹病，一则影响脊骨的正常发育，如出现鸡胸、龟背等畸形。二则骨髓空虚，易受邪害而为病，16~32 岁青年，正是人体肾气旺盛之际，当精足髓满，筋骨强壮，反出现腰背疼痛、酸软无力、骨质疏松等，这与肾精不足（肾乃先天）有着密切关系。

性别与发病：本病以男性为多，据有关统计男女之比约为 14∶1。男主阳主气，女主阴主血，说明本病的发生与阳气有关。肾精亏损在女子多表现为阴血不足，在男子则多为阳气虚损。本病以脊柱病变为主，为督脉所过，故其病变最易伤精损阳（病位在肾），晚期患者多表现为阴阳两虚之证。

发病部位与肾的关系：本病初发部位多在腰骶部，腰为肾之府，不仅是肾的实质脏器所在，还有足少阴、足太阳经脉与督脉的循行，带脉的环绕，因此肾虚不足或久痹及肾之证，首先反应为腰府为病。

感受外邪，营卫失调：本病因感受外邪致营卫失调而发病者，从临床观察众多的青少年患者不一定非要经过"风寒湿三气杂至合而为痹，其风气胜……其寒气胜……其湿气胜……"这个阶段才患病，很多患者都是没有感受外邪而突然发病——腰、脊、骶、髋、尾、腿骨部位剧痛（即使有外邪也是诱因而不是主因），因此认为本病是自身阴阳失调、脏腑功能逆乱引起的疾病。故而设想是肾虚督阻为其病因病机，故用益肾通督法治疗强直性脊柱炎是基本大法。通过100多例的实践证明，这个观点是正确的。应该提出的是：本病一经确立，即是以正虚为主，既有风、寒、湿、热的证候，也有血虚生风、阳虚生寒、脾虚生湿、阴虚生热等，与一般的风湿痹不尽相同。

督脉瘀滞：督脉为奇经八脉之一，行于脊背正中，总督一身之阳经，为阳脉之海，是肾之精的主要通道。督脉为病则出现经脉所行部位受病，临床见脊柱固定性疼痛、刺痛、局部定点压痛、拒按等瘀闭症状。督脉空虚是其根本，而有形之邪阻碍经脉气血的运行，加重了督脉的空虚和阻滞，二者形成恶性循环，终至头颅、腰背疼痛，脊柱僵硬甚至强直。

益肾（补肾阴阳气血）通督（祛痰除瘀通督）是治疗强直性脊柱炎的基本大法。

2. 临床特征

强直性脊柱炎以骶髂关节为最初侵犯部位，以后呈上行性发展，依次侵袭腰椎、胸椎、颈椎。腰椎受累时腰痛，伴有向前、后、左、右方向转侧受限；胸椎受累时可以出现胸痛，深呼吸、咳嗽或喷嚏时加重，颈椎受累时头不能转动。病变进入晚期，脊椎各关节畸形固定，患者身躯佝偻。

强直性脊柱炎病变在骶髂关节，初起可能腰、膝、足踝受累，最终还是归属于骶髂关节部位。而类风湿关节炎病变在手足小关节，初起可能与风湿性关节炎侵犯大关节难以区分，脊椎最多侵袭颈椎，很少侵犯腰骶髂，最终可见手足小关节畸形。

外周关节病变在强直性脊柱炎为少数关节受累，非对称性且以下肢大关节为主；而类风湿关节炎则为多关节，对称性四肢大小关节均可受累。

强直性脊柱炎发病年龄多在 16~32 岁，32 岁以后很少起病，而类风湿关节炎以中年为多。

强直性脊柱炎男青年较多，女青年较少；而类风湿关节炎女性较多，男性也有，多在 25~45 岁之间。

强直性脊柱炎类风湿因子阴性，HLA–B27 阳性；而类风湿关节炎类风湿因子阳性，HLA–B27 阴性。

强直性脊柱炎皮下结节少见，而类风湿关节炎常见皮下结节。

二、辨证论治

本病从临床上观察，可分为两个类型。

1. 明显型

（1）明显型急性发作：青少年素体健康，突然腰骶疼痛，或疼痛比较严重，有时上窜胸颈，有时下趋大腿足跟，甚至活动受限，生活不能自理。兼见郁怒发躁，心烦起急，口干舌燥，便干溲赤，或有恶寒发热，或有低热，舌苔薄白或薄黄、脉象弦数。此时必须检查血常规、风湿四项和血沉，一般都有不同程度的变化。

治法：清热解毒除湿。

方药：白花蛇舌草、银藤、连翘、土茯苓、白鲜皮、丹皮、生草、虎杖、半枝莲、川乌。

加减：阳明经热加生石膏、知母；阳明腑实加大黄。血分热盛加赤芍、紫草，不应加水牛角、丹参。热盛毒重加蒲公英、地丁、山慈菇、野菊、草河车、大青叶、天花粉，痛重加元胡。身体健康、上药不应者乃邪热过盛，可考虑用黄连、黄芩、黄柏、栀子，但不可久用。

此方要服 30 剂，再查血沉、问症状，血沉下降，症状减轻者，继续辨证治疗，仍用清热解毒除湿之剂，要看气热、血热、毒热的程度加减。由于日久必伤阴，可适当加生地、杭白芍等养阴药，再服 30 剂，再查血沉、问症状，直到血沉降至正常，症状基本消失，再把解毒除湿的药物适当减少，并加益气养阴之药。待症状完全缓解后，表明急性发作期结束。

（2）明显型缓解期：强直性脊柱炎急性发作期已过，因为肾精不足为其病之根本，所以不能认为急性发作期过后，病即痊愈，要继续滋补肾精，佐以活血祛痰之剂。

滋补肾精佐以活血祛痰是总的方针，但具体病情要具体分析，一般强直性脊柱炎明显型急性发作经治疗缓解后，尚有余邪未清。余邪分两种，一是热毒，二是湿毒。热毒是体内某处有热肿胀，湿毒是体内某处水湿浸淫，热毒属阳，湿毒属阴，强直性脊柱炎急性期过后，很可能有些残存的热毒尚未肃清，这叫余热未清，所以病情虽然缓解但尚有余热未清。在养阴助阳的药中须加一点清热解毒之剂，如草河车、白花蛇舌草、半枝莲、虎杖、公英、银花、连翘等，酌加二三味以清余热，免得死灰复燃，并可适当加佐活血祛痰之剂。如症见气弱倦怠、语声无力、全身懒惰、口干烦躁、舌淡脉虚，为气虚津亏、余热未清，加用北沙参、西洋参、太子参、麦冬、石斛、生地、生草、扁豆、莲肉、山药、竹叶等，适当选加化瘀祛痰之剂。

如症见腰酸腿软或下肢隐痛或胀痛，有低热，口干烦躁，脉沉细数，舌苔薄白质红，此为阴虚内热、余热未清，加用生地、天冬、熟地、枸杞子、地骨皮、青蒿、鳖甲、龟甲、女贞子、首乌、桑寄生等，适当选加活血祛痰剂。

如症见腰脊隐痛、时刺痛，下肢不温，怕冷，后背恶寒，面白，口不渴，或足肿，舌苔薄白质淡，脉沉弱，此为阳虚余热未清，酌加仙灵脾、巴戟肉、杜仲、鹿角胶、狗脊、肉苁蓉、补骨脂、菟丝子、生川断、锁阳、熟地、枸杞子等，适当选加化瘀祛痰药。

总的来说，辨证要辨明虚的程度、虚的性质（属气虚、属津虚、属阴虚、属阳虚、属气血虚），余热之轻重（属热、属毒），内邪瘀血痰湿的有无，施治方能切中病机，才能奏效。

2. 隐匿型慢性发展

本型是隐匿的，早期可能有不嗜食、身体疲倦、消瘦和贫血现象，少数有低热和关节痛，好像初患结核病或风湿热状态，主要症状为腰痛或骶髂痛，或髋骨痛，或脊背痛，或膝关节痛，或足踝痛，有时颈项痛，痛的感觉有隐隐作痛，或游走性痛，或胀痛，或灼热痛，或冷痛，或酸痛，或钝痛，或空痛，或沉重痛，或间歇痛等，但痛的程度都不严重，可以忍受，因此不易引起患者的注意。实验室检查指标都比较低下，但 HL-B27 阳性。在这种情况下，当考虑两方面：一是正虚，一是邪实。正虚是阴阳气血虚，邪实是内邪痰湿瘀浊阻滞经络、督脉，故治疗当补益阴阳气血，通调督脉经络之痰湿瘀浊。这里应该强调，强直性脊柱炎是肾精虚损在先（先天不足或遗传），督脉瘀滞在后，是因虚致实，所以说肾虚是病之本，督瘀是病之标。

辨证：阴阳（肾）两虚，督脉瘀滞。

立法：填补肾精，通调督脉。

方剂：张景岳右归丸（饮）、左归丸（饮）加减。

药物：

①填精生髓、强筋壮骨：鹿角胶、龟甲胶、狗骨胶、牛脊骨、羊脊骨、猪脊骨、鹿茸、紫河车、龟鹿二仙胶。

②温补肾阳：附子、紫油桂、巴戟肉、锁阳、仙灵脾、杜仲、生川断、肉苁蓉、狗脊、菟丝子、补骨脂。

③滋补肾阴：熟地、生地、枸杞子、山萸肉、沙苑子、何首乌、龟甲、女贞子、鳖甲、桑椹、元参、旱莲草、山药。

④补气：人参、太子参、党参、黄芪、白术、炙草、扁豆、大枣。

⑤补血：当归、白芍、阿胶、熟地。

⑥充通督脉：鹿茸、鹿角胶、枸杞子、黄芪、肉桂、附子、牛脊骨、羊脊骨、猪脊骨。

⑦通督理气：橘皮、降香、香附、青皮、枳壳、厚朴、木香、乌药。

⑧化瘀：水蛭、土鳖虫、桃仁、红花、乳香、没药、川芎、丹参。

⑨祛痰：白芥子、牙皂、半夏、南星、炒莱菔子。

⑩温散：细辛、川乌、草乌、桂枝。

⑪渗湿：生白术、苍术、茯苓、生薏米。

⑫攻通督脉：蜈蚣、生鹿角、生葛根、细辛、山甲、苍耳子、藁本。

⑬双重作用（既扶正又祛邪，看具体情况具体运用）：鹿角霜、生川断、骨碎补、鹿衔草、鸡血藤。

强直性脊柱炎病变主要在筋骨。除了药物的治疗，体育（慢跑、太极拳等）疗法、按摩、理疗、气功等辅助疗法均有一定疗效。

李某 男，27 岁。1996 年 11 月 21 日来诊。

腰脊已痛 3 个月，曾在某医院诊断为强直性脊柱炎，痛的时候心烦起急，坐卧不宁，体质尚健，夜卧痛重，尚能勉强工作，生活可以自理，大便干燥，舌薄白质红，脉象弦滑。检查血沉 41mm/h，类风湿因子（－），抗链 "O"（－），HLA-B27（＋）。

印象：强直性脊柱炎急性发作期。

辨证：湿热内蕴，热毒发作。

治宜：清热解毒，活血除湿。

方药：五味解毒汤化裁。

银花 20g　白花蛇舌草 30g　土茯苓 30g　白鲜皮 15g　连翘 20g　紫花地丁 15g　蒲公英 30g　生甘草 10g　丹皮 10g　生地 20g　黄柏 10g　生薏米 15g　生白芍 30g　虎杖 20g

14 剂，水煎温服，日 1 剂，分两次服。

二诊：痛轻腰能活动，心烦起急也轻，舌苔薄白，脉仍弦滑。

原方减生薏米、紫花地丁，加川牛膝 15g、赤芍 15g。

30 剂。

三诊：腰痛减轻，夜已不痛，大便正常，日常工作不吃力，但颈项部位又痛，血沉 20mm/h，舌苔薄白，脉弦沉。原方加减：

生葛根 30g　桂枝 10g　赤白芍各 15g　生甘草 10g　土茯苓 30g　白鲜皮 20g　生鹿角 10g　大生地 20g　白花蛇舌草 30g　银花 30g　桑枝 30g　生川断 30g

30 剂。

四诊：腰脊有时痛，不影响工作，生活、大便正常，睡眠安，饮食正常，舌苔薄白，脉象弦沉。检查血沉 13mm/h，病情已稳定。拟丸药方，调理善后以治本。

鹿角胶 30g　龟甲胶 50g　大熟地 90g　炒杜仲 30g　炒白芍 30g　枸

杞子30g　鸡血藤150g　金狗脊45g　水蛭30g　骨碎补30g　炒白芥子30g　牙皂30g　川乌30g　威灵仙30g　生鹿角90g　生川断45g　大蜈蚣30条　北细辛20g　降香25g　生葛根90g　生黄芪30g　元胡30g　炒山甲30g　鹿衔草45g

二胶烊化，其他药共为细面，二胶兑入炼蜜为丸，每克重10g，每日早午晚各服1丸，温开水送下。偶遇感冒发热等急性病暂停服用。4剂后检查血沉、类风湿因子、抗链"O"均正常，病愈。1998年3月函访痊愈，病未复发。

历节须别寒热缓急，祛邪顾虚搜剔化瘀

一、急性发作期

1. 热胜型

手足小关节红肿胀痛，局部灼热，皮肤稍红，四肢活动障碍，持物不便，行走艰难，或伴有全身低热，或自觉周身发热，烦渴汗出，面色发红，舌苔薄白质红，脉象弦滑数。化验：白细胞计数增高，血沉降率增速，抗链"O"偏高或不高，类风湿因子阳性。

辨证：伏邪郁闭，化热成毒，内伤营卫筋脉，气滞血瘀，关节失利。

治法：清热解毒，通经化瘀，搜剔络邪。

基本方：

桑枝30g　银藤30g　丹参15g　丹皮10g　生白芍15g　生草10g　赤芍10g　黄柏10g　地龙12g　银花15g　连翘10g

加减：银花、连翘缺货时可用草河车、公英代之。气分热重加生石膏、知母；营血热重加生地、广角；热重血瘀加桃仁、元胡；热

272

重痰阻加胆星、竹茹；热重阻络加丝瓜络、王不留行；热重肿胀加防己、茯苓皮；热重便结加酒军、元明粉；关节痛重加威灵仙、络石藤；关节强硬加皂刺、全虫。

2. 寒胜型

手足小关节肿胀变形，僵硬麻木，活动失灵，局部怕风，四肢发凉，自觉全身向外冒风，或脊椎肿痛，舌苔薄白质淡，脉象沉细。化验：白细胞计数一般正常，部分增高，血沉降率正常或增速，抗链"O"一般正常或稍偏高，类风湿因子阳性。

辨证：寒痰凝聚，经脉闭塞，邪入血脉，留连筋骨，关节不利。

治法：温补散寒，通经化痰，搜剔络邪。

基本方：

熟地 30g　鹿角胶 10g　麻黄 5g　肉桂（或桂枝 10g）5g　姜炭 5g 炒白芥子 10g　炮附子 10g　鸡血藤 20g　生草 3g　全虫 6g　蜈蚣 2 条

加减：寒邪太甚加细辛，重用附子；虚寒过重者，重用肉桂、鹿角胶、白芥子；寒重血瘀加当归、川芎、水蛭；寒甚阻络加川乌、草乌；关节强直畸形加炒山甲、牙皂、蜂房。

3. 寒热错杂型

手足小关节肿胀变形，或脊椎疼痛弯曲畸形，有的局部扪之灼热，自觉怕冷；有的扪之不热，自觉发热；有的上肢不温，下肢灼热，或下肢发凉，上肢灼热。症状表现，极为不一，稍因外感寒湿或劳累即易复发，反复性极大。舌苔白或黄或黄白相兼，舌质红或绛，脉象弦数或弦缓。寒多热少或寒少热多，要在临证详细审察而定。

辨证：寒热交错，邪伏筋脉，经络阻滞，关节不利。

治法：清热散寒，通经止痛，搜剔络邪。

基本方：

桂枝 10g　白芍 15g　赤芍 15g　知母 10g　白术 10g　麻黄 9g　附子 10g　防风 10g　生草 9g　生姜 6g

再参考热胜型、寒胜型用药。

二、稳定缓解期

类风湿关节炎的晚期，关节严重破坏，导致强直或畸形，四肢或脊椎运动发生障碍。全身症状缓解，关节无红肿或只肿而不红不热，部分关节仍有痛感，病情相对稳定，舌脉正常。化验：血沉降率正常或大致正常，抗链"O"一般偏高，少数不高，类风湿因子阳性。

辨证：虚实互见，络脉凝瘀。

治法：攻补兼施，以强肾壮骨、养血舒筋、祛痰化瘀、消肿止痛、搜剔络邪为法。

基本方：

当归 30g　熟地 60g　鹿角胶 30g　龟甲胶 30g　炒山甲 25g　皂刺 25g　乳香 25g　没药 25g　麻黄 20g　炒白芥子 60g　鸡血藤 60g　赤芍 30g

加减：兼痰湿偏肿加南星、法夏，倍白芥子；兼瘀血刺痛加水蛭、土鳖虫；阴虚热痛加秦艽、地龙；阳虚寒痛加川乌、草乌。脾气虚加党参、白术、茯苓、炙草、黄芪等；肝血虚加当归、白芍、川芎、熟地、枸杞子等；肾阴虚加熟地、山萸肉、生山药、枸杞子、怀牛膝等，必须佐以助阳药；肾阳虚加菟丝子、炮附子、紫油桂、金狗脊、杜仲、仙灵脾等，必须佐以滋阴药；精髓亏损加猪脊髓、山萸肉、枸杞子、阿胶、沙苑子、鱼鳔胶、鹿茸、人参等。

以上诸药精选得当，除鹿角胶、龟甲胶、鱼鳔胶、阿胶烊化兑入药面中，其他药共为极细面，再用新鲜猪脊髓或牛羊脊髓 500g，适量加入药面中，不足加蜜和匀，混合捣药成丸，晾干勿晒，每日早晚各服 10g，温开水送下。偶遇感冒或急性病时暂停。

三、体会

在治疗类风湿关节炎时，分三期治疗。初期关节无强直畸形，骨质无损伤，血沉、抗"O"均不正常，类风湿因子阳性，有红肿热痛现象，但不怕冷，按热胜型治疗。热退肿消痛止后，用滋补肝肾法而收功；中期关节无强直畸形，经X线检查，骨质有轻度疏松，间隙狭窄，血沉、抗链"O"均不正常，类风湿因子阳性。寒胜型和寒热错杂型，治疗较难，必须仔细辨证。治疗时间要长，患者与医生合作，半年后可能缓解。缓解后不能认为病已痊愈，当继续服药。可按患者病情制成丸药，坚持服1年以上，才能稳定，不复发或轻度复发。此时用药着重抓住补肾这一环，对提高治疗效果有一定的作用。拟方时重点运用强肾壮骨佐以养血荣筋、软坚化瘀的药物，治疗后，再经X线检查，部分病例有不同程度的好转，部分病例可控制其不向坏的方向发展。晚期关节严重破坏，关节已强直或脱位，血沉、抗链"O"均高，类风湿因子阳性，痛肿怕冷，精神萎靡，行动艰难，此为邪盛正衰，病情仍在继续发展。治疗效果也不满意。

类风湿关节炎在治疗时，加用引经药，疗效较好。上肢寒用桂枝，热用桑枝；下肢热用牛膝、知母、黄柏，湿用牛膝、木瓜、防己；背痛风热用葛根，虚寒用鹿角霜；腰痛阴虚偏重用熟地、枸杞子、女贞子，阳虚偏重用狗脊、杜仲、川断。

总的说，病在初期，主要是祛邪，病情缓解、善后用滋补肝肾，易治。病到中期，要看寒多热少、寒少热多和虚多邪少、虚少邪多。适当地给予散寒清热、清热散寒或扶正为主、祛邪为辅和祛邪为主、扶正为辅，病情可能稳定。病至晚期较难治，虚重邪微，治疗重在扶正而少祛邪。

对痹证的认识

一、重视营卫气血在痹证中的作用

王老在临床上非常重视营卫气血失调在痹证中的作用，认为痹证的整个发病过程中均伴有气血失调现象。如痹之初起由外邪引起者，除关节疼痛、肿胀等症状外，多伴有营卫失调，故治疗上，除根据病情予疏风、散寒、除湿、清热、通络止痛外，多用调和营卫之剂，首选方剂桂枝汤，其应用率甚高，而气血辨证则贯穿于痹证的各个时期。痹证中的各种临床症状，如关节疼痛、肿胀、红肿、麻木、屈伸不利、红斑、结节等，均与气血失调有着密切关系。其病机多为气血两虚、气虚血瘀、气滞血瘀、寒凝血脉、热伤血络、气虚湿阻、瘀血化热等。常用方剂：黄芪桂枝五物汤、桃红四物汤、四物汤、四君子汤、当归补血汤、防己黄芪汤、身痛逐瘀汤、通脉四逆汤。临床上王老将调和营卫气血应用于治疗痹证的全过程，成为痹证治法的重要内容。

二、久痹、顽痹从脏腑论治

人体是一个有机的整体，"久痹不已，复感于邪，内舍于脏"。王老经过长期的临床实践总结出：痹证日久不愈，或晚期患者，主要表现为阴阳的偏衰或脏腑的虚损或功能失调，故当从脏腑论治。其中以肝、脾、肾三脏最为明显。肝藏血、主筋、体阴而用阳，肝血不足不能荣养筋脉及四末，则出现四肢麻木、疼痛，血虚生风则关节疼痛日久，走窜不定，治疗当以养血柔肝法。王老以此法为主加减治疗各种神经痛，多收痛止之效。脾居中焦，主运化，主四肢肌肉，若脾虚生化无源可致气血两虚；脾虚失运，水湿不化，湿浊内聚，痰饮内生，流于四肢关节，引起关节疼痛，重着，晨僵、关节肿胀等病证，治疗当以健脾益气养血及健脾利湿为主，临床上均伴有面色苍白、纳差、周身乏力，或便溏、舌淡有齿痕，脉沉细或沉缓。肾居下焦，主藏精，为人体元阴元阳之根本，肾精不足，根本不固，最易感邪为痹，也是某些特殊病变发生的根本原因。王老经过临床观察，认为强直性脊柱炎是以肾精不足为发病基础，以补肾填精、强壮筋骨、通调督脉法系统治疗百余例，疗效显著。痹证晚期都有不同程度的阴阳失调，肝肾同居下焦，精血互生，临床多表现为肝肾阴虚，阴虚内热，见关节疼痛以夜间为著，不恶寒或有灼热感，屈伸不利，骨节刺痛、关节变形、低热、消瘦乏力，治疗以补肝肾为主；若肾阳不足，阳虚阴盛，寒凝血脉，痰浊内生则关节肿痛，畏寒怕冷，腰膝冷痛，活动不利，舌淡苔白滑，脉沉弱，治疗当温肾助阳。肾阳不足，脾阳亦虚，阴损及阳，阳损及阴，痹证晚期肝、脾、肾三脏俱虚，筋骨失养，关节变形，屈伸不利，骨质疏松，活动障碍等，其具体疾病各有侧重，如：类风湿关节炎中晚期非急性发作期，王老分三型治疗，即阴虚内热型、阳虚寒湿型、寒热错杂型；老年性骨关节病以补肝肾为主治疗；慢性腰腿痛从肾论治；而慢性风湿性关节炎多从脾肾入手；强直性脊柱炎用益肾通督法治疗。常用药物：养血柔肝多用白芍、当归、何首乌、熟地、鸡血藤；健脾多以苍术、白术、黄芪、炒薏米、陈皮；补肾多用鹿角胶、鹿角霜、仙灵脾、狗脊、桑寄生、女贞子、旱莲草、山萸肉、牛脊骨、猪脊髓等，充分体现了久痹、顽痹从脏腑辨证的治疗体系。

三、辨证与辨病相结合

在治疗痹证时王老主张辨证与辨病相结合，参照西医学的诊断治疗。如：风湿热是以发热、关节游走性疼痛、红肿、结节红斑为主，其病变主要在气血，很少出现脏腑病变，其治疗多从营卫气血着手；而类风关则是以内伤虚损为主，表现为关节疼痛、肿胀、晨僵，逐渐出现小关节变形，强直，治疗即从脏腑论治。又如，同样的热痹，急性风湿，王老认为病在气血，以清热解毒、凉血通络为主治疗。而类风关，王老则认为病机为阴虚内热，湿浊内停，以滋阴清热利湿法为主。西医学认为强直性脊柱炎与遗传和免疫有关，王老治疗上从填补肾精着手。说明不同的疾病，有其独特的治疗规律。

四、治疗痹证以"通"为目的

王老指出痹证的发生以各种致病因素造成经络、肌肉、关节、气血闭阻不通为主要病机，治疗上提倡以通为主，任何治法，只有达至舒经活络、通利关节的目的，才能消除疼痛以治疗痹证。王老经过临床实践提出，凡是痹证，均有"邪"气的存在，并将痹证中的"邪"分为三类：①外来之邪：风、寒、湿、热、毒等六淫时邪。②无形虚邪：血虚生风，阳虚生寒，阴虚生热。③内生之邪：痰、湿、瘀。临床上王老用通经活络之品，多根据病变部位的不同用药，也就是引经药，使通之有位，有的放矢。病在下肢者多用牛膝、防己、独活；病在上肢常用天仙藤、威灵仙；病在四肢小关节用桑枝、桂枝、全虫；病在腰府多用狗脊、桑寄生；病在脊柱则多用鹿角霜、蜈蚣等以通利。类风关晚期患者以关节畸形、功能障碍为主要症状，肿痛不明显，伴一派虚损证，王老在治疗时除补其虚损外，仍加用除湿、化瘀、通络之品。因此痹证的治疗始终围绕"祛邪"与"通络"进行。

五、重视"痰"和"瘀"

王老治疗痹证非常重视痰瘀之邪，认为痹证日久不愈或治疗效果不佳者，必挟痰挟瘀。其临床特点，瘀较重者，疼痛明显，入夜尤甚，关节局部皮肤色暗或见瘀斑，倡导叶天士"久痛入络"说，主张用虫类搜剔之剂，祛瘀通络止痛，常用水蛭、蜈蚣、全虫、桃仁、乳香、没药、山甲、地龙等；挟痰湿者，关节肿胀明显、晨僵、僵硬，或关节局部有痰核出现，其治疗多用炒白芥子、南星、半夏、海藻、黄药子以消散痰结，化痰除湿。王老还指出：痰、瘀均为有形之阴邪，治疗过程中，要注意病因的治疗，根据病情多配合扶正、理气、健脾、化湿、补气等措施。

（齐岩　王德敏　整理）

丁光迪

治痹难守一法，用药务必入细

丁光迪（1918~2003），南京中医药大学教授，著名中医学家

痹证辨治，既易，亦难。言其易是皮肉筋骨脉，病有定所；言其难是因三气杂至，五体五脏错综为病。就痹证的常见症状而论，如痹证身体痛，似乎表证，但与一般表证之身痛不同，它主要痛在关节，而且反复发作，经年不愈，甚至数十年不解，痛久关节变形。又如发热，病由三气杂至，当属外感无疑，但与阳气拂郁在表，腠理闭塞而热者，亦不相同。其热可以反复发作，高热而仍恶寒恶风，多汗而其热亦不解。并无六经的传变，亦无营卫气血的层次可分。及其病久，或兼虚热，低热或手足心热，亦有不发热的。又如汗出，痹证初发，往往多汗，甚至大汗淋漓。有汗而身热者，为烦热汗出；有汗而肤凉者，遇风寒如彻入骨髓。它与伤寒表证之得汗病解不同，与阳明之热盛汗多者亦不同，与三阴三阳汗出者亦有所异。又如痹证之肿，既非风水，肿起头面，蔓延全身；亦非五脏之水，肿自脚起，上行腿髀少腹胸膈。而是身肿而重，关节肿痛，似水而实非水病。痹证肢体顽麻者，与气虚之肢体麻木不同，非益气所能见效；与大风之皮肤顽厚者更有异，并无须眉堕落，皮肤搔之不仁。主要是皮肉木强，知觉不灵，身体重着，甚至关节亦板滞，活动不利。如此等等，都反映痹证的特殊性，六气不是一气独为病，而多相兼为病。更有痹证关节痛

久，转动不利，动则作响的，亦是痹证所独有，前人记载不多，良由关节病久，三气转从燥化，筋膜燥涩，骨骼变型，骨膜粗糙，摩擦发声之故。刘河间云：物干则涩滞，气强攻冲，亦犹鼓物之象，所以动则作声。

明确痹证病理特点，治疗才能方向明确。前人许多经验，更有参用价值。如治风湿，《金匮要略》已经指出，风湿相搏，一身尽疼痛，固然可以发汗，但如汗大出者，但风气去，湿气在，其病不能愈，必须微微似欲汗出者，才能使风湿俱去。其余寒湿、湿热之治，当然亦可以类推。三气中"湿"字是个重点。疏风、祛寒、清热，都不能径行直往，要考虑到留滞之湿，何况"痹者，闭也"，邪气痹闭于一处，岂能一散可解，一温即通，一清热退。李东垣亦深有体会，他治痹痛，敢于突破用药常规，重用麻黄或苍术，但并不专事于走散，而是采取"复煎"方法（犹如目前以某药煎汤代水），如麻黄复煎散、苍术复煎散。复煎则药熟，药熟则气钝而行缓，但药力更强。亦含散中寓守之意。《名医别录》云："利汤欲生，补汤欲熟。"这是很有针对性的，既散邪，又缓以持之，则其病可以渐解。

结合几个主症而论，如治其痛，应该注意一个"通"字，邪气痹闭，非通不能止痛。桂枝的通络疏邪，麻黄、乌、附的通经止痛，最为常用；痛者寒气多，药取辛温，亦最合拍。所以如上数味，无论风寒湿热，新病久病，均可相宜而用。但须了解，治痹不能专于走散。《金匮要略》早已指出这一点，故每每伍以白术、芍药、甘草等，走中寓守，散中有敛，最合治痹法度。至于羌、防、威、芄等药，祛风胜湿，似很理想，亦为多用，但作用毕竟略差一筹，不如前者效确。

痹痛不已，必及内脏，徒治其标，不顾其本，未为恰当，因此养血益气，煦濡筋骨，标本兼顾以治痛，又为关键。痹痛不已，关节不利，甚至变形，掣痛不可屈伸，乌头汤能够治痛；如兼关节肿者，桂枝芍药知母汤亦有效。如久痛入络，湿郁生痰，痰瘀交阻，三邪痹闭又深一层，则须大活络丹，或控涎丹等，但这里已不仅是治痛问题，宜消补兼施，图其根本。

又如痹证发热，初病治标，久病（虚热）治本，这是一般方法，易于理解。但治标尚须分别寒热，如风寒湿痹能发热，湿热痹痛更能发生高热。前者辛温解散，参以化湿，麻黄加术汤、桂枝附子汤，是为典范；后人有许多衍化方，均可参考。这里应掌握一个要点，痹证是三气"杂合"为病，临证处理，应着眼于此。后者清热化湿，潜行散、二妙散，亦为常药。热甚者，多用防己、地龙、赤芍、生地、黄芩、石膏、知母、麦冬、薏米、竹沥，甚至犀角等味。但痹证之热，非一清能退，过用寒凉，并非善策。《甲乙经》云："凡痹之类，逢寒则急，逢热则纵"，不可不知。至于虚热，固本为主，五脏各有主药，兼以除痹，是为大法，然此种病证，似虚劳又非虚劳，难以一方一法为定。

痹证之汗，多见两种情况，一种多汗而濡，肌肤凉，是风之涣散，寒甚阳虚，湿胜自汗，夹杂而至，基本用温阳胜湿方法，如甘草附子汤加防己、黄芪有效；汗多而又痛彻骨骼者，乌头汤加味亦有效。另一种汗出蒸蒸，并发高热，是湿热郁蒸，可以参用前项清热化湿方药，亦有从麻黄杏仁薏仁甘草汤加减的；有的大汗淋漓，热仍不减，曾用桂枝白虎汤加味获效。须注意的是，痹证之汗，无论寒热，并不禁用麻黄、桂枝，因为治汗还需通经活络，关键在于善于配伍；尽管多汗，不能用兜涩方法，否则非但敛而不止，反使邪更痹闭，必生变端；痹证日久，损血伤气，肌肉痹着，反而无汗，其较有汗者，预后更差。

治痹之肿，无论身肿，或关节肿痛，通阳利湿，是为常法。但亦有寒热之异，久暂之分。寒湿之肿，化湿方法，易于见效；湿热之肿，法用清利，见效较慢。有关节肿痛燆热，甚时恶寒发热者，要考虑风毒之变，已非通阳利湿之法所能治。一般所见，初肿易消，久肿难疗；关节肿久者，每为骨节变形之兆，不容忽视。当用麻黄、防风、苍白术、薏米、连皮茯苓、五加皮、蚕沙等，不效，加桃仁、红花，寓有初病治经，久病治络之意。夹痰者，轻则指迷茯苓丸，重则控涎丹（须反复应用）。

痹而肉顽，久痹多见。其因有二：一为邪气痹着，另为气血不营。蠲痹汤比较简要，但须扩充用药。本事薏苡仁散方，可斟酌用之。曾以黄芪桂枝五物汤加归、芎、桃、红、麻黄、萆薢获效。此证比较顽固，用药亦须缓以持之，酌加黄酒、葱、姜同煎更好。

痹证燥化，关节作响，滋补肝肾为最要。是以营养筋骨，润以滋燥，以治其本；同时虫蚁搜剔，化痰通络，亦须兼进，固属治标，但祛瘀可以生新，痰去气化自清，亦是相辅相成。

朱某 女，50岁，工人。

初诊：患关节痛已10余年，时剧时缓，反复发作，日趋严重。刻正发病，历节疼痛，畏寒恶风，不发热，遇风遇寒似乎钻入骨节，疼痛如掣，自汗多，汗冷肤凉，虽在溽暑，不敢用冷水，不敢乘凉，独处密室。时头晕，下蹲起立，几欲跌倒。饮食尚可，但乏味；时有烦躁，觉骨髓中热，手足心热，时又眼目生火。面目虚浮，脉细而弦，舌淡苔薄腻。拟诊痛痹。三气杂至，留连筋骨，虽经多年，目前仍是寒气偏胜。但兼有阴火，病呈复杂之变。治以温经除痹，渗泄阴火，亦为时药。用乌头汤加味，合潜行散。

制川草乌各5g　制附块10g　桂枝尖10g　细辛4g　干姜5g　黄芪20g
炙甘草4g　白术10g　茯苓10g　白芍15g　当归10g　羌活10g

潜行散（丸）10g，分两次吞服。7剂。

二诊：因药后尚适，连续服用2周。畏寒恶风见减，关节痛亦略缓。效议再进。

原方加炒党参 15g。14 剂。

三诊：恶风寒大减，汗出亦少，关节痛已缓解。中间曾因阵雨，躲避不及，淋雨身湿，病情亦未反复。燥热少，两目转清，再从原方出入。原方去细辛、羌活，加川芎 7g，红花 10g，潜行丸减半。

四诊：天气转凉，恶风寒之症反解，燥热亦平。关节不痛，自感周身轻适。因事出差 1 周，生活亦如常。据述，往年夏季，尚无如此剧发，发作亦无如此之快即得缓解。要求调药巩固，以防天寒复作。治以标本兼顾，扶正祛邪。

桂枝 10g　整麻黄不去根节, 5g　独活 10g　赤白芍各 15g　当归 10g　川芎 7g　红花 10g　黄芪 15g　炒党参 15g　白术 10g　炙甘草 5g　茯苓 10g

每周服 3~4 剂，至 12 月初，一直平善，天气暴寒，亦无影响，改用膏滋调理，原方加巴戟肉、淡苁蓉、熟地、萸肉、肉桂。连服两料，迄今无大反复。

张某　男，32 岁，农民。

初诊：周身关节肿痛，疼痛如掣。皮肤薄泽，恶寒壮热，汗出如雨，汗多而寒热不解，烦渴引饮，干哕欲吐，已经第五日，检查确诊为急性风湿性关节炎，转请中医诊治。脉弦而数，苔薄白腻，舌红。拟诊为湿热痹证。桂枝白虎汤合桂枝芍药知母汤主之。

桂枝尖 10g　整麻黄不去根节, 10g　石膏先煎, 60g　知母 15g　芍药 15g　甘草 5g　制附块 15g　白术 10g　茯苓 10g　防己 10g　薏苡仁 30g　生姜皮 10g　粳米 1 撮

3 剂，两日服完。

方去麻黄，加黄柏 10g。3 剂，两日服完。

二诊：关节肿痛见轻，恶寒发热亦减，但出汗尚多，原方去麻

黄，加黄柏 10g。3 剂，两日服完。

三诊：肿痛大减，热退汗亦少，惟尚烦渴，大便数日未解。脉见弦细，舌红欠润，转为顾阴。原方去石膏、附块、白术、姜皮，加秦艽 10g、细生地 10g、赤芍 10g。3 剂。

四诊：关节痛几平，但肿未全退。得大便，热亦除。欲得食，并能起床活动，惟时感头晕。湿热已退，阴气未复，再为养阴廓清。

生地 10g　黄柏 10g　赤白芍各 15g　知母 10g　甘草 5g　麦冬 10g
桂枝 10g　秦艽 10g　薏苡仁 15g　白术 10g　淡竹茹 10g　连皮茯苓 15g

5 剂。后调理数日即安。

袁某　女，48 岁，工人。

据述关节痛已 20 余年，开始关节肿痛，寒热并作，经治热退痛解，但自此以后，频频发作。近 3~4 年，痛势略轻，但关节逐渐变形，举动步履均受限制，出门乘车，上下须人扶持。周身关节作响，动多响声更大，不动周身又如僵硬。多方治疗少效，苦楚不堪，欲寻短见。诊时面色萎黄，形体瘦弱，皮肉干着，月经 40 岁即绝。间有心悸，胸闷短气，饮食尚可，但乏味，大便干燥。脉细而弦。按之尚有力，偶见歇止。舌质淡，隐紫气，苔薄白。在西医院诊治多年，曾诊断为贫血、风湿性关节炎、风湿性心脏病，但诊断资料不全。拟诊为历节痛风。此病始由三气痹闭，血脉不能如常流行，以致邪郁生热，三气均从燥化，筋膜干涩，关节不利，辗转摩擦，所以作响。至于骨节肿、身体僵硬，乃气血痰瘀交阻，络道不利，当然痛无宁日。总其病情，气血不能煦濡关节，内外交困，实属顽症。所幸者胃气尚存，消补兼施，攻邪已病，尚有凭藉。议为濡润以通络，益气以行气，从通行中开其痹闭，姑为缓以图之。

早上服：大黄䗪虫丸、指迷茯苓丸各 5g，粥汤送下。

晚上服：六味地黄丸 10g，淡盐汤送下，大活络丹 1 粒，研碎黄酒调下。

连续服 3 个月，渐见效机，自感身体较前轻灵，活动亦稍便利，大便顺，肌肤略温。时入冬令，转为膏丸并进。

膏滋方：六味地黄丸加巴戟肉、淡苁蓉、红参、麦冬、大黄䗪虫丸、指迷茯苓丸，均全方，用量按前方比例，熬成膏滋，每日晨晚各 1 匙，开水冲服。另：大活络丹每日 1 粒，黄酒化服。连续服用 3 料，疗效大见，行动轻便，生活能自理，关节声响亦很小，骨节亦不作痛，眠食均佳，面色光泽，肌肉温润，但骨节块瘰尚难复原。天气渐暖，再改丸药调理，仍用第一方。前后治疗 1 年，诸症均退，形体增肥，惟变形骨节尚未复原。再用膏滋以善其后，加用六味地黄合还少丹，心肝肾同调。又治年余，恢复健康。

（丁国华　整理）

马 志

注重内因湿热化风，自出机杼透达潜阳

马志（1911~1992），长春中医药大学教授

关于风湿热痹的发病机制，全国高等医药院校统编教材《中医内科学》中云："感受风热之邪，与湿相并，而致风湿热合邪为患；或素体内有蕴热，感受风寒湿后，邪从热化；或因风寒湿痹日久不愈，邪留经络关节，郁而化热，形成风湿热痹。"主要强调了外因在本证发生中的作用，而忽略了脏腑功能失调对本证的影响。余在多年临床实践中体会到，本证的发生与肝脾功能失调有关。忧思郁怒等情志变化常为本证的内在因素，而外邪侵袭只是诱因。因怒致郁，因郁化热，因思致结，因结蕴湿。此种湿热，全为情志所引起，而非外邪入内所致。若此时内在湿热蕴而未发，卒遭外邪侵袭，内外合邪，蕴结阳明，乘于筋肌，窜扰经络，遂致本证发生。本证发生之后又因形体之盛衰，湿热之多少，病程之久暂，病位之浅深等因素不同，有蕴湿生痰、伤阴化燥、耗气停瘀等诸种不同转归。由于本病的发生多先有肝脾失调，蕴湿积热，故风从热化而形成风湿热痹。因此，治法上不用祛风解表，温经散寒，而用轻灵透达之品以清热化湿，佐以介类潜阳息风，或虫类走血通络。

临证广泛应用介类潜阳法，息肝风，抑少阳之过，可治疗肝胆风阳相火偏亢所致之各种内科、妇科疾病，用于治疗风湿热痹，更是有效。

轻灵透达是用气味俱薄之药物以宣通郁滞，透达气机，使痰化湿除，气顺郁疏。虫类搜剔，用地龙、蜈蚣、土鳖虫、全蝎、蜣螂等虫类药物以走血通络。

湿热型痹证临床常见筋骨肌肉酸麻胀痛，重着无力，肢体运动不灵，甚者肢体肿大而变形，女患者多伴有结节性红斑，形体一般多壮实，同时伴见头晕、口干、心烦、手足心热、短气心悸、脘胀、自汗、纳呆、倦怠无力、不寐或多寐、便溺黄、女子带下量多，脉滑数或弦滑数，舌质红绛，苔黄白滑润，或黄腻。治法：化湿清热，通络潜降。常用当归拈痛汤、益元散加介类、虫类药物治之。药用当归、赤芍、茵陈、茅根、猪苓、泽泻、滑石、甘草、黄芩、黄柏、苦参、桃仁、桑枝、丝瓜络、川楝子、桑寄生、地龙、全蝎、生石决明、生牡蛎、鳖甲、龟甲等。

如湿蕴成痰，证属痰热者，可于上方中佐入二陈汤、天竺黄、胆南星、川贝母、竹茹、瓜蒌仁等以理脾化痰除湿。

如湿热化燥伤阴，湿燥并存，则宜略增养阴润燥之品，可于上方中佐入一贯煎或叶氏养胃汤，以养阴生津润燥。如病程日久，耗气停瘀者，临证可根据气虚血瘀不同见证，分别用黄芪桂枝五物汤、六君子汤等加减化裁，以益气健脾、疏郁通络，或复元活血汤加虫类、介类以活血通络、清热潜降。

热型痹证，临床常见症状为筋骨肌肉掣痛，或筋脉拘紧，形体多消瘦，同时伴见头晕，心烦，口干喜冷饮，手足发热，气短心悸，自汗，不寐，溺黄，女子月经提前量少等。舌质红绛，苔薄黄或无苔，脉弦细或弦细数，或弦细涩滞等。治法：养阴清热，通络潜阳。常用补肾阴、清肝阳方，一贯煎、百合地黄汤等加介类潜阳，虫类走血通络。常用药物：女贞子、旱莲草、生地、柏叶、玉竹、石斛、百合、当归、白芍、赤芍、桃仁、丝瓜络、茵陈、茅根、木瓜、甘草、竹茹、川贝母、焦栀子、知母、陈皮、川楝子、桑寄生、生石决明、龟甲、鳖甲、生牡蛎、地龙、土鳖虫、蜈蚣、全蝎等。此类痹证多见于女子，且常发生在产后。产后由于出血、多汗，耗阴伤津，导致肝肾亏损，血不荣筋，故治当养血柔筋，润燥通络。但如纳入的饮食、水分过多，则亦可促成湿邪的蕴积。因此，治疗时还须兼化湿浊，方可取效。上述药中，用柏叶、茅根、茵陈、木瓜等，即是此意。如阴虚化燥生风，风阳相火偏亢，证属风热者，则以养阴清热、平肝息风为主，可于上方中重用生地、白芍、玉竹、石斛介类潜阳，少用除湿之品。

王某 男，50 岁。

半个月前曾罹感冒，继而感觉两腿肌紧，左侧尤甚，屈伸不利，行走不便，服西药未效，于 1964 年 6 月 19 日来中医门诊就诊。诊见面色苍黄，左下肢行动不利，需人扶持。舌质红，苔黄白厚腻而浊，脉弦滑数，按之有力。肝胆风阳浮而上犯，脾胃中虚，蕴湿生热，肺经失于肃降，风阳湿热交结，窜扰经络，发为痛痹证。治当化湿清热，肃降通络，以当归拈痛汤、益元散加介类药潜降风阳。处方：

当归 10g　猪苓 10g　茵陈 10g　黄芩 7.5g　苦参 7.5g　知母 10g　桃仁 10g　赤芍 10g　丝瓜络 15g　生地 15g　滑石 15g　甘草 10g　桑枝 50g　川楝 10g　石决明 50g　鳖甲 15g　牡蛎 20g

上方加减，连服 21 剂，疼痛逐渐减轻而至消失，功能恢复，活动自如。

徐某 女，38 岁。

患者两侧腰髋连腿及骶骨部撞击作痛，近 1 周来痛势增剧，辗转不利，步履艰难，腰部麻木，右侧胁肋亦痛，且感头晕，气短，心悸、怔忡不寐，手足心热，口渴，自汗，食纳尚好但食后有时恶心，便干如羊屎，小便窘迫而急，色黄灼热。月经 16 岁来潮，现产后 18

个月，月经未来，大产 7 次，小产 1 次。诊见：面色晦暗，两锁骨上淋巴集簇性肿大，心肺无异常，肝大肋下 2.5cm，压痛。双髋关节活动不灵，但外表无红肿现象。血沉第 1 小时 20mm，第 2 小时 45mm，红细胞 3.64×10^{12}/L，白细胞 6.8×10^9/L，中性粒细胞 0.45，淋巴细胞 0.45，便尿及肝功检查无阳性改变。步履艰难，扶杖而行。脉弦细数，沉取明显，舌质红绛，光滑无苔。肝肾阴虚，风阳妄动，风阳化燥伤津，经络失于濡润，治以养阴润燥，清热潜阳，仿百合地黄汤、清燥救肺汤、补肾阴清肝阳方加减出入。处方：

百合 30g　生地 15g　玉竹 15g　石斛 15g　白芍 15g　扁豆 15g　胡麻 15g　知母 15g　焦栀 5g　青蒿 10g　桑枝 30g　川楝 10g　桑寄生 25g　石决明 25g

上方加减，连进 48 剂，疼痛渐减而止，诸症消失，恢复全日工作，未见复发。

（杨宗孟　整理）

赵锡武

热痹化瘀清热毒，风寒湿痹仲景方

赵锡武（1902~1980），中国中医科学院西苑医院主任医师，
著名中医学家

　　治痹须依邪之偏胜来制定治则，施治时当辨病辨证相结合。因病非一邪所致，故治疗亦须相应对待。常用以下八法：祛风透邪，燥湿化湿，温阳散寒，疏经搜络，散热凉血，活血止痛，补气养血，补肾柔筋。临床当辨证择选数法结合施治。对于久病血亏者，须益气养血以息风，血郁不行者须活血行血。欲散寒邪则须温阳，阳旺，凝滞之寒邪方能驱散。利湿必须温健脾阳，阳旺方能胜湿。

　　痹证宜分活动期与静止期。后者再分风湿性关节炎和类风湿关节炎两种。而风湿性者依淫邪之偏盛而分为风痹、寒痹、湿痹、热痹四证。类风湿者则属中医之历节、肾痹（骨骼变形）。

活动期（包括风痹、热痹）

　　风痹即行痹，指痛而游走无定处。而热痹指关节红肿热痛，发热恶风烦渴。《素问·痹论》之脉痹可以归纳于热痹之中，因其症见肌肤灼热疼痛、皮肤红斑、不规则发热。

　　此期病及营血，重者可呈显五脏痹中之心痹，所谓"脉痹不已，

复感于邪，内舍于心"是也。日久也可成为肾痹（骨骼变形）。

初期法当祛风透邪，清热解毒，疏经搜络，活血散瘀，继而用燥湿利湿等法。药用：

秦艽、连翘、板蓝根、蒲公英、姜黄、桑枝、生地、蚕沙，并酌加虫药以祛风通络，调节神经，如白花蛇（乌梢蛇）、地龙、僵蚕、穿山甲等。也用犀羚解毒丸久服。夹湿者越婢汤、麻杏苡甘汤化裁加银花、板蓝根、紫草、丹参、茅根。累及心者（心悸、气喘、咽干、烦躁不宁）加犀角、丹皮、紫雪丹等。出现脑病者加安宫牛黄丸。热痹若热陷血分已成脉痹，皮肤见环形红斑，肌肤灼热而痛，血沉快，发热者宜清热凉血，宜防己地黄汤、犀角地黄汤或化斑汤加青黛、地骨皮、蒲公英、银花、连翘、秦艽。

静　止　期

一、风湿性关节炎

1. 风邪偏盛者（行痹）

痛处游走不定或有恶风，法应祛风透邪为主，佐以燥湿化湿，投宣痹汤加味。有热象者加清热凉血，投越婢汤、麻杏苡甘汤化裁加减。若仅见寒象者加温阳散寒，投桂枝芍药知母汤加当归、防己、威灵仙、僵蚕、地龙、生姜、黄芪。

风气通于肝，肝为风脏，风盛作痹者须增柔筋疏肝之品。用巴戟、杜仲、牛膝、桑寄生、肉苁蓉、白芍、刺蒺藜等。

2. 寒邪偏盛者（痛痹）

关节疼痛剧烈，屈伸不灵，脚肿如脱，痛处固定，得热痛减，遇寒痛增，乃因阳气素虚，故显寒象为主，法当以温阳散寒为主，结合疏经搜络，活血止痛。用桂枝芍药知母汤，甚者乌头桂枝汤加当归、黄芪。血亏体衰者结合补气养血法，用当归生姜羊肉汤、当归补血汤为主。

3.湿邪偏盛者（着痹）

肢体沉重，痛处固定，病虽不重但关节活动欠灵活，不易转侧，肌肤麻木，苔腻白厚，乃脾肾阳虚而成病。以燥湿化湿为主，结合温阳、疏络诸法。方宜甘草附子汤或麻黄附子细辛汤、白术附子汤。

水盛则火衰，湿盛则阳衰，故应祛湿温阳并举。脾旺方能胜湿，故重用苓、术、附。

以上三类严重者，日久可致心痹，可见心衰水肿，法当温阳祛寒，补气养血。用真武汤加当归。心动悸、脉结代者用黄芪桂枝五物汤合炙甘草汤加茯苓、白术。

二、类风湿关节炎（即历节，亦称肾痹）

素有阳微肾虚血亏，肝脉失养，外受邪袭，风入而益其劲，关节痛肿变形。用养血补气，补肾柔肝，祛风温阳，祛湿活血诸法。因血虚则汗无源，应当养血以滋汗源，使汗出邪散。否则徒使峻汗，阴血更亏，大汗亡阳，阴阳两伤，正虚邪实，更难治疗。补肾作用于骨，柔肝作用于筋。

温阳祛风，祛湿活血，方能逐渐取效。依病变进展选用消水圣愈汤或桂枝芍药知母汤，并可酌加鹿茸、巴戟、防己、丹参、杜仲、续断、牛膝等。

消水圣愈汤，药用：

桂枝　甘草　大枣　姜　麻黄　附子　细辛　知母

或加味当归生姜羊肉汤，药用：

党参 15g　黄芪 30g　当归 30g　生姜 15g　羊肉 250g　桂枝 9g　白芍 9g

也可久服煨肾丸。药用：

菟丝子　萆薢　肉苁蓉　杜仲　牛膝　防风　白蒺藜　桂枝　胡芦巴　补骨脂　猪腰子蒸熟后和药捣

孔伯华

清热平肝，渗化通络

孔伯华（1885~1955），著名临床家

痹因于风寒湿三气杂至之论，始于《内经》；热痹之说，起于仲景。由是风、寒、湿、热皆可为痹矣。古方多以寒湿论治，且多杂用风药。吾辈从师学习，寒湿固有，而热湿尤多。寒热未分，虚实不辨，药用之误，其害非浅，所成坏病废残者，屡见不鲜。误认热是寒，乌、附浪施，再因本误于寒，更误寒而又虚，参、芪与当归、熟地过量壅补，三五十剂服者其幸不死，医未知错，犹谓气血大虚真寒不减，不仅前药照用，又加以番木鳖为得意之作。最可叹者，患者难明，本因病之害，仍遵医之误，岂不惜命？贪生之想，敬求可安，任其医者误之再误，参、芪、当归、熟地不改，去马前以易巴豆，堪谓大毒治病，然未见其全。其热之为痹，误伤其热药，愈演愈烈。斯时也，骨筋疼烦，筋拘挛，经络急，忽而阳邪窜扰其上，津夺液耗，精气欲竭，神焉能守，命属何存？患家疑虑，患者不暇自顾，医者愦愦，似曾闻中巴豆之毒，解之以甘草，又觉绿豆平和，还促病家急取予患者服用。侥幸方得暂缓，医者歧途未出，自信于此际另立填塞阴液之剂，断无"功亏一篑"之嫌，于是胶拣龟鹿，果采杞萸；觥觫以进山羊之血，锡壶而温骨之浆。岂不察吴瑭先生有言："寒痹势重，而治反易，热痹势缓，而治反难，实者单病躯壳易治，虚者兼病脏腑，

夹痰饮腹满等证，则难治也"。可想而知，本一热痹，未夹痰饮腹满，奈何以极热而加壅补，更奈何又以胶黏填塞？本无痰饮腹满，今则促之以成！古人云：医之用药，将之用兵，医本无杀人之心，而医之用药不当，真能死人，热痹一证，足成借鉴。三十余年来，吾等常思先师治痹之方，确较治他证用药多，然多而不乱，其多处是兼治变法，其简处可约而为之者，如吾师常言："豨莶丸，严用和使以治痹，当效其法。豨莶草、威灵仙、天仙藤、川牛膝、汉防己、晚蚕沙、宣木瓜、薏苡仁、生滑石、鸡内金、丝瓜络、粉草皆可妥用。《灵枢》谓胃热则廉泉开，痹之因热，或在暑天，有面赤口涎自出者，必重用生石膏。设若元明粉冲服，是病期短而热实急，虽骠壮之人难忍痛剧以成泣，便结不下，下而如球，舌红而有黄糙苔，甚则苔黑起芒刺者。更或热邪扰营，舌绛不渴，身起疹斑，焮灼肿痛，小便短赤，脉数而伏，则又当灌服紫雪丹。热毒已经聚于内，迫血妄行，神明欲乱，须投犀角、犀黄丸并以赤小豆皮煎汤送下。"至于地龙以治风热，皂荚利便通痰，竹茹而坚筋骨，石斛能使肉生，白花蛇疗其瘫废，虎潜丸以起沉疴，非一语所能详尽，请于案中留意，临证细推，举一反三，庶痹之一证可应手而愈也。

曹男 七月十一日。

惊动肝热，兼为湿邪入于筋络而发痹证。筋急不舒，气逆于中，呼吸痛于胁际，脉弦滑而伏，治以清透达络之品。

石决明先煎，3g 黛蛤粉包，25g 莲子心 7.5g 丝瓜络 7.5g 川郁金 15g 生石膏先煎，30g 茯神 15g 九菖蒲 5g 桑寄生 30g 旋覆花布包，7.5g 知母 15g 滑石块 20g 威灵仙 15g 代赭石 7.5g 辛夷花 15g 紫雪丹分冲，0.2g

黄妇 六月二十四日。

湿邪入络，发为痛痹。热遏湿乘，经来前期，脉象弦滑而数大，右寸两关并盛，亟宜清通凉化，平肝达络。

生石膏 15g　麻黄 0.06g　忍冬藤 30g　旋覆花布包，9g　知母 9g　桑寄生 30g　龙胆草 9g　代赭石 7.5g　川黄柏 9g　威灵仙 9g　小木通 9g　苏地龙 9g　橘核 12g　滑石块 12g　藕 30g　紫雪丹分冲，0.2g

郭男　十二月十二日。

肝脾两郁，湿邪亦盛，腰部酸软无力，脘腹微痛不适，腰际痛楚，脉象滑数兼弦，亟宜化湿柔肝、解郁法主之。

生石决明 18g　旋覆花布包，9g　威灵仙 9g　盐橘核 9g　桑寄生 18g　代赭石 9g　滑石块 12g　杜仲盐水炒，9g　茯神木 9g　宣木瓜 9g　川牛膝 9g　盐知母 9g　盐黄柏 9g　忍冬藤 12g　谷芽 9g　稻芽 9g　云苓皮 9g　上川连酒炒，4.5g

金男　六月初十日。

脾湿肝热，由来已久，初患兼有风邪，以腿部痛起，渐至周身，肤如虫行，或痒或刺痛，症以右半身为重，按脉弦滑而数，左关独大而有力，痛已较久，姑予清化。

生石膏 18g　芥穗炭 0.8g　当归身 3g　盐橘核 12g　桃仁 6g　杏仁 6g　龙胆草 4.5g　赤芍药 6g　胆南星 3g　地肤子 9g　炒川楝子 3g　知母 9g　川黄柏 6g　益元散布包　汉防己 6g

吕女　九月二十七日。

肝热阴虚，湿痰相乘，曾因肝空而入络，春间有半身痹麻象，近则肺为邪阻，胸膺闷损，舌苔白腻，脉大而弦滑，治以豁痰柔肝、疏肺达络。

生石决明生研先煎，24g　川郁金 4.5g　威灵仙 6g　知母 9g　桑寄生 24g　旋覆花布包，4.5g　郁李仁 6g　瓜蒌 18g　桃仁泥 4.5g　杏仁泥 9g　代赭石 4.5g　苏子霜 4.5g　龙胆草 3g　竹沥水 9g　苏合香丸 1粒，分 6角　青蒿 4.5g　栀子炭 9g　竹茹醋炒，15g　滑石块 12g　川牛膝 9g　独

活 6g　苏合香丸 1 粒

王男　二月初十日。

脾湿肝热，经络气滞，阳邪上犯而发晕楚，腿部痹疲无力，周身常发疼痛，脉弦滑数，大便不畅，拟清通柔肝，导湿达络。

云苓皮 12g　桑寄生 24g　旋覆花布包, 4.5g　狗脊去毛, 6g　炒秫米 12g　威灵仙 9g　代赭石 4.5g　橘核 12g　黛蛤粉 18g　汉防己 3g　川牛膝 6g　杜仲 3g　滑石块 12g　盐知母 6g　盐黄柏 6g　冬瓜皮 30g

宗女　九月初六日。

肝肾两虚，为湿所注，脊骨痛楚，不易俯仰，筋络亦急，湿邪入络，渐吊麻痹，肝家气盛，横逆于中，脉象弦虚而数，治当清通化湿达络，兼补益肝肾。

云苓皮 12g　桑寄生 18g　独活 3g　威灵仙 9g　炒秫米 12g　旋覆花布包, 15g　杜仲 4.5g　天仙藤 9g　法半夏 6g　代赭石 4.5g　竹茹 15g　滑石块 12g　桃仁泥 4.5g　杏仁泥 9g　金毛狗脊去毛, 9g

关女　九月十一日。

湿乘血虚，郁阻经络，麻痹无定处，脘次痞满，胸胁不畅，头晕津短，舌赤苔白，脉弦滑，亟宜平肝降逆，渗湿通络。

生牡蛎布包, 先煎, 12g　旋覆花布包, 9g　全瓜蒌元明粉 1.5g 拌, 24g　竹茹 12g　石决明研, 先煎, 18g　代赭石 6g　首乌藤 30g　枳实 4.5g　桑寄生 15g　生石膏研, 先煎, 18g　威灵仙 6g　六曲 9g　朱莲心 4.5g　法半夏 6g　陈皮 4.5g　地骨皮 9g　藕 30g　紫雪丹分冲, 0.2g

奉男　九月十九日。

痰阻经络，迁延日久，服豁痰达络之品略效，但呆滞之象太久，不能即复，脉滑弦，舌苔白腻，宜豁痰达络，柔肝抑化。

石决明 24g　九菖蒲 4.5g　法半夏 6g　川郁金生白矾水浸, 6g　桑寄生 18g　朱莲心 30g　宣木瓜 9g　知母 6g　麻黄梢 1g　茯神木 9g　滴乳香 0.5g　远志 3g　威灵仙 9g　桃仁泥 4.5g　杏仁泥 9g　陈皮 4.5g　醋军炭 0.2g　竹沥化痰丸包, 12g　知母 9g　青蒿梗 4.5g　云苓 12g　代赭石 3g　丝瓜络 3g　川黄柏 9g　栀子炭 9g　炒秫米 12g　清半夏 9g　龙胆草 4.5g　橘核 9g　滑石块 12g　竹茹醋炒, 15g　生川牛膝 9g　独活 3g　苏合香丸和化, 1 粒

陈男　九月二十八日。

进滋柔清化之剂，尚无不和，惜未能久。筋络因血虚湿乘，腿部尤痛楚不适，精力亦疲顿，脉象弦滑，治以平肝达络。

石决明生, 研, 先煎, 18g　炒秫米 12g　鸡血藤 9g　橘核 9g　生珍珠母 18g　银花 9g　银藤 9g　炒栀子 9g　知母 6g　带皮苓 12g　络石藤 6g　旋覆花布包, 3g　桑寄生 18g　威灵仙 9g　生赭石 3g　谷芽 9g　稻芽 9g　竹茹醋炒, 9g　滑石块 12g　荷叶带梗尺许, 1 张

张男　五月十八日。

风湿入络，迁延较久，筋络抽掣作痛痹，舌赤苔滑，脉弦滑而数大，治当清通舒化，兼达经络。

石决明生, 研, 先煎, 24g　旋覆花包, 4.5g　竹茹　茯神木 9g　黛蛤散布包, 30g　代赭石 6g　丹皮 3g　威灵仙 9g　桑寄生 30g　龙胆草 6g　栀子 9g　炙乳香 1.5g　炙没药 1.5g　桃仁泥 6g　杏仁泥 9g　知母 9g　薄荷 3g　竹沥水 9g

徐女　六月二十四日。

湿乘血虚，兼入经络，病发痛痹，而非历节，患延日久，经络阻滞太甚，脉滑实有力，左脉弦盛，亟宜清化血分，兼通经络。

生鳖甲 9g　鸡血藤 12g　旋覆花布包, 12g　络石藤 9g　桑寄生 30g　粉丹皮 3g　赭石 6g　盐知母 9g　盐黄柏 9g　汉防己 12g　威灵仙 9g　莲子心 4.5g　川牛膝 9g　滑石块 12g　车前子布包, 9g　竹茹 30g　藕 30g

徐妇　八月初二日。

湿邪袭入经络，侵及肢节，发为疼楚，脾亦为湿所困，中脘饮水后觉不畅，溲短便燥，脉弦滑，亟宜渗湿达络。

云茯苓 12g　天仙藤 9g　地龙 9g　络石藤 9g　桑寄生 30g　杜仲炭 12g　萆薢 12g　滑石块 12g　威灵仙 9g　莲子心 6g　知母 9g　黄柏 9g　全瓜蒌 30g　犀黄丸 6g

温男　五月二十八日。

湿邪下注，经络失畅，胯膝关节作痛，行路不便，肌肉萎缩，经西医检查谓关节炎，脉弦滑，舌苔白腻，拟渗湿通络。

桑寄生 24g　天仙藤 12g　茯神木 30g　鸡血藤 9g　威灵仙 9g　杏仁泥 9g　杜仲炭 12g　忍冬藤 30g　豨莶草 9g　伸筋草 9g　川牛膝 9g　生知母 9g　生黄柏 9g　苏合香丸分化，1 粒　犀黄丸 6g

何男　六月初七日。

脾湿气郁，经络不畅，卧则上半身浮肿而兼麻痹，痰涎渐盛，脉象弦滑而不和，治宜清通化湿，兼调气机。

桑寄生 18g　川郁金 4.5g　威灵仙 9g　络石藤 12g　云苓皮 12g　滑石块 12g　川天麻 3g　炒秫米 12g　代赭石 4.5g　旋覆花布包，4.5g　法半夏 6g　独活 3g　鲜荷梗尺许

李男　十二月二十四日。

痰涎太盛，气机经络皆为之阻闭，窜痛于周身，脉滑大而不畅，时或促止，弦象亦盛。治当清通豁痰，以畅经络调气机。

黛蛤粉布包，24g　威灵仙 6g　半夏 6g　天竺黄 4.5g　鲜石斛劈，先煎，12g　旋覆花布包，3g　陈皮 6g　朱茯神 9g　鲜竹茹 15g　代赭石 4.5g　朱莲心 3g　桑寄生 15g　藕 30g　竹沥水分冲，6g　苏合香丸 1 粒，分 8 角

（据《孔伯华医集》改写）

陈道隆

通痹应识避温燥，柔肝每思远滞腻

陈道隆（1903~1973），沪上名医，著名临床家

胡某 女，45岁，干部。

初诊：1959年5月15日。《内经》云："风湿三气杂至，合而为痹。"痹者，闭也。邪留经隧，气血阻滞。询之，得于涉水露宿，风寒湿侵入，受之已深。血络凝涩，加以烦劳过度，营阴又亏，心肝失濡，木火内炽，化风窃络，与外风招引，以致遍身关节掣痛，尤以腰背为甚。项筋牵攀，转侧为难。头脑昏痛，目糊耳鸣，卧不熟睡，心烦梦多。脉弦濡而细，舌尖微红，苔白腻。虚实错杂之证，议以柔肝息风，疏络通痹为治。

生打石决明先煎, 24g　明天麻 6g　双钩藤后下, 12g　杭甘菊 9g　白蒺藜 9g　赤白芍各 6g　炒枣仁研, 12g　桑叶 9g　桑枝 12g　炒杜仲 12g　金毛狗脊 12g　络石藤 9g　伸筋草 9g　左秦艽 6g

5剂。

三诊：5月25日。脉弦趋缓，右手浮濡。内风已渐平息，颞颥疼痛稍差。惟耳后筋攀，耳内刺痛，乃少阳经脉循行之区，尚有木火煎逼，风阳上凌之象。手膊酸楚，不能上举。腰脊酸痛，仍难俯仰。足膝寒冷，酸胀木痛。治须上泄少阳，柔戢风火，通达四肢，疏瀹腰膝之法。

明天麻 6g　双钩藤 后下，12g　粉丹皮 4.5g　苦丁茶 9g　夏枯草 12g
白蒺藜 9g　杭白芍 9g　桑叶 9g　桑枝 15g　炒杜仲 12g　怀牛膝 12g　天
仙藤 12g　左秦艽 4.5g　防己 9g　宣木瓜 9g

7 剂。

五诊：6 月 10 日。痹证而兼内风，治之最难。因蠲痹疏络，不能
不用温通刚燥之品，欲内风不能不用甘寒柔润之治。此证是外淫风湿
之实证，又与内风窃络之虚证互相牵掣，用药当力避治痹之温燥，治
肝之寒润，既不壅滞络道，又不燥灼血液，方为正治。服药以来，头
痛已减，痹痛渐瘥，未始非虚实并治之力也。

珍珠母 先煎，30g　双钩藤 后下，12g　白蒺藜 9g　杭甘菊 9g　赤白芍
各 6g　炒杜仲 12g　桑寄生 12g　天仙藤 9g　片姜黄 6g　老鹳草 9g　鸡
血藤 9g　红花 3g　防己 6g　宣木瓜 9g

7 剂。

六诊：6 月 17 日。舌红已淡，脉弦已和，中按濡缓，营阴渐能涵
养，风阳无从肆虐。清空络窍，胀痛已减。风湿渐蠲，经隧较和。手
指酸麻，腰胯酸疼，足膝酸木，俱已减瘥。再拟疏经和络斯可耳。

鸡血藤 9g　鹿衔草 12g　桑寄生 12g　炒川断 9g　怀牛膝 12g　九蒸
豨莶草 12g　桂枝木 3g　络石藤 9g　独活 4.5g　宣木瓜 9g　双钩藤 后下，
12g　白蒺藜 9g　路路通 7 个

7 剂。

七诊：6 月 24 日。20 余年风湿证，经从表里双和之治，头痛耳
掣，2 周未发。风湿痼疾，已获疏浚。手膊可能上举，腰酸亦能俯仰。
议养血以和络，柔肝以息风，疏风以蠲痹，兼而治之。

清炙芪 12g　全当归 9g　杭白芍 9g　生白术 9g　白茯苓 12g　桑寄
生 12g　炒杜仲 12g　金毛狗脊 12g　鸡血藤 9g　九蒸豨莶草 12g　十大
功劳 12g　左秦艽 9g　双钩藤 后下，12g　杭甘菊 9g

14剂。

邪之伤人，各有部位：或在皮肉，或在经络，或在筋骨，或在脏腑。其间有相传而递深者，有不相传而留恋于局部者，有迁延日久而相传者，有日久而终不相传者，各随病邪之不同而有异。痹证，筋骨经络间病也。由风、寒、湿三气，合留于经络骨脉之间，邪犯于内，即如油入面，易渗难分矣。本案患者之风湿痹证，经历20余年之久，体又阴虚火旺，寒热交叉，虚实错杂，则又非纯乎痹证之可比也。观其头晕目眩，双耳鸣响，则其肝肾不足，营血积亏可知。由于肾水之虚，致有肝木之亢，则头脑疼痛，颈项牵攀，转动不利，颞颥筋掣，水不上承，火不下降，心肾失交，心阳偏炽，故寤不成寐，心烦多梦。脉弦细，舌尖红而起刺，是阴津已伤，血液不充，筋脉失养，空谷生风，风窃络隧所致也。而又涉水露宿，寒湿乘虚侵袭，筋脉痹阻不通，气血流行不畅。不通则痛，故遍身关节掣痛，动作不能自如，尤以四肢腰膂为甚，致两手不能屈伸，腰膂不能俯仰，足膝寒冷，酸疼木痛。细推论之，则阴亏属虚，痹证属实，又挟虚中有实，实中寓虚，两相掣肘，并见叠观，治颇棘手。以其欲通痹以止痛，必采用辛温刚燥，而虑其更伤阴液；欲滋阴以降火，必选取阴柔滋润，而窃恐壅滞实邪；欲任用斩关夺将之品，峻补猛攻，则虚实互相搏斗；欲予以轻可去实之物，缓补轻攻两不相碍，则势必养痛贻患。攻之不可，补之不能，重则伤正，轻则留邪，殊难入手。求其两全之方，则惟有通痹力避温燥，柔肝远离滋腻，酌乎其中，庶几可矣。况久病体虚之质，不能不防其有拘挛之变。故治此证，首先需要明确受病之由来，与夫内风之升动，然后用药。在虚方面，濡养营血、柔肝息风之品。在邪方面，通达四肢、疏瀹腰膝之剂，是取轻而不浮，灵而不空之治法。方中之络石藤、天仙藤、伸筋草、老鹳草、桑寄生、金毛狗脊、炒杜仲、鹿含草、鸡血藤、怀牛膝、宣木瓜等，余治虚人中之患痹证者，往往采用此方而获效。第三诊即以柔养心肝与疏通经络同用，柔养清息，仅以桑叶、白蒺藜、夏枯草、双钩藤、明天麻之类。白芍有养肝之功，而无壅滞经隧之害。左秦艽、天仙藤、桑枝之类，祛风和络，已获疏利之效。加以杜仲之通补肝肾，兼以和络。总之，补不恋邪，通不灼津，两相兼顾。耳内刺痛，耳后筋掣，乃木火暴炽，风阳上凌，故增苦丁茶、粉丹皮之苦寒清泄，服后肝阳渐见敛戢，木火不复燃扰，诸恙均减。至五、六诊营阴渐充，心肝得养，风阳无复往昔之肆虐，木火非若前时之煎迫。斯时，始能放胆疏通，无须斤斤于柔养矣。故取桂枝、独活、姜黄、红花辛温雄烈之品，猛闯峻攻，破堡克垒，如是数剂，旋即痛愈。七诊以扶正气，祛余邪，为调理善后之方。黄芪、白术、茯苓、当归、白芍气血两补，少佐平肝祛风，而仍予以疏通络脉清彻余邪。

李元馨

柔润舒筋蠲痹，温阳宣通祛邪

李元馨（1893~1982），江西抚州名中医

驱 邪 蠲 痹

痹证多由感受风寒湿邪所致，治疗上应以祛邪为主。李师治痹基本方，是以独活寄生汤化裁（独活、桑寄生、秦艽、防己、威灵仙、桂枝、石楠藤、海风藤、牛膝、五加皮、海桐皮、甘草）。本方适用于一般寒湿痹痛发作，或下冷水使痹痛更严重的病例。根据具体病情，酌加下列药物：

全身痛无定处，或上肢偏重者，加防风、羌活。

下肢痛甚湿胜者，加木瓜、苡仁、萆薢、蚕沙。

腰痛明显者，加狗脊、杜仲、续断。

兼瘀，痛点固定者，加乳香、没药、片姜黄、刘寄奴。

久痹顽固不易愈者，加钻地风、络石藤、千年健、老鹳草，或浸酒五至七天后饮药酒。

痛剧，寒湿甚，脉濡细无数象者，加附片、川乌、草乌。

柔 润 舒 筋

对于他医用温燥剂屡治不效的痹痛，则用柔润舒筋法，易使疼痛消失，关节运动恢复正常。故李师认为不可一概用祛风散寒化湿法去治疗痹证。兹将柔润舒筋法介绍如下：

（姑名柔润舒筋汤）药物为：天冬、麦冬、石斛、白芍、木瓜、当归、熟地、苡仁、牛膝、桑枝、络石藤、石楠藤、甘草。其中以养阴和血药物为主，如熟地、天冬、麦冬、石斛，一般可用 9~15g，白芍宜生用，每方不能少于 9g。桑枝可用至 30g 以上，且以新鲜桑枝捣烂入药为妙。

主要适用于素体阴亏血少而罹痹证者，或热痹后红肿发热虽退，津伤液劫未复而痹痛未去者；或试用温经燥湿通络之剂，以及火罐艾灸等法后，使筋脉失于濡养、运动更为不利者。一般可见到患者比较消瘦，纳谷减少，口干舌红少津，大便干结，患肢不能屈伸，疼痛夜甚于昼，脉象细数。

阴血不足，可以影响关节活动、产生痹痛。而热痹可以伤阴，更不言而喻。所以这类痹证，是不可以用辛温燥热之品去治疗的。但有关内伤阴虚痛风的治法记载不多。朱丹溪在《丹溪心法》中言："瘦人肢节痛，是血虚，宜四物加防风、羌活"，对我们制定柔润舒筋法有启发作用。

曾某 女，30 岁，农民，1964 年 12 月 14 日入院。全身骨节疼痛已 1 个多月，先后服过麻黄附子细辛汤、阳和汤、蠲痹汤等未见效。又曾注射链霉素、口服胺类药片及用过火针，疼痛反见增剧。入院时已不能步履，不能脱衣，呻吟呼痛，不能入寐。表情痛苦，形瘦如柴，不思饮食，心中嘈杂，大便数日未行，口渴苔黄，脉弦数，四肢关节并不红肿。属血脉关节失于濡养，拟方柔润舒筋。熟地、木瓜、薏米仁各 12g，天冬、麦冬、石斛、牛膝、当归、白芍、秦艽、石楠藤、络石藤、海风藤各 9g，嫩桑枝 1 尺，甘草 3g。服 5 剂，疼痛消失。惟肩臂不能上举，再服 10 剂，活动自如，胃纳精神如常。出院后 2 个月，同村患者来门诊，谓该患者关节痛未发，形体已充，且已参加劳动。

温阳宣通

李师治痹痛，除独活寄生汤及柔润舒筋汤外，对于阴寒凝滞而致痹痛，还选用《外科全生集》的阳和汤（麻黄、熟地、白芥子、炮姜炭、甘草、肉桂、鹿角胶）。阳和汤原治"流痰及一切漫肿无头，平塌白陷之阴疽"。李师根据其温经散寒之作用，用治阴寒凝滞的痹痛，特别是西医所称的坐骨神经痛，有一定疗效。若用一般祛风散寒之剂不效，痹痛不能站行，脉沉细不数者，可考虑选用阳和汤。方中熟地必须重用，以监制其他药物的辛燥。还可加用穿山甲，取其攻通之性以助阳药深入病所；也可加用附片，以散寒止痛。

蒋某 男，40 岁，驾驶员，1965 年 1 月 18 日入院。患者 1961 年即患脚痛不能行走，反复发作，西医诊为坐骨神经痛。这次发作已 2 周，足不任地，夜痛不能入寐。经治 1 个月，效不显著。请李师诊治，见其形瘦，下肢运动不利，但无红肿，纳减，二便如恒，脉沉细而濡。诊断为寒湿沉积于筋骨之间的痹痛，用阳和汤加减。处方：

熟地 24g　炙甲珠 9g　鹿角胶 9g　白芥子 9g　麻黄 4.5g　附片 3g　肉桂 3g　炮姜 2g

连用 6 剂，痹痛大减，能扶杖缓行。原方加附片为 4.5g，增海桐皮、千年健、五加皮各 9g，续进 9 剂，症状消失出院。

（胡大中　整理）

张鸣鹤

证病同辨须别缓急，祛邪尤重湿热毒瘀

张鸣鹤（1928~　　），山东中医药大学附属医院主任医师，国医大师

调强祛邪，尤重湿热毒瘀

张老认为：关节病的形成，内与体质虚弱、正气不足，外与感受风寒湿热等外邪相关。是外邪引动内邪，内外合邪而发病。其中脏腑积热，湿热毒邪侵蚀筋骨，流注经络，着而成瘀，是形成疾病活动的病理关键。治疗首当祛邪，以清热解毒利湿、活血通络止痛为治疗大法，使邪气消除，正气渐复。热毒证主要表现为关节局部皮色发红、肿胀、积液、灼热、疼痛剧烈，且呈搏动样跳痛感，舌红苔黄腻、脉滑数，或伴高热持续不退，有慢性感染病灶，如扁桃体炎、咽炎、口腔溃疡、淋巴结炎等。化验检查多伴有血沉、抗"O"、黏蛋白、γ-球蛋白、锌浊度增高或类风湿因子阳性。

若邪滞经络，形成瘀血痹，多同时兼见皮下结节红斑、色暗，或发热、口干不欲饮，舌体胖或紫暗、瘀斑，苔黄腻，脉滑数或濡数等。本证治疗，张老还强调：湿热为患，若只清热则湿不退，只祛湿则热愈炽，只有湿热两清，分消其热，才能湿去热清毒解，从而杜绝瘀血之源流。活血通络，经脉疏通，血脉周流，则湿热、邪毒无

所依附，两相结合，相得益彰。清热解毒多选金银花、蒲公英、地丁、白花蛇舌草、黄柏、板蓝根；利湿消肿多选土茯苓、薏苡仁、土贝母；活血通络多选桃仁、红花、土鳖虫、露蜂房、全蝎等。偏于上肢者，重用土贝母、地丁；偏于下肢者，重用土茯苓、薏苡仁；关节肿胀明显或下肢浮肿者，加车前草、防己；有慢性咽炎、扁桃体炎者，加射干、玄参、山豆根等。此法对活动期类风湿关节炎疗效尤其显著。

分型辨证，同时注重辨病

对关节病的治疗，张老既不拘于《内经》"风寒湿三气杂至，合而为痹"，亦不限于吴鞠通"痹之因于寒者固多，因乎热者亦复不少"的论述，而是以关节局部为辨证要点，综合患者的整体情况进行辨证治疗。通常将处于活动期之关节病分为湿热毒盛、阴虚血热、瘀血内阻三种类型，将处于稳定期之关节病分为卫表不固、阳虚寒盛、寒热错杂、肝肾亏损等证型。在此基础上，他还结合现代药理学的研究成果，根据不同关节病的病理变化，进行辨病治疗，选择出一系列针对不同关节病的有效药物。如通用于类风湿关节炎各期的，可选用雷公藤、青风藤、土贝母、土茯苓等；适于手足关节肿胀疼痛的，可选用威灵仙、远志、猫眼草、露蜂房等；骨性关节炎通用夏枯草、桃仁、红花、王不留行、皂刺、穿山甲等；风湿性关节炎游走性疼痛，多选用桂枝、细辛、川椒、羌活、川芎等；强直性脊柱炎重用生地、熟地、葛根、土鳖虫、赤芍、白芍等；牛皮癣性关节炎凉血滋阴与清热利湿药配伍，然后根据阴虚与湿热的偏重，用量有别，药对主要有生地配土茯苓、丹皮配地肤子等。

妙用引经，选药部位分明

正确运用引经药，能引导药物直达病所，切中要害。张老在长期的临床实践中，既博采众家之长，又勇于探索，大胆创新，摸索出许多新的引经药。主要体现在以下两方面：

其一，对游走性关节痛，因其病变在肌肤、经络，故治疗应以疏经通络、祛风止痛为主，常加入藤类药物，如青风藤、海风藤、忍冬藤、鸡血藤等。痛在上肢，重用羌活、威灵仙；痛在下肢，重用独活、川牛膝、千年健、钻地风；周身疼痛加用桂枝、秦艽、川椒等。其次，对固定性关节痛，因病邪已深入筋骨空窍，故常根据病变的关节不同，用药亦各异。如颞颌关节痛，张口、咀嚼困难时，用白芷、细辛有卓效；颈椎关节痛，转动不灵时，重用葛根、白芍；胸腰椎痛，伴下肢麻木、重着、酸痛者，用狗脊、续断、土鳖虫、红花；膝关节痛，活动后加重者，用全蝎；下肢小关节痛，或脚跟痛者，用两头尖、皂刺；肩关节痛，抬举活动困难者，用细辛、麻黄、威灵仙；胸锁关节痛，咳嗽尤重者，用香附；腰骶关节痛，弯腰、下蹲活动受限者，用伸筋草、赤白芍等。临床验之，屡用屡效。

蠲痹止痛，集清补于一炉

临床上常有一类关节病，如强直性脊柱炎，其病变部位多位于骶髂关节及胸腰关节，属中医督脉循行处，临床表现主要为青年男性伴有腰背晨僵胀痛感，"4"字试验阳性，骶髂关节有骨质疏松，关节面变窄，模糊或骨质破坏等特征改变。当累及髋关节时，多出现两髋及鼠蹊部搏动性疼痛，且有触压痛，或有股部肌肉萎缩，舌红、脉细数，血沉明显增快等阴虚血热的表现，此时，张老多主张标本同治，集滋阴清热与补肾壮督于一炉。滋阴清热多选用生地、龟甲、鳖甲；补肾壮督多选用补骨脂、续断、仙灵脾、仙茅、熟地等。再如牛皮癣性关节炎，多表现为关节红、肿、热、痛，伴低热、口渴喜饮、舌质红绛而苔黄腻等阴虚兼湿热之证，治疗时除重用生地、石斛、丹皮等滋阴凉血扶其正外，更配薏苡仁、土茯苓、白花蛇舌草，利湿消肿祛其邪，相反相成，祛湿不伤阴，滋阴不恋邪，确有独到之处。

顽痹夹虚软坚补虚并举

对关节病"久痛入络""久病多虚"而应用活血化瘀、益气补虚的治疗，历来论著者颇多。张老在前人的基础上，常根据疾病性质的不同，结合西医学的优势，凡关节或关节周围处出现增生、结节，倡用软坚散结方药。如治疗骨关节炎，他认为疾病的重点是因"骨质增生"所致。《内经》云："坚者软之，结者散之"，且本病病程较久，多发于老年体弱气虚之人，因而提出软坚散结、活血益气并举的治疗法则，治疗重用夏枯草、威灵仙、穿山甲、皂刺软坚散结，并用桃仁、红花、鸡血藤、赤芍活血通络止痛，酌加黄芪、楮实子、当归益气生血。再如顽痹患者，关节附近多出现皮下结节，小者如豆，大者如枣。张老认为，此乃湿热郁蒸，火邪煎熬津液为痰，痰浊附结于筋骨所致。治以清热利湿、软坚散结、化痰通络并施。清热利湿必用三妙或四妙散；软坚散结常用夏枯草、两头尖、急性子、莪术、桃仁；化痰通络常用白芥子等，对缓解临床症状，减轻患者痛苦有显著的疗效。

（宋绍亮　傅新利　整理）

李曰伦

痹证辨识体会

李曰伦（1880~1972），天津名医

关节炎症有寒热之不同，为医者所共晓，但凡物之寒之而寒，热之而热者，惟死物为然。人身之气血互相依托，无时分离，必寒中有热，热中有寒，此阴阳互根之理，若纯寒纯热，孤立必败，因此在辨证上要注意一多字。寒多者，即以寒型论治；热多者，即以热型论治。临床上切勿不分寒热，更不可凿分寒热则得之矣。

虚实：凡病皆有虚实，他病尚不难识，惟关节炎最易混淆，有血瘀气虚者，有血虚气滞者，且有上下左右寒热不平均者，头绪纷繁，倘不辨明晰，虽说有效，亦属盲从，再遇此证，仍难桴应，必剖析精确，庶免柄凿之误。

分际：陆九芝云伤寒重分际，不但伤寒如是，凡病皆然，而关节炎尤显而易见。其新病无论矣，若数年数月之久病，倘分际不明，难免以药试病，因病沉痼，或寒热错杂，或虚实并见，或燥湿不合，种种转化，难以逆睹，必多方治疗，药随病转，病之根蒂始能铲除净尽。凡病之来久者，去必迟，非初得之伤风感冒一二剂即能霍然，且此病收功最为迟缓，虽病愈强半，又不能势如破竹，一往无阻。不过多到末期，绝无妨害，尚须嘱患者清心静养，节劳欲、调饮食、谨风寒，用小方或丸剂徐徐图之，待体力健强，始获痊愈。

总之，此病自始至终有转变数次者，虽非尽人如是，必如是审慎，才不致为病蒙蔽。王孟英为治温热圣手，尝云温病如剥茧抽丝，层出不穷，吾于关节炎症亦云如是。

妇女行经期间，须停药数日，待经期过，再继续服药。

再治关节炎之方，非寒即热，恐伤及血分，流弊滋多，反生掣肘。

凡患者四肢弯曲，不能伸曲，或两侧粗细不一，或关节间生有小肉锭如软骨然，皆为形质改变，神经痿废，很难治愈。

愈兆：凡服药后，关节处或通身发现红斑红点，瘙痒难忍甚者，此即愈兆，嘱患者勿虑。

风和湿之辨证：风无定体，有内风外风，如肝热、脾寒皆能动风，小儿之惊风抽搐，老年人之手颤头摇，或虚或实，皆为内风，治此者另有法门。关节炎系外风入内，与寒湿热合化，阻滞经络气血不得畅通而作痛。若风热易识，脉见浮大数而有力，肌肤发热。风热外现，法宜清热散风，通络活血足矣。惟寒风难辨，寒主沉降，脉必沉紧，肌肤不热，外无风象可寻，必遇温热始见热气上腾，微加以风药则气散冰融，治寒风之法，非悟知此理，温散合用，方有势如破竹之功。若但用散剂，非徒无益，更害及无辜之气血矣。

湿非水也，即曰湿系水与他物混合，惟湿之种类不同，而治湿之法不一，如风能胜湿、土能渗湿、火能燥湿，此古人治湿不移之法，而施之于热湿则寡效。盖热湿如泥垢，非一过之水所能脱也，譬如干泥贮于器中，虽倾之而不出，微加以水，搅而荡之，则器侧泥流，是治热湿非清利不为功，以清可去著也。

吴某　女，41岁。腰背疼痛6~7年之久，屡犯，犯病时不能转侧。经血期间，周身疼甚，脉滑缓，苔薄白。

葛根 12g　黄芩 6g　黄连 3g　炙草 5g　生山药 15g　生鳖甲 10g　金

银藤 10g　络石藤 10g　公英 10g　地丁 10g　甲珠 5g　丹参 10g　赤芍 10g
鹿角胶 12g

服药 2 剂疼减，再服 2 剂痛愈。

李氏治风湿痹证，凡多年不愈，疼痛增剧，脉浮大、洪、滑、数者，除活血通络外，必用葛根芩连汤加味。此方本为《伤寒论》方，今用治风湿久蕴，阻遏阳气，经血运行不畅而痛，意取升清气、清蕴热、化湿浊、通经活络。葛根启阳明之气，升清阳。芩、连除郁热，甚者加公英、地丁；湿甚者加生山药、生薏米、土茯苓，健脾化湿。金银藤、络石藤祛风通络，痛甚者加甲珠，通经走气分；加地龙通经走血分。生鳖甲、鹿角胶通任督二脉，调理阴阳，治腰肾，除背之疼痛。

刘茂甫

痹证缓急辨

刘茂甫（1930~　），西安医科大学教授

痹证有缓急之分，但二者又可互相转化。缓者每因气候变化或衣着寒暖失宜而复发，亦可变为急者；急者失治则可陷于脏，内舍于心，缠绵难愈，亦可变为缓者。因此临床辨证，掌握病机变化，遣方用药，即不致误。

可将风寒湿痹命之曰痹证缓型；热痹命之曰痹证急型。

痹证缓型多以风寒湿三种邪气，同时受之，为致痹之因。据临证所见，凡两种病因同时受之即可得病。如受风湿、寒湿或风寒即行得病者，屡见不鲜。

风、寒、湿邪，侵犯人体之后，急型入于血脉；缓型入于经络。缓者之候，表现为肌肉、筋骨、关节等处之疼痛、酸楚、重着、麻木，甚之关节肿大，屈伸不利，脉象沉涩。其风气胜者为行痹；寒气胜者为痛痹；湿气胜者为着痹。此三者均为经络之病也。大凡痹证缓型者，入于经络，经气强弱，决定受病与不病，故经气胜者则病轻或不病，经气弱者则得病或病重。然而，经气的强弱则取决于脏腑的盛衰。一般来说，肝、肾、脾最为重要。痹证缓型者，病入于经络，入于经络者，一般病变多不陷于脏。

至于痹证急型——热痹的产生，常因肺经素有郁热，多表现为

口干舌燥，喉咽干痛或皮肤红斑等。如遇风邪入侵，常易陷于肺之孙络，入于血中，风血交争则高热弛张，汗出而热不撤，如血虚者则表现为低热，汗出溱溱。由于风入血中，风与血合，流注全身，因而血为风所燥，筋骨失血所养，故周身筋骨、关节疼痛、强直，脉象浮数或浮滑。

由于风盛热炽，迫血妄行，胸背及两臂内侧常易出现环形红斑，此为脉痹。脉搏者，最易内舍于心，舍于心则心悸，气短，动则乏力。青少年为纯阳之体，风入血中，病变尤速，应更慎之。

有急型转化为缓型者，亦有缓型转化为急型者，究其转化机制，风寒湿痹为病邪入侵经络，郁久化热，入于血中，热势则作。反之，热痹治疗得当，可以痊愈，如治疗不彻底，虽热势已退，肌肉、关节疼痛大减，常可由急型转为缓型。此种情况，乃急型痹证经用清热、除风等治疗，将血中之风趋入经络而成缓型，少有风、寒、湿外因，表现为肌肉关节缓慢疼痛、沉重、麻木反复出现。缓型常有数年或十数年而不能根除者，故急型的治疗尤为重要。

治风寒湿痹应补气养血，疗热痹应注意活血通脉。

风寒湿痹证（缓型）虽病在经络，实为肝、肾、脾虚，而肝肾不足则是由脾气不充所致。因此，补气以培脾虚，养血以滋肝肾，乃治本之法。除风、燥湿、通络、止痛乃因症而设。家传秘方——刘氏黄芪赤风汤即按此意创制而成，经三代应用疗效颇为满意。其组成为黄芪、当归、赤芍、防己、防风、威灵仙、桂枝、牛膝、木瓜、伸筋草、透骨草。

如为行痹者加羌活、独活；痛痹者加干姜、乳香；着痹者重用防己并加薏仁。此方黄芪以补脾气；当归、赤芍以养血活血；防风、威灵仙以祛风；防己、木瓜以除湿；桂枝、牛膝、伸筋草、透骨草以通络止痛。

至于热痹（急型），乃肺热入脉，风入于血，常易成为脉痹，最易内舍于心，应急以甘寒清热，苦寒解毒，佐以解肌宣肺，更应治以活血通脉。一般常用甘寒清热兼以解肌之剂，如《金匮要略》中之白虎加桂枝汤。此方用于热痹尚不属丝丝入扣之方。欲求速效，应在此方基础上加上述诸品，诸如苦寒之大青叶、黄芩；宣肺之杏仁、桔梗；周身强直困痛，可重用防己并加木瓜，更宜加入红花、丹皮、赤芍。服上方后，热势消退，身痛大减，还须再进 10 余剂，巩固疗效，以防生变，内陷舍于心。

总之，风寒湿痹（缓型）的治疗除祛风、燥湿、通络、止痛之外，必须兼以补气养血；热痹（急型）的治疗，除甘寒清热解肌佐以苦寒解毒、宣肺之外，更须注意活血通脉。

赵金铎

辨证执虚实，施治分补泻

赵金铎（1916~1991），中国中医科学院广安门医院主任医师

　　痹证初起，以邪实为主，故常见症状有肢体关节疼痛，屈伸不利，步履艰难。惟其邪气有偏胜，故疼痛性质及其机体反应状态亦有所差异，临床不可不辨。如风气偏胜，则疼痛而酸，且痛无定处而四肢游走，上下左右无所留止。常伴恶风发热，舌苔薄白或腻，脉多浮弦。

　　寒气偏胜，则血涩不能流，疼痛似掣，宛如锥刺，状如虎咬，痛有定处，痛处发凉，得暖得摩稍适，遇冷尤著，昼静夜剧，舌苔白润，脉呈弦紧。

　　湿气偏胜，则疼痛重着，痛有定处，肌肤麻木不仁，甚则关节肿胀，苔多白腻，脉呈濡缓。风、湿、热兼备者，则疼痛灼热，复兼红肿，得冷则舒，关节周围或延及小腿部均发生红斑结节，或发热汗出，烦闷不安，口干少饮，舌红苔黄腻，脉呈滑数。

　　邪留日久，损伤正气，或痹证患者因产后体虚，或久病不复，或年高体弱，往往表现为虚实互见之证。如阴虚者，关节疼痛而局部常有热感，春夏重，秋冬轻，且形体消瘦，口干咽燥，五心烦热，甚则盗汗，舌质红绛瘦小，脉多细数；女性则经期提前，经量多、其色鲜红。

血虚者，关节疼痛伴有肌肉麻木不仁，面色少华，头晕目眩，心悸怔忡，夜寐多梦，舌质暗淡，脉多细涩；妇人则月经愆期，经行量少。

阳虚者，关节疼痛发凉，昼轻夜甚，时时畏寒，口淡不渴，小溲清长，甚则阳痿滑精，舌质淡嫩，脉多沉迟。

气虚者，关节疼痛酸软，肢体乏力，少气懒言，时时自汗，舌质多淡，脉虚无力。

肝肾虚者，关节疼痛多在腰部以下，屈伸不利，且腰膝酸软乏力，或两目昏花，或头晕耳鸣，舌多淡红苔薄白，脉多细弦。

夹痰者，疼痛可局限在某一二个关节，麻木重着酸胀，可有纳少，腹胀，呕恶，舌苔多腻，脉多弦滑。

夹瘀者，关节疼痛酸软，肢体乏力，少气懒言，时时自汗，舌质多淡，脉虚无力。

肝肾虚者，关节疼痛多在腰部以下，屈伸不利，且腰膝酸软乏力，或两目昏花，或头晕耳鸣，舌多淡红苔薄白，脉多细弦。

夹瘀者，关节疼痛如针刺，常于活动后减经，或面色黧黑，甚则唇甲青紫，舌暗或有瘀斑，脉多弦涩；妇人经来腹痛，其色紫黑而有血块。

痹证久延，关节畸形，肌肉枯削，肢体痿废不用，与痿证极为相似，宜细心辨认。鉴别二者要点在于关节之痛与不痛，痹证关节疼痛，痿证则一般不痛。大凡痿证多虚，痹证多实。故临床治疗痹证后期所出现的肢体痿废，多参痿证之治，寓祛邪于补正之中，安内攘外，选用《金匮》治"虚劳诸不足，风气百疾"之薯蓣丸调理，多获良效。

祛邪之法，乃针对痹证初起，风寒湿热诸邪痹着而设。临床常用大秦艽汤、桂枝芍药知母汤、四妙散、痛风方等随证化裁。若风气偏胜，则选用大秦艽汤；因风为阳邪，易化热伤及血分，临床应用时多以生地易熟地，丹皮易川芎，赤芍易白芍，以增强凉血清热之力，寓有"治风先治血，血行风自灭"之意。若寒气偏胜，则选用桂枝芍药知母汤。对于此方，不少医家认为是治热痹方，但全方偏于辛热，用知母、甘草二味仅为监制，并非热痹所宜，故本方仍是治寒气偏胜的痹证。若湿气偏胜，则选用四妙散加味，临证常加秦艽、防风以祛风，少加桂枝通阳，且助膀胱气化，俾湿有出路。若风、湿、热兼备，则选用痛风方加减，加银花藤以增强清热通络之功，方中苍术、白芷、南星性偏温燥，用之宜慎。

杨某 男，35岁，河北深泽人，农民。

因久居卑湿之地，某年夏在田间浇地，汗出入水，当风取凉，下午即感恶寒头痛，周身酸楚，当晚病情加重。诊见：病者恶寒无汗，虽覆厚被仍寒栗而振，全身骨节痛如虎咬，以肩肘膝为著，四肢不能屈伸，步履艰难，身如被杖，难以转侧，头痛如裂，语音重浊。然按其皮肤热如火炽，六脉浮紧，舌质暗淡，苔白微腻。脉症合参，为风、寒、湿三气杂至，正气受阻，急宜达邪外出，以防他变。拟麻桂芍药知母汤加减。

麻黄 9g 桂枝 9g 附子先煎, 9g 白术 9g 羌独活各 9g 白芍 9g 云苓 12g 党参 9g 甘草 6g 生姜 9g 大枣擘, 5枚

药下1剂，恶寒、身痛、骨节痛悉减。再进1剂，遍身得汗，诸症大减。改用祛邪扶正并行之法，处独活寄生汤原方，继服3剂而愈。

祛邪扶正并用之法，乃针对痹证久延致虚实夹杂的病机特点而设。其虚者无非阳气、阴血、肝肾不足；其实者仍为风寒湿热滞留不去，或夹痰或夹瘀。因其正气已虚，祛邪宜选散而勿过、温而勿燥、利而勿伤、寒而勿凝之品，加于扶正方中。散风选防风、荆芥、秦艽、桑枝；温寒选桂枝、巴戟天、仙灵脾；利湿选木瓜、苡仁、泽

泻；清热则选黄柏、知母、银花藤等。若夹瘀者，则合以桃红四物汤，或加丝瓜络以通络；夹痰者，加服指迷茯苓丸或二陈丸。扶正，阳气虚者选用黄芪桂枝五物汤；偏于脾气虚则合以四君子汤；偏于肾阳虚者则加仙灵脾、川断、菟丝等。肝肾阴血虚者，选用归芍地黄汤或二至丸加味；伴心悸低热者，则合以天王补心丹。若气血两虚者，则选用薯蓣丸。若气血、阴阳、肝肾皆虚者，则用独活寄生汤，扶正祛邪，标本兼顾。

李某 男，7岁，1980年7月3日初诊。

患儿于1979年11月参加体育活动，因全身汗出而当风乘凉，夜晚即咽痛（扁桃腺肿大），发热，体温40℃，继而髋关节疼痛并渐延及全身关节，游走不定，寝不安席，溱溱汗出。遂往某医院门诊，查血沉55mm/h，予服激素（100mg/d）观察治疗半个月，症状稍减，激素一停，则手指关节肿疼。1980年2月至4月，住某医院，查血沉118mm/h，采用激素（泼尼松20mg/d）、解热止痛药（阿司匹林2g/d）治疗，出院时血沉9mm/h。现在左手指及手背、双踇趾关节肿胀疼痛，夜卧不宁，汗出，惧风畏寒，纳谷尚可。患病至今，极易感冒泄泻，半月前查血沉83mm/h，舌淡苔薄白而干，脉细数。

稚阴稚阳之体，运动汗出，腠理开豁，当风乘凉，邪犯机体而发病。然因施治未当，病延数月，邪气痹着不去，正气已受挫损，而成虚实夹杂。惧风畏寒，极易感冒，大便泄泻，夜卧汗出，皆脾阳不振、营卫不和、表气不固所致。拟黄芪桂枝五物汤变通，益气固表，调和营卫。

黄芪6g 党参6g 当归5g 白芍5g 桂枝3g 秦艽5g 灵仙3g 云苓6g 黄柏5g 丝瓜络9g 甘草3g 葛根5g

二诊：1980年7月7日。药下3剂，手背关节胀疼，恶风寒均减，夜寐稍安，仍寝汗，纳食、二便正常，舌脉如前。于前方去葛根、丝瓜络，易桑枝 9g，生龙牡各 6g。服药后汗出减少，睡眠转佳，恶风畏寒大减，夜卧不需盖被，关节疼痛肿胀消失。尔后一直恒守此方，8月 25 日查抗"O"100 单位；血沉 8mm/h。10 月 6 日起用薯蓣丸，每次 1 丸，每日 2 次，巩固调理 2 个月，病情得以控制。

张沛虬

审证之要分清寒热，久痹当推诸虫搜剔

张沛虬（1916~2010），宁波市中医院主任医师

痹证之辨，关键在于寒热

对诸痹之辨，张氏认为：风寒湿三气，很难截然分开，只是偏胜而已。辨证之关键，在于分清寒热，若认证不确，则用药乖谬。

一、湿热阻络

湿热阻络，即热痹，可分为轻、重两型。

1. 湿热轻型

病起于感受风湿热邪，或风寒湿邪郁久而化热。关节红肿痛为其主症，虽发热，但怕冷轻。若为风寒湿邪郁久化热者，可不发热或发热轻，不怕冷。张氏对初起兼见口干，苔薄白或薄黄，脉浮数者，常用麻黄连翘赤小豆汤加减，以解表热，利湿除痹，每取良效。

净麻黄 5g　连翘 15g　赤小豆 30g　防风 10g　桂枝 5g　赤芍 10g
生甘草 3g　忍冬藤 30g　川羌活 15g　生姜 3 片

戴某　女，48 岁，1984 年 2 月来诊。

3 个月前发热咽喉灼痛，继则双手肩关节以下酸胀疼痛，逐渐延

及双下肢，膝关节、踝关节、趾关节随之疼痛肿胀，活动不利。检查所见，两手腕关节、指关节明显肿大疼痛。中指及无名指轻度梭形，活动受限。两膝关节、踝关节肿胀微红，疼痛拒按，局部有灼热感。苔薄白，脉浮数。体温 38℃，血沉 65mm/h，抗 "O" 500 单位，类风湿因子阳性。诊为类风湿关节炎急性发作期。此湿热交阻，留注关节。治以透表清热，化湿通络。药用：

净麻黄 6g　连翘 15g　赤小豆 20g　桂枝 5g　赤芍 10g　防风 15g
怀牛膝 15g　忍冬藤 30g　乌梢蛇 15g　僵蚕 10g

上药服 5 剂，关节肿痛减，体温渐平，咽喉灼痛好转，续进前方，去麻黄加防己 15g、海桐皮 30g，连服 10 剂，除足趾关节背屈外，四肢关节疼痛有明显好转，血沉降为 20mm/h。后以养血益气、舒筋和络法而收功。

仲景以麻黄连翘赤小豆汤治疗黄疸及水肿。兹用以治疗类风关之邪在表者，以麻黄祛风，赤小豆利湿，连翘清热，佐以舒筋通阳和络之桂枝、羌活等，治疗风寒湿三气杂至而为痹之病夹表邪者，颇为合拍，确有良效。

若表证已罢，而关节肿胀疼痛较著，用自拟归芍豨草汤，处方：

当归 15g　赤白芍各 15g　豨莶草 30g　秦艽 10g　伸筋草 15g　威灵
仙 15g　地龙 10g　防风 10g　生地 30g　制乳没各 6g　桑枝 15g　炙马钱
子 0.5g

水煎 2 次，日分 3 次服。

如全身关节疼痛加剧，但苔白腻不欲饮，可加制川乌、桂枝。全身症状改善后，上方亦可制成丸（片）剂，每次 10g，日服 2 次常可获效。

2.湿热并重型

本型为湿与风热并盛，流注关节，即类风湿关节炎急性发作期热较重者。其特点是：关节红肿疼痛加重，从小关节发展至大关节，关节酸痛著，变形快，发热持续，或长期低热，脉濡数，舌质红，苔黄腻，治宜清热保津，利湿除痹。方用石膏加桂枝汤加减。处方：

桂枝 5g　知母 10g　生石膏 30g　黄芩 15g　黄连 5g　黄柏 10g　络石藤 30g　地龙 10g　桑枝 30g　忍冬藤 30g　川羌活 15g　甘草 5g

水煎分 2 次服。热盛可以日服 2 剂，分 4 次服。如在夏秋季节，患者表现湿热并重，可选用吴氏宣痹汤加减，即将原方去杏仁，加姜黄、海桐皮，有清利湿热、宣通经络之效。

二、寒湿阻络

寒湿阻络即"寒痹"，多见于类风湿关节炎非发作期。临床特点为病程较长，关节肌肉疼痛较剧烈，受累局部有冷感，指、趾关节肿胀，不红不热，脉多弦紧或沉迟、沉缓。若关节变形，功能障碍，则为挟痰瘀寒湿，凝结筋络。张氏认为用一般祛风散寒化湿药，往往效果不理想，当用大辛大热、温经逐寒之大乌头煎合当归四逆汤化裁。如关节变形伍以枝藤通络，虫类搜剔，则有捷效。处方：

制川草乌先煎，各9g　黄芪 15g　细辛 3g　麻黄 6g　桂枝 6g　当归 10g　白术 10g　羌独活各 15g　威灵仙 15g　蕲蛇肉 10g　炙全蝎研吞，5g　炙马钱子冲, 0.5 分

若症状持久，痹痛顽固，关节变形明显，改服或加服本院验方复方三蛇酒效果更好。

徐某　男，58 岁，1982 年 12 月 5 日初诊。

患类风湿关节炎已 7 年余，四肢指趾关节受累疼痛，昼轻夜重，指、趾肿痛变形，长期以来反复发作。此次左膝左手腕关节肿胀变形更明显，活动受限，舌质淡白，脉象细弦，此属风湿痰瘀阻滞经络，久而不化。治以祛风湿，化痰瘀，温经逐寒，佐以虫类搜剔。处方：

制川草乌先煎，各10g　炙黄芪 15g　桂枝 6g　净麻黄 5g　羌独活各

15g　威灵仙 15g　蕲蛇肉 15g　炙马钱子冲，0.5 分　金雀花根 30g　炙全蝎研吞，5g　地龙 15g

水煎 2 次，日分 3 次服。

连服 7 剂后，疼痛明显减轻，过去一直服泼尼松片，现已停服。再以前方加减出入，连服 50 余剂，大痛未发作，每逢阴雨天或劳累时，小痛仍有发作，后以养血和络，佐以搜风剔络之虫类药，并嘱长期加服复方三蛇酒。经 11 个月治疗，症状消失，2 年后追访已参加劳动。

寒痹为阴寒之邪偏盛，阳气被遏，气血凝滞，因而用一般祛风化湿、通经活络药效果不满意时，应选用附、乌辈及制马钱子，上药祛寒止痛、搜风除湿效果较好。应用时必须辨证明确。如关节肿痛，苔腻口渴不欲饮，脉虽滑数，配合于清热泻火药中确能控制痹痛症状；若关节肿痛，舌红少苔，脉细数，心悸为邪伤营分，宜养阴安神，附、乌辈就不宜选用。附乌有毒，必须先煎 1 小时，从小量开始，逐渐增量。

马钱子又名"番木鳖"，《本草纲目》首载本药，历代医药运用颇广，如《医林改错》将本药配地龙，名为"龙马自来丹"。张锡纯用之组成振颓丸，治疗痹证，认为本药"开遍经络，透达关节之力，实远胜于他药"。但马钱子属剧毒药，用时必须炮制。成人每次口服量以 0.33~0.55g 为宜，由于机体对马钱子的敏感性不同，故临床应用时应从小剂量开始，渐增至适宜剂量为好。

附：复方三蛇酒

白花蛇 1 条　蕲蛇 30g　乌梢蛇 30g　蜈蚣 5 条　防己 30g　防风 30g全蝎 10g　蛴螂虫 10g　露蜂房 15g　生地 30g　羌活 30g　忍冬藤 30g海风藤 30g　金雀花根 30g　桑枝 30g　黄芪 30g　甘草 30g

捣碎，浸入高粱酒 2500ml，2 周后可服，每次 10~15ml，水酒调服。本方亦可制成丸（片）剂，均有良效。

久痹正虚，益气养血，虫药搜剔

类风湿关节炎久病患者，功能活动迟迟不能恢复，表现肢体酸软，舌淡脉弱，面色不华，关节多数变形，腰脊酸痛，此为肝肾俱虚，气血不足，久痹正虚，必须重在补益。张氏常在益气补血的基础上，佐以虫类搜剔药，使正气得复，邪气消除，气血调和。正气虚多由两个方面发展而来，一由实证或虚实夹杂的患者，久治不愈转化而来，另一种是由平素体质虚弱，多见于大病后、久病、产妇等，而又感受风寒湿邪，出现虚性痹证。因此，临床可分为阴血虚和阳气虚两种证型：

一、阴血虚

阴血虚多见于妇女产后，因热贪凉而得者，治宜养血祛风，用六味地黄汤合四物汤化裁。处方：

熟地 15g　当归 15g　赤芍 10g　山药 10g　泽泻 10g　茯苓 10g　桑枝 30g　鸡血藤 30g　威灵仙 15g　炙全蝎研吞, 5g　炙马钱子分冲, 0.5

二、阳气虚

多见于痹久不愈，肝肾受损，出现全身阳虚体征，舌质淡，脉细弱。治宜温肾助阳，通络除痹。常用黄芪五物汤加减。处方：

黄芪 30g　桂枝 10g　制附子先煎, 10g　当归 10g　党参 10g　白术 10g　仙灵脾 10g　狗脊 15g　地龙 10g　炙全蝎研吞, 5g

如正虚严重，服上药不效，可改服或加服右归饮、阳和汤、虎潜丸及血肉有情之品，如虎骨、豹骨、鹿角片或胶之类，久服之后，不仅病去，正气亦可复，这是治疗虚痹之关键。

痰瘀兼夹，伍以虫类走窜

类风湿关节炎疼痛剧烈，或久痹痛发顽固，为风寒湿热痰瘀之邪留伏骨关节所致，故叶天士云："络瘀则痛"，主张搜剔经隧之瘀。搜剔经隧之瘀莫如虫类。对久病或慢性病患者，关节长久肿痛，功能障碍，寒湿瘀凝结于经隧，用一般祛风散寒化湿药，效果不显。佐以透骨搜络之虫类药，取效最捷。药如乌梢蛇、蕲蛇、全蝎、蜈蚣、地龙等，特别是蕲蛇、乌梢蛇，《本草纲目》认为能透骨剔风，内走脏腑，外彻皮肤，无处不到；全蝎善于走窜，逐湿除风，蠲痹通络，用治风湿痹痛；地龙主治历节痛，根据报道，具有激素样作用；蜈蚣疗顽痹。经长期体验，确有良效。

（张子久　整理）

薛　盟

益气温阳搜风清热，治痹大法不离通络

薛盟（1917~　），浙江省中医药研究院主任医师

治疗痹证，应以气血为纲，辨明痹痛之虚实。为了简化辨证，系统掌握治疗规律，可把风寒湿痹（风湿性关节炎）、湿热痹（类风湿关节炎），按其不同性质，划分为风湿和湿热两大类。

痹证之根源悉本乎湿，湿为主气，属阴邪，与风寒相合，易伤营卫，湿从热化，即耗散气阴。治痹最忌不分寒热虚实，一味滥施辛热香窜之品。故立方时多以黄芪为君药，鼓舞气机，气行血行，病邪即无留着，脉络中气血流贯，何以凝塞为痛？且大气一转，纵有留湿，亦可趋下从气化而解，益气祛邪，寓泻于补，相辅相成，可增强他药疗效。

益气通络法

风痹、血痹，具有以风湿为主的证候，形寒发热，肢体厥冷，麻木不仁，痛处多在腰髋臂腿大关节部位，运动功能受限、面色㿠白，精神懒怠，音沉语懒，呼吸短气似喘，舌淡苔薄，六脉沉涩而细弱。此阳气不得发越以达于血脉，营卫循行失调。治宜扶助阳气，宣痹通络。方用加味黄芪桂枝五物汤。

生黄芪30g　川桂枝9g　炒白芍15g　秦艽15g　当归15g　寻骨风15g
老鹳草15g　鬼箭羽15g　青风藤30g　乌梢蛇9g　生姜2片　大枣7枚

颈部强直疼痛，加葛根；偏头痛，加川芎、蜂房、北细辛；上肢关节挛急，加桑枝、地龙。

温阳通络法

寒邪偏胜，发为痛痹，痛有定处而明显，遇冷更甚，周身经络酸楚，或腰背如坐水中，面色青紫，舌苔白嫩，脉弦紧。此寒邪阻络，治宜温散，俾获微汗而解。方用麻黄杏仁薏苡甘草汤合麻黄附子细辛汤加味。

麻黄6g　黑附片先煎，9g　川芎12g　生苡仁15g　苦杏仁9g　甘草6g　上肉桂后下，4g　元胡12g　羌活9g　独活9g　北细辛1.5g

身热口渴，加生石膏15g；疼痛剧烈，加制川乌（先煎）6g、蜈蚣10条；肾经虚寒，腰背冷痛，加熟地18g、鹿角霜15g；气虚下肢乏力，加生黄芪30g、怀牛膝15g。

搜风通络法

周痹，四肢游移作痛而无定处，夹瘀者，必口唇青紫，舌有瘀斑，脉沉弦。此证良由经络空虚，痹邪踞以为宅，日久必恙根深痼。叶天士倡"久痛治络"之说，认为非迅疾飞走，不能奏效。主张用搜剔动物药（即虫蚁搜逐的动物类药）。对长期不愈的痹证，吸取前贤用药经验，师其意加以变通，结合活血化瘀，使疼痛缓解，颇具良效。自拟灵动搜风汤。

生黄芪30g　广地龙9g　土鳖虫6g　蜣螂虫4.5g　蕲蛇肉6g　制

全蝎 4g　炮甲片 9g　制川乌 先煎, 6g　蜈蚣 2条　稽豆衣 10g　龟甲 18g
露蜂房 9g

另加大活络丹每日 1 丸吞。

兼阴虚风动，手足抽搐作痛，加羚羊角粉（吞）0.6g，桑枝 9g，
白蒺藜 15g；烦热口渴，加鲜石斛（先煎）18g，丹皮 9g；纳食少味，
加生谷芽 30g，麦冬 10g。本法以攻逐伏邪为主，易于劫伤胃气或动
血。患者如有出血或消化系统疾患史以及妇女经期，均宜慎用。方中
蕲蛇一味，其窜透力较强，对疼痛仅局限于一二处的，常服反可致多
发性关节炎。至于湿痹变热化风，用之则不对证。

此方以土茯苓甘淡性平作主药，利湿分消，得黄芪扶助正气，羚
羊清热解毒，其效尤著。临证用此法治疗类风湿关节炎、痛风，多应
手奏效。服后，胃部如有不适感时，可加蜂蜜 60g，分 2 次冲入药汁
服。或于方中加陈皮 9g，炙草 7g；如痛在上肢，加桂枝 9g；腰膝以
下，加苍术、黄柏各 9g，川怀牛膝各 15g；肢体麻木，加防己 15g，
地龙 9g；浮肿，加生白术 15g，赤小豆 30g；发热，加白薇 10g，鸭跖
草 15g；血沉快者，加忍冬藤、蒲公英各 30g。

活血通络法

骨痹（胸腰椎骨质增生症或伴有下肢肌肉萎缩）常因风寒湿邪
乘肾督之虚而入侵骨髓，或由压缩性骨折后遗症而引起长期痹痛，俯
仰活动不利，两腿粗细不对称，步履痿弱无力，形体消瘦，精神困
顿。脉沉迟，尺部尤涩，舌质淡，苔薄白。此为命门阳气不充，寒湿
内滞，以致身半以下气血瘀阻而成挛痹。倘久延不治，筋骨将痿废不
用。亟宜重剂益气养营，通补兼顾。方用自拟四物振督汤。

生黄芪 60g　赤芍 30g　白芍 30g　当归 30g　大熟地 18g　川芎 9g

威灵仙15g　炮甲片9g　苏蓉10g　仙灵脾20g　鹿角片先煎，12g　木瓜10g　广木香9g　鸡血藤15g

上方治胸腰椎骨质增生症，疗效极为满意，症状可完全改善，运动复常。同时对下肢肌痿、栓塞性脉管炎以及手术后截瘫，用之亦可收效。

腰背寒痛较甚，加淡附片（先煎）9g，上肉桂（后下）5g；陈旧外伤，加制乳香、没药各9g，土鳖虫6g；风湿阻络，加防己15g，防风9g；下肢痿弱，加服健步虎潜丸，每日2次，每次15g。

痹既有寒热之分，则治即有补泻之别，因其证往往虚实并存，有实多虚少，或实少虚多之分，故不能一概而论。人身经络骨骼，赖气煦之，血濡之，"邪之所凑，其气必虚"。所以治疗痹证，多着眼于虚，立足于补，尤重益气，以为此乃治虚痛的大法。此外，还应看到，实痛虽由风寒湿三气所形成，无湿则风寒不能独伤经络。至于辨证有行痹、痛痹、着痹三种，无非是痹邪各有偏胜，见症不同而已。在扶正祛邪的前提下，首先要抓住病证的主次和新久以及病位所在。气虚甚者，益气为主，化湿为辅；湿邪甚者，祛湿为主，益气为辅。并分析虚在何脏何腑，湿处上下表里何经何络，做到心中有数。凡久痛阳气必衰，乃累及于肾，故益气之中兼以温肾；伏湿不除，必重伤四肢肌肉，扶阳燥湿之外应兼顾脾胃。

经过长期摸索，初步掌握了痹证的一些治疗规律，近年来，接触到较多病例，不论其属于风寒湿痹、湿热痹或骨痹，运用以上治法，其症状均获不同程度的改善，疼痛缓解，运动功能复常，疗效满意。

用药体会：

（1）益气：黄芪益气补中，为众所周知。用于痹证，在大队宣痹祛湿活血通络药中，选为主将，如舟车之有轮楫，能冲锋陷阵，其功尤著。通常伍用参、术。另枸杞一味，王孟英谓其"专治短气"，其味纯甘，能补精神气血津液诸不足也。

（2）宣痹：麻黄、桂枝、羌活、独活、乌头、附子、生姜、细辛等，风寒实证，用以疏表取汗，温中散寒。但散而兼润者，则推防风、秦艽，且风药能胜湿，可以并行不悖。

（3）通络：运用动物类药，可搜逐深痼经络之邪，如麝香、蛇蜕、土鳖虫、地龙、甲片、全蝎、蜣螂、鳖甲、蜈蚣、虎骨、鹿筋、蜂房等，可配合草木藤茎类：桑枝、青风藤、络石藤、海风藤、鸡血藤、丝瓜络、抱石莲、伸筋草、鬼箭羽等植物药。其中桑枝、地龙治肢端麻木；甲片、鬼箭羽、青风藤止痛之力尤著。"通则不痛"，乃泛指实痛而言。若劳损血虚，筋骨失荣而身痛者属虚，不适用此法。

（4）祛湿：湿气流注，肢体痹痛，通阳始能宣痹。祛湿用淡渗之品，是缓调之法，大豆卷、防己、蚕沙、萆薢、苡仁、猪苓、茯苓、滑石、土茯苓、五加皮皆可轻以去实。治湿热痹，以土茯苓、蚕沙为主药，随症加减，其效甚速。

（5）补虚：肾虚用地黄、萸肉、菟丝子、补骨脂、巴戟、苁蓉、鹿衔草、杜仲等；脾虚用山药、芡实、白术、扁豆、党参等；心虚用丹参、枣仁、柏子仁、沙参之属。

（6）活血：当归、赤芍、桃仁、红花、川芎、乳香、没药、苏木、莪术等，本"治风先治血，自行风自灭"之意用药。

（7）清热：风湿化热，灼伤营络，身热起伏不解，宜予清解，用银柴胡、白薇、青蒿、丹皮、忍冬藤、蒲公英、鸭跖草、生石膏、知母等；口苦，溲黄烦热者，酌用黄芩、黄连、黄柏、大黄、山栀等。

痛风兼高血压案

陈某　男，59 岁。成都铁路局干部。

患者罹高血压病有年，近患痛风（血检：血尿酸 565μmol/L；血沉 80mm/h），两下肢踝关节及足趾外侧赤肿，疼痛难忍，已数晚未能安睡。来杭就诊时，策杖蹒跚。察其舌苔黄腻，脉象弦滑。此痹热在下，痛处重着，暮夜尤痛甚。乃湿热伏邪，扰及肝肾脉络。当因势利导，兼扶正气。处方：

生黄芪 20g　土茯苓 30g　炒苍术 9g　炒黄柏 9g　忍冬藤 15g　炮甲片 9g　鬼箭羽 15g　木通 9g　赤白芍各 15g　蒲公英 20g　川怀牛膝各 15g　赤小豆 30g

二诊：服药 1 周后，腿部疼痛若失，已能弃杖而行，局部红肿已明显消退。据诉小溲色尚黄浊，偶感腰酸，口淡而干，血压基本正常。前方去黄芪、木通、蒲公英、赤小豆，加夏枯草 30g、桑寄生 15g、独活 9g、秦艽 15g、生白术 15g、生苡仁 15g。另配大活络丹，嘱其常服每日 1 丸。后逾 5 个月，函告病情已稳定未发。

湿热痹证与风湿痹证，其临床症状有部分相似之处，但如仔细辨析，亦不难诊断。本证病因属于湿热，久则气阴易伤，故忌用辛温宣通。运用以上第一方，对历节痛风、痹等同类痹证，于 100 余例中，绝大多数应手而愈。如有其他兼症，可适当加减。

风湿热（变应性亚败血症）案

沈某　女，12 岁，学生。

去年，曾患病毒性感染。自今春 3 月起，半年来，反复发热，同时伴见皮疹，下肢关节疼痛，咽喉赤肿不适。开始体温中等升高，热前微恶寒，热后得少汗而解。不久，病情增剧，转为高热，体温达 39~40.5℃，经住院治疗，血检：白细胞 18.45×10^9/L，中性粒细胞 0.75；血沉 83mm/h，西医诊断为"变应性亚败血症"。曾用大量泼尼松及氯霉素，热仍稽留不退，心动过速（140~160 次/分）。出院改就中医诊治。据诉原来发热始于平旦，至中午热退，目前则自傍晚发作，彻夜不安，同时关节肿痛，口干，不思饮食。察其舌色紫暗，脉细涩无力。属气分湿热，伏邪无宣发之机，由气转营，不仅瘀热停留于络，而外邪亦从火化，岂有不入侵阳明之理。今虽肢痹不甚，然风湿热是其根蒂，疏泄清解，实为当务之急。

生石膏 20g　肥知母 9g　青蒿 9g　炙鳖甲 18g　秦艽 15g　土茯苓 30g　忍冬藤 30g　川桂枝 6g　防己 15g　银柴胡 9g　大青叶 15g　鲜生地汁冲，1 支　羚羊角粉吞，0.6g

糯稻根 60g 煎汤代水煮药，5 剂。

二诊：服上方，身热起伏不定，皮疹呈散在性，明显充血。汗出量多，全身关节痹痛，咽喉不利，热邪仍在徘徊，再拟凉血疏表清热。

炒荆芥 9g　银柴胡 9g　鲜生地汁冲，1 支　丹皮 9g　秦艽 15g　防己 15g　赤芍 15g　土茯苓 30g　筋骨草 10g　生石膏 20g　炙甘草 6g

5 剂。

三诊：喉痹身痛已减，发热时间缩短，得微汗辄解，热势似有外透之机。因阴津久耗，难任苦寒攻下，滋补又恐留邪，改投甘柔淡渗之剂，轻以去实为妥。

生石膏 20g　防己 15g　滑石 12g　蚕沙包，15g　生薏仁 15g　天花粉 15g　秦艽 15g　忍冬藤 20g　带皮茯苓 15g　大豆卷 12g　杏仁 9g　鲜芦根 30g

7 剂。

药后身热渐退，诸症缓解，惟胃纳欠佳，膝关节及臂部偶有酸痛。再予益气养阴、化湿宣痹法调治，以竟全功。

本例有高热、关节痛、充血性皮疹，属热痹阳证，为非常见和治疗棘手的病证，从证情实质分析，是虚实表里同病，且发热前必感寒意，热退则除肢痹外，余无所苦，仍属湿热壅阻经络无疑。故先着手疏表清热通络，继用轻剂祛湿养阴以求其本，则正复湿除。

范中林

每执太阳散寒湿，还从厥阴蠲骨痹

范中林（1895~1989），蜀中现代名医

太阳证风湿（风湿性关节炎）

田某某 女，70岁。北京中直机关家属。左下肢疼痛，以小腿与膝关节为重，步履艰难，1年有余。某某医院按风湿性关节炎治疗。经理疗、针灸、中药治疗无效。1978年11月28日来诊，按太阳证风湿论治，两诊而愈。

初诊：经人搀扶前来。左腿痛甚，难以着地，并有畏风及沉重感，入夜常剧痛难寐。关节不红肿。舌质淡红，苔白滑。此为太阳证风湿，法宜祛风胜湿，解肌通络，以桂枝汤加味主之。

桂枝 3g　白芍 10g　生姜 15g　大枣 15g　牛膝 10g　炙甘草 10g　威灵仙 6g　木瓜 10g

2剂。

复诊：上方服2剂，腿痛消失。可下地自由行走。为巩固疗效，清除余邪，原方加减，再服。

桂枝 6g　白芍 10g　生姜 10g　牛膝 10g　炙甘草 10g　木瓜 10g　紫苏叶 10g　法夏 10g

服 2 剂病愈。

1979 年 5 月 15 日追访，因家中无人，邻居介绍：1977 年患者腿痛，多处治疗，不见好转，痛甚时，背着儿女在家哭泣。范老几剂药治愈，现回乡探亲去了。

《伤寒论》中，论述杂病颇多。而风湿痹痛之阐述，又以《太阳篇》最详。盖太阳主一身之表，为六经之藩篱。风寒外邪袭人，太阳首当其冲。或由表及里，引起整体反应；或具备太阳病之特征，不必拘于时日，皆可从实际出发，按太阳病"脉证并治"。

本例之关节疼痛，其病变为风湿之邪，由表及里，留注腠理，滞于下肢，使局部气血运行不畅，邪阻益甚，故剧痛难忍。用桂枝汤者，取其通阳解肌、祛风邪、调营卫之效。重用芍药、甘草，酸甘化阴，调血养筋，缓急止；加牛膝，性善下行，活血通经；再加木瓜、威灵仙，舒筋活络，祛风除湿，以共奏解表祛邪之功。

此篇置于风湿痹痛诸案之第一篇，拟通过现代之实践检验，举一反三，进一步证实，伤寒之中有万病，仲景约法能合诸病也。

太阳证风湿（急性腰扭伤）

杨某某 女，60 岁，农民。既往有风湿痛史。1974 年 8 月初，身觉不适，畏寒，头昏，身痛。某日正弯腰时，忽感腰部剧烈疼痛，不能伸直，头上直冒冷汗，遂倒床不起。邀范老诊治，按太阳证风湿论治，十余日痊愈。

诊治腰痛如割，不能转侧，身觉阵阵畏寒发热，手脚麻木。面色青暗，唇乌，舌质微红，苔白滑腻，触双手背微凉，脉浮虚。此为太阳证，风湿相搏，卫阳已虚。法宜温经散寒，祛风除湿。以桂枝附子汤主之。

桂枝 15g　制附片久煎，一个半小时，60g　生姜 30g　炙甘草 10g　红枣 30g

4剂。

上方连服4剂后，诸症悉减。再服4剂，基本痊愈。从此行走、劳动如常。1979年6月追访，患者谈及5年前病愈以后，未再复发。

《伤寒论》指出"伤寒八九日，风湿相搏，身体疼烦，不能自转侧，不呕不渴，脉浮虚而涩者，桂枝附子汤主之"。本例诸症与上条基本吻合，故按原方投之，仅药量斟酌变化。加重桂枝，发散在表之风寒，通阳化气；配以生姜，使风邪从皮毛而出；加重附子，温经逐寒止痛，助肾阳，而立卫阳之基；佐以草、枣，益中州、和营卫，则三气除而搏自解。

太阳证风寒湿痹（风湿）

汤某某　女，37岁。成都市棕垫生产组工人。1964年自觉经常头晕，乏力，周身关节疼痛。1965年10月30日晚，突觉肢体沉重疼痛，不能转侧，手不能握物，足不能移步，衣食住行均需他人料理。次日急送某医院，诊断为"风湿"。经针灸治疗十余日，效果不显，遂来求诊。按太阳证论治，3个月基本治愈。

初诊：由两人搀扶前来就诊。全身关节似鸡啄，游窜不定。头晕，耳鸣，四肢不温，畏寒恶风，口干少津，不欲饮。舌质偏淡，舌体胖大，边缘有齿痕，苔薄白。寸关脉浮虚，尺微沉。此为太阳证，风寒湿邪郁久成痹，法宜温经逐寒，除湿止痛，以甘草附子汤加味主之。

炙甘草 30g　制附片久煎，60g　桂枝 18g　生姜 30g

2剂。

附片先煎一个半小时，再加其他味药同煎约半小时（以下汤剂中，凡有附片者，均以此法煎煮）；日三服，忌食生冷。

此证风寒湿邪兼而有之，蕴积已久，郁阻成痹。虽有畏寒恶风脉浮之表证，但不可单用发表；虽有头晕耳鸣，四肢不温，口干不欲饮，舌质偏淡而尺脉沉之里证，又不宜径投回逆。参之舌脉诸症，乃为风寒湿相搏，属太阳类似证。《伤寒论》曰："风湿相搏，骨节疼烦，掣痛不得屈伸，近之则痛剧……甘草附子汤主之"。此方用治本例风寒湿痹，颇相吻合。甘草益气和中，附子温经散寒止痛，白术燥湿健脾，桂枝祛风固卫、通阳化气，加生姜以助温散之力。

复诊：上方服 2 剂后，关节疼痛减轻，稍可转侧行动。上方加麻黄、辽细辛，以增强祛风散寒、开闭止痛之效，续进 5 剂。

再诊：自拄拐杖前来就诊关节疼痛及全身窜痛著减。头晕，耳鸣，畏寒，恶风亦明显好转。上方加茯苓以渗湿续服 5 剂。

又诊：全身活动以较自如，精神好转，但腰腿尚觉疼痛、重着。今虽见初效，毕竟一时难收全功。须培补脾肾，通窍除湿，以清余邪，拟理中丸加味续服。

潞党参 60g　干姜片 120g　炒白术 60g　炙甘草 60g　制附片 120g　云苓 60g　上肉桂 30g　川桂枝 15g　宁枸杞 60g　真琥珀 60g

5 剂。

共研细末，水打丸，如黄豆大。日服 2 次，每次 3g。

连服 3 个月，基本痊愈，恢复正常工作。1979 年追访，10 余年来，虽关节偶有轻微疼痛，但行动自如，一切较好。

甘草附子汤之"骨节疼烦，掣痛不得屈伸"，与桂枝附子汤之"身体疼烦，不能自转侧"皆为风寒湿相搏之太阳证；其疼痛不能自已者，均为筋胀之故，病理相同。所异者，本例甘草附子证，风湿留于关节，邪深入里；而桂附证，风寒湿留着肌肉，有表无里。故汤证不同。

上述两方原义，桂附证因属风湿，留着肌表，当以速去为宜，故附子用量较大；而甘草附子证，已病久如里，减其附子用量者意在缓行。但本例虽属久病入里，又暴发于一旦，且脉沉而细；故兼采两方之义，加大附子并生姜，既速去标，又开筋骨之痹也。

太阳证历节病（风湿性关节炎）

柴某某 男，13岁。四川省郫县团结乡，学生。1975年11月，在校义务劳动中遇雨，全身湿透，身觉不适。翌日，感周身骨节烦疼，服药效不显。1个月后，双膝关节逐渐肿大，骨节变形，膝关节周围出现硬结。1976年1月初，下肢屈伸不利，行动困难。经某医院诊断为"风湿性关节炎"。同年2月初来诊，按历节病论治，月余病愈。

初诊：患者已卧床不起，由其父背来就诊。全身关节疼痛，尤以四肢为甚。双膝关节肿大，膝面有多处硬结，双手掌脱皮，双脚边缘红肿麻木。晚间自汗出，食欲不振。舌质较红，苔白微腻，脉浮紧数。此为太阳证历节病。法宜祛风解热，化湿散寒，以桂枝芍药知母汤加减主之。

桂枝 12g　赤芍 12g　知母 12g　麻黄 10g　生姜 10g　白术 15g　甘草 6g　防风 12g　苡仁 20g

3剂。

本例劳动中大汗出，风寒湿邪留注关节。正如仲景所云："汗出入水中，如水伤心。历节黄汗出，故曰历节。"又云"诸肢节疼痛，身体尪羸，脚肿如脱，头眩短气，温温欲吐，桂枝芍药知母汤主之"。此例主证突出，风湿寒湿邪致痹，病属太阳类似证。但已有风从热化之象，故去附子，加苡仁以增强渗湿利痹、止痹痛拘挛之效。

二诊：上方服 3 剂，下肢渐能屈伸，诸症皆有好转。守原法加辽细辛再服 2 剂。

三诊：膝关节及脚肿消，膝面硬结缩小、变软。全身关节仍有轻微疼痛，原方加减续服。

桂枝 10g　赤芍 12g　麻黄 10g　生姜 10g　白术 12g　甘草 3g　防风 10g　茯苓 12g　川芎 10g　前胡 10g　柴胡 10g　羌活 10g　独活 10g　辽细辛 3g

嘱服数剂，可停药，注意生活调养，忌食生冷和预防风寒。

月余后，其父来告，小儿关节已不疼痛，双膝硬结消失，病已痊愈。1979 年 7 月追访，其母曰：玉儿已长成人，身体很健壮。自范老告诫后，不准他洗冷水澡、食生冷之物，4 年来病未复发。

以上四例太阳证，西医辨病大体相同。但范老临床施治方药，各有所异：田例风湿之邪，留注肌腠，下肢局部气血阻滞，以桂枝汤加味轻取之；杨例风湿相搏，卫阳已虚，腰剧痛不能转侧，桂枝附子汤中重用附子，温经逐邪，助肾阳而立卫阳之基；汤例风寒湿邪久留骨节，又突然转重，甘草附子汤中重用附子，速开筋骨之痹，柴例病属历节，兼有风从热化之象，故去附子，后加羌独柴前而收功。4 例皆属太阳证之范畴，或称太阳类似证，病因与病位相似，但理、法、方、药有所不同。可见范老既重"辨证"又严"论治"，且善于"同病异治"。

太阳证风寒湿痹（坐骨神经痛）

李某某　男，46 岁。铁道部某厂干部。1974 年底，腰臀部痛引双下肢，左侧为甚，行动日益困难。某某职工医院诊断为风湿性坐骨神经痛。经针灸、中西药治疗，其效不显。遂发展至下肢难以行动，生活不能自理。于 1975 年 2 月底，由工厂派专人护送来成都求治。

初诊：患者卧床不起，翻身需由他人协助，腰臀部及下肢麻痛沉重，左下肢尤甚，活动患肢则疼痛加重，恶风寒，头痛，小腹胀满，小便不利，双下肢凹陷性水肿。面黄无泽，舌质淡红，苔白滑厚腻，根部微黄。此证属风寒湿痹，湿邪为胜。急当温阳化气行水，以五苓散加味主之。

猪苓 10g　茯苓 20g　泽泻 10g　砂仁 10g　白术 15g　桂枝 15g　上肉桂 10g　五加皮 12g

3 剂。

二诊：服上方后，小便量增多，腹部及下肢肿胀减，但疼痛无明显改变。针对主症，以助阳胜湿、散风止痛之甘草附子汤加味主之。

炙甘草 30g　制附片久煎, 120g　桂枝 15g　生白术 20g　生姜 60g　云苓 30g

4 剂。

三诊：服上方后，全身关节疼痛减轻，扶杖可下地缓步而行。宜原法再少佐麻黄、辽细辛，以增强开闭、散寒、行水之力。

炙甘草 30g　制附片久煎, 120g　生白术 20g　桂枝 15g　生姜 60g　麻黄 10g　辽细辛 4g　云苓 20g

5 剂。

四诊：头痛，腰臀部及下肢疼痛大减，离杖能行。肢肿基本消失，尚有寒湿凝聚、经络受阻之象，继以活血通络、舒筋散瘀之品调理之。

桂枝　木通　红藤　威灵仙　当归　川芎　猴骨　海马　松节牛膝　木瓜　乳香　没药　苏木　辽细辛　羌活　独活　柴胡　前胡血竭　伸筋草

以上各 10g。共为细末，水打丸。每晚睡前用白酒兑服 3g。

服药 20 余日后，病愈恢复工作。1979 年 7 月 20 日追访，至今未复发。

本例太阳痹证，以湿为胜。急投五苓散加味，不仅急则治标，同时化气行水，即为治本。前贤曾称"五苓散，逐内外水饮之首剂"。而桂枝则为此方之关键，故重用之，以增强通阳化气行水之力。另加上肉桂，补命门真火，助气化，散寒凝；加砂仁醒脾化湿，行气宽中以消胀满，且能纳气归肾以助膀胱之气化；再用五加皮祛风湿之痹痛，疗经络之拘挛，且有利小便、消水肿之效。服药 3 剂而病获转机。然后抓住风寒湿致疼痛之主证，继用甘草附子汤，白术、附子，顾里胜湿；桂枝、甘草，顾表胜风；重用附子，温里扶阳，除痹止痛。冠以甘草者，意在缓而行之。最终，再用活血通络之法以善其后。

厥阴证骨痹（风湿性关节炎）

刘某某 男，60 岁。成都某机关干部。患腰腿关节疼痛已 10 余年，痛有定处，遇寒痛增。开始右膝关节较重，左腿及腰痛稍轻；1956 年以后，更加冷痛重，下肢伸屈不利，以至不能下地活动。当地医院诊断为风湿性关节炎。1960 年 6 月来诊，按厥阴寒证骨痹获效。

初诊：下肢冷、骨痛、麻木、拘挛、沉重，右腿尤甚。伸屈行动困难，须靠拐杖或搀扶方能移步。面黄滞晦黑，舌质暗红偏淡微乌、苔薄灰白，脉沉细。此为气血皆虚，寒湿内搏于骨节所致。法宜养血通络，温经散寒。以当归四逆汤加味主之。

当归 10g　桂枝 10g　白芍 10g　辽细辛 3g　木通 10g　红枣 30g　生姜 10g　苏叶 10g　甘草 6g　防风 10g　牛膝 10g　木瓜 10g

6 剂。

二诊：上方连服 6 剂，右腿已能屈伸，开始着力缓缓而行；骨节冷痛、拘挛亦减。厥阴伤寒之外证初解，多年痼疾松动；但患者年已花甲，六脉沉细无力，舌质仍暗淡无华，久病衰弱之象益显。法宜继用驱阴护阳，温补脾肾。以理中汤加味主之。

党参 15g　白术 12g　炙甘草 15g　干姜 12g　肉桂 3g　制附片久煎，30g

上方服 20 余剂，从此行动自如，恢复正常工作。1979 年 8 月 6 日追访：患者系红军干部，现已 79 岁。经范老于 1960 年治愈后，虽在 1963 年曾患肿病，有所反复；但当时腿仍能屈伸，关节疼痛不甚，尚可自由行动。至今能在室内外散步。

此例明显之主证，为下肢关节拘挛冷痛，右腿屈伸履步尤艰。参之脉证，诊为痹证似无疑义。但为什么缠绵多年，几成废足？其病因、病位、病机之理何在？究属何经之病？必须详加辨证。

《素问·痹论》云："风寒湿三气杂至，合而为痹也。其风气胜者为行痹；寒气胜者为痛痹；湿气胜者为着痹也。"这里既概括了引起痹证的三种外邪，又表明三痹不同的主证。不仅如此，根据风寒湿邪侵入之部位，进而分为骨、筋、脉、肌、皮五痹。又云："痹在于骨则重；在于脉则血凝而不流；在于筋则屈不伸；在于肉则不仁；在于皮则寒。"可见三痹指病因，五痹言病位，并包括症状在内，互相联系而不可分割。

以本例患者而言，临床表现下肢疼痛较剧，且关节重着，固定不移。寒为阴邪，侵入人体，阴经受之；客于筋骨肌肉之间，故迫使气血凝滞，遇冷则痛更增。参之面色青黄，舌质乌暗，苔现灰白，皆属寒主痛，可知寒凝痛痹，乃其主证。

患者自觉右腿发凉，骨重难举。可见寒湿阴邪，已深侵入骨。正如《素问·长刺节论》所说："病在骨，骨重不可举，骨髓酸痛，寒气至，名曰骨痹。"

《伤寒论》云："手足厥寒，脉细欲绝者，当归四逆汤主之。"本例下肢冷痛，骨重难举，麻木拘挛，参之舌质暗淡，脉象沉细，实为风寒中于血脉，血为邪伤，则营气阻滞，故病属厥阴寒证。郑重光曾指出："手足厥寒，脉细欲绝，是厥阴伤寒之外证；当归四逆，是厥阴伤寒之表药也"（《中国医药汇海·伤寒论卷十六》）。这里不仅说明厥阴风寒中血脉而逆与四逆证不同，而且点出为何用当归四逆之理。今验之临床，初诊服药6剂，厥阴伤寒之外证遂除，血分之邪被逐，营气之阻滞即通，故下肢骨节冷痛拘挛诸症，迎刃而解。再进理中汤加味，培补先后二天，阴消阳长，从阴出阳，因势利导而病获愈。

临床常见之风、寒、湿、热诸痹，《内经》等古籍，按其病变部位分为骨、筋、脉、肌、皮五痹；若进而发展至脏腑功能障碍，则更为严重。范老认为：纵有千变万化，究其病因，不外风寒湿热诸邪闭阻之部位不同。总其要，皆不离六经之传变规律。这正是辨认此类不同病变与循经用药之关键所在。

以本例厥阴证骨痹而论，其主要脉证亦不外"手足厥寒，脉细欲绝"。这本来是四逆辈之主证，为何仲景反用当归四逆汤主之？古今学者，对此颇多争议。因当归四逆汤，实为桂枝汤之变方。即桂枝本方易当归为君，去生姜，加细辛、通草组成（古之通草即今日之木通）。故争论之焦点，在于为何不用姜附。钱潢说："方名曰四逆，而方中并无姜附，不知何以挽回阳气，是以不能无疑也。"柯韵伯甚至认为："此条证在里，当是四逆本方加当归，如茯苓四逆之例。若反用桂枝汤攻表误矣。"罗东逸等注家，又借厥阴主肝之说，对本方委曲顺解。提出"厥阴之脏，相火游行其间，经虽受寒，而脏不即寒"，故虽"见其手足厥冷，脉细欲绝者，不得遂认为寒，而用姜附也"。以上诸说皆不能令人信服。

喻嘉言《伤寒论尚论篇》，对当归四逆汤颇具卓见。他说："四逆之名多矣。寒甚而厥，四逆汤；里寒外热，通脉四逆汤；热邪传里，四逆散。此用当归四逆汤何故？盖四逆之故不同，有因寒而逆，有因热而逆；此则因风寒中血脉而逆，乃当归为君之所以立也"。高学山著《伤寒论尚论辨似》进而阐明桂枝汤之变法云："至其桂枝之变法，神妙莫测，真有上下九天九地之幻。夫桂枝汤之号召阴阳，其义已见本汤下。乃忽焉加芍药，则使下引内入以畅脾阳。忽焉加芍药，而并加胶饴，则使之内引上托，而建中气。忽焉加当归、增大枣，只以细辛、通草为使，则使之深入肝肾，而为温之润之之剂。长沙制方之意，可因此而悟其余矣！"这种观点比较符合仲景原意。范老在多年临床实践中，治愈不少厥阴证，常用当归四逆等厥阴诸方。此例仅为其中一个代表，它在理论和实践上，都涉及历代医学家提出过的一些问题，将有待于继续深入探讨。

厥阴证骨痹（坐骨神经痛）

王某某 男，29岁。四川省某汽车队职工。1965年，在解放军某部因公负伤，左下肢股骨骨折，送某某医疗队急救。整复后用石膏固定。因当时条件所限，石膏不干，曾采取烘烤措施。50余日出院，病未痊愈，又感风寒。患肢筋骨麻木疼痛，步行约100米则难以坚持。1966年，某某医院诊为"坐骨神经痛"。1968年转业到地方。经多方治疗疼痛有缓解，遇天气变化，病又加剧，1971年6月来诊。

诊治：患者跛行，左下肢筋骨沿后侧呈放射性疼痛近6年，时有刺痛感，左足凉麻甚。舌质淡红稍暗，苔白根部微腻。询其数年来诊治情况，均按一般风湿论治，舒筋活血、散寒除湿等品所用颇多。范老反复思考：此例虽属风寒湿痹，但骨折后未痊愈又受风寒，其入侵部位已深入下肢筋骨，参之疼痛、麻木、肢凉等，病属厥阴骨痹。以当归四逆汤并五通散合为一方，养血通络，温经散寒，祛风除湿，活血化瘀，并用酒醴以行药势。再以自制不二丹配合服之。

（1）酒醴处方

当归　桂枝　赤芍　木通　辽细辛　通草　淮通　血通　香通　干姜　牛膝　木瓜　川乌　羌活　独活　灵仙　草乌　川芎　川断　橘络　丝瓜络　伸筋草　防风　血竭　猴骨　土鳖　红花　桃仁　三棱　莪术　海马　甘草

以上各10g共为粗末，用白酒五斤浸泡1周后，每晚睡前服10g。

（2）丹药方

生松香四份　血竭二份　硼砂二份　琥珀二份

共为细末，炼制成丹。每周服1次，每次3g。

遵上法服用约5个月，病痊愈。1979年8月追访：7年来工作常年在外，东奔西跑，原患肢一直良好。

本例属厥阴证骨痹。因患者原身体强壮，主要为暴力骨折后，寒湿乘隙深入筋骨，拖延日久，汤剂难达病所。故以酒醴之剂，以助药力，但仍嫌不足，另以不二丹通利关节，散瘀除痹以助之。

古"醫"字本从酉（酒），即由酒能治病演化而来。《素问·汤液醪醴论》云："古圣人之作汤液醪醴者，以为备耳。"至今仍有"酒为百药之长"的说法。可见酒醴用之得法，常获著效。

江世英

草药为主，攻补有序

江世英（1920~　），广东中医药大学教授

治痹要点

一、草药为主

治疗痹证，草药疗效较好。如川乌、草乌（均制）、桂枝、豆豉姜、豹皮樟、血风藤、胡椒根对寒痹疗效显著；海风藤、威灵仙、防风、羌活、独活对风痹疗效较高；苡仁、防己、川木瓜对湿痹疗效良好；银花藤、土地骨、老桑头、宽筋藤、七叶莲、知母、黄柏对热痹疗效较满意；臭茉莉、吊子风对类风湿及疼痛效佳。

二、攻补有序，主次分明

治痹须"知常达变"，不能"墨守成规"。要因病因人而灵活辨证，处方用药。如痹证的形成，系由于正气虚弱和病邪入侵。邪正相争，这是一对矛盾，在痹证的发病期（活动期），病邪入侵是矛盾的主要方面，故治疗宜祛邪为主，先攻后补，使邪有去路，然后用扶正或攻补兼施之法。若先补气血，则易使邪无出路。特别是类风湿关节炎，

关节红肿痛热之时，更不宜过早投以补气血之品，因为此证多属湿火留筋，治宜清热养阴，祛风通络。若先投补剂，气盛生火，于病情不利。要在症状基本控制，关节肿痛灼热消失之后再调理气血，滋补肝肾，效果才好。

在药物的用量方面，主药用量较大，常用 50g 或 100g，使之主次分明，直达病所。例如用"乌桂黑虎汤"治疗寒痹，其中桂枝用量有时达到 30~60g，大大地超过了一般常规用量，取得了较好的疗效。

三、内外结合

在内服药物的同时，适当合外用药物，更有助于病情的好转。如治风寒湿痹，同时用辣椒根 150g，姜黄 90g，白芥子 30g，豆豉姜 150g，酒饼 1 个共研为末，以白醋 500g 和适量面粉（作黏合剂）调匀，按病变关节大小情况取适量外敷患部；可用松节油或万花油涂搽患部，并作按摩，可增强疗效，防止局部关节强直变形，恢复关节功能。

四、动静结合

治疗痹证，要"动静结合"。对痹证重证又有心脏受损表现者，发作期以"静"为主，宜卧床休息。急性症状消失后，逐步增加活动量。对痹证恢复期（特别是类风湿关节炎恢复期），宜以"动"为主，加强关节功能锻炼。有助于增强体质，气血运行，促进康复。

五、及时控制咽部病灶

西医学认为，风湿病与溶血性链球菌的感染有关。因此，痹证患者发现有咽喉部症状时，应及时进行治疗。常用岗稔根、板蓝根、山豆根或花粉等药，或用玄麦甘桔汤之类加入治痹证药中，以控制咽部病灶。

辨 证 论 治

一、风痹

以祛风通络为主，散寒利湿为辅。用风灵汤。

海风藤30g　威灵仙15g　路路通10g　防风10g　吊子风24g　羌活6g　独活10g　天仙藤24g

上肢痛者加沙柳草，下肢痛者加椿根，颈部痛者加葛根，背部痛者加石楠藤，半身痛者加半枫荷，恶寒发热者加麻黄。

海风藤能祛风湿，通经络，散寒止痛；威灵仙祛风活络，能通十二经，两叶为主药；路路通、防风和吊子风能祛风通络，去湿止痛为辅药；羌活佐防风能发汗解表；独活助海风藤散寒燥湿，天仙藤引药上行并能养血活络。诸药配合能祛风通络，散寒利湿。

二、寒痹

寒痹以散寒止痛为主，祛风除湿为辅。用乌桂黑虎汤。

制川乌（或草乌）10g　桂枝15~30g　黑老虎30g　豆豉姜10g　白芍10g　千斤拔30g　豹皮樟15g　生姜2片　大枣4枚

寒湿重者加麻黄、防己，重用桂枝；疼痛剧者加血风藤、猴骨或全虫；气虚者加五爪龙、北芪；关节肿胀怕冷夹痰者加白芥子、五加皮、牛大力；腰部冷痛加熟附子、金狗脊。

方中以川乌、桂枝、黑老虎为主药，三药性味辛温，长于祛风散寒，温经止痛，活血通瘀；豆豉姜辛温，辅乌、桂以祛寒止痛；豹皮樟甘温，助黑老虎而祛风止痛；佐以千斤拔补肝肾强筋骨，舒筋活络；白芍和肝缓急；生姜、大枣散寒益脾为使。诸药配合，共奏祛寒止痛之功。

三、湿痹

湿痹以祛湿为主，疏风散寒为辅。用防己木瓜汤。

防己 15g　川木瓜 12g　苡仁 15g　臭茉莉 30g　宽筋藤 30g　血风藤 30g　五加皮 18g　牛大力 18g　生姜 2 片

上焦湿重加桂枝；中焦湿重加佩兰、鸡骨香、白术；下焦湿重加苍术、怀牛膝、云苓；疼痛剧者可加七叶莲、毛冬青、姜黄；有化热倾向者可加老桑头、黄柏、银花藤、椿根。

本方以防己、木瓜、苡仁利水渗湿、舒筋活络为主药。

臭茉莉长于祛湿，宽筋藤、血风藤能养血祛风通络为辅药；佐以牛大力、五加皮补脾化湿壮筋骨；生姜少许温化为使。故本方能祛湿活络，疏风散寒，行气止痛。

四、热痹

热痹以清热为主，疏风胜湿为辅。用热痹汤。

土地骨 30~60g　黄柏 10g　老桑头 30g　七叶莲 15g　苍术 10g　银花藤 24g　救必应 15g　苡仁 15g　怀牛膝 10g

湿重苔厚者加防己、佩兰；热甚苔黄者加水牛角、地龙、吊子风或知母；发热口渴者加葛根、花粉。

本方以清热解毒之土地骨和黄柏为主药；以老桑头、七叶莲清热通络止痛和苍术苦温化湿为辅药；银花藤、救必应清热利湿，苡仁渗湿舒筋共为佐药；牛膝引经以通利关节。

如热痹邪入血分，除关节红肿疼痛外，兼有风湿环形红斑出现者

（多见于四肢），治宜清热凉血，疏风通络，方用冬青地黄汤加减。

毛冬青 15g　生地 15g　赤芍 10g　丹皮 12g　水牛角 30g　吊子风 15g　白茅根 24g

还可随证加入土地骨、救必应或鸡血藤等品。

五、久痹

痹证日久不愈，反复发作，渐至肝肾两虚，气血不足，虚实夹杂，则见关节酸痛，麻木重着，屈伸不利，兼有头晕心慌，倦怠无力，舌质淡红或暗红，脉多沉细。治以益气养血，舒筋通络，祛瘀止痛。

偏于气虚者用牛大力汤：

牛大力 30g　五爪龙 30g　鸡血藤 24g　臭茉莉 15g　狗脊 18g　豆豉姜 15g　桑寄生 30g　大枣 4 枚

偏于血虚者用血枫根汤：

血枫根 15g　豆豉姜 12g　豹皮樟 15g　天仙藤 18g　半枫荷 30g　椿根 10g　入地金牛 10g　炙草 6g

气虚甚者，可加北芪、党参；血虚甚者可加当归、熟地；脾虚食少者加白术、怀山药、山楂、神曲；肾阳虚者可加菟丝子、胡芦巴、鹿胶；肝肾阴虚者可加女贞子、旱莲草、杞子或龟胶；有瘀积者可加丹参、土鳖虫、穿山甲；经久难愈者可适当选用蕲蛇、乌梢蛇、白花蛇或全虫、蜈蚣等品。

牛大力汤以补脾润肺、舒筋活络之牛大力和补脾益气、健脾化湿之五爪龙为主药，配合其他养血祛风活络之品，重在补气而祛邪。血枫根汤以补血活血之血枫根和活血祛瘀散寒止痛的豆豉姜、半枫荷为主药，配合其他药物，重在补血活血、祛邪止痛。要灵活运用，不能截然分开。

六、类风湿

（1）早中期骨节烦痛，红肿热痛，小关节变形，活动失灵，怕热或伴有发热，舌质红绛，脉象细弱。治以清热养阴，利湿止痛。用土地骨汤。

土地骨 30~60g　老桑头 30g　生石膏 15g~30g　豹皮樟 15g　臭茉莉 15g　救必应 10g　吊子风 15g　银花藤 15g　生地 12g

关节肿甚者加白茅根、泽泻、丹皮、防己；热久不退者加金钗石斛、地龙、毛冬青或水牛角。疼痛剧者加蜂房。

另以龙蛇散与汤药同服：地龙 240g，蕲蛇或白花蛇 60g，全蝎 18g，蜂房 60g（可用吊子风代）。上药焙干，共研细末，每次服 3g，日 2 次。

土地骨即枸杞之根，长于清热养阴，善退骨蒸劳热。老桑头清热通络，生石膏清热除烦，均为方中主药。豹皮樟、臭茉莉能祛风止痛祛湿，救必应能清热解毒、凉血止痛，吊子风（即钩藤的根）和银花藤清热通络，生地凉血养阴，共佐主药以清热养阴。

龙蛇散中以地龙为主，其性味咸寒，能入肝肾，长于清热止痉，祛风活络；蕲蛇（或白花蛇）善能搜风通络，有定惊搐之功；全蝎祛风镇痉，又可散结；蜂房祛风止痛，又可解毒。龙蛇蝎蜂四将合方，其搜风剔络，止痛散结之功更大，可辅助汤药共祛病邪。

（2）后期病延日久，肝肾虚亏，气血不足，或经治疗之后关节红肿热痛基本控制，症见头昏腰痛，肢体酸软或关节微肿（不灼热），舌质淡，苔少，脉多细弱。治则：养肝肾，益气血，兼清湿热。方用五爪龙汤。

五爪龙 30g　牛大力 30g　鸡血藤 30g　千斤拔 15~30g　血枫根 15g　豹了樟 15~30g　臭茉莉 15g　菟丝子 15g　枸杞子 12g

上肢引经可加天仙藤、沙柳草；下肢引经可加椿根、五加皮；腰痛属肾虚者加胡芦巴、淫羊藿，腰痛属肾阴虚者加黄精、熟地、石斛；气虚者可加黄芪。

另外：单方可用豹皮樟、臭茉莉各 30g，煲瘦肉吃。

本方以补气血、养肝肾、舒筋活络为主，故以五爪龙、牛大力益气补脾，以血枫根、鸡血藤养血活络，加之豹皮樟、臭茉莉祛风湿、通经络；而千斤拔、菟丝子、枸杞则能补肝肾，诸药配合以扶正为主，祛邪为辅，调理善后，巩固疗效。

欧某 女，45 岁，干部，1976 年 9 月 8 日初诊。

于 6 年前开始发病。四肢关节红肿热痛，伴有低热，经多次住院治疗无效。逐渐出现四肢大小关节肿胀变形强直，屈伸困难，腰亦疼痛不能弯曲。生活不能自理，行走困难，连穿衣、吃饭也需别人护理，气候变化时症状更剧。曾用激素治疗，服药期间稍有好转，停药则疼痛更剧。由数人扶来就诊，经 X 线检查诊为："类风湿关节炎"，类风湿因子试验阳性。舌质嫩红苔少，脉细弦。证属热痹（湿火留筋）。先宜养阴清热，通络止痛，后期则补气，养肝肾。处方：

老桑头 60g　豹皮樟 30g　生地 24g　地龙 10g　黑老虎 30g　七叶莲 12g　丁公藤久煎，10g　蕲蛇 6g

7 剂。另服龙蛇散 3g，日 2 次。并逐渐减量至停用激素。

9 月 14 日复诊：关节疼痛略有减轻，觉疲乏，胃纳差，舌脉同前，处方用土地骨汤加减。

土地骨 45g　老桑头 60g　臭茉莉 45g　豹皮樟 30g　吊子风 30g　防己 12g　地龙 10g　蕲蛇 6g　黑老虎 60g　山楂 12g　谷芽 30g

给药 7 剂，药后关节疼痛明显减轻，肿稍消退，小关节活动稍有好转，手指可以轻微屈伸，胃纳稍好。继服上方 14 剂后 10 月 6 日来诊：自觉全身关节继续好转，肿痛减轻，精神好，纳佳，腰可伸弯，开始自理生活，自行慢慢走路。舌脉向前。

方一：地龙 12g　丹皮 10g　乌梢蛇 12g　吊子风 45g　椿根 12g　白芍 12g　臭茉莉 24g　路路通 12g　血枫根 12g

方二：土地骨 60g　老桑头 60g　豹皮樟 15g　生地 30g　椿根 12g　灵仙 10g　血枫根 12g　甘草 10g　谷芽 45g

两方间隔服用，患者坚持服药，至 1977 年元旦期间仍以上方为主，有时加入猴子骨、蜂房、黄精等药。一直服用龙蛇散，用万花油自行按摩关节，病情稳定，痛苦大减，可以行走三四里路，可以料理家务。4 月 6 日来诊时，湿热已清，宜加调补气血、滋养肝肾之品。

北芪 12g　党参 12g　血枫根 30g　桑枝 45g　土地骨 30g　臭茉莉 15g　豹皮樟 15g　白芍 12g　宽筋藤 24g　金钗石斛 10g

患者自初诊到 1977 年 5 月 4 日连续服药共 200 余剂，现关节不痛，亦无灼热感，畸形明显减轻，活动自如，可弯腰坐低板凳，精神愉快。除个别关节微肿外，其症状基本控制，关节功能基本恢复。为巩固疗效，嘱其继续服药，加强锻炼。

七、肩关节周围炎

症状：肩部疼痛，夜间尤甚，活动时加剧。肩臂重着无力，活动受限，多与气候变化有关。治则：祛风湿，舒经络，补气血，养肝肾。基本方：五藤饮加减。

宽筋藤 30g　天仙藤 30g　血枫藤 15g　石楠藤 15g　络石藤 15g　沙柳草 15~30g

偏寒者可加制川乌、桂枝，或灵仙；偏热者可加救必应、桑枝或银花藤；气虚者可加五爪龙、北芪、千斤拔或党参；血虚者可加鸡血藤、当归或黄精；颈项强痛者加葛根、羌活；有瘀积者可加乳香、两头尖、路路通。

本方选用了五种藤类药物，皆能舒筋通络而又各有所长：宽筋藤疗风湿痹痛，关节拘挛。天仙藤理气通络善走上肢。血枫藤养血祛风能强壮筋骨。石楠藤引药上行至背部能治肌肉萎缩。络石藤凉血能宣通经络。加之沙柳草能清热除湿，通络止痛，共奏扶正祛邪之功。

都某　男，65 岁，干部，1977 年元月 6 日初诊。

左肩部疼痛已 10 余年，夜间尤甚，活动时加剧。近半月来因气候变化而加重，右臂外展和内外旋均痛，不能举手戴帽穿衣。双膝关节亦痛。口干，纳可。舌质红，苔少，脉细弦略数。诊为肩凝风（偏热）。治宜养阴清热，祛风通络。

宽筋藤 15g　天仙藤 12g　石楠藤 12g　沙柳草 24g　桑枝 30g　吊子风 24g　救必应 9g　地龙 12g　椿根 12g　秦艽 12g

服药 4 剂后症状减轻。又服 8 剂，肩膝疼痛明显好转，左手可以抬举戴帽，但仍觉牵引作痛，腰部微痛，舌质淡红、苔薄白、脉细。仍宗上法加养肝肾之品。上方去桑枝、吊子风、地龙、椿根，加血枫藤 24g、黄精 12g、川断 12g、桑寄生 15g，每日 1 剂，至元月 28 日，患者共服药 20 余剂，自觉症状消失，关节活动自如。

八、颈椎综合征

后脑或颈项疼痛，转侧不利，有时肩痛或强急。伴有头胀沉重，头晕失眠，心悸或胸闷恶心等。治宜祛湿通络，理气活血。基本方：

葛根 30g　羌活 9g　白芷 9g　黑老虎 30g　血枫藤 15g　吊子风 15g　石楠藤 15g　宽筋藤 15g

风胜者可加灵仙、防风、海风藤；湿重者可加麻黄、独活、藁本；寒重者可加桂枝、姜黄；热重者可加菊花、水牛角；气虚者可加五爪龙、北芪、千斤拔；瘀滞者可加川芎、桃仁或红花；颈椎肥大或骨质增生者加灵仙、沙姜、乌梅。

本方以葛根、羌活为主药。葛根味甘辛性凉，能入足太阴、足阳明二经，有解肌退热、生津止渴的作用。据药理研究，本品有较强的解热作用，又可缓解肌肉痉挛。葛根总黄酮能使脑血流量增加和血管阻力下降，为治颈项强痛之良药。羌活味辛苦性温而气香烈，能入足太阳、足少阴二经，辛温能散风寒，苦燥能胜湿，气雄能通络，芳香能止痛，善走上半身，有发汗镇痛作用。以白芷之辛温上行辅羌活而胜湿祛风止痛；以吊子风之甘寒走窜辅葛根而清肝镇痉通络；再佐以石楠藤、宽筋藤祛风祛湿，通经活络；黑老虎、血枫藤行气活血，祛瘀止痛。诸药配合，共奏祛风胜湿、舒筋活络、行气活血、祛瘀止痛之功。

陈某 女，45岁，干部，1976年9月20日就诊。

患者颈项疼痛连及后脑及头顶已半年多，近3天加剧。

右颈项也觉麻木胀痛，屈头及转侧不利，寐不安，两肩臂沉重乏力，胃纳尚可，舌质淡红苔薄白，脉弦细。经X线摄片检查有颈椎肥大。证属骨痹，治宜祛湿通络，和瘀止痛。处方：

藁本30g　羌活6g　灵仙12g　沙姜6g　苏木12g　毛冬青30g　血枫藤24g　黑老虎24g　丝瓜络15g　甘草6g

服药8剂后，头顶疼痛减轻，颈项活动较好，睡眠好转。继用上方去藁本加乌梅9g，连续服药，症状逐渐好转。至10月13日来诊时，头项及肩部均无明显疼痛，头项俯仰及转侧亦有进步，但屈头至胸前时仍觉轻度疼痛。睡眠好，舌脉同前，仍以原方去黑老虎、甘草加石楠藤15g、鸡血藤30g。共服12剂，症状基本消失，颈部活动自如。

九、肥大性脊椎炎

腰部疼痛，可沿坐骨神经分布方向牵引下肢作痛，俯仰或转侧均感困难，或伴有头晕、耳鸣、下肢麻木无力等。

治宜活血祛瘀，行气止痛，补益肝肾。灵姜乌梅汤加减：

灵仙 12g　沙姜 9g　乌梅 9g　川断 12g　金狗脊 30g　黑老虎 30g
七叶莲 15g　桑寄生 15g　怀牛膝 9g

肾虚明显者加骨碎补、淫羊藿、胡芦巴；气虚者加五爪龙、北芪、牛大力；血虚者加鸡血藤、鸡矢藤、当归；有瘀积者可加透骨消、两头尖、路路通等。

肥大性脊椎炎之主要病变在于椎体肥大、变形和骨刺形成，本方的立法要点是要抑制骨刺增生，故以灵仙、乌梅为主药。灵仙辛温，能祛风湿，通络止痛；乌梅酸平，能入肝舒筋，收敛软坚。据报道，灵仙有软化鱼骨和抗癌作用；乌梅捣烂外敷可治胼胝及鸡眼。由此看来，这两味药可能有抑制骨刺增生的作用。沙姜辛温能祛湿散寒止痛，民间常用用炖鸡或排骨，使骨质很快软化，由此推理，本品亦有软化骨质作用，故用以辅助灵仙、乌梅。又用金狗脊、桑寄生、川断以补肝肾，强筋骨，祛风活络；再佐以黑老虎、七叶莲行气活血，祛瘀止痛；怀牛膝活血祛瘀，通利关节。整个方剂重点在于祛瘀软坚，温经通络，兼补益肝肾，强壮筋骨，攻补兼施。

张某　女，40岁，1977年5月1日就诊。患者曾腰部扭伤，近半年来腰痛加剧，连及右腿后侧牵引作痛，行走不便。于1976年底曾作腰部 X 线拍片检查为腰椎肥大。舌质暗红苔薄白，脉细弱。诊为腰椎肥大及右坐骨神经痛。中医认为偏虚寒兼有瘀积。治以温经散寒，祛风通络，调益肝肾。

灵仙 12g　沙姜 6g　乌梅 9g　桂枝 15g　白芍 12g　黑老虎 30g　川断 12g　金狗脊 30g　鸡血藤 30g　五加皮 12g　怀牛膝 9g

服药 4 剂，腰腿痛明显减轻，仍以上方加五爪龙 30g，去白芍，共服 12 剂，症状基本消失，腰腿活动自如。

十、腰肌劳损

多有慢性外伤史。腰部隐痛，劳后加剧，腰部活动受限，或与天气变化有关，局部有压痛等。治宜温经通络，行气活血，补益肝肾。基本方：

骨碎补 15~30g　自然铜 9g　苏木 9g　丹参 18g　乳香 9g　没药 6g　黑老虎 30g　牛大力 18g　路路通 9g

肾阳虚者可加淫羊藿、胡芦巴或仙茅、巴戟天；肾阴虚者可加黄精、枸杞或熟地、石斛；夹瘀积内伤者加透骨消、川断或怀牛膝；兼背部痛者加石楠藤、石菖蒲等。

本方以补肾续骨、通行血脉之骨碎补和续筋接骨、长于散瘀止痛之自然铜为主药。以补气活血、舒筋活络之牛大力、丹参为辅药。苏木、乳没、黑老虎擅长行血活血、散瘀止痛，共为佐药。再以路路通为使，祛风通络，引导诸药通行十二经。

（陈沛坚　李志铭　整理）

施今墨

证辨四候，热痹紫雪

施今墨（1881~1969），著名中医学家

辨治痹证施氏主张以阴阳为总纲，表、里、虚、实、寒、热、气、血为八纲。以表里论之，大多风寒从表来，湿热自内生；初病多邪实，久病则正虚；初病在气分，日久入血分。施氏将痹证分四大证候：

风湿热证候（痛痹、着痹均有）

风寒湿证候（痛痹、着痹均有）

气血实证候（痛痹多，着痹少，实是指邪实而言）

气血虚证候（痛痹多，着痹少，虚是指正虚而言）

治疗之法则，施氏多宗张石顽所论："行痹者痛处行而不定，走注历节疼痛之类，当散风为主，御寒利气仍不可废，更须参以补血之剂，盖治风先治血，血行风自灭也。痛痹者，寒气凝结，阳气不行，故痛有定处，俗称痛风是也，当散寒为主，疏风燥湿仍不可缺，更须参以补火之剂，非大辛大温不能释其凝寒之害也。着痹者肢体重着不移，疼痛麻木是也。盖气虚则麻，血虚则木，治当利湿为主，祛风散寒亦不可缺，更须参以理脾补气之剂。"故治痹证不可统以风寒湿三气同等，其有偏多偏少，随其证而治之。施氏立散风、逐寒、祛湿、清热、通络、活血、行气、补虚八法，临床视证候情况合用各法以治

之。各法习用药物如下：

散风：羌活、独活、防风、秦艽、芥穗、麻黄、络石藤、豨莶草、海桐皮、海风藤、天仙藤、白花蛇。

驱寒：附子、肉桂、干姜、蜀椒、补骨脂、胡芦巴、续断、片姜黄、巴戟天。

祛湿：苍术、白术、赤白茯苓、薏苡仁、木瓜、牛膝、防己、桑寄生、五加皮。

清热：黄柏、黄连、黄芩、胆草、山栀、石膏、知母、葛根、柴胡、忍冬藤、地骨皮、功劳叶、丹皮、丹参。

通络：蜈蚣、地龙、细辛、川芎、橘络、丝瓜络、桂枝、桑枝、威灵仙、伸筋草、新绛。

活血：桃仁、红化、归尾、元胡、乳香、没药、赤芍药、鸡血藤、茜草根、䗪虫、紫草、郁金、血竭。

行气：陈皮、半夏、木香、香附、桔梗、厚朴、枳壳。

补虚：人参、黄芪、鹿茸、地黄、当归、肉苁蓉、狗脊、杜仲、菟丝子、何首乌、枸杞、山萸肉。

李某 女，19岁。

病将2周，开始形似外感，发热，身痛，服成药无效，旋即肘、膝、踝各关节灼热样疼痛日甚，四肢并见散在性硬结之红斑。经北京同仁医院诊为风湿性关节炎。体温逐渐升至38℃不退，行动不便，痛苦万分，大便燥，小溲赤，唇干口燥。舌质绛红，无苔，脉沉滑而数。内热久郁，外感风寒，邪客经络留而不行。阴气少，阳独盛，气血沸腾，溢为红斑，是属热痹。急拟清热，活血，祛风湿法治之。

鲜生地12g 忍冬花10g 左秦艽6g 鲜茅根12g 忍冬藤10g 汉防己10g 牡丹皮10g 紫地丁15g 甘草节4.5g 紫丹参10g 紫草根6g

桑寄生 12g　嫩桑枝 12g　黑芥穗 6g　紫雪丹分两次随药送服，10g

二诊：药服 2 剂，热稍退，病稍减，拟前方加山栀 6g、赤芍药 10g、赤茯苓 10g。

三诊：前方服 2 剂，大便通，体温降至 37.2℃，疼痛大减，红斑颜色渐退。

原方去紫雪丹、忍冬藤、紫地丁，加当归 10g、松节 10g、白薏仁 12g。

热痹之证，选用紫草及黑芥穗。紫草活血凉血治斑疹，利九窍，清血热之毒。芥穗炒黑入血分，能引血中之邪由表而去，并能通利血脉止筋骨痛，尤其加用紫雪丹疗效更速，因紫雪丹中有麝香，无处不达，止痛颇效，西医学诊断之结节性红斑及急性风湿热者可以参考使用。

刘某　女，21 岁。

头晕心悸，关节游走疼痛，时已 2 个月，屡经西医诊治，据云为风湿性关节炎，注射针药稍见好转，但未痊愈。近来腰腿酸痛更甚，月经少，色黑暗。舌苔薄白，六脉沉滞。气血不活，缘于风湿之邪入侵经络，不通则痛，关节不利，月经少，色不鲜亦是明证。腰腿酸痛，痛无定处，风邪重于寒湿。拟祛风湿、通经络、和气血以治。

酒当归 10g　春砂仁 3g　赤白芍各 10g　生熟地各 6g　北细辛 3g　川桂枝 3g　酒川芎 4.5g　油松节 24g　金狗脊 15g　稀莶草 12g　功劳叶 12g　片姜黄 6g　乌蛇肉 18g　炙草 10g

二诊：药服 4 剂，疼痛稍减，仍头晕心悸，前方加重散风药。

川羌活 3g　千年健 10g　生熟地各 6g　川独活 4.5g　油松节 24g　春砂仁 3g　追地风 10g　金狗脊 15g　北细辛 3g　左秦艽 6g　蔓荆子 10g　杭白芍 12g　嫩桑枝 15g　酒川芎 4.5g　桑寄生 15g　酒当归 10g　甘草节 6g　川杜仲 10g　川续断 10g

三诊：服药 3 剂，疼痛大为好转，只心悸仍作，睡眠不实，拟丸方图治。

以二诊处方 3 剂，共研细面，炼蜜为丸，每丸重 10g，每日早晚各服 1 丸。

痹证虽为风寒湿三气杂至所见，然辨证应分主次，用药需有侧重。本案则为风多于寒湿，故以四物汤加祛风诸药，服 7 剂效始大显，患者服丸药 20 日诸症均痊，后于来治感冒时言及之。

张某 男，32 岁。

1 年前曾患腰痛，连及右腿酸楚，不能直立，夜间痛甚不能安眠。曾住协和医院 40 余日，近 1 个月来，斯症再发，已服西药及注射针药，并经针灸治疗，未见好转。舌质淡，苔薄白，脉象沉迟。风寒之邪，入侵络道，阳气不充，寒凝致痛。腰为肾府，需强腰肾，温命门，以逐寒邪。

杭白芍 12g　金狗脊 15g　宣木瓜 10g　川桂枝 6g　大熟地 10g　茯苓茯神各 10g　川附片 10g　春砂仁 3g　乌蛇肉 24g　北细辛 3g　油松节 30g　川杜仲 10g　沙蒺藜 10g　功劳叶 15g　川续断 10g　白蒺藜 10g　酒川芎 4.5g　炙草 10g　虎骨胶另烊兑服，6g

二诊：服 2 剂无变化，药力未及也，拟前方加重药力。

杭白药 6g　川桂枝 6g　川附片 10g　补骨脂 10g　巴戟天 10g　川桂仲 10g　川续断 10g　大熟地 10g　春砂仁 3g　北细辛 3g　左秦艽 6g　乌蛇肉 24g　茯苓神各 10g　白薏仁 18g　炙草节 10g　虎骨胶另烊兑服，6g

三诊：前方服 3 剂，已生效力，疼痛减轻，腰脚有力。以三诊处方 3 剂共研细面炼蜜为丸，每丸重 10g，早、午、晚各服 1 丸。

本案为寒重于风湿之痛痹，寒气凝结，阳气不行，施氏以温阳补肾为主兼除风湿。初方未效，药力未及之故，仿安肾丸意以桂枝附子汤加巴戟天、补骨脂之强腰肾、益元阳，再服数剂疗效遂显，改用丸方巩固。

艾某 男，28岁。

1年多来遍身痛楚，天气变化，症更加重。历经大连、哈尔滨、沈阳等医院诊疗，诊为风湿性关节炎。经常有疲劳感，体力日渐不支，饮食二便尚属正常。舌苔薄白，六脉沉软无力。工作生活地处阴寒，汗出当风，病邪乘虚而入，积蓄日久，治未及时，风寒之邪由表及里，邪入日深，耗伤气血，六脉沉软无力，为正气不足之象，正虚邪实。当以搜风逐寒、益气活血治之。

川附片15g　乌蛇肉30g　杭白芍10g　制全蝎4.5g　川桂枝10g　酒地龙10g　酒川芎4.5g　西红花3g　酒当归12g　酒元胡6g　生熟地各6g　石楠藤12g　北细辛3g　炙草节10g

二诊：初服2剂无效，继服2剂，周身如虫蚁蠕动，疼痛有所减轻，遂又连服4剂，自觉全身较前清爽舒畅，但仍易感疲劳。患者疼痛减轻，周身清爽，是风寒之邪，已被驱动；仍感疲劳，乃正气不足。拟加用益气之药，扶正祛邪，一鼓作气以收全功。

前方去红花、元胡，加党参15g，黄芪30g，姜黄10g，附片加至30g。

三诊：服药6剂，疼痛减轻甚多，精神转旺，嘱再服10剂后，原方加两倍改为丸药再服。

本案痹证，颇为复杂，病程年余，就诊三次，服汤剂10余剂，丸药1料，竟能取得良好效果，实由于辨证准确，用药恰当。气血俱虚，阳气衰微，极宜重剂，以起沉痼，故药量甚重，芪、附、乌蛇用至30g，党参15g，桂枝9g，均已超出施氏常用剂量。方剂组织极具技巧，颇费心思，桂枝、白芍、二地、细辛用以协调气血，通营达卫，育阴养血，动而不凝；附片、黄芪起阳助气，上下兼顾；蛇、蝎、地龙、石楠藤搜风通络；归、芎、红花、元胡活血止痛。充分体现了扶正与祛邪的相互关系，及益气通卫、养血活血的动静结合，有理有法。

周某 25岁。

病起于1947年，自觉下肢无力酸楚，坐久即感麻木，后逐渐加重，起立行动均感困难，现只能勉强以足跟着地行走数米。屡经中西医治疗，未见好转，哈尔滨医科大学附属医院骨科诊断为急性进行性肌营养不良症。平素饮食尚可，二便正常。舌质淡苔白，脉沉滑。气虚则麻，血虚则木，脾湿下注，寒凝不通。治宜调补气血，健脾燥湿。

炙黄芪24g　汉防己10g　炒白术10g　炙甘草6g　薏苡仁12g　宣木瓜10g　杭白芍10g　云茯苓10g　豨莶草15g　川桂枝10g　酒当归6g　紫河车10g　桑寄生24g　功劳叶12g　虎骨胶另烊兑服，6g

二诊：前方服2剂，甚平和，有小效，病已深久，非两剂可痊，原方加党参10g，服3剂。

三诊：药服3剂，两腿自觉有力，痛麻减轻，初见功效，仍遵前法图治。

杭白药10g　炒白术10g　炒桑枝15g　川桂枝6g　当归10g　炙黄芪24g　黑豆衣另用热黄酒淋3次，12g　海桐皮12g　米党参10g　云茯苓10g　汉防己10g　桑寄生15g　豨莶草12g　紫河车10g　炙草节3g　虎骨胶另烊兑服，6g

四诊：前方服4剂，已能连续行走400余米，希予常服方，回家休养。

杭白芍10g　川桂枝10g　炙黄芪24g　汉防己10g　云茯苓10g　炒白术6g　海桐皮12g　酒当归10g　川杜仲10g　川续断10g　桑寄生15g　炒桑枝15g　豨莶草12g　紫河车10g　炙草节10g　虎骨胶另烊兑服，6g

脾主湿，运化失职，湿气下注，两腿即沉重麻木；脾主肌肉四肢，久必肌肉萎缩，行动困难。本案为湿重于寒者，故始终以《金匮》防己黄芪汤为主方。黑豆皮养血疏风，滋养强壮，以热黄酒淋之，可加强活血疏风之力，治足软无力亦甚效。

景某 女，43岁。

左肩背疼痛，项强不适，运用不自如，时已三月之久，近感头晕心悸。舌苔薄白，脉象沉涩。风湿入侵经络，稽留不去，逐渐血行瘀滞，阻抑气血流畅，因而致痛。拟通络活血法治之。

羌独活各 3g　杭白芍 10g　酒地龙 10g　生熟地各 6g　炒远志 10g　桑寄生 15g　北细辛 1.5g　旋覆花新绛同布包，6g　嫩桑枝 15g　春砂仁 3g　片姜黄 10g　酒川芎 4.5g　炙草节 6g　川桂枝 4.5g　油当归酒炒，10g

二诊：前方服 3 剂，头晕心悸好转，肩臂疼痛减轻。前方加指迷茯苓丸 6g，随药送服。

三诊：服 3 剂，肩臂颈项疼痛均减，已能自己梳头，运动较前自如，前方不变，再服 4 剂。

风湿入络，必致影响血行不通则痛，应用治血通络方治之。旋覆新绛汤、独活寄生汤加减，为本案始终未变之治法。风湿化瘀，入阻络道，而至臂痛不能抬举者，指迷茯苓丸甚效，二诊以后即加用之，前后 10 剂而愈。

一般论及痹证皆以风寒湿辨之，痹而为热者论之尚少，虽《内经》亦曾言及，如《素问·痹论》云："其热者，阳气多，阴气少，病气胜阳遭阴，故为痹热。"但后世颇鲜阐发。在文献中如宋·骆龙吉，明·秦景明，清·尤在泾、费伯雄、俞震等亦曾论及，余认为《医学统旨》所云比较适当，其曰："热痹者脏腑移热，复遇外邪，客搏经络，留而不行，阳遭其阴，故痹痹燔然而闷，肌肉热极，体上如鼠走样状，唇口反裂，皮肤色变，宜升麻汤。"热痹并非少见，在临床中凡言痹即是风寒湿三气杂至，故余不得不着重提出以引起注意也。曾记

30余年前，治一蒙古族妇女，患关节疼痛发热，曾屡进羌活胜湿汤、独活寄生汤之类，疼痛越来越甚，日夜叫号，痛苦万分，而发热迄不稍退。邀余诊之，视其唇舌焦裂，脉象洪数，遂予紫雪丹3g，顿服，服后疼痛稍止，旋改1日2次，每次紫雪丹3g，号叫渐歇，发热亦见退降。不服紫雪丹改用他药，则痛再发，发热又起。于是逐次加重分量，数日间共服紫雪丹60g之多，发热头痛均愈，后予理气活血之药调理。细察此例在于不知热痹之理，循例屡进辛燥祛风之药，火势日燔，血气沸腾，大量紫雪丹竟能治疗，兹备一说，以供参考。

焦树德

着眼风寒湿热，自拟经验良方

焦树德（1922~2008），北京中日友好医院主任医师，
著名中医临床家

行　痹

辨证要点：关节肢体虽然也有酸、麻、沉、胀、肿、痛等症状，但最突出的特点是疼痛之处游走不定，有时在上肢，有时在下肢，或在肌肉，或在关节，各处窜走。但其疼痛的程度没有"痛痹"者严重，沉重、麻木、肿胀之症不如着痹明显。行痹的脉象一般多见浮象，如浮弦、浮紧、浮滑、浮数等，但也有时可见弦滑、弦紧、弦滑数等象。舌质和舌苔一般均无明显变异。治宜疏风为方，辅以散寒祛湿，佐以活血通络。

处方用药：自拟治痹汤。

桂枝 9~12g　制附片 6~12g　白术 9g　羌活尖 9~10g　独活 9~10g　威灵仙 10~15g　防己 9g　千年健 15~20g　寻骨风 15~20g　当归 9~10g　甘草 5g

治行痹时，可稍减附片的用量，另外再加防风 10g，赤芍 9~12g（或丹参 15~20g），红花 6~9g，以加强疏风之力，佐用行血活络之品，以助祛风。必要时还可佐用一些白芍，使与当归相合，此即"疏风勿燥血"之意。

痛　痹

辨证要点：痛痹以剧烈的疼痛为特点。肢体关节或筋骨肌肉有严重的疼痛，痛处固定。虽然也有酸麻沉重，关节肢体苦楚互相牵涉等症状，但以疼痛最为明显。其沉重、酸麻不仁、肿、胀、出汗等情况，则不如着痹明显。因寒邪偏重，故喜暖畏冷，遇寒加重，上午、中午较轻，下午、晚上较重，晴天较轻，阴天加重。舌质可见胖润，舌苔可见薄白或白腻，脉象多见迟涩、弦紧、弦迟、沉弦等象。治法以散寒为主，辅以疏风祛湿，佐以温壮肾阳。

处方用药仍以自拟治痹汤加减。可减去防己，加重附片。附片可由 10g 渐加至 15g 或再多些（附片重用时，须先煎 20 分钟；或加蜜 60~100ml 加水另煎至水气尽，取此蜜兑入汤内服用）。或改附片为川乌 9~12g（先煎或加蜜煎）。并可再加干姜 3~5g，细辛 3g，以助附子散寒搜风之力。尚需佐加淫羊藿 9~10g，肉桂 3g（或补骨脂 9g）温壮肾阳。更注意加些赤白芍、生熟地之类，补肾养血以防桂附之燥。佐用一些黄柏（6~12g），苦以坚肾，并防温热药化火。

着　痹

辨证要点：着痹的特点是受病的肢体、关节或筋骨肌肉感到沉重明显，举动费力，自觉像带有重物，或有局部肿胀，或有顽麻不仁。虽也有酸楚疼痛，但疼痛程度不如"痛痹"严重，痛楚的游走性不如"行痹"明显。患处重着、肿胀、发凉、缠绵难愈。舌上多津、水滑，或舌体胖有齿痕。舌上可见白苔或白厚而腻之苔。湿重，故脉象可见濡、滑、缓、沉、迟；疼痛较重的亦可兼见弦、紧。治法以祛湿为主，辅以疏风、散寒，佐以健脾益气。

处方用药仍以治痹汤化裁，方中去甘草，加生熟薏米各 15~20g（生薏米利湿效好，炒薏米尚能健脾，可根据情况选用，单用一味时可用至 30g），茯苓 15~20g，苍术 5~10g，生黄芪 9~12g，亦可将千年健易为豨莶草 30g，以加强祛湿之效。为了"化湿不劫阴"，应注意不可去掉当归，还可改白术为生白术。

痹证是风寒湿三气杂至而成，所以行、痛、着只是说明某邪偏盛而已，立法用药有重点，容易取效。故而在临床辨证时，既要注意区分，又不能截然分开，过于死板。遇到三痹症状都存在，一时不易分辨何邪偏盛时，可投治痹汤。此汤是由甘草附子汤和蠲痹汤加减变化而成，用桂枝配寻骨风、羌活、独活、当归以疏风活络；附片配桂枝、千年健以温阳散寒；白术配威灵仙、防己（借桂、附为风药之助）以祛湿健脾；甘草和白芍能缓桂、附、术之温燥，缓防己之苦寒，且能益中焦。据前人治痹疏风勿燥血、温散勿助火、化湿不劫阴的用药经验。故本方在疏风药中配当归养血活血；温阳散寒药中，配防己制桂附之热；祛湿健脾药中配甘草、当归以缓其燥。所以本方可作为三痹通治的总方。

还有一点需要注意，即痹证有时会兼见一些热象，如舌苔黄，大便干，口苦，或脉数等。这时仍须使用桂附等辛温药品，用量可稍减，不能完全去掉。因为风寒湿三气之中，寒与湿都是阴邪，风性又善变，可从寒湿之气而化为阴寒，故痹证一般多为阴证。除已经化成热痹者外，一般均应以桂附为治痹要药。如兼见热象较多者，可稍加丹皮、丹参、知母、赤芍之类，以制桂附之燥热。不可把辛温之品全部去掉而改用一派寒凉之药。

热　　痹

辨证要点：热痹的特点是患病的关节或肢体某处红肿热痛，局部发热，或兼有全身发热，痛处喜凉爽，甚至剧痛手不可近。还可兼有口渴、口唇干裂、尿黄赤、大便秘等症。兼有表证者，多见于初起时，可见发热恶寒，头痛，全身疼痛，甚或肢体挛痛，或走注疼痛，口干或渴，脉象浮数。里热证者，可见高热，无明显头痛，关节肢体热痛，不欲盖衣被，口渴有汗，舌苔黄，脉洪数。若湿热郁蒸，蕴于经络不得宣散者，则身热缠绵不易退，或兼有轻微恶寒，骨节烦痛，红肿，嗜卧，面色萎黄不泽，舌苔或白或黄或灰滞，但多厚腻，脉象滑数。兼有血瘀者，关节、肢体等处可见红斑或红疹、红点、紫癜，舌上可有瘀斑。治法：祛风清热，通络宣痹。

处方：以自拟清热散痹汤随证加减。

桑枝 30~50g　荆芥 6~10g　羌独活各 6g　忍冬藤 30g　黄柏 9~12g　防己 9g　木瓜 10g　丹参 15~20g　透骨草 20~30g　伸筋草 30g　炙山甲 6~9g

兼表证有恶寒者，去丹参、黄柏、防己，加桂枝 6~10g，赤白芍各 9g，麻黄 3~9g，生石膏 20~40g，生姜 6g；有里热证者，去羌独活、荆芥、丹参，加生石膏 30~50g，知母 10g，桂枝 10g。湿热郁蒸者，可去透骨草、荆芥、黄柏、丹参，加杏仁 9g，滑石 9~12g，山栀 10g，生薏米 30g，蚕沙 10g；疼痛重者，去黄柏、防己，加片姜黄 10g，海桐皮 9~12g，穿山龙 10~12g；关节肿大，活动不利者，可加松节 15g，地龙 10g；兼有瘀斑者，可加茜草 10~15g，丹皮 10g，赤芍 10g（或红花 6~10g）。

焦树德

探求病机重肾虚，尪痹五证有良方

焦树德（1922~2008），北京中日友好医院主任医师，
著名中医临床家

尪痹，就是指关节、肢体弯曲变形、身体羸弱、不能自由行动而渐成的疾病。它不但包括类风湿关节炎，而且也可以包括西医学中其他一些有关节疼痛、变形的疾病，如强直性脊柱炎、大骨节病、结核性关节炎等。其中以类风湿关节炎最为多见，故本文所谈的尪痹主要指类风湿关节炎而言，但对强直性脊柱炎也有良效。

尪痹病因病机的特点

尪痹属于痹病范围，所以"风寒湿三气杂至合而为痹"也是尪痹总的病因病机。在其病因病机中，除上述的机制外，还具有以下的特点：

1. 素体肾虚

寒湿邪盛深浸入肾或先天禀赋不足或后天失养，遗精滑精，房室过度，劳累过极，产后失血，月经过多等而致肾虚，正不御邪。肾藏精、生髓、主骨，为作强之官。肝肾同源，共养筋骨。肾虚则髓不能满，真气虚衰。如寒湿气胜，则乘虚深浸入肾。肾为寒水之经，寒湿

之邪与之同气相感，深袭入骨，痹阻经络，气血不行，关节闭涩，筋骨失养，渐致筋挛，关节变形，不得屈伸；甚至卷肉缩筋，膝肘不得伸，尻以代踵，脊以代头，几成废人。

2.冬季寒盛，感受三邪，肾气应之，寒袭入肾

《素问·痹论》说："所谓痹者，各以其时，重感于风寒湿之气也。""时"指五脏气旺之时（季节）。肾旺于冬，寒为寒季主气，冬季感受三邪，肾先应之，故寒气可伤肾入骨，致骨重不举，酸削疼痛，久而关节肢体变形，成为尪羸难愈之疾。

3.复感三邪，内舍肝肾

痹病若迁延不愈，又反复感受三气之邪，则邪气可内舍其所合而渐渐深入，使病复杂而重。冬春季节，天气尚为寒冷，此时复感三邪，寒风气胜，内舍肝肾，肝肾同源，互为影响，筋骨同病，渐致筋挛骨松，关节变形，兼侵督脉者可致脊柱伛偻，髋关节僵直，难以行走。

可见尪痹的发病机制比一般风寒湿痹更为复杂，病情更为深重。主要是风寒湿三邪已经深侵入肾，并已影响到肝，骨损筋挛。且病程较长，寒湿、贼风、痰浊、瘀血，互为交结，凝聚不散，经络闭阻，血气不行，亦可加重病情发展。可以说，如无寒湿深侵入肾而波及骨髓，则虽痹痛很长久，也不会发生尪羸、肢体变形，这是尪痹与他痹不同之处。

由于风寒湿三气杂至有的合于皮肉筋骨，有的合于脏腑血脉，还有的与不同的时令相合，而发生不同的"痹"。

另外，在临床上除重视"合"字的涵义之外，还要注意结合中医学中的从化理论。中医学认为，邪气侵入人体后常常发生"从化"而使病证发生转变。"从阴化寒，从阳化热"这一疾病转化机制，源出于《内经》，仲景先师首先运用于临床，后世医家也有论述。这一从化理

论在临床上指导辨证论治具有非常重要的意义。尪痹虽然以寒湿之邪深侵入肾为主要病机，但是再结合从化理论来分析，有"从阴化寒"而见寒盛证，有"从阳化热"而见化热证，因此在观察、认识和理解尪痹的病因病机与证候变化时，不但要注意深入理解"合"字的深刻涵义，还要注意运用从化理论去辨证分析，才能更好地认识尪痹各个不同阶段、不同证候的变化。

另外，这些年来，通过临床实践，认识到某些常年处于湿热气候的地域或国家，也有在肾虚条件下风寒湿（寒湿较重）深侵入肾，但由于体质和环境关系，而邪从热化（从阳化热）而形成了湿热伤肾，或湿热过盛，肾不胜邪，入肾伤骨而发病的。因为水湿同源，肾主水，故湿邪过盛也可影响到肾。脾受湿也可以传肾克肾，肾为水火之脏，湿从火化则肾火浮动，致肾之封藏性能受伤，故须再认识湿邪化热，久郁不解而致伤肾损骨的另一方面。总之，肾主骨，邪侵入肾则可渐渐影响到骨和肝而形成骨松筋挛、关节变形、肢体僵曲不能自由活动的尪痹。

尪痹的辨证论治

一、尪痹的临床特点

尪痹除有关节疼痛、肿胀、沉重及游走窜痛等风寒湿痹共有的症状外，还具有病程较长，疼痛多表现为昼轻夜重，痛发骨内，古人称此为"其痛彻骨如虎之啮"。关节变形，骨质受损，僵直蜷挛，不能屈伸，重者活动功能受限，生活不能自理，因病邪在里，故脉见沉，因肾虚故常见尺脉弱小，因痛重故脉弦。脉象常见沉弦、沉滑、沉弦滑、尺弱等。

二、尫痹的常见证候

1. 肾虚寒盛证

临床表现为腰膝酸痛，两腿无力，易疲倦，不耐作劳，喜暖怕凉，膝、踝、足趾、肘、腕、手指等关节疼痛、肿胀，僵硬变形，晨起全身关节（或最疼痛的关节）发僵，筋挛骨重，肢体关节屈伸不利，甚至变形，波及督脉时则脊柱僵弯。舌苔多白，脉象多见尺部弱、小、沉细，余脉可见沉弦、沉滑、沉细弦等象。此乃肾虚为本，寒盛为标，本虚标实之证，临床上最为多见。

2. 肾虚标热轻证

此证患者夜间关节疼痛时，自感把患处放到被外，似乎痛轻，但痛处在被外放久后又觉疼痛加重，又赶紧收入被窝中，手足心也感到发热。痛剧的关节或微有发热，但皮肤不红，肢体乏力，口干便涩。舌质微红，舌苔微黄，脉象沉弦细略数。此为肾虚邪实，寒邪久郁或服热药助阳而邪欲化热之证。此证虽时有所见，但较肾虚寒盛证少见。

3. 肾虚标热重证

此证关节疼痛而热，肿大变形，用手扪之，肿痛之处局部可有发热，皮肤也略有发红，因而喜将患处放到被外，虽然在被外放久受凉，仍可加重疼痛，但放回被内后，不久又放到被外，口干咽燥，五心烦热，小便黄，大便干。舌质红，舌苔黄厚而腻。脉象常滑数或弦滑数，尺脉多沉小。本证乍看起来，可诊为热证，但结合本病的病机特点和病程来分析，此实为本虚标实，标邪郁久化热或服温肾助阳药后，阳气骤旺，邪气从阳化热之证，与一般的热痹不同（热痹病程短，无关节变形，关节疼处红肿甚剧，皮肤也赤红灼热）。此证临床上虽也能见到，但较之肾虚寒盛证则属少见之证。本证有时见于年轻、体壮患者的病情发展转化过程中，但经过治疗后，则多渐渐出现肾虚寒盛之证，再经补肾祛寒、强壮筋骨、通经活络等治法而愈。

4. 肾虚督寒证

腰骶脊背疼痛，痛连颈项，背冷畏寒，脊柱僵硬弯曲，直腰、弯腰受限，两腿活动受限，得温暖而痛减，大腿外展或下蹲受限，舌苔薄白或白，脉象沉弦或兼细，或沉细弦迟。甚者可致"尻以代踵，脊以代头"而成尪废之人。

5. 湿热伤肾证

多个关节肿痛，痛处用手摸之有此发热，喜凉爽，皮肤不红，常伴有腰膝乏力、晨僵，也可有轻度身热或下午潮热久久难解，关节自感蒸热疼痛，痛发骨内，关节有不同程度的变形。舌苔黄腻或浮黄。脉象滑数或沉弦细数，尺脉多小于寸关。此证多见于气候潮热地域，根据从化理论，也会有一些寒证，但湿热证多，寒证少见。

三、尪痹的治则与方药

1. 治疗法则

尪痹的治疗大法以补肾祛寒为主，辅以化湿散风，养肝荣筋，祛瘀通络。肝肾同源，补肾亦能养肝、荣筋、祛寒、化湿、散风，促使风寒湿三气之邪外出。

化瘀通络可祛瘀生新。肾气旺，精血足，则髓生骨健，关节筋脉得以濡泽荣养，可使已失去正常功能的肢体、关节渐渐恢复功能。总之，在治疗时要抓住补肾祛寒这一重点，再随证结合化湿、散风、活血、壮筋骨、利关节等，标本兼顾。若见有邪郁欲化热之势时，则须减少燥热之品，加用苦坚清润之品。遇有已化热之证，则宜暂投以补肾清热法，俟标热得清后，再渐渐转为补肾祛寒之法，以治其本。

另外，还须经常注意调护脾胃，以固后天之本。

2. 方药

根据治病法则的要求，拟定了以下五方，随证加减，进行治疗。

（1）补肾祛寒治尪汤

川续断 12~20g　补骨脂 9~12g　熟地黄 12~24g　淫羊藿 9~12g　制附片 15g 以上时，需先煎 20 分钟，6~12g　骨碎补 10~20g　桂枝 9~15g　赤白芍各 9~12g　知母 9~12g　独活 10~12g　防风 10g　麻黄 3~6g　苍术 6~10g　威灵仙 12~15g　伸筋草 30g　牛膝 9~15g　松节 15g　炙山甲 6~9g　土鳖虫 6~10g　炙虎骨另煎兑入，9~12g

水煎服，每日 1 剂，分两次服。倘若是虎骨、豹骨、熊骨均买不到，常用透骨草 20g、寻骨风 15g、自然铜（醋淬、先煎）9g，三药同用，以代虎骨，经临床观察使用，有时能取到类似效果，仅供大家参考。

本方以《金匮要略》桂枝芍药知母汤合《和剂局方》虎骨散加减而成。方中以川续断、补骨脂补肾壮筋骨，制附片补肾阳，祛寒邪，熟地黄填精补血，补肾养肝为主药。以骨碎补、淫羊藿、虎骨温补肾阳，强壮筋骨，桂枝、独活、威灵仙搜散筋骨肢体风寒湿邪，白芍养血荣筋，缓急舒挛为辅药，又以防风散风，麻黄散寒，苍术祛湿，赤芍化痰清热，知母滋肾清热，山甲通络散结，土鳖虫化瘀壮骨，伸筋草舒筋活络，松节通利关节为佐药。牛膝下行引药入肾为使药。其中赤芍、知母、土鳖虫又有反佐之用，以防温热药助化邪热。

加减法：上肢关节病重者去牛膝，加片姜黄 10g、羌活 10g。瘀血症明显者加红花 10g，皂刺 5~6g，乳香、没药各 6g 或苏木 15~20g。腰腿痛明显者去松节、苍术，加桑寄生 30g，并加重川断、补骨脂用量，随汤药嚼服胡桃肉（炙）1~2 个。肢体关节蜷挛僵屈者去苍术、防风、松节，加生薏米 30~40g、木瓜 9~12g、白僵蚕 10g。督脉受累，脊柱僵直变形、屈曲受限者去牛膝、苍术，加金狗脊 30~40g、鹿角胶

9g、羌活 9g。关节疼重者加重附片用量，并再加制草乌 6~9g，七厘散 1/3 管（随药冲服）。舌苔白厚腻者去熟地，加砂仁 3~5g，或藿香 10g。脾虚不运、脘胀纳呆者去熟地，加陈皮、焦麦芽、焦神曲各 10g。本方最常用，主治肾虚寒盛证。

（2）加减补肾治尪汤

生地 15~20g　川续断 15~18g　骨碎补 15g　桑寄生 30g　补骨脂 6g　桂枝 6~9g　白芍 15g　知母 12g　酒炒黄柏 12g　威灵仙 12~15g　炙山甲 9g　羌独活各 9g　红花 9g　制附片 3~5g　忍冬藤 30g　络石藤 20~30g　土鳖虫 9g　伸筋草 30g　生薏米 30g

本方以上方减去温燥之品，加入苦以坚肾、活络舒筋之品，但未完全去掉羌活、独活、桂枝、附片等祛风寒湿之药。在临床上，本方虽较补肾祛寒治尪汤稍为少用，但较之下方尚属多用。本方主要用于治疗肾虚标热轻证。

（3）补肾清热治尪汤

生地 15~20g　川断 15g　地骨皮 10g　骨碎补 15g　桑枝 30g　赤芍 12g　秦艽 20~30g　知母 12g　炒黄柏 12g　威灵仙 15g　羌独活各 6~9g　制乳没各 6g　土鳖虫 9g　白僵蚕 9g　蚕沙 10g　红花 10g　忍冬藤 30g　透骨草 20g　络石藤 30g

本方较以上两方均为少用。但遇邪已化热者，须先用本方治疗，故本方专主肾虚标热重证。标热证消除后，仍需根据辨证论治的原则，渐渐转入以补肾祛寒法为主，以治本收功。

（4）补肾强督治尪汤

熟地 15~20g　制附片 10~20g　金狗脊 20~30g　鹿角胶烊化或鹿角霜 10~15g，9g　骨碎补 15~20g　羌活 12g　独活 10g　川断 15~18g　杜仲 15g　桂枝 15g　赤白芍各 12g　知母 15g　土鳖虫 6~9g　白僵蚕 9~12g　防风 12g　麻黄 3~6g　炙山甲 9g　怀牛膝 12~15g　伸筋草 20~30g

本方主治肾虚督寒证。若腰胯疼痛,大腿伸屈不利,下蹲困难者,可加泽兰 12~15g、白芥子 6~9g、苍耳子 6~9g、苍术 9g、五加皮 9g。汗多可减麻黄。腰痛明显,以腰脊强痛为主者,可加补骨脂 12g、制草乌 3g、干姜 3~6g。略见热象者,改熟地为生地,加炒黄柏 12g、秦艽 12g。骨关节见损者,可加寻骨风 15g、自然铜(先煎)9g。

(5)补肾清化治尪汤

骨碎补 15~20g 川断 10~20g 怀牛膝 9~12g 黄柏 9~12g 苍术 12g 地龙 9g 秦艽 12~18g 青蒿 10g 豨莶草 30g 络石藤 30g 青风藤 15~25g 防己 10g 威灵仙 10~15g 银柴胡 10g 茯苓 15~30g 羌独活各 9g 炙山甲 6~9g 生薏米 30g

本方主治湿热伤肾证。四肢屈伸不利者,加桑枝 30~40g、片姜黄 10g。减银柴胡、防己。疼痛游走不定者,加防风 9g、荆芥 10g,去地龙。痛剧难忍者,可加闹羊花 0.3~0.6g,治疗一段时间,如出现关节喜暖怕凉之症者,可参照第二方加减。

注意事项

1. 尪痹病情深重,病程长久,故须服药较长时间,才能渐渐见效。万勿操之过急,昨方今改。只要辨证准确,服药无不良反应,则应坚持服 50~100 剂左右,观察效果。如有效还可以继续服用,以再度提高效果。

2. 对服用时间较长的汤药,病情明显减轻后,还须把汤药(第一方为主)4~5 剂,共研细末,一日 3 次,每次 2~3g,用温黄酒或酒水各半送服;不能饮酒者,温开水送服,以便于长期服用,加强疗效。

周信有

不远温热，惟求辛通

周信有（1925~　），甘肃中医药大学教授

周氏治疗痹证的原则是：疏风、散寒、除湿、清热等法，注意"寒湿宜清化"的原则。针对内因而调和营卫气血，舒筋通络。根据"久病必虚、久病及肾"的原理，痹证后期多呈现骨质疏松，关节软骨及骨质破坏，因而治疗应以补肾为主，辅以祛邪。这一原则运用于临床，还应根据痹证不同时期的不同表现而灵活掌握。

痹证初期，多见于西医所谓风湿性关节炎或类风湿关节炎急性期。常表现为湿热偏胜，湿热阻络之热痹，宜用清化，多以疏风、清热祛湿、通络之法治之。常用药如忍冬藤、连翘、桑枝、豨莶草、海桐皮、防己、生薏仁、秦艽、生石膏、知母、赤白芍、丹参、延胡索等。

寒湿偏胜之痹证，临床多表现为"行痹""痛痹"或"着痹"，多见于风湿性关节炎、类风湿关节炎慢性期或活动期，治宜温化。多以疏风、散寒、祛湿、通络之法治之。常用药如桂枝、细辛、羌独活、桑枝、秦艽、伸筋草、制附片、制川草乌、当归等。

痹证后期，多表现为肾虚阳衰型，患者常因骨质疏松、关节软骨及骨质破坏增生等原因而呈现肢节畸形、僵直，运动障碍以及肢冷畏寒等病理表现。此时的治疗应以补肾温阳、强筋壮骨为主，佐以疏风

祛湿、活血通络，才能补而不碍其通，攻而不伐其正。常用药如补骨脂、熟地、川断、骨碎补、淫羊藿、巴戟天等。

根据周氏经验，正确运用本法治疗，不仅可明显改善症状，且可使某些长期服用激素者较快地递减激素量，乃至完全撤除。

另外，周氏治疗痹证，还非常重视对温热药之运用。他说："温热药在痹证各期、各类型中均不可少。这是因为温热药有辛通开闭之功效。这对改善以至消除痹证之经络痹阻，营卫气血凝滞，痰瘀交结的病理状况是十分有利的。"因此他主张痹证不论属寒、属热，均可在基本方的基础上加用制附子、制川乌、制草乌等药。他认为川乌、草乌善于止痛，附子优于散寒。要注意的是服药期间不要饮酒，因乙醇能促进乌头碱的吸收，从而加强附子的毒性，导致中毒。亦不可与麻黄同用，以免产生不良反应。一般用量是制附块、制川草乌、桂枝等各12g，最大剂量不得超过20g。如果制附块、制川乌、制草乌用至15g以上，宜先煎。也可采取递增办法，如制川乌，其用量可以从7g开始，以每剂3g递增。是否继续增加，取决于两点：一是中病即止，二是出现毒性反应时，均应停止递增或应减量。

周氏治疗痹证善用虫类药，尤其是顽痹善用虫类药。他认为虫类药具有钻透剔邪，搜风通络，消肿定痛，恢复功能之特性。凡属顽痹，必须采取草木药与虫类药同用，收效始佳。因此时病邪深入经隧骨骱，气血凝滞不行，痰湿浊瘀胶固，经络闭塞不通，非草木之品所能宣达，必借虫蚁之类搜剔窜透，方能使其浊去凝开，经络畅通，邪蠲正复。具体用法，一般是关节痛者加用全蝎5g，研粉分吞；或蜈蚣两条，研粉分吞，以搜风定痛。另外，用露蜂房、僵蚕、蛴螬虫以透节散肿。寒湿盛者可用蕲蛇、蚕沙以祛风渗湿，热盛者用地龙泄热通络，夹瘀者用土鳖虫破瘀开结。

特别是蕲蛇、乌梢蛇用于治疗风湿痹证，其效尤佳。

刁某 女，61 岁。1990 年 6 月 17 日初诊。

自诉患"类风湿关节炎"10 余年。每因劳累或遇寒冷后均可诱发，每次发作后服中药数剂可缓解。2 个月前，因不慎感邪，诸症又起。全身关节疼痛，腰部和两膝关节处尤甚，活动受限。夜寐时辗转反侧，腿脚无处放，影响睡眠。伴畏寒、乏力、纳差。曾在其他医院服中药 10 余剂，无明显效果。观其处方，主要以芪桂五物汤加祛风胜湿、散寒止痛之品。

检查：年老体弱、形体消瘦、背部微驼。两手指关节均有不同程度之变形，屈伸不利，且有压痛。脉沉细，苔薄白、质淡。

诸症合参，当属痹证后期，气血已亏，肾精不足，气血失和，闭阻不通。治以益气养血、补肾温阳，佐以疏风祛湿、活血通络。

桂枝 9g　黄芪 20g　当归 9g　丹参 20g　鸡血藤 20g　延胡索 20g　制附片 9g　桑枝 20g　羌独活各 9g　细辛 4g　党参 20g　炒白术 20g　川断 20g　巴戟天 20g　熟地 9g　全虫 10g

水煎服。连服 7 剂。

7 月 24 日二诊：诉服药后，诸症较前好转。关节痛、腰痛均减轻，夜寐能安。纳食较差，原方加砂仁 9g，焦三仙各 9g，继服 7 剂。

8 月 1 日三诊：诸症明显减轻。关节粗大变形虽无明显改变，但已无压痛，活动也能自如。嘱其以原方继服 1 个月，以巩固疗效。

根据周氏经验，临床上痹证分为两大类，一类是风、寒、湿三种外邪合而侵袭人体所致之"风寒湿痹"；一类是湿热留滞关节而致之"热痹"。本例当属风寒湿痹。但由于患者病史已达 10 余年，久病伤气，气血双虚，且年事已高，肾精已亏，故临床表现为本虚标实，以本虚为主的证候特点。全身关节疼痛，是由于外邪久羁，营卫气血阻滞不通。诸关节变形，乃因久病及肾，精亏骨无所充盈，骨质疏松、破坏或增生而致。腰膝酸困、畏寒乏力、纳差，皆为虚羸不足之证。

患者日前服芪桂五物汤虽属对证，但因疏于补肾、强筋壮骨之品，故效不明显。周氏以益气养血、补肾温阳治本为主，兼疏风祛湿、活血通络、温阳散寒止痛为原则，在芪桂五物汤益气、养血、和营基础上，重用川断、巴戟天、熟地等补肾填精；以制附片助阳散寒，辛通开闭；更加全虫搜风通络。如此，诸药配合，相辅相成，使营卫和调、气血疏通、关节通利，而终获良效。

谢海洲

治痹循三要，疏方晓四宜

谢海洲（1919~2005），中国中医科学院研究员，著名临床家

治痹三要

一、扶正培本

痹证是因风寒湿侵入人体造成气血周流不畅而致。遵经旨"因其实而泻之"，在治疗上应以祛邪为主，但对许多病例用通络祛风之剂，并无明显效果。其多失误于忽视扶正。故无论疾病初起或日久，均需治以扶正培本药物。

1. 脾胃虚弱

症见关节肌肉疼痛肿胀，全身乏力，四肢困倦，纳少不香，或肌肉萎缩，或肢体浮肿，或食后腹胀，或大便溏泄，或大便干，面色萎黄，舌淡或胖嫩，舌薄或白腻，脉沉弱无力。治则：健脾益气，化湿和中。方药常用：

生黄芪 15~24g　白术 12g　生薏苡仁 24g　茯苓 24g　甘草 10g

2. 气血不足

症见关节肌肉疼痛，酸楚不适，屈伸不利或挛急，劳则加重，

或关节肿大变形，或肌肉萎缩，或麻木，气短乏力，形体消瘦，面色无华，舌淡或淡暗，苔薄白，脉沉细。治则：益气养血。方药常用：

生黄芪 24g　党参 10g　五加皮 9g　当归 15g　白芍 15g　熟地 18g　丹参 24g　鸡血藤 30g

3. 肝肾阴虚

症见关节肌肉疼痛，肿大僵硬，或畸形，肌肉消瘦，屈伸不利，腰膝酸软，或关节局部发热，五心烦热，或时有躁烦，口干不欲饮，或便干，小便黄，舌红苔薄或光剥少苔，脉弦细或弦细数。治则：滋补肝肾。方药常用：

生地 15~30g　玄参 15~24g　白芍 18g　麦冬 12g　知母 12g　女贞子 30g　旱莲草 30g

4. 肝肾阳虚

症见关节肌肉疼痛，肿大或僵硬变形，肌肉消瘦，屈伸不利，关节发凉，四末不温，畏寒喜暖，腰膝酸软，甚则脊以代头，尻以代踵，舌淡或淡暗体胖，苔薄或腻，脉沉细。治则：温补肝肾。方药常用：

鹿角胶 10g　补骨脂 12g　鹿衔草 15g　杜仲 12g　川断 15g　狗脊 15g　巴戟天 12g

妇人产后多虚，罹患痹证者为数不少，对此类患者施以补益气血尤为重要。可用玉屏风散加养血药，或用八珍汤加少量祛风湿之品治之。

在扶正培本的同时还要依据邪气的偏盛选用相应的祛邪药物。

湿热胜：当分湿热孰轻孰重。热重于湿者选用犀角或水牛角、玄参、丹参、生地、木通、生苡仁、白茅根、青风藤等；湿重于热者，选用生苡仁、赤小豆、汉防己、藿香、牛膝、地龙等。

寒湿胜：选用苍术、防风、麻黄、细辛、附子、羌活、桂枝等。

风湿胜：选用独活、桑枝、海桐皮、秦艽、青风藤、羌活、威灵仙等。

瘀血：选用桃仁、乳香、没药、地龙、赤芍、穿山甲、全虫、乌蛇、蜈蚣等。

痛甚：偏寒选用附子、细辛、乌头；偏热选用马钱子、白芍。

二、祛湿健脾

痹证之所以长期不愈，从病邪的角度来看，是由于湿邪不去。风可骤散，寒亦可速温，惟湿难以快除。无论寒痹、热痹、风痹，每多夹湿，轻者肌肉重着，重者关节肿痛，屈伸不利。治疗上除湿之法不可偏废，根据病性和病位，可采用发汗、利小便、宣肺、健脾、温肾，或敷法等。

临证治疗浮肿，关节肿胀者，用防己茯苓汤加薏苡仁 30g、白芥子 12g，适当配合其他药物，数剂之后，常有肿消痛减之功。谢氏主张把健脾放在首位，如用四君子汤、平胃散、胃苓汤之属加减变化。加苍术、苡仁、防己燥湿消肿；羌活、秦艽、防风祛风燥湿，此法为治湿之本，脾健则气血生化有源，水湿各有所归。

三、利咽解毒

治疗过程中，曾观察到有些痹证患者，病情时轻时重，关节肿胀反复发作，仔细诊察发现其中不少人都有咽部红肿的表现。此为病情不稳定的重要原因。因而在治痹之剂中要加入玄参、麦冬、桔梗，甚则加入山豆根、板蓝根、牛蒡子、射干、锦灯笼等利咽解毒之品。尤其咽部鲜红肿甚者，更应先治咽再治痹，临床效果方可明显而且稳定。

治痹四宜

一、寒痹宜温肾

寒痹之作，根本在于肾阳不足，命门火衰，在治疗上以温肾为要，可选用乌头汤或麻黄附子细辛汤，配伍鹿角胶、补骨脂、巴戟天、仙灵脾、胡芦巴、狗脊等品。盖寒痹患者，多为素体阳虚之人，寒邪伏于里，治当温之。方用麻黄附子细辛汤。方中附子温肾壮阳，散寒止痛；细辛走窜经络，通达内外，可祛邪外出，又长于止痛；麻黄开肺气，宣皮毛，且振奋全身阳气。二药合伍，使寒邪由内达外，收效甚捷。若寒甚者，又当易附子为制川乌、制草乌，增强散寒之功。更剧者也可用生品，但要注意用量、配伍及煎法。

附子用量一般在6~10g，最多用至15~30g，但必须先煎半小时，以去其毒性而保留有效成分。在四川原产地喜用生品，但须先煎1.5~3小时不等。乌头可用至10~18g，必须配合甘草以解其毒，煎法同附子。因附子、乌头性燥，易伤阴燥血，故不宜久服，中病即止。并要适当加入养血滋阴药，常用当归、丹参、川芎、白芍、生熟地、枸杞子、山萸肉、玄参、玉竹等，根据病情，选择1~2味即可。

对于心悸患者，应慎用麻黄，因麻黄可致心慌、汗出，甚至呕吐。此时应去麻黄，加黄芪、茯苓、五味子、浮小麦等益气固表、养心安神之品。

二、热痹宜养阴

热痹可见于两种情况，一为类风湿关节炎急性发作期或初期，手足小关节红肿胀痛，局部灼热，皮肤稍红，或脊椎胀痛，四肢活动障碍，持物不便，行动艰难，或伴有全身低热不适，或自觉全身有发热感，烦渴汗出。二为风寒湿邪郁久化热，此类患者多有关节红肿热痛，遇寒痛减，高热、汗出、口渴等表现。

治疗热痹宜清热，用白虎加桂枝汤、苍术白虎汤等。更要加入养阴清热之品，如生地、白芍、玄参、麦冬等。热甚者应加入清热解毒之品，如野菊花、草河车、白鲜皮等，具体用量因人而异。

生石膏用于治疗热痹，源于《金匮》风引汤。生石膏不仅是清解气分之要药，且具有明显的凉血消肿作用。临床用于类风湿急性活动期，关节红肿热痛伴有全身汗出、烦渴等热证，尤其血沉快，血细胞偏高者，用之效佳。此外，白鲜皮、土茯苓、穿山龙等用于热痹，血沉快者效果亦好。

三、寒热错杂宜通

寒热错杂之痹证，在临床较为多见，其特点为寒热并存，虚实互见，错综复杂。有的表现为手足关节肿痛，局部灼热，下肢发凉，周身恶寒或脊椎疼痛弯曲畸形，有的手足关节畏寒而扪之发热或自觉手足发热而触摸局部发凉，有的上肢发热、下肢发凉、口渴、便溏等。

治疗痹证寒热错杂证时，曾用桂枝芍药知母汤，临床多有效，但也有不验者。因为痹证日久，多为虚实相兼、寒热夹杂之证。一个患者同时表现出热痛与冷痛，如何处理清热与温阳这一矛盾呢？寒痛者，阳气未至也；热肿者，阳气郁积不行也。因皆由于阳气运行障碍所致，所以在治疗上以通为要。可选用桂枝、桑枝、路路通、丝瓜络、豨莶草、老鹳草、徐长卿等，取其能通行血脉，血气和则障碍除，寒热错杂症状缓解。

四、久病入络宜活血搜剔

病久则入络，在治疗时除散风祛湿通络外，尚需加入血分药，其中又以虫类药效果为常用全蝎、蜈蚣、僵蚕、地龙、山甲、蜂房、乌蛇、蕲蛇、白花蛇、水蛭、土鳖虫等活血搜风，通络止痛。用此类药物要注意剂量和配伍，虫类药多有毒，不能用大剂量，同时应配伍养血滋阴药，如当归、白芍、丹参、麦冬、玄参等，以防其耗血伤阴之弊。大毒治病，衰其大半则已，用之有效，应适可而止，继用养血活血通络之品以巩固之。

在总结前人治疗痹证经验基础上，结合自己多年临床经验，自拟痹痛宁治疗痹证，每获良效。其药物组成：

鹿角霜 12g　制附子 10g　桂枝 10g　细辛 5g　羌独活各 10g　防己 15g　生黄芪 30g　当归 15g　赤白芍各 10g　生地 30g　生苡仁 30g　广地龙 10g　蜈蚣 3 条　乌蛇肉 10g　生甘草 12g

功效：祛风胜湿，温经散寒，舒筋活络，通痹止痛，补益气血，强壮筋骨。

主治：肢体肌肉关节冷痛，关节肿胀或变形，屈伸不利，腰膝酸痛。用于风湿性关节炎、类风湿关节炎、坐骨神经痛、肩周炎、老年人腰腿疼痛等。

用法：水煎服。每半月为1个疗程，可根据具体病情服2~6个疗程。

痹证用药经验点滴

一、常见症状处理

1.肿胀

红肿热痛多见于初期或急性发作期，多属风湿热邪为患。既要清热、散风，又要利湿。热者宜用生石膏、知母等，利湿可用白茅根、车前子、滑石等；但需适当加活血化瘀药，如赤芍、桃仁、红花、川芎、地龙；又益母草也是常用的活血利尿祛湿药。因血瘀易导致气滞，故益母草常与香附同用，桃仁、红花常与木香、砂仁同用。藕节、丹皮、白薇等均有清热活血、化瘀消肿功效。

若气虚湿重，以肿为主，可选用防己黄芪汤、防己茯苓汤等。可用黄芪 30~45g，汉防己 12~15g，云茯苓 15~30g，消肿效确。红肿消退后，疼痛随之减轻。

2. 疼痛

寒湿重痛，经络不通而痛苦可用麻黄附子细辛汤。其中麻黄治外，祛水湿；附子治内，温通祛寒湿；细辛治表里之间寒湿，通经络，缓疼痛。

腿脚挛急疼痛，可用芍药甘草汤，酸甘化阴，理血行气，养血舒筋，缓急止痛。

下面几种具有止痛作用的对药，在临床中比较常用。

穿山龙、徐长卿：均为民间草药，二药皆属温性，有祛寒止痛之功，可用于寒湿痹痛。

青风藤、海风藤：有舒筋通络缓痛作用，临床常与鸡血藤、忍冬藤并用。青风藤通络达肢，但性燥，若与鸡血藤同用可缓其燥，且有养血通络作用。忍冬藤能清热凉血、通络消肿。四药同用，既通络达肢，又缓解疼痛。

追地风、千年健：并用祛风湿、通经络、壮筋骨，用于四肢关节酸痛，筋骨痿软，止痛效果较好。

桑枝、桂枝：桑枝通络，桂枝温通，如为寒湿痹，桂枝用量宜大；湿热痹，桑枝用量宜大。二者合用，缓痛作用明显。

乳香、没药：乳香血中行气，舒筋活络，消肿止痛；没药活血散瘀，消肿止痛。二药参合，气血兼顾，流通经络，活血祛瘀，消肿止痛。

秦艽、威灵仙：秦艽清虚热，利关节，通经络；威灵仙通络，二药合用，络通热清，湿去痛缓。

3. 风湿结节

此证多按湿、水、痰核论治。可用当归 12g，连翘 12g，赤小豆 15~30g，升麻 3~5g，土茯苓 15~24g；不甚高于皮肤者，重用生苡仁，每次 30~60g，如有肿胀可用白芷、花粉。化痰核可用白芥子病重者可加玄明粉 5g 冲服。浙贝母、夏枯草亦能化痰核，散结节。软坚用生山楂、生牡蛎，有时也可用昆布、海藻。

4. 关节畸型

在关节无热肿痛的情况下，应加强自我按摩及体疗。用药宜加益气养血、健脾生肌药，如白术、茯苓、太子参、当归、白芍等。展臂舒筋用生苡仁、伸筋草。健步增力用牛膝、锁阳、熟地。滋阴清热用龟甲、鳖甲。清虚热用秦艽、地骨皮、白薇、银柴胡。利关节、通经络用丝瓜络、路路通、鸡血藤、豨莶草。另应注意季节变化，防止潮湿浸淫，居住宜干燥，不要着雨、着凉，以免加剧病情。

总之，扶正培本是控制畸形发展和矫正畸型的治本之法。

二、毒剧药马钱子的应用

马钱子有毒，用时宜炙过。各地炙法不完全一致，北京、天津、河北等地先将生马钱子的毛茸烂掉，然后放入香油中炸酥，干后研成粉末。马钱子性燥，有强力缓痛作用，初期应由小量用起。根据"九分散"推算马钱子的安全用量为 0.7g，分 2 次服用。"九分散"是由马钱子、麻黄、乳香、没药各等量制成，每剂药为 2.25 分，约为 0.7g。初用时，可由小剂量 0.4g，逐渐增至 0.6g，分 2 次冲服。连续应用最好不超过 2 周。在应用中常配伍养血润燥药，如当归、白芍、川芎、丹参、生地、首乌、杞子、女贞子等，从中选一二味，既能养血滋阴又能缓和马钱子的燥性。马钱子可以单用，也可以随汤送服，或放在汤药中包煎。

重订古今名医临证金鉴

痹证卷（下）

单书健 ◎ 编著

中国健康传媒集团

中国医药科技出版社

内 容 提 要

　　古今名医之临床实践经验，乃中医学术精华之最重要部分。本书主要选取了古今名医对痹证的临床经验、医案、医论之精华，旨在为临床中医诊治以上疾病提供借鉴。全书内容丰富，资料翔实，具有极高的临床应用价值和文献参考价值，以帮助读者开阔视野，增进学识。

图书在版编目（CIP）数据

　　重订古今名医临证金鉴.痹证卷：全2册/单书健编著.— 北京：中国医药科技出版社，2017.8
　　ISBN 978-7-5067-9303-2

　　Ⅰ.①重… Ⅱ.①单… Ⅲ.①痹证—中医临床—经验—中国 Ⅳ.① R249.1

　　中国版本图书馆 CIP 数据核字（2017）第 100508 号

美术编辑　陈君杞
版式设计　也　在

出版　**中国健康传媒集团**｜中国医药科技出版社
地址　北京市海淀区文慧园北路甲 22 号
邮编　100082
电话　发行：010－62227427　邮购：010－62236938
网址　www.cmstp.com
规格　710×1000mm $\frac{1}{16}$
印张　53 $\frac{3}{4}$
字数　601 千字
版次　2017 年 8 月第 1 版
印次　2024 年 2 月第 3 次印刷
印刷　大厂回族自治县彩虹印刷有限公司
经销　全国各地新华书店
书号　ISBN 978-7-5067-9303-2
定价　**99.00 元**（全 2 册）

获取新书信息、投稿、为图书纠错，请扫码联系我们。

目　录

附：颈肩腰痛卷

王季儒

寒痹当遵仲景法，热痛尚需羚羊方

王季儒（1910~1991），天津长征医院主任医师，临床家

急性风湿性关节炎

发病骤急，肿痛剧烈，游走不定，初为一个关节，很快延及其他关节。按其症状，当属行痹之类，而有偏寒偏热之殊。其偏寒者，脉来弦紧。其偏热者，脉来滑数，兼有发热，局部有红肿热痛。治疗之法，偏寒者，宜温通散寒，《金匮》之桂枝芍药知母汤可称有效方剂。偏热者，宜清热透邪，以自拟热痹镇痛汤投之多效。

桂枝芍药知母汤加减，能温经散寒，通阳透表，主治风湿性关节炎之偏于寒者。

桂枝 6g　芍药 12g　附子 6g　细辛 3g　麻黄 3g　防风 6g　白术 6g　忍冬藤 30g　甘草 3g　生姜 3g

此方即桂枝芍药知母汤加细辛，以忍冬藤代知母。方中麻黄、防风散风祛寒，使关节瘀阻之寒湿，随发汗而透达于外，以达到消肿之目的。临证体会四肢关节之肿痛，从汗解则道近而效速，故散风祛寒实为消肿止痛之捷径。桂枝、细辛通阳散瘀，疏通气血；附子温经散寒以镇痛，且能兴奋神经，助麻桂以发汗透邪，病情严重者，非生附

子不为功（须先煎 1~2 小时）。曹颖甫《金匮发微》治戴姓妇案中，此方用熟附子 12g，2 剂不应，二诊时改用生附子，汗乃大出，2 剂肢节便能屈伸，足肿亦消。可见本方之发汗非独麻桂之力，尚赖附子以助之。但麻、桂、辛、附，过于辛热发散，故以芍药、白术、甘草敛阴健脾以和之。忍冬藤除清热解毒监制桂附之热外，且有宣通经络之力，似较知母为优。本方虽有大量辛热发汗之品，但临床实践，只有肿痛处局部出汗较多，随着病情的减轻，而汗出亦少，乃至肿消痛止，虽继服原方，却不出汗。仲景立方之奇，颇有不可思议之妙。

燕某　男，15 岁，农民。1978 年 2 月 23 日入院。

患者 1 年前开始，每于劳累右胁作痛，继而两下肢沉重。至 6 月出现不定时发热，腿痛不肿，经某医治疗 1 个月无效而至县医院住院治疗，诊断为"风湿热""风湿性关节炎"，用泼尼松、保泰松治疗 10 天热退，出院后继续服药治疗。2 周后又高热持续不退，四肢关节肿痛，日渐加重。虽激素药始终未停，但每隔半月即出现高热反复发作。经治无效而转入我院内科住院治疗。查体：体温 39.8℃，心律齐，心率快，心尖部可闻收缩期杂音 Ⅱ 级。两手指关节、腕关节及两下肢关节肿胀，活动受限，不能站立，手颤动不能握。血沉 64mm/h，风湿因子（＋），类风湿因子（－），心电图：Ⅱ、Ⅲ、aVF、V_5ST 段低平，T 波倒置，患者由于长期服激素呈满月脸，舌苔白润，脉沉细而数。证属风湿性关节炎偏于寒湿者，拟桂枝芍药知母汤加减。

桂枝 6g　杭白芍 12g　知母 10g　忍冬藤 30g　附子 6g　细辛 2g　麻黄 2g　白术 10g　生姜 3g　防风 10g

据述服药半小时后，全身出汗及各关节肿痛明显减轻，可以轻微活动。2 剂后，腕关节肿大明显见消。按原方每日 1 剂，服 4 剂膝关节已不痛，舌质红，苔白燥，原方加石斛 20g，麦冬 20g，又服 16 剂，药后汗出减少，各关节肿痛大减，能下地轻微活动，惟蹲起时膝关节尚有痛感，手握有力。仍服原方 8 剂，全身关节肿痛均已消失，活动灵活，走路自如，脉转滑数，原方加清热养阴之品。

生石膏 30g　秦艽 10g　忍冬藤 30g　麦冬 12g　石斛 15g　桂枝 10g　杭白芍 12g　附子 6g　麻黄 3g　细辛 3g　甘草 3g　牛膝 10g　川萆薢 12g

每日 1 剂，连服 16 剂，血沉 23mm/h，于 4 月 16 日痊愈出院。嘱其继服丸剂，以资巩固。丸药方：

生石膏 100g　忍冬藤 60g　桂枝 30g　麻黄 15g　细辛 15g　杭白芍 30g　甘草 15g　白术 30g　附子 30g　桑寄生 100g　威灵仙 30g　蕲蛇肉 30g　鸡血藤 60g　桃仁 30g

共研细为蜜丸，每丸 9g，早晚各 1 丸。

热痹镇痛方　清热散风，活血通络，主治风湿性关节炎之偏于热者，即热痹。

生石膏 30g　细辛 2.4g　麻黄 2.4g　羌独活各 5g　桑寄生 20g　知母 10g　黄柏 10g　僵蚕 10g　栀子 10g　忍冬藤 30g　赤芍 10g　鸡血藤 15g　羚羊角粉分次冲服，0.6g　乳香 5g

方中重用生石膏、知母、黄柏、栀子等辛凉苦寒药，以煞其火焰之势，火熄则疼痛自减。麻黄、细辛、羌独活散风透邪，开闭止痛，且风能胜湿，散风即能祛湿，湿去则肿消。虽为热痹，必然兼受风寒而发，故仍须散风祛寒之味。桑寄生、忍冬藤通络而祛凝滞；鸡血藤、赤芍、乳香活血通络。羚羊角清热镇肝息风而走经络。黄宫绣《本草求真》中说："历节掣痛，羚羊角能舒之。"刘河间治热痹之升麻汤亦重用羚羊、犀角。故凡急性风湿性关节炎之属于热痹者，药下肿痛即减。肿痛极剧者，此方亦可使安，效力甚捷，诚有不可思议者。

那某　女，7 岁。1962 年 5 月 15 日初诊。

据述昨天由跳绳而扭伤左踝关节，微有肿痛，至夜间发热，今日上午除两踝关节肿痛外，双手腕关节及腰骶部亦肿痛。至某医院急诊，化验血沉 32mm/h，诊断为急性风湿性关节炎。晚七点半，肿痛更剧，其父抱来求诊。患儿呈痛苦病容，双腕关节、踝关节、腰膝部位均肿痛颇剧，活动受限，体温 38.5℃，脉滑数。揆诸病情，显系活动后血热沸腾之际，汗出受风所致。治宜搜风活血、清热通络，热痹镇痛汤主之。

生石膏 24g　细辛 2.4g　麻黄 2.4g　桑寄生 20g　羌独活各 4.5g　知母 9g　僵蚕 9g　乳香 4.5g　栀子 9g　黄柏 9g　忍冬藤 20g　赤芍 9g　羚羊角粉冲, 0.6g

次日复诊，据述服第一煎药后，约 1 小时，肿痛大减，即能入睡，半夜醒来，肿消痛止，体温正常。嘱其按原方再服 2 剂以巩固疗效。随访多年，未再复发。

痹证久痛方　关节疼痛，经久不愈，或时发时止，不红不热，由轻而重，逐渐变成慢性风湿性关节炎。其致病原因不一，有的属于寒湿凝聚，有的属于热灼筋急，有的属于湿痰瘀阻，其痛固定不移。寒湿凝聚者，局部有凉感，遇寒侧甚，脉多弦紧。热灼筋急者，局部有热感，或红肿热痛，脉多滑数。湿痰瘀阻者，局部肿胀肿痛，麻木沉重，脉多沉缓。其有游走不定者，是兼风邪混杂其间。自拟基本方，随证加减，每收捷效。

桑寄生 30g　威灵仙 10g　苏地龙 10g　蕲蛇 6g　鸡血藤 20g　乳香 5g

本方桑寄生、威灵仙、地龙通络止痛；蕲蛇走窜搜风，无处不到，其止痛之力迅速；鸡血藤、乳香活血通络以止痛。

寒偏胜者，加附子 6g，细辛 3g，麻黄 3g，桂枝 6g，当归 10g，川芎 6g，以辛热之味，散寒开闭。

热偏胜者，加生石膏 30g，忍冬藤 30g，知母 10g，黄柏 10g，羚羊角粉（冲服）0.6g，用辛凉苦寒之品以清热。

湿偏胜者，加川草薢 15g，炒秫米 12g，苍术 10g，黄柏 10g，防风 10g，羌独活各 10g。

膝关节有积液者加木通 10g，防己 10g，甘草 3g，以风药胜湿。

风偏胜者，加羌独活各 10g，桂枝 6g，穿山甲 10g，䗪虫 3g。风胜加虫类药活血，血行风自灭也。

上肢痛加桂枝 6g；肩关节痛加片姜黄 10g；下肢痛加牛膝 10g，青风藤、海风藤各 12g，松节 20g，或加川乌、草乌各 5g；腰痛加杜仲炭 12g，续断 12g，狗脊 12g，或加云苓 12g，川萆薢 12g。

于某　女，50 岁，农民，1977 年 6 月 13 日初诊。

患风湿性关节炎已 4 年，时轻时重，今年病情加重，两腕关节肿痛僵直，活动受限，血沉 46mm/h，脉弦滑。因家住外县，要求带丸药常服。

生石膏 60g　麻黄 10g　细辛 10g　桑寄生 60g　威灵仙 30g　苏地龙 30g　䗪虫 30g　制山甲 30g　鸡血藤 40g　乳香 15g　没药 15g　忍冬藤 50g　蕲蛇 30g　僵蚕 30g　知母 30g　黄柏 30g　蜈蚣 6g　冰片 3g　人工牛黄 3g　赤芍 30g　羚羊角粉 3g

共研细为蜜丸，每丸 9g，早晚各 1 丸。

1978 年 3 月 21 日复诊：据述前方已服 2 料，病情逐渐好转，现已肿消痛止，活动自如，但尚不如未病之前，脉仍弦滑，原方加桂枝 30g。嘱其再服 2 料以资巩固。

刘某　女，40 岁，北京某局干部。

患者因两膝关节肿痛日久，1974 年来津就诊。两膝关节肿大，积液颇多。湿流关节而成着痹，治以化湿通络。

桑寄生 30g　威灵仙 10g　川萆薢 20g　青风藤 12g　海风藤 12g　炒秫米 12g　木通 12g　乳香 6g　没药 6g　甘草 3g　松节 24g　防己 10g

连服 10 余剂，积液消失。回京后，亲友中有患膝关节积液者，服之亦效。

　　类风湿关节炎，临床所见女性为多，且多为慢性。此病除有典型类风湿症状外，必须以类风湿凝集试验阳性为确诊依据。此病有属寒者，有属热者，有属气血亏损者。致病虽有内因，然多由外感风寒湿邪而为痹，故治疗常用桂枝芍药知母汤加减变通。

　　王某　女，53 岁，某医院职工。

　　患者两手指关节疼痛，屈伸不利已 4 个月。两手中指、无名指关节肿大，近日两膝关节积液疼痛。血沉 38mm/h，类风湿因子阳性，脉沉滑。证属偏于寒湿之痹。治宜温寒祛湿。

　　桂枝 6g　杭芍 15g　知母 12g　附子 6g　防风 10g　白术 10g　忍冬藤 30g　细辛 3g　川草薢 30g　地龙 10g　薏米 30g　木通 15g　甘草 3g

　　共服 15 剂，手指关节肿痛已愈，两膝关节积液消失。

李可

偏正头风散化裁治疗痹证

李可（1930～2013），山西灵石人，临床家

余在 1958 年，偶得一则民间专治偏正头痛之秘方"偏正头风散"，经临证反复运用，筛选药物，调整主辅药比例，使之恰合其病理、病机，用治各类各型头痛痼疾，收到药到病除之效。而且重订之后，已大大突破了原方的主治范围。方如下：

（红参、五灵脂、制首乌、炒白蒺藜）、制川草乌、生石膏、天麻、川芎、白芷、甘草各 12g，细辛、芥穗、防风、羌活、（辛夷、苍耳子、苍术）、全蝎、（蜈蚣）、僵蚕、地龙、天南星、制白附子、明雄黄（另研兑入）、乳香、没药各 6g（括号内药品为笔者所增）。

上药共研细粉，日服 2 次，每次 3g，饭后、睡前淡茶水调服。本方以人参、天麻、定风丹（首乌、蒺藜对药）补元气，生津液，补肝肾、益精血，扶正托邪于外；川草乌大辛大热通行十二经表里内外，破沉寒痼冷，驱逐伏邪外透；芎、芷、荆、防、羌活、辛夷、苍耳、苍术，芳香透窍，辛散开表，疏风燥湿，开门逐盗；天麻、南星、白附，化痰定风；石膏甘寒清热，监制辛热燥烈诸品；雄黄、苍术，解毒辟疫；乳香、没药，化瘀定痛；诸虫深入血分，搜剔伏匿之邪；白芷一味，号称植物麝香，芳香浓烈，善通诸窍，与川芎之专理头痛者相配，可引诸药上达头部直入脑窍，破其巢穴。诸药相合，对风、

寒、湿、痰、火瘀多种伏邪，皆有透发之效。似乎寒温不可同炉，未免驳杂成方。但凡痼疾，必是寒热胶结，湿痰死血深伏血络，正可泛应曲当。又由于本方有通行十二经表里内外之功，故对暴感外淫六邪或外风引动内风，全身各部，一切突发性、神经性、眩晕、麻木，剧烈痛症，1小时即可止痛。本方性味燥烈，偏于攻邪，故对热病及脏腑内伤所致头痛则非所宜。

多发性神经炎之肢端麻木疼痛，辨证多属气虚失运，兼夹湿痰死血。服用本方，中病即止，不可过剂。后以补阳还五汤加肾四味各10~30g，豨莶草30g，白芥子（炒研）10g，治本，以杜再发。

急性风湿热关节剧烈肿痛，以苍术白虎汤：

苍术15g，生苡仁45g，黄柏30g，豨莶草50g，饭红豆、生山药、知母、炙草各30g，生石膏250g，赤白芍各45g，下肢加川牛膝30g，煎汤送服散剂3g，3次/日，蜜水调服，10日内可以痛止肿消。后以豨莶草500g，黄酒拌，九蒸九晒，研粉蜜丸10g重，日服3次，每次1丸，服完即获根治，并可避免演化为风心病。

急慢性风寒湿痹、急性坐骨神经痛、腰椎间盘突出急性期，轻症单服散剂4g，2次/日，饭后睡前淡茶水加蜜1匙调服，当日止痛，10日痊愈；重症，以生芪120g，当归、附子、川乌、防风、黑小豆、老鹳草、豨莶草各30g，麻黄先煎去沫15g，细辛20g，桂枝、杭白芍各45g，炙甘草60g，蜂蜜150g，鲜生姜45g，大枣20枚，加冷水2500ml，文火煮取600ml，分3次服，3小时1次，每次调服散剂3~4g，肾虚腰困如折者加肾四味各30g，约20剂可获根治。

本方与培元固本散（胎盘1具、大三七、血竭、炮甲珠、琥珀、红参、茸片各30g）合方，加九制豨莶草，变散为丸，对类风湿关节炎有卓效。

所列汤剂，即仲景乌头汤之加味改良方，方中增入防风、黑小豆，两倍量之炙甘草，大剂量蜂蜜、鲜生姜、大枣，更加水文火煮 2 小时以上，可有效破坏乌头剧毒，治病救人而无害。余一生运用此方在万人次以上，从无 1 例中毒。仲景方能治大病，救急痛，愈痼疾，是攻克疑难大症的仙丹妙药。后世由于配伍不当，煎煮不遵法度，偶有中毒事故发生，遂使当今中医界畏乌附如蛇蝎，因噎废食，弃置不用，使仲景起死回生妙方有绝传之虞。

寒凝型血栓闭塞性脉管炎之电击样剧痛，以改良乌头汤重用生芪至 240g，合仲景当归四逆加吴茱萸生姜汤（必须原方折半计量）煎汤送服散剂 3~4g，益气破瘀破沉寒痼冷，开冰解冻，12 小时即可止痛。余治愈本型患者 9 例，其中 1 例患者高某，灵石城关派出所所长，双下肢血栓闭塞性脉管炎，合并心肌后壁梗死，并发剧烈心绞痛，上方加麝香 1g，3 次热黄酒送下，4 剂诸症均退，继服散剂半个月，注射毛青冬 15 盒而愈，今犹健在，已 76 岁高龄。

中风后遗症之关节变形，肌肉萎缩，痿废不用，以本方 1 料 3g，3 次 / 日，淡茶水加蜂蜜 1 匙调服。另备制马钱子粉 198g（与本方等量）另包，单服，以准确掌握剂量。每睡前温开水送下 0.6g，10 日后渐加至 0.8g，极量 1g。服后以感觉全身肌肉筋骨紧张有力为验。即以此量为准服用。如出现强直性痉挛之苗头，即为过量。毋须惊慌，服凉开水 1 杯即解，然后调整至适量。服药初期，医者应密切观察，以定准有效剂量。服药期间，忌食绿豆及汤。服药 10 日，停药 5 日，以防蓄积中毒。对本病之康复，大有助益。此法对癫痫亦有效。

本方经 42 年临床应用，未发现任何毒副反应。方中剧毒药川、草乌，占全剂的 16.6%，而解毒药甘草、防风、白芷以及反佐监制药石膏则为川、草乌之两倍。加之服用时间在饭后、睡前，更以淡茶水送下（茶性苦、甘、凉，最能泻火清头明目，除烦渴，利小便，可制其燥烈。现代药理实验证实，茶水中所含鞣酸蛋白，可使缓慢吸收，迅速排泄。）故绝无中毒之虞，正是本方配伍巧妙处。惟方中之雄黄含砷化物，火煅或粉碎过程磨擦发生高热，则成红砒，误见火即可杀人，故应单味乳钵另研兑入。

近年诊余温课，始在宋代《和剂局方》中查到本方之原始出处，《局方诸风门》项下列"追风散"方一则，药18味，与秘方相同，惟缺细辛，且主、辅药之剂量各异。明代龚廷贤著《寿世保元》又转引于该书头风门项下，药味相同，剂量又与局方不同。余20世纪50年代所得秘方，药味、剂量又是一变。可见本方在两千多年（局方刊行于1078年，所搜集者皆宋代以前上溯到汉唐时期流传于民间之验方）的流传过程中，吸收了历代医家治疗头痛及一切暴发性神经痛的成功经验与心血结晶，可谓集古今治疗痛症之大成，疗效卓著之奇方。

徐季含

证辨五端，疏络流湿

徐季含（1891~ ？），曾任西苑医院内科主任，临床家

徐氏曾观察 90 例慢性风湿性关节炎患者的临床症状，发现绝大多数患者均属虚证，占 86.7%，不现虚象者仅占 13.3%。临床分以下 5 证论治。

1. 单纯呈现虚象（气血俱虚）者

体质瘦弱，面白唇淡，语音低微，自汗，肢体痿软无力，头眩心烦，妇女常见月经不正常，苔净质淡，脉一般是细涩或沉小。以《六科准绳》八珍汤加减。

2. 虚证兼寒重者

关节疼痛固着一处，不呈游走性。或四肢拘急，口鼻气冷，小便清利，大便溏薄，冷汗自出，苔净或薄白而润，舌质嫩，脉现沉迟者为多。以《千金》独活寄生汤、《局方》五积散及《尊生方》五痹汤等加减。

3. 虚证兼湿重者

四肢困顿，重着不举。或头胀如裹，纳谷不思，胸闷腹胀，便溏溲少，苔呈现厚腻，脉现沉滑。以《千金》薏苡仁散及自拟经验方疏风流湿饮（丹皮、茯苓皮、芍药、秦艽、防风、防己、茵陈、威灵仙、

白芷、牛膝）、行气流湿饮（苍术、防风、羌活、茯苓、苡仁、川乌）等为基础方，随症加减。

4. 虚证化热者

心烦口渴，倦怠无力，或午后潮热，溲黄不利，舌尖及唇现红色，脉细数。以《本事方》当归拈痛散及千金加味二妙散为基础方，随症加减。

5. 实证者

得病未久，邪气尚实，正气未伤。临床无他症掺杂，脉弦滑。以经验方通络定痛饮（当归、牛膝、赤芍、桃仁、地龙、延胡、红花、苡仁、威灵仙、没药）及筋缩定痛方（当归、苡仁、元参、柴胡、生地）为基础方，随症加减。

由于本病多因体质虚弱，血气不充，风寒湿得以侵入，留滞闭塞经脉，气血不通，开始治疗时应以活血行气、通筋活络为主，常用当归、生地、芍药、丹参、丹皮等药以活血养血，桑枝、牛膝、鸡血藤、伸筋草等药以通筋活络，再适当给予茯苓、猪苓、苡仁等利湿药。其表现为行痹症状（即游走性）明显者，酌量给予祛风之药，如钩藤、白芷、秦艽等。不宜在治疗初期即骤予刚劲猛峻之药，如破血逐瘀的桃仁、红花等，大寒大热的附子、干姜、石膏、知母及辛散太甚之祛风药。嗣后再在辨证施治的原则下，随症加减。

刘某 女性，39 岁，机关干部。

因游走性关节痛 3 年余而来本院求治。患者 3 年来每于着凉及劳累后两膝关节酸痛，但屈伸尚无大碍。1 年前因小产而引致症状加剧，并牵连至其他关节呈游走性疼痛，以肩、肘、腕、膝等关节为重，运动时更为明显。发病来尚无关节局部红肿现象。患者既往有经常感冒史。体检：营养较差，头颈胸腹均无异常发现。各关节局部均无红肿现象但有压痛，左肩关节旋转时疼痛，运动障碍。舌无苔，脉象滑而缓。化验检查：血红蛋白 94g/L，血沉 27mm/ 第 1 小时，65mm/ 第 2 小时。西医诊断：①慢性风湿性关节炎；②继发性贫血。血不荣筋，系为行痹，属虚证。治法：活血行气，舒筋通络。

丹参 9g　当归 12g　白术 12g　香附 4.5g　白芷 9g　片姜黄 9g　桑枝 20g　伸筋草 9g　鸡血藤 9g

二诊：服上药后症状大减，气候骤变亦未见发作，舌脉同前，拟以前方加减。

当归 12g　白术 12g　生地 9g　没药 3g　羌活 3g　桑枝 15g　姜黄 6g　灵仙 6g　伸筋草 6g

三诊：肩、肘、腕、膝等关节均感轻快，屈伸灵活，仅左臂尚有轻微酸感。舌无苔，脉缓滑。予以调理之剂以善其后。

香砂六君子丸；桑枝 30g，水煎服。

姚某　男性，62 岁，干部。

因游走性关节疼痛 14 年而于 11 月 4 日来本院门诊治。14 年前即经常有游走性关节疼痛，尤以各大关节为甚，因寒冷及阴雨而加重。初期关节部曾有红肿及活动不利。近年来固定于左侧肩、膝、踝等关节。1 个月前又开始有关节局部红肿。曾在较大医院经门诊及住院治疗无效而转来院。既往病史无特殊发现，仅感经常周身困顿无力。体检：头颈胸腹均无异常发现。左膝关节及踝关节有红肿，局部温度稍高，压痛较著，活动受限，左肩关节只有活动障碍，无红肿现象。苔淡黄而腻，脉濡滑。化验检查：血红蛋白 130g/L，血沉第 1 小时 25mm，第 2 小时 40mm。西医诊断：慢性风湿性关节炎(急性发作)。乃风湿伤络，气滞血瘀，系历节风病。治法：行气活血，疏通经络，佐以祛风利湿。

当归 15g　赤芍 9g　川芎 6g　生地 15g　泽兰 9g　苡仁 24g　白芷 9g　片姜黄 9g　灵仙 9g　千年健 15g　丝瓜络 9g　牛膝 9g

二诊：服药后各关节痛大减，运动障碍解除，活动灵活，红肿消失。数日来有便溏。苔微腻，脉濡滑。再以前法增益气扶脾之味。

丹参 9g　白芍 12g　党参 12g　苍术 12g　云苓 15g　苡仁 24g　寻骨风 9g　伸筋草 9g　牛膝 9g　升麻 5g　白芷 9g　莱菔子 9g

后予调理之剂以善其后。

黄某　25 岁，男，机关干部。

腰背酸痛已 5 年。自 1952 年在朝鲜因寒冷及受潮湿即开始有腰背酸痛，严重时不能弯腰，直至 1954 年经用温泉洗浴后症状稍减。后因行路不慎摔倒，症状又加重，并侵及髋关节，经浴疗等又稍减，今春流感后症状更加重，并牵连膝关节，因各种治疗完全无效而来院。体检：发育尚好，营养较差，头颈胸腹均正常，脊柱 1~5 节压痛，左髋关节稍肿，活动受限，行路稍跛，其他关节正常，舌质较红，晨起有黄苔，脉弦滑。并有筋惕肉瞤现象。化验检查：血沉 1 小时 27mm，2 小时 52mm。西医诊断：慢性风性关节炎。风湿入络，郁结而化热，拟用活血舒筋兼清热为治，佐以祛风利湿之剂。

丹参 9g　赤芍 12g　防风 9g　黄柏 4.5g　伸筋草 12g　牛膝 9g　豨莶草 15g　钻地风 12g　千年健 9g　鸡血藤 9g　苡仁 15g　木瓜 9g

二、三诊后原发未变，关节疼痛锐减，髋关节活动度亦增大，嘱患者仍续服原方。

张 琪

权衡邪正律应细，曲尽病机十法宜

张琪（1922~　），黑龙江省中医药研究院研究员，国医大师

痹一方

独活 15g　秦艽 15g　防风 15g　川芎 15g　当归 20g　熟地 20g　白芍 20g　桂枝 15g　党参 20g　生芪 30g　牛膝 15g

本法适用于治疗肝肾两亏，气血不足，外为风寒湿邪侵袭而成之痹证。症见腰膝冷痛，肢节屈伸不利，畏寒喜温，或肢节酸麻疼痛，重着，舌淡，脉沉弱或沉细者。

肝主筋，肾主骨，筋骨依赖气血之濡养，气血不足则筋脉失养，外邪趁虚而侵袭。治疗当以补肝肾、益气血为主，如熟地、牛膝合圣愈汤以补肝肾、益气血，再用独活、秦艽、防风祛风胜湿，桂枝温通血脉，合之为扶正祛邪之剂。

治产后肢节酸痛，麻木，无力，常以此方收效。因产后气血不足，百脉空虚，外邪易乘虚侵袭。临床表现为肢节疼痛、重着，此时若只注意祛邪而不知扶正，一味用祛风寒湿之药，不仅邪不能除，往往愈用愈虚，偾事者甚多。因此必须考虑机体情况，摆正内与外、正与邪之相互关系。此方以扶正为主，祛邪为辅。用后全身力增，肢节酸痛随之减轻，继续用药自能痊愈。

痹二方

秦艽 15g　生石膏 40g　羌独活各 10g　黄芩 10g　防风 10g　生地 20g
当归 15g　川芎 15g　赤芍 15g　白芷 15g　细辛 5g　苍术 15g

本方适用于风寒湿痹夹有里热之证者。秦艽、二活、防风、白芷、细辛疏散诸经之风邪；四物养血和营；苍术燥湿；生石膏、黄芩清热；内清外疏并用，风热相搏，故肢节疼痛甚剧。由于外观无热象，容易误作风寒湿治疗而用祛风寒湿之剂，以热助热，不仅不能取效，反而使疼痛加剧。如此误治者屡见不鲜。

治疗此类痹证，用本方疏风清热，屡用屡效。如大便干者，可于方内加生军以泄热。曾治一少妇产后罹此病，全身发冷，麻木，走窜疼痛，胃脘堵闷上攻，头昏胀痛，服用祛风药百余剂无效。诊见其舌红苔白腻，脉象浮滑带数，小便黄，辨证为内热外风，风邪夹热上下走窜，故出现以上诸症。遂用本方疏风养血清热，加生军 10g 以泄热开郁。

服药 6 剂，病减大半，继用本方加活血之品而愈。

痹三方

川牛膝 15g　地龙 15g　羌活 15g　秦艽 15g　香附 15g　当归 15g
川芎 10g　苍术 15g　黄柏 15g　灵脂 15g　红花 15g　黄芪 20g　桃红 15g

本方即《医林改错》身痛逐瘀汤原方略有删减，适用于痹证日久，用祛风寒湿诸药不效者。凡风寒湿邪痹阻，脉络不通，周身肢节疼痛，或手指、足趾关节肿胀疼痛，或神经根炎属于气血痹阻者。

方中部分为祛风散寒除湿之品，大部分为活血通络药物，佐以黄芪补气扶正。凡痹证日久，脉络阻滞，单用祛风散寒除湿之药则难以逐邪外出，必须活血通络，使气行血活，脉络通畅，则外邪可除。此方辨证重点在于痹证日久不愈，舌色紫暗，脉沉（包括一部分类风湿关节炎、神经根炎及慢性腰腿痛患者），用祛风寒之药无效，而又不属于肝肾虚者，以此方治疗咸效。其治疗原则是"治风先治血，血行风自灭"。凡血瘀日久，舌色多现紫暗，但临床观察亦不尽然，也有一部分血瘀患者舌色不变，因而不能单凭验舌一项，必须结合病之新久，证之虚实，全面观察分析，方能中肯。

痹四方

穿山龙 50g　地龙 50g　公藤 50g　薏苡仁 50g　苍术 15g　黄柏 15g　知母 15g　白芍 40g　牛膝 50g　草薢 20g　茯苓 20g　甘草 10g

本方具有清热利湿、舒筋活络之作用。方中穿山龙、地龙、公藤舒筋活络；知母、黄柏、苍术清热除湿；薏苡仁、茯苓、草薢淡渗利湿；牛膝强筋壮骨；白芍治筋脉拘挛。合之用治肢体酸楚重痛，包括神经根炎、坐骨神经痛等病。凡属湿热伤筋者，用之皆有卓效。

湿热伤筋之证候，除了肢体酸软痛麻、笨重外，多见尿黄，舌苔白腻，脉缓，手心热等症候。数年前，遇一例坐骨神经痛患者，右臀部连及大腿悠悠作痛，酸软乏力，不能步履。屡用祛风寒除湿通经络之品皆无效，诊其脉缓有力，舌苔白腻，小溲色如浓茶，辨证为湿热伤筋，予本方立效，连续用药 20 剂而痊愈。其后凡遇此类患者，用此方施治皆获痊愈。

痹五方

制川乌 15g　麻黄 15g　赤芍 20g　桂枝 20g　黄芪 20g　干姜 10g　白术 20g　茯苓 20g　甘草 10g

本方治疗痹证寒湿偏盛者。临床表现为腰腿肢节冷痛，脉沉迟或弦紧，舌润口和，畏寒，少腹及腰冷，妇女白带清稀，月经愆期，男子则出现少腹凉、阴囊潮湿等寒湿下注现象。

此方由《金匮要略》乌头汤、肾着汤二方化裁而成。寒湿痹阻则血脉凝涩，麻黄、川乌合用善驱筋骨间之寒湿；桂枝辛开温通血脉，寒湿除、血脉通则痹证愈。茯苓、白术、干姜治寒湿弥漫三焦，身重腰冷，与麻、乌合用，共治表里之寒湿。凡风寒偏重之痹证，川乌为必用之药。曾治一少妇，两腿冒冷风，虽炎夏酷暑季节，下肢亦不觉温，遍用祛风寒之药不效。初用附子片30g配祛风之药有好转，但不能根治。后改用制川乌25g，麻黄10g，伍以当归、黄芪益气养血，下肢冷大减，继续治疗而愈。麻黄开毛孔，逐在表之寒邪，为治寒痹之要药。但也有个别人服麻黄后，心跳加快，呼吸短促，过两小时后始可恢复正常。因此，用麻黄时应注意此现象，一般量不宜大，常用量为5~10g即可。

痹六方

苍术 15g　黄柏 15g　桂枝 15g　威灵仙 10g　防己 15g　南星 15g　桃仁 15g　红花 15g　龙胆草 10g　羌活 10g　白芷 10g　川芎 10g

此方原为朱丹溪治痛风方，为祛风、清热、活血、除痰、燥湿通用之剂。方中桃仁、红花、川芎活血祛瘀；天南星、苍术燥湿祛痰；黄柏、龙胆草苦寒清热；防己、白芷、羌活、灵仙疏风，为治疗痛风之通用方。

治痛风、类风湿关节炎、关节肿痛、发热等常用此方。类风湿关节炎病机错综，风、湿、热、瘀血交织，脉络阻塞，周身关节游走窜痛，关节肿大、发热、变形等。因而非单纯祛风寒湿法所能奏效。此方疏风燥湿，化痰清热，活血逐瘀，上中下通治。曾治一例类风湿关节炎患者，指、腕、踝关节皆受累，痛如锥刺，肿胀有积液，变形，手指关节呈梭形。用此方6剂，小便增多，肿胀消失，关节疼痛大减。继续用祛风通络养血之剂而愈。痛风即历节风，多因素蕴内热，血为热耗，或涉水冒雨，或坐卧汗出当风，外邪与内热凝涩，脉络壅塞，关节肿痛，上下走窜。此方疏散风湿，开发腠理，化痰通络，清热散结，活血散结，活血祛瘀，面面俱到，临床用之颇效。

痹七方

蕲蛇 20g　当归 20g　蜈蚣 2条　全蝎 5g　苏土虫 5g　山甲 7.5g　仙灵脾 15g　熟地 25g　白芍 25g　秦艽 15g

本方适用于类风湿关节炎，关节肿痛，变形僵直，手指、足趾关节呈梭形，疼痛如锥刺，严重者功能丧失，几成残废，肌体消瘦，肌肉萎缩，皮肤枯燥等。

类风湿关节炎因风寒湿邪侵袭，日久化热，血枯液耗，筋骨失于充养。一方面外邪侵犯关节，关节肿大；另一方面气血不足，肌肉消瘦，甚至萎缩。

本方集中诸虫药，以搜剔风邪。凡痹证关节受损，僵直变形者远非一般除风湿之剂所能奏效，必须用虫类药透骨搜风，通经络止痛。曾治疗类风湿关节炎甚多，其严重者多用虫类药收功。其中蕲蛇或白花蛇祛风湿，通经络，《本草经疏》谓其"性走窜，善行而无处不到，故能引诸风药至病所，自脏腑而达皮毛也"。极言其搜剔风邪之力。蝎子治中风湿痹不仁，筋脉拘急，骨节疼痛；蜈蚣祛风镇痉止痛；穿山甲散瘀，通经络；苏土虫活血散瘀止痛。数种虫类药配合，有较强的祛风镇痛、活血通络作用。当归、白芍、熟地黄、仙灵脾补肝肾养血，营筋骨利关节。相互配伍，体现了扶正祛邪的治疗原则。

痹八方

生石膏 50g　银花 50g　防己 20g　萆薢 20g　秦艽 15g　薏苡仁 30g　桂枝 30g　黄柏 30g　苍术 30g　木通 30g

本方治疗热痹，适用于急性风湿性关节炎，关节红肿热痛，小便黄赤，肢体出现红斑，舌赤苔白腻，脉浮滑或滑数者。

热痹的病机为风寒湿夹热，或日久化热，壅遏血脉，气血循行受阻，故关节出现红肿热痛。热侵血络，故出现红斑及结节。

方中防己、秦艽、桂枝祛风通络；生石膏、银花、黄柏清热；

苍术、薏苡仁除湿，共奏祛风除湿之效。如恶寒有表证者可加麻黄10g；小便短赤加滑石、泽泻、竹叶清热利水；有红斑结节者，加丹皮、赤芍、生地以凉血活血；如关节积液较多，加茯苓、猪苓淡渗利湿。

临床观察，有的患者用本方加活血凉血之剂后，红斑增多，乃风湿热邪自血分外透气分，从里达外之佳兆，提示邪自外解，病有转机。曾治 1 例急性风湿患者，两下肢环形红斑甚多，用西药泼尼松后，红斑即消失，停药后红斑又出现，久治不愈，用此方加丹皮、赤芍、生地后，红斑遍及下肢，疼痛大减，从此而愈。

治疗热痹，石膏为必用之药。石膏性寒，解肌清热。凡属风湿夹热之痹证，需石膏与祛风剂合用。(《吴鞠通医案》)

治疗痹证之属于热者，尝用大剂石膏取效。痹二方与本方皆以石膏与祛风湿药合用，确有良好效果。

急性风湿病，一般血沉快，抗"O"增高，提示风湿活动，随着风湿热邪退后，血沉及抗"O"亦恢复正常。近治：一林姓女，患风湿热，发热不退，予此方，服药 50 余剂而愈。

痹九方

当归 15g　猪苓 15g　苍术 15g　苦参 15g　茵陈 15g　赤芍 15g　知母 10g　羌活 10g　防风 10g　泽泻 10g　黄芩 10g　甘草 10g

本方治疗风湿热相搏，肢节烦痛，或全身痛，风湿结节硬痛红肿，或红斑刺痒，尿黄，舌苔白腻，脉浮滑者。

方中羌活、防风祛风；泽泻、猪苓利湿；苦参、黄芩、知母、苍术清热除湿，合之以治风湿挟热壅于肌肉关节。皮下结节，浮肿，舌苔白腻，此皆风湿之邪羁留不去之兆。此方特点为上下分消，使外邪疏散，湿热蠲除，气血壅滞得以宣通，则诸症自愈。

曾治大兴安岭地区一青年患者，两脚踝部浮肿，硬节大如李，坚硬且痛，不能行动。投本方立效，连服 10 余剂，浮肿及硬节全消而愈。

痹十方

黄芪 75g　白芍 20g　甘草 10g　生姜 10g　大枣 5 枚　牛膝 15g　桃仁 15g　红花 15g　桂枝 15g

本方适用于上下肢或手足麻木酸软疼痛，笨重无力，或双脚麻木乏力，蚁走感，脉缓或弱，全身乏力，气短等卫气不足之证。

本方以补气为主，气为血之帅，气行则血行。方以黄芪桂枝五物汤增味。黄芪益气为主；桂枝通阳；芍药敛阴除痹；生姜、大枣调和营卫；桃仁、红花活血通络，合之以奏益气通阳行痹之效。曾治一王姓妇人，年 60，手脚麻木，酸软难忍，脉缓无力。服此方 30 余剂，麻木酸软全除，脉象亦随之有力。此类病颇不少见，必须以大剂黄芪方能治愈。

陈泽江

审度病位宗古法，不辨兼夹难应机

陈泽江（1900~？），黄石市名老中医

热　痹

热痹以骨骱烦痛，或骨关节红肿灼痛，痛而拒按，遇冷则缓等为特点，一般舌红，苔黄，脉数。治法常用清热通络，方剂多用白虎加桂枝汤或四妙散加减。对常法治疗不效者，多采用变法治疗。常用变法有三：

一、从病变部位考虑用药

在从病位考虑用药时，多宗古法。一般说来，对上肢热痹多用桑枝加于白虎加桂枝汤之内；下肢多用鸡鸣散加于四妙之中。如一伍姓患者，女，53岁，工人。素有风湿关节炎病史，近1个月来，双足灼热加重，近半个月日甚，行走困难，前来就诊。症见脚着地时，表情痛苦，跛行。心悸，大便干，小便黄，脉弦稍数，舌质红，苔薄黄。此乃素有蕴热，复感外邪，流注于足所致。四妙常法治之无效。

在四妙散加鸡鸣散原方基础上化裁，药用：

黄柏 6g　薏苡仁 10g　牛膝 10g　苍术 3g　栀子 10g　槟榔 10g　苏

叶后下，6g　生石膏 30g　大黄 3g　木瓜 6g

　　每日 1 剂，连服 6 剂而愈。上方加减续服 5 剂，以巩固疗效。随访至今未复发。

二、重视热痹兼夹证

1. 兼化火伤津

　　症见关节红肿，痛不可近，筋脉抽掣，入夜更甚；壮热口干渴，喜冷饮；腑气不通，大便干结，小便黄。舌质红，苔黄少津，脉弦数。治宜重用生津及通腑之药。如治一刘姓女患，30 岁，工人。患病 1 周，服白虎加桂枝汤疗效不佳，前来求治。症见骨散烦痛，但热不冷，纳差，大便 1 周未行，小便黄，烦躁难眠，脉沉弦数，舌红少苔。此乃热痹化火伤津，腑气不通。白虎加桂枝汤原方，桂枝减至 3g，加芦荟 10g，以通腑泄热。服 1 剂后，大便下而干结，骨骺烦痛大减。服 3 剂后，大便正常，腑气已通，骨骺烦痛及其他证候明显减轻。继服白虎汤合竹叶石膏汤加减化裁而愈。

2. 兼血虚

　　热痹兼有血虚者，除有一般的热痹证候外，主要表现为夜间疼重。治宜清热通络，养血止痛。曾治一刘姓老叟，患痹证 10 余年，近 3 个月复发，病势更重。症见下肢关节时有轻度红肿，骨骺烦痛，夜间尤甚，纳差，神疲，面色萎黄，二便尚调，舌淡唇淡，苔薄黄，脉稍数。此乃热痹兼血虚所致。治以清热通络，养血止痛。药用四妙散合四物汤加味。

　　黄柏 10g　苍术 6g　薏苡仁 10g　牛膝 10g　熟地 10g　当归 10g　白芍 10g　川芎 6g　海桐皮 10g　鸡血藤 10g　桑枝 15g

　　每日 1 剂，证候减轻后可改为一日半至两日 1 剂。此方加减连服 3 个月，诸症悉除。随访 10 年未复发。

3. 夹风、夹湿

热痹有夹风、夹湿之不同，并有相应见症。前者治宜白虎加桂枝汤中佐祛风之品；后者常用吴鞠通《温病条辨》中宣痹汤取效。如治王某，男，30岁，中医师。患者四肢骨骺烦痛，不红不肿，潮热，小便黄，大便调，脉弦滑。舌色暗滞，苔薄黄腻。此乃热痹夹湿之证。治宜清热通络，除湿止痛，用宣痹汤加减化裁。

防己 10g　杏仁 10g　半夏 10g　薏苡仁 10g　蚕沙 10g　连翘 10g
山栀 10g　赤小豆 10g　海桐皮 10g

每日 1 剂，10 日痊愈出院。

三、融各种辨证于一炉

在痹证的诊治中，往往是两种甚或多种辨证方法综合使用。首先要用八纲辨证，其次是病因辨证、经络辨证、气血津液辨证、脏腑辨证和三焦辨证。对较复杂的痹证，多融各种辨证于一炉，综合分析。如曾治一患者，症见两足心痛，两膝关节痛，腰脊痛，两手关节痛，头顶痛，两目视物不清，眼前如有雾罩，时而心慌，口干喜冷饮，舌质红，苔薄黄，脉弦。此例热痹从八纲辨证来看，属阳、热、实证。从脏腑经络辨证看，肾的经脉通于足底、肝的经脉上至颠顶，肾阴虚则足心热痛，肝阳亢则头顶痛，两目视物不清。从病因辨证，属风寒湿邪侵袭人体，蕴久化热，走窜四末及头顶所致，燥伤津液则口干喜冷饮，小便量少等。

若用三焦辨证，则属上焦、中焦的病变。综合各种辨证，拟出清热通络、平肝滋阴为治则。

生石膏 30g　竹茹 10g　太子参 10g　寸冬 10g　五味子 10g　川楝子 10g　玄胡索 10g　法夏 10g　生地 10g　当归 10g　玄参 10g　枸杞 10g
生赭石 10g

上方进 6 剂后，患者从头至足疼痛均明显减轻，在此方基础上加减服用而治愈。

筋痹与肝痹

筋痹指筋脉拘急，关节疼痛，不能行走的痹证。此乃风寒湿邪侵袭于筋所致。筋痹惟一的特点是：在不活动时犹如常人，活动时则痛不可支。

治筋痹，用防己木瓜薏苡仁汤（自拟方）。

防己 10g　木瓜 10g　薏苡仁 15g　蚕沙 10g　丹参 10g　桑枝 10g

方中防己、蚕沙、桑枝祛湿通络；木瓜、薏苡仁化湿柔筋，以缓其筋脉拘急；丹参活血养血，加强上述药物之效果。运用时可加减化裁。如筋痹在下肢者，可加牛膝；在上肢者可加桂枝；痛甚者，可加海桐皮等。

顾某　女，27 岁，工人。1972 年 3 月 23 日初诊。

患者 15 个月前，生下双胞胎后，开始双下肢疼痛，从臀部痛至足跟。坐着不痛，动则痛剧。多次治疗，效果不显。近两天痛甚，不能行走，由其爱人背来就诊。症见：双下肢稍事活动，患者面部表情痛苦，纳差，神疲，二便自调，月经正常。右肾曾行切除术，脉沉小滑，舌质淡红，苔淡黄薄。诊断：筋痹。治则：舒筋活络，柔筋止痛。方剂：防己木瓜薏苡仁汤加减。

防己 10g　木瓜 10g　薏苡仁 10g　鸡血藤 10g　杭芍 10g　炙甘草 6g 怀牛膝 10g　熟地 10g　丹参 10g　桑枝 10g

上药服 2 剂疼减，服 8 剂能行走，但下肢无力。上方加减服 30 剂而愈。后用此方合圣愈汤加减善后。随访 13 年未见复发。

治痹证也常用单方。用瘦猪肉加桑枝煨汤，多有效验。药用鲜桑枝 30g，瘦猪肉 250g，盐少许煨汤顿服，每周 1 次，服 3 个月左右，疗效显著。此外，风寒湿痹亦可用之。

"筋痹不已，复感于邪，内舍于肝"，发为肝痹。肝喜疏泄条达，肝气痹阻，则生机必然迟缓，代谢必然障碍。临床常见证候为胁痛，其他可有夜卧易惊、腹胀膨大等，脉弦，苔多薄黄。常用加味金铃子散（自拟方）治疗肝痹。

金铃子 1~10g　玄胡索 10g　当归 10g　白芍 10g　炙甘草 6g　鸡血藤 10g　牡蛎 10g

方中金铃子疏肝，玄胡索理血中之气以止痛，当归养肝血，白芍养血柔肝，炙甘草缓急止痛，鸡血藤养血通络，牡蛎柔肝镇惊。可随证加减运用。

雷某　男，58 岁，农民。

患者胁痛、腹胀，时轻时重已半年余，有时心悸，失眠，夜卧惊醒，脉弦，苔薄淡黄。治宜疏肝活络，柔肝镇惊。以加味金铃子散治之。

金铃子 10g　玄胡索 10g　白芍 10g　炙甘草 6g　当归 10g　鸡血藤 10g　牡蛎 30g

水煎服，日 1 剂，3 剂而愈。又进 7 剂，以巩固疗效。

某男　35 岁。

腰骶关节持续酸沉胀痛年余，遇劳累和寒冷加重，不能转侧。早晨腰部强硬，活动后和午后痛减。舌淡苔薄，脉弦。证属肾虚邪侵，脉络不通。治以祛风除湿，兼以活血补肾。

丹参 60g　白术 60g　桑寄生 30g　杜仲 21g　老鹳草 30g　透骨草 30g　独活 30g　千年健 18g　钻地风 18g　草薢 30g　香附 18g

二诊：症状消失，惟劳累过度后稍感腰酸。再服 3 剂，以巩固疗效。

麻瑞亭

风湿历节及结节性红斑治疗经验

麻瑞亭（1903~1997），西安市中医院主任医师，黄元御之学第五代传人

　　风湿历节又称痹证，系指疼痛遍历诸节之风湿性关节炎、类风湿关节炎等疾患。历节之作，内因正气之虚，外因风寒湿邪乘虚而入。正气之虚，多为肝脾肾三脏虚寒，故其病在筋骨肌肉。治以培脾疏肝、暖肾行瘀、活血通络、化瘀止痛之法。方药：

　　土茯苓 15g　建泽泻 9g　炒杭芍 9g　粉丹皮 9g　全当归 9g　广橘红 9g　炒杏仁 9g　法半夏 9g　炒杜仲 12g　赤丹参 15g　鸡血藤 12g　路路通 12g　青浮萍 9g　补骨脂 9g

　　方中土茯苓、建泽泻培脾渗湿，强筋壮骨；炒杭芍、粉丹皮、全当归疏肝行瘀，息风止痛；炒杜仲、补骨脂温阳补肾，壮腰止痛；广橘红、炒杏仁、法半夏理气降逆；赤丹参、鸡血藤、路路通活血通经，化瘀止痛；青浮萍通经疏络，利湿消肿。

　　加减：疼痛重者，加罂粟壳 5g 以止痛；脉见关尺大稍弦者，去法半夏，加桂枝 6~9g，疏肝升陷以止痛；脉见濡涩，下肢肿痛重者，加汉防己 9g，或加怀牛膝 6~9g，利湿消肿，行瘀止痛；风湿热，四肢不肿，关节疼痛，时而发热汗出，脉沉紧者，加生黄芪 30~60g，补气止痛；坐骨神经痛者，去赤丹参，加炒乳香 9g，通瘀以止痛；慢性风湿性关节炎，脉见细濡，关尺大者，去粉丹皮、全当归、法半夏，加

419

桂枝 9g，老川芎 9g，疏肝升陷，通经止痛；或用桂芍知母汤加全当归9g，赤丹参 15g 治之。

结节性红斑，中医谓之红斑，亦属风湿历节范畴。系因邪伤卫气，遏闭营血，营热内郁，发于肌表所致。临床特点为红斑高起，压之顽硬疼痛，多发于膝踝之间，夜间烦热作痛，黎明热退痛减，久久不愈。个别患者痛痒兼作，难以入眠。患此者多系女性，男子少见。痛为血瘀，不通则痛，痒为气滞，不畅则痒，气滞血瘀，循环受阻，所以痒痛兼作。气滞重者，痒而痛轻；血瘀重者，痛而痒轻。阴瘀则发热，阳郁则汗出，患此者多为夜间烦热而不汗出，故多系阴瘀。虽红肿高起，烦热频作，但不化脓（有的搔之流血水），故非为阳盛血热之疮疡，而系风湿为患，所以用桂芍知母汤加减治之。去麻黄之辛散，重用浮萍祛湿热而达表瘀，并加用润肝息风、活血化瘀之品以善其后。方药：

桂枝 9g　炒炕芍 9g　生白术 9g　粉丹皮 9g　全当归 9g　肥知母 9g　土茯苓 12g　青浮萍 12g　鲜生姜 9g　肥大枣 4 枚

方中桂枝疏肝升陷；生白术和胃理脾；炒杭芍、粉丹皮活血化瘀，润肝息风；土茯苓强筋壮骨，利湿解毒；青浮萍通经解表，活血祛瘀；肥知母、炒杏仁清肺润肺；鲜生姜和胃降逆，发汗解表；肥大枣补脾生血。

加减：血瘀痛重者，加赤丹参 15g，延胡索 6~9g，化瘀止痛；上热头昏者，加黄芩炭 6~9g，以清相火；皮肤瘙痒，搔之出血者，加威灵仙 3~6g，祛风止痒；下寒者，加川附片 6~9g，以暖肾行瘀；关节肿痛者，加青风藤 3~6g，以疏利关节，祛风止痛；表不固，汗多者，加生黄芪 15~30g，固表以止汗。

外洗法：嫩桑枝 250g，鲜槐枝 500g（或蒺藜蔓 500g）。

上两味煎汤外洗，加热再洗，1 日 3 次。洗后用纱布裹患处以避风。用治踝部红斑最佳。

史济柱

筋骨痹用药心得

史济柱（1918~？），上海市北站医院主任医师

筋骨痹以筋骨病变为主，与西医学"类风湿关节炎"相类似。按中医辨证属于"着痹"范畴。而"着痹"重着不移，顽麻不仁等为筋骨痹的早期症状；筋挛和骨重不举是中期症状；尻以代踵，脊以代头的"肾痹"是筋骨痹的后期症状。临床中将本病分为湿兼风寒和湿兼风热两型进行辨治。

湿兼风寒型的主症为四肢关节肿痛不红，从手足指趾掌关节逐步发展至腕踝肘膝等大关节，遇冷时酸痛加甚，逐渐形成关节强直畸形；发生于脊柱者多从骶髂部开始，逐步上延，形成腰脊项背强直，可出现尻以代踵、脊以代头等畸形。脉多濡缓，舌苔白腻或薄腻。

兼风热型主症为四肢关节红肿酸痛，从小关节发展至大关节，关节酸痛较甚，变形较快，发生于脊柱者腰脊项背强直进行较快，某些病例伴有发热或长期低热。脉多濡或濡数，舌质红，苔薄黄而腻。据数千例临床观察，属以上两种类型者最多。其中湿兼风寒型又多于湿兼风热型。

治疗筋骨痹，早期宜宣痹通络为主，中后期须兼补养气血。反复发作，历久不愈者，当加活血化瘀药和祛风搜邪的虫类药物。

湿兼风寒型治宜健脾燥湿，祛风散寒。常用方药为：

炒白术 9g　炒茅术 9g　羌独活各 9g　川桂枝 4.5g　川乌 6g　防风 6g

以白术健脾燥湿，佐以苍术燥湿健脾，所谓土强可以胜湿，羌独活防风祛在表之风湿，桂枝配白术祛表里之湿，川乌去寒湿。如麻木多汗，加黄芪、白芍，并重用桂枝调和营卫；或用除湿蠲痹汤加减。

湿兼风热型治宜清热利湿，活血祛风。常用方药为：

生石膏 30g　黄芩 19g　知母 9g　生苡仁 15g　木防己 9g　全当归 9g 生甘草 9g　络石藤 15g　茵陈 9g

本方以石膏、知母清热，黄芩清热燥湿，甘草、苡仁清热除湿止痛，当归活血，防己、茵陈清热利湿退肿。红肿甚者加紫草、忍冬藤，肤色发紫加红花、当归，肢节拘挛加山羊角、僵蚕。或用当归拈痛汤加减。

以上两型中后期，气血渐虚，脾胃失运，出现神疲乏力，面色㿠白，胃纳少，脉濡弱等。法当补益气血，健脾祛痹。常用方为：

党参 9g　黄芪 9g　当归 9g　白芍 9g　川芎 6g　白术 9g　秦艽 9g 地龙 9g　老鹳草 30g　蜂房 15g　牛膝 9g　红枣 15g

本方以参芪归芍补养气血，川芎行血，白术健脾燥湿，秦艽、老鹳草祛风湿，地龙、蜂房清热止痛解拘挛，川断、牛膝益肝肾、强筋骨，红枣调和诸药。痛甚加虎骨，偏于寒者加附桂，偏于热者加黄芩，拘挛强直加虫类药。也可用小续命汤或三痹汤加减。如疼痛较广泛，营卫俱虚，肿痛重点又在下肢，出现足肿如脱、头晕短气、泛恶等，可用桂枝芍药知母汤，效果良好。

以上两型中后期畸形日甚，体力虚弱，肝肾两亏，出现头目眩晕、腰腿酸软等，治当补养肝肾，强骨舒筋祛痹。

常用方药为：

熟地 30g　狗脊 15g　川断 15g　功劳叶 15g　怀牛膝 9g　桂枝 4.5g 白芍药 9g　细辛 3g　茅术 9g　络石藤 15g　蚕沙 30g　苡仁 15g　蜈蚣研

吞，1条

本方以熟地、狗脊、川断、功劳叶、牛膝补肝肾，强筋骨；桂枝芍药和营祛风寒；细辛能发肾中之表；茅术燥湿健脾，与熟地配合，可使燥湿不伤阴，熟地补而不腻；络石藤祛风热，活血通络；蚕沙、苡仁蜈蚣祛风湿，缓痉挛。

肾阳虚者可加鹿角霜、附块。

畸形拘挛明显，酸痛较甚，病情缠绵者，以上方与祛风搜邪、解痉定痛方配合应用。

白花蛇或乌梢蛇，30g　木鳖子 4.5g　露蜂房 30g　土鳖虫 30g　蚕沙 60g　花蜘蛛 20 只，去头足，共研细末，每次 1.5g，吞服

另外，可在以上各方内酌加下列药：

祛风湿：豨莶草、威灵仙、宣木瓜、五加皮、虎杖、臭梧桐、钻地风、海桐皮、石楠叶。

祛寒：制草乌、熟附块、麻黄。

祛风搜邪解痉：蕲蛇、蜈蚣、全蝎、土鳖虫。

活血通络：红花、路路通、白毛藤、伸筋草、桃仁、桑枝、乳香、没药、鸡血藤。

邰某　男，44 岁。

1960 年起患腰背酸痛，曾诊断为"类风湿性脊柱炎"，以后逐步发展至项背腰关节均强直，不能转动，胸腰部前屈僵硬如弓状，仰卧床上需 3 个枕头垫头，右膝关节强直不能活动，左膝关节僵硬如板状，两腿活动受限，X 线摄片骨质有类风湿性改变，血沉 42mm/h，脉濡，舌质淡。辨证为筋骨痹晚期，筋骨俱伤，肝肾受损，气血并衰。与补养肝肾气血，强骨舒筋祛痹。应用以上方剂，随症加减，治疗 1 年余，局部疼痛完全消失，颈项活动自如，仰卧只需 1 个枕头，髋关节强直亦改善，血沉 12mm/h，扶杖步行出院。

郑惠伯

痹证验方郑氏虎挣散

郑惠伯（1914~2003），四川万县市中心人民医院
中医科主任医师

组成：制马钱子 30g　制附片炒炮，30g　甲珠 30g　蜈蚣 15 条　蕲蛇 40g　虎骨 20g

用法：先将马钱子砂炒去毛，然后用健康男孩童便泡 7 天，每天换 1 次，晒干；另取麻黄、甘草各 20g，煎汁去渣，再将马钱子 100g 加入药汁内，文火煎至药汁完全浸入马钱子为止，晒干备用。按本方组成分量，共研细末，蜜丸，分为 60 粒，每日 2 丸，早晚各服 1 丸。马钱子有毒，每日剂量 1g，为安全剂量，且可达到治疗效果。

功用：解毒散结，活络止痛。

主治：寒湿痹、流痰、附骨疽，以及流痰、附骨疽引起的截瘫。

王洪绪《外科证治全生集》的"祛风除湿散"，由马钱子、附片、甲珠三味药组成。20 世纪 50 年代《中医杂志》报道以"虎挣散"治疗骨结核，药同祛风除湿散。本方即虎挣散加味而成。

杨某　男，30 岁。

主诉：参加抗美援朝住石洞年余，回国后，于 1955 年自觉腰背痛，时而缓解。按风湿医治，效果不佳。次年日益严重，疼痛加剧，

劳动更甚，身体日益消瘦。经地区医院拍 X 线片，示第五胸椎骨质病变，诊断为骨结核。服抗痨药 3 个月不效，且病情日益加重，下肢麻木，腰背痛更剧。

采用石膏床治疗不到 1 个月，两下肢麻痹，不能行动，继而排尿困难，必须导尿管排尿，大便 10 余日不行，需经灌肠排便。延至 1957 年，患者求治于余。症见消瘦，下肢寒冷无知觉，肌肉有萎缩征象，食欲不振，舌质淡，脉细无力。一派寒湿凝滞、脾肾气血亏损证候。

选用阳和汤、补阳还五汤加减，效果初不明显，遂广泛查阅资料，见《外科证治全生集》有祛风除湿散，专治手足不仁，骨骺麻木，药用制马钱、附片、甲珠，同时《中医杂志》报道虎挣散治骨结核，遂将此二方加味用之。

处方一

制马钱子 30g　附片炒炮，30g　甲珠 30g　蕲蛇 40g　虎骨 20g　蜈蚣 15 条

共为末，分为 90 包，早中晚各服 1 包。

黄芪 30g　当归 15g　麻黄 6g　鹿角胶 10g　白芥子 10g　肉苁蓉 30g　淫羊藿 15g　桂枝 10g　白术 15g　炙甘草 6g　干姜 10g

本方仿阳和汤加当归补血汤，温通经络补气血。重用肉苁蓉，既能补肾，又能润肠通便；白术益脾气，可治气虚便秘。

上两方药服至半个月，患者自觉有尿意时，能用力排尿，初仅点滴淋沥，后逐渐通畅，大便时亦有感觉。服药至 1 个月，大小便能自己控制，不用导尿、灌肠。

从增用加味虎挣散半个月后，自觉下肢逐渐有感觉，至 1 个月即能起立于床旁，沿床边活动。服药 2 个月，能借助双杖行走。3 个月后，只需用单杖稍加助力即可行走。后期内服药还用过补阳还五汤、右归

饮等方，半年后痊愈出院。

　　1958 年因过劳，患者又感腰背痛，下肢微麻木，来信求治。仍用前法，月余治愈。经几年观察，病未复发。

汪履秋

风湿痰瘀痹，丹溪痛风方

汪履秋（1919~1999），南京中医药大学教授，临床家

病理关键风湿痰瘀痹阻

类风湿关节炎以关节肿痛、强直、畸形和功能障碍为主要临床表现，当属于中医痹证中之顽痹。其形成内因气血不足，肝肾亏虚，外因感受风寒湿热之邪，内外之因相合就会导致本病的发生。其病理变化主要是风湿痰瘀痹阻经脉。病初主要是风湿入络，阻滞不通，不通则痛，因病邪性质、素体偏盛的不同，又有风寒湿与风湿热之分。病久风湿痹阻络脉，气血津液运行受阻，或因正虚，气血津液运行迟涩，又可形成痰瘀痹阻。由于本病大多病程较长往往是外袭之风湿未去，内生之痰瘀又生，从而形成风湿入络、痰瘀痹阻的病理变化。

治疗重点祛邪通络止痛

由于本病的病理性质属实，主要病理变化是邪阻络脉，故治疗必须以通络止痛为其原则，邪气一去，络脉舒通，搏痛自可缓解。补益之品不宜过早投施，以免邪恋不去，病程缠绵。

祛邪主要有散外邪与祛内邪，散外邪主要是祛风散寒、除湿清热，但风为百病之长、六淫之首，外邪致病多以风邪为主，每夹寒、湿、热等其他病邪，故当以疏风散邪为先。又湿为阴邪，其性重浊凝滞。湿邪偏盛易痹阻络脉，故湿邪的宣化也非常重要。同时再区别寒热之偏盛，分别予以温经散寒或清热通络。祛内邪主要是化痰祛瘀，特别是活血化瘀对本病的治疗有重要意义。

若病变日久，气血亏损，肝肾不足，且因正虚不能抗邪，风寒湿热邪往往稽留关节经络，进一步还可影响气血津液的运行，形成痰瘀痹阻，因此，在扶正的同时，亦不可忽视祛邪，仍需配用搜风散寒、除湿通络、化痰祛瘀等法以标本兼顾。

由于本病的病理特点是风湿痰瘀、痹阻络脉，故疏风宣湿、化痰祛瘀为临床常用大法。常以丹溪上中下通用痛风方为基础之方，该方由苍术、黄柏、防己、川芎、羌活、白芷、威灵仙、桂枝、南星、桃仁、红花、龙胆草、神曲组成，方中苍术、黄柏清热燥湿；防己除湿行水；羌活、威灵仙祛百节之风；桂枝横行手臂，温经通络；白芷祛骨间之风；川芎行血中之气；桃仁、红花活血行瘀；南星祛经络骨节之痰；龙胆草泻肝经之火；神曲理中焦脾胃之气。纵观全方，既能散风邪于上，又能泻热渗湿于下，还可以活血燥痰，消滞和中，所以对上中下之痹痛均可使用。本方功效重在祛风湿，化痰瘀，颇合本病之病理特点，故常以此方加减治疗本病，每每效验。曾对 20 例病例做过临床小结，结果近期控制 6 例，显效 8 例，好转 5 例。无变化 1 例，有效率达 95%［南京中医学院学报，1983（4）：18］。

临床具体应用时，可根据寒热虚实的变化随证加减。若骨节疼痛，剧烈难忍，遇寒痛增，苔薄白，脉沉弦者，属寒湿偏盛，则合麻黄加术汤、桂枝附子汤疏风散寒宣湿，重用麻黄、桂枝，再加熟附子、制川草乌、细辛等；若关节红肿灼热，苔黄腻，脉滑数，湿热较著者，宜合入四妙丸清热除湿，可加牛膝、苡仁、虎杖之类；壮热烦渴者，还可合用白虎桂枝汤，加用石膏、知母、忍冬藤等清热之品；寒热夹杂者，以桂枝芍药知母汤寒热并投较为适宜。风邪偏盛，疼痛游走者，重用防风、威灵仙，加钻地风、海风藤等；湿邪偏盛，漫肿麻木者，重用苍术、羌活，加萆薢、木瓜、苡仁、晚蚕沙等。肢体肿胀难忍，还可加木香、槟榔等以理气宣痹。病久血虚面萎，合四物汤养血活血，取"治风先治血，血行风自灭"之意。肝肾不足，腰膝酸软者，改投独活寄生汤或三痹汤虚实并治。阳虚有寒者，又可参入补火温阳之品，如鹿角片、仙灵脾等，以增强温经散寒之力。脾虚湿盛者，注意补气健脾，运化水湿，重用苍术，酌加苡仁、茯苓、扁豆等。

临床用药注重温散走窜

痹痛的形成主要是邪气阻滞，络脉不通，故在临床处方用药时，尤其要注意温散走窜，以加强疗效。本病就临床所见，寒证多于热证，正如《景岳全书·风痹》所云："热多者是阳证，无热者便是阴证。然痹本阴邪，故惟寒者多而热者少也。"且寒主收引，湿性黏滞，寒湿之邪易于阻滞络脉，而温散之品既能祛寒除湿，又能宣通经络，一般可用麻黄、桂枝温散发表，使邪从表解。病变顽固者，则非大辛大热之乌附难以取效。临证体会，麻黄对本病作用强，《药性论》曾指出："麻黄治身上毒风顽痹，皮肉不仁"。仲景治痹的麻黄加术汤、麻杏苡甘汤、越婢加术汤等方中，均以麻黄为主药。一般用量宜偏大，可用至 10~15g。熟附子治本病疗效也较好，《本草备要》认为："附子补肾命门，逐风寒湿。"其作用往往甚于制川草乌，临床上不少患者一旦停用熟附子，疼痛旋即加剧。此外，对于即使属于热痹的患者，在疏风清热的同时，也常配伍麻黄或熟附子等同用，以增强宣痹通络之功。

病变日久，邪伏较深，则又当配入虫类搜风剔络之品，前人所谓"风邪深入骨骱，如油入面，非用虫蚁搜剔不克。"临床常用地龙、露蜂房、乌梢蛇、全蝎、蜈蚣等，其中尤以全蝎、蜈蚣的功效见长，不过此类药物若过剂久服则有破气耗血伤阴之虞，必须注意"衰其大半而止"。

另外，枝、藤、节类药物有舒经通络之功，临床配合选用可引经达节。常用药物有桑枝、柳枝、桂枝、海风藤、络石藤、鸡血藤、天仙藤、青风藤、油松节等，结合药性的偏寒、偏热随证选用，效果更佳。此外，雷公藤祛风湿能力较强，现代研究认为该药能抑制机体的变态反应，调节机体的免疫功能。临床常作为辨病用药，一般日用量以 10~20g 为宜。

汪履秋

枝藤散邪，虫蚁搜风
祛邪达药，麻黄雷藤

汪履秋（1919~1999），南京中医药大学教授，临床家

汪老治疗本病，其思路和指导思想重在祛邪。治疗大法常用祛风湿、温经脉、化痰瘀、行气血等。汪老认为到医院就诊的患者大多是急性发作，以肿胀、疼痛等为主诉，要求我们能尽快解决肿痛等问题。本病的发病原因是"风、寒、湿三气杂至"，因此应以祛邪为主，一味滋补或以补为主都不能很快取得疗效。其使用次数最多的12味药，其功效均以祛邪为主。汪老常说："枝藤散邪，虫蚁搜风"，因此喜用露蜂房、雷公藤、桂枝、麻黄等，并常用土鳖虫、全蝎等虫类药。当然汪老治疗类风湿关节炎也不是一味攻伐，对一些有明显虚象或久病关节畸形而疼痛不甚者，亦佐以补肝肾之品，以免伤正，如狗脊、补骨脂等药。

汪老治疗类风湿关节炎急性发作期的基本方是：

麻黄 5g　苍术 10g　桂枝 10g　白芍 10g　红花 10g　防风 10g　防己 10g　威灵仙 10g　雷公藤 15g　虎杖 30g　露蜂房 15g　寻骨风 15g

痛甚者加制南星 10g，制川乌（先煎）10g；关节僵硬活动不利者加全蝎 3g，土鳖虫 10g。

一、善用雷公藤

汪老诊治本病，在中医辨证施治的基础上，常结合现代药理的研究，其擅用雷公藤。雷公藤是近年来中西医研究比较多的一种治疗类风湿关节炎新药，其疗效得到中西医的一致肯定，广泛使用，并被制成多种剂型，如水剂、膏剂、酊剂、片剂等。汪老也重视雷公藤，认为凡经确诊且又排除禁忌证后，均可使用雷公藤，用量一般为在使用雷公藤时需要防其对肾功能、造血功能，尤其是生殖功能的损害，因此对未婚者、肝功能异常者、转氨酶高者不用；但单项乙肝表面抗原阳性者可用，而且还有文献报道，雷公藤对乙肝表面抗原阳性尚有一定的治疗作用。

二、倡用麻黄

汪老常提到《金匮要略·中风历节病篇》中 5 张处方均有麻黄，在宋·《药性论》中首次指出麻黄"善治顽痹"，后尤怡的《金匮要略心典》云"寒湿之邪，非麻黄不能去"，沈明宗之《金匮要略编注》也云"麻黄开泄行痹而祛风外出"。汪老依照前贤的论述，十分喜用麻黄，临床上只要无心慌、多汗者常首选麻黄，用量为 5~8g，均生用。

周某 女，53 岁。

患者手指及两足僵硬、疼痛、麻木已有 10 多年，近 1 年来加重，晨僵近 2 小时，活动后好转，但仍不能握紧，舌质紫暗，脉象细弦。多次查类风湿因子均为阳性。证为风湿痰瘀，痹阻经脉。治以祛风除湿，化痰消瘀，再佐枝藤散邪，虫蚁搜风。

麻黄 5g　苍术 10g　桂枝 10g　白芍 10g　威灵仙 10g　制南星 10g
桃仁 10g　川牛膝 10g　片姜黄 10g　露蜂房 15g　雷公藤 15g　钩藤 12g

白蒺藜 10g　僵蚕 10g

上方服 7 剂后，手足僵硬、疼痛均有好转，晨僵少于 1 小时。上方加减再服 1 个月，病情明显好转，晨僵已少于半小时，疼痛明显减轻，复查类风湿因子阴性。

陈景和

着痹重舌诊，效方小续命

陈景和（1917~？），齐齐哈尔市中医院主任医师，临床家

　　诊断痹证要重视舌下脉络诊法。舌下络脉是气血痰湿的敏感特征。人体任何部位有瘀积或痰湿中阻，脉道不利时，舌下脉络均可见相应的变化。着痹可见舌下脉络郁努，舌系带两侧白滑，是湿邪留滞、气血瘀积的表现，用温经祛湿药可以改善。

　　舌下脉络的具体诊察方法是令患者将舌上翘，舌尖舐上腭或门齿内侧，使舌底面充分暴露，即可清楚看到舌下络脉。舌下络脉可分为主络和支络：主络为舌下静脉主干，支络为其分支。主要观察舌下脉络的色泽、形态、长短、粗细以判定是否异常。诊察痹证时应注意验舌下脉络的形态与色泽。形态有粗细，色泽有浅深，粗者为瘀血努张多实；细者为营气不充多虚；色暗紫青多痰湿血瘀；色红紫光亮多为湿热；色黄为湿浊内郁，蒸蒸于上；色白滑多寒湿。

　　着痹治疗以温经祛湿为主。薏米健脾祛湿，缓急止痛，为治痹之要药。薏米仁治着痹须重用方能收效显著，少用效果不显，每次用量为100~200g。

　　治久痹重虫类药、藤类药。病邪深入，筋脉拘挛，非虫蚁搜剔、舒筋通络之品不能奏功。藤类药常选用鸡血藤，以其有活血祛瘀之功能。镇痉止痛可选全蝎、蜈蚣。

《千金方》小续命汤可为温经祛湿的基本方。此方妙在能补虚，能散邪，散中有补，无伤正之弊；补中有散，邪无内恋之虞。可酌加薏米、鸡血藤、乳香、没药、全蝎、蜈蚣、钻地风等，以温通经络，发散风寒，重在祛湿。着痹为湿邪留滞筋骨肌肉，非重用薏米，不能拔湿浊之邪于骨骼，故以钻地风助麻桂之发散，扫荡风邪于肌腠；用乳香、没药、鸡血藤助附子逐寒气；镇痉止痛，搜剔风邪，缓解痉挛，以蜈蚣、全蝎为要药。方中麻桂初用量宜大，久用量宜微，审病度量为宜。若湿中夹热，湿滞气机，宜苦辛通降，用黄连、木香、半夏，共蠲湿滞。若虚阳不振，头晕目眩，身倦神萎，大便稀溏，脉虚数者，为湿伤元气，宜加重补药，扶正祛邪。总之，治疗湿痹，初以祛邪为主，发散务求养正，后来扶本为主，固本勿忘驱逐隐匿之邪。

如病情稳定，湿浊已消，体倦乏力者，宜补助真元，和其营气，以善其后。补真元宜党参、黄芪、龟甲、生地；和营气宜当归、白芍、麻黄、桂枝、川芎、甘草等，量宜小，防甘温壅滞中宫。方中麻桂制龟甲、地黄之阴腻。对着痹骨质变型者，用此法亦难恢复。

从疗效看，短则月余，长则3~4个月可愈，愈后调摄得宜，则很少复发。

章真如

热痹多于寒痹，养阴胜于温散

章真如（1924~2010），武汉市中医院主任医师，临床家

经过多年临证，体会到单从风寒湿论治痹证是不够的。许多患者的热象反多于风寒湿象。如果拘于古训，必然有毫厘千里之别。尤在泾《金匮翼》说："脏腑经络，先有蓄热，而复于风寒湿客之，热为寒郁，气不得通，久之寒亦化热，则痛痹熻然而闷也。"因此以滋阴法治疗热痹，颇具效益。

热痹亦有多种情况：有初起关节、肌肉红肿热痛，脉滑数，舌红，苔黄腻，热象明显，辨证为热痹者；有病久由风寒湿痹而转化为热痹者；或过多服温燥药，燥热伤阴，阴虚化热者；或高温作业，阴液暗耗者；或素体阴虚，复感于邪转为热痹者。前者多为实热，后者多为虚热。经多年临床观察，认为热痹比风寒湿痹多，虚热比实热多。

热痹无论是实热或虚热，在证候上具有某些共同点和不同点。共同点是热象明显，疼痛较剧烈，口苦，舌干，全身燥热，睡不安寐。不同点是：实热者关节红肿热痛，或出现红斑和结节，或痛不可近，遇冷则舒，关节不敢或不能活动，甚至发热汗多，脉多滑数，舌红苔黄腻或灰黑腻虚热者，久治缠绵，痛处不红不肿，皮肤干燥，肌肉瘦削，痛如刀割，如虎咬，不能忍受，五心烦热，也有酸痛麻木者，脉

多细数，舌红，苔薄黄。

忆及治痹多年，曾走过一段弯路，治疗多用疏风活络、温经散寒、祛湿通痹、活血通络等法，一部分患者用之有效，一部分患者效果不明显，亦有不仅无效，而且越治越重者，几经周折，最后采用甘寒养阴通络法，收到一定效果。其具体用法是：

1. 实热者

用甘寒清热、和营解肌法，以桂枝汤合白虎汤化裁。

生石膏 90~120g　生甘草 9g　知母 15g　桂枝 6g　白芍 18g　丹皮 9g 银花藤 15g　玄参 15g　生地 15g

苔黄腻者加薏苡仁 30g，痛甚可加乳香 8g、没药 8g 煎服。

方中重用生石膏为君，因石膏生用甘能养阴，凉能清热（药店中石膏往往煅用，失去甘凉作用，断不可用），张锡纯谓生石膏"凉而能散，有透发解肌之力，外感有实热者，放胆用之，直胜金丹"，诚为经验之谈。方中少佐以桂枝，因桂枝甘能护阴，辛能解肌通络、调和营卫之气，大助石膏清热，其他诸药皆能甘寒清热，养阴通络，合用之每奏殊功。

2. 虚热者

用甘寒养阴、清营增液法。以滋阴养液汤为代表，本方为武汉已故老中医吴恒平先生经验方。吴先生是清凉学派名家，擅治热痹。本方为其代表作。其组方是：

生地 15g　玄参 15g　麦冬 15g　桑枝 20g　草决明 20g　钩藤 10g 石斛 10g　怀牛膝 10g　杜仲 10g　狗脊 10g　当归 10g　海桐皮 10g

痛甚加乳香、没药各 8g，水煎服。

本方重在滋阴润燥，养血通络，可使阴液得养，脉络自通。

阎某　女，34 岁，1978 年 4 月 15 日就诊。

自述发热 2 个月，体温 39~40℃，关节肿痛，汗多，心慌，心悸，诊其脉洪数，舌红苔黄，化验检查：抗"O"1250 单位，血沉 120mm/h。心率 120 次／分，律齐。心电图检查：心肌轻度受损。诊断为风湿热并发心肌炎。风湿化热，热入经络，经隧不通，热壅血瘀于肌腠而为痹。治宜甘寒通络，用桂枝白虎汤加味。

生石膏 60g　知母 12g　甘草 6g　桂枝 6g　白芍 18g　银花藤 15g　钩藤 9g　杜仲 9g　牛膝 9g　海桐皮 9g　灵仙 9g

二诊：服前方 3 剂后，热有减退趋势，关节肿痛减轻，脉舌仍如前，按原方增其剂量，生石膏改为 90g，另加丹皮 9g，嘱再服 5 剂。

三诊：热全退净，关节肿痛减其大半，汗出亦止，心慌心悸均减轻，脉转缓和，舌黄亦退，但舌红转甚，阴虚之象毕露，原方去石膏、桂枝，加玄参 15g，麦冬 12g，嘱服 10 剂。

四诊：诸症均退，抗"O"、血沉均先后降至正常，心电图检查亦无异常。

华某　男，55 岁，1976 年 11 月 8 日初诊。

患者于 1953 年开始关节疼痛，反复发作，每发必经年累月不愈。服用各种药物，针灸，按摩均无效果。1964 年春季复发一次，痛苦倍于往昔。今年夏季复发，缠绵不愈，疼痛发作时，极为剧烈，痛如虎咬，用温经通络、化瘀通络等皆无效。患者来本院治疗时，原壮实身体已转为消瘦，皮肤枯槁，关节与肌肉手不能近，触之则呻吟呼痛，白天尚安静，晚间吼叫不休，长夜不能安睡。诊其脉细数，舌赤，苔干黄。风湿之邪，侵犯经络，久则化热，热盛液耗，经筋失养，过用温热，愈耗津液。治法滋阴养液，佐以通络。用滋阴养液汤加味。

生地 12g　玄参 12g　麦冬 12g　钩藤 9g　桑枝 60g　石斛 9g　狗脊 9g　草决明 60g　杜仲 9g　灵仙 9g　海桐皮 9g

二诊：服药后，疼痛大为减轻，能睡片刻，余同前，嘱再照原方服 5 剂。

三诊：上方连服 15 剂，肌肉部分触之不痛，睡眠安静，夜间亦不痛甚，脉转和缓，舌红润有津，病已减去大半，按原方去海桐皮、威灵仙，加忍冬藤、络石藤各 9g，嘱再服 15 剂。

四诊：上方连服 20 余剂病愈。

刘志明

清热疏通治热痹，拈痹宣痹两效方

刘志明（1925~   ），中国中医科学院广安门医院主任医师，国医大师

热痹的发病，主要取决于患者体质和感受外邪两大因素。素体阴虚阳盛者，感受风寒湿邪，容易发为热痹。以感受之外邪而论，风湿热邪相兼侵袭人体，湿热蕴蒸，亦能产生热痹。此外，风、寒、湿三痹经久不愈，邪留经络，郁而化热，又可转化为热痹。由此可知，热痹实乃风湿与热相搏，流注关节，阻于经络，气血流行不畅所致。故其病因应以湿热为源，风寒为兼。其临床表现有热偏胜与湿偏胜之异。其兼证可见寒象而呈寒热错杂之证。而热邪最易伤阴，故热痹每有阴虚见证。因此，热痹有热胜、湿胜、阴虚、兼寒之证，临床必须明辨之。

热痹的治疗，总的原则是清热利湿，疏风通络。李东垣之当归拈痛汤，主治湿热为病，肢节烦疼、肩背沉重、胸膈不利、遍身疼痛、足胫肿痛等症。吴鞠通之宣痹汤，主治湿聚热蒸，蕴于经络，寒战热炽，骨骱烦疼，舌质灰滞，面目萎黄之湿痹证。二方皆为治热痹之良方。故宗二位前贤制方之义，结合自己临证体会，治疗时随证选用，灵活变通。多年来治疗热痹患者甚多，疗效满意。

因所受外邪与患者体质的不同，在临床中，本病可见以下四证：

1. 热痹热胜证

多见于痹证初期，发病较急，病程较短。

患者关节红肿疼痛，灼热感明显，皮肤可见环形红斑，伴发热、恶寒、口干喜饮、大便秘结、小便灼赤、舌质红、苔黄腻偏燥、脉象滑数。治宜清热利湿，宣痹通络。

当归 12g　黄芩 9g　知母 12g　栀子 9g　连翘 12g　生甘草 12g　生苡仁 24g　防风 12g　防己 12g　羌独活各 12g　忍冬藤 15g　海桐皮 15g

本方服 15 剂后，一般能退热，关节疼痛能明显减轻，若能治疗月余，效果更好。

2. 热痹湿胜证

可见于痹证初起或复发期，患病关节肿胀较甚，疼痛沉重，灼热感轻度或不明显，伴发热或身热不扬，身体沉重，疲乏无力，纳呆欲呕，大便溏，小便短黄，舌苔黄腻，脉濡滑而数。治疗宜利湿宣痹，清热通络。

当归 15g　生苡仁 24g　防己 12g　苦参 15g　滑石 15g　生甘草 12g　半夏 9g　黄芩 9g　连翘 12g　防风 12g　秦艽 12g　忍冬藤 15g　海桐皮 12g

服本方 20 余剂，发热可除，关节肿胀疼痛可明显减轻，全身症状均能改善。

3. 热痹阴虚证

多见于久罹本证反复发作之患者，其病程较长，患病关节疼痛，或有肿胀灼热感，甚则轻度变形，常伴低热，五心烦热，形体消瘦，口干咽燥，大便干结，小便短少。舌红无苔或苔少，脉细滑数。治宜养阴清热，利湿宣痹。

当归 15g　生地黄 18g　知母 12g　黄芩 9g　连翘 12g　生甘草 15g　生苡仁 124g　苦参 12g　半夏 9g　防己 12g　防风 12g　海桐皮 12g　忍

冬藤 15g　滑石 15g

服上方 10~20 剂，低热渐退，关节疼痛减轻，关节肿胀渐消除，关节活动亦逐步恢复。

热痹多见于痹证初起或复发期，是疾病的一个阶段。治疗时一旦热邪解除，黄芩、栀子、连翘等清热泻火药物就当及时减去。但因风、湿之邪缠绵难愈，故祛风胜湿之品必须继续使用，同时增以调理气血之品以善后，如此则能扶正与祛邪并举，而增强疗效，缩短疗程。热痹后期，患者大多正气已虚，以致余邪留恋，影响疗效。此时若增以补气血之品，如黄芪、太子参、当归、白芍等品，使正气充实，鼓动血脉，则气血流行通畅，且能发挥祛风湿药物的功效，而达到祛邪务尽之目的。

王士相

风湿热的治疗体会

王士相（1926~1992），天津医科大学教授

根据临证所见，典型的风湿热患者，以热痹为多。其中包括湿热痹和阴虚热痹两类，寒湿痹较少见。

湿 热 痹

典型风湿热多表现为热痹。发病多急骤，高热，多汗，大关节红肿热痛，皮肤环形红斑，脉多见滑数。实验室检查：白细胞计数增高，中性粒细胞稍有增高，尿常规可示少量蛋白、红细胞、白细胞，咽拭子培养在风湿热活动期，溶血性链球菌培养可呈阳性，血沉增快，抗链球菌溶血素"O"滴定增高。

常用吴氏加减木防己汤治疗热痹。

桂枝 3~6g　防己 12~15g　海桐皮 9~12g　生石膏 15~30g　黄柏 6~9g　木通 6~9g　生薏米 30g

桂枝本为辛温之品，原非湿热所宜。用桂之意有二：湿为阴邪，非温不解，此其一；桂枝有通血脉、调营卫之功，以化血脉中阴浊之气，此其二。生石膏、桂枝合用以辛散防己苦寒通经络之湿邪；黄柏、木通苦寒清利湿热；海桐皮苦平，入血分；薏米甘淡，主湿

热挛痹。

方中以木通为治疗风湿热的主要药物，这不仅仅是临床经验，历代文献中亦有记载。如朱丹溪潜行散即用木通一味。《古今医鉴》的神通饮即用木通二两水煎服。《景岳全书》中的"抽薪饮"亦用木通为主药治热盛挛痹。

加减法：无汗者加独活 3g，汗出热退后去之。

木通、黄柏苦寒伤胃，尤以木通易引起呕吐，可加生甘草、橘皮各 3~6g 解之。

关节红肿热痛，高热，尤其有环形红斑、结节红斑者，可酌加清热凉血，去血中毒热之品，如广角、丹皮、赤芍、大黄（后下）。

关节红肿痛极重，伴发热者，可酌用羚羊角、山栀、胆草等。羚羊角治热痹掣痛极效（观叶天士医案自知）。发热渐退，关节红肿渐消时，将生石膏、木通、黄柏逐渐减量，最后停用生石膏。方剂变化为：桂枝、防己、海桐皮、黄柏、木通、生薏米，酌加桑枝、寄生、秦艽、赤白芍、当归、甘草。如诸症消失，血沉、抗"O"正常时可将上方配成丸药，每丸重 9g，每次 1 丸，日服两次。服用时间最短不少于 3 个月，最好服至半年以上。

阴 虚 热 痹

临床确诊为风湿热，有关节痛，或红肿，或不甚红肿者（极个别患者关节有恶寒感），低热、心率快，血沉、抗"O"可正常亦可不正常，咽部经常干痛。舌质红绛，或光绛无苔，脉数或沉细数，此属阴虚热痹。忌用辛温表散及温养营卫之品，如桂枝、独活、当归、黄芪等，若误用之，非但不效，反使咽痛增剧。

《本事方》中牛蒡子散（羌活、生地、牛蒡子、豆豉、黄芪）、防风丸（防风、羌活、桂心、麦冬、元参、生地）均治疗热痹。从以上二方看，古人已经注意到咽痛，但囿于风寒湿三气合而为痹之说，仍然用辛温之品，实为不妥。

根据多年临床经验，自拟治疗阴虚热痹方如下。

忍冬藤 9g　连翘 9g　牛蒡子 9g　栀子 9g　知母 6g　桑枝 30g　寄生 12g　海桐皮 9g　防己 9g

不用木通、黄柏，恐其苦寒化燥伤阴。同时每日含服六神丸 1~2 次，每次 10 粒，并用锡类散吹喉，疗效甚捷。

金银藤 9g　连翘 9g　牛蒡子 9g　栀子 6g　知母 9g　桔梗 6g　麦冬 12g　生地 15g　元参 9g　桑枝 30g　寄生 30g　海桐皮 9g　牛膝 12g　赤芍 9g　甘草 9g

以三倍量为 1 料，炼蜜为丸，每丸 9g，每次 1 丸，日 2 次，以善其后。

风湿热急性发作后，常出现心肌损害，其表现如下：心率快，心前区不适，心悸气短，此时仍以桂枝、木通、黄柏、防己、甘草为主药，加用渗湿清营之品，如生薏米、赤小豆、赤芍、丹皮、广犀角。同时含服六神丸。待湿热渐退，于上方酌加白人参、生地、麦冬、赤白芍。

风湿热反复发作，逐渐出现心肌损害者，治同上法。如兼见营卫气血不足，脉细数无力、面白、短气等症，当调和营卫，清补气血，以古方人参丸（白人参、黄芪、生熟地、麦冬、茯神、远志）加减化裁成下方：桂枝、防己、木通、黄柏、白人参、黄芪、生熟地、麦冬、茯神、远志、菖蒲、白芍、甘草。

寒　湿　痹

周身痹痛，不发热或偶有发热，不肿，或肿而不红，或遇寒而重，表现为寒湿之象。目前通用"宣痹汤"或《医学心悟》之"蠲痹汤"。而我于临证中以仲景当归四逆汤为主，常用桂枝、白芍、甘草、当归、细辛、木通、牛膝、桑枝、寄生、狗脊等，每每奏效。此方治外感寒湿坐骨神经痛多有良效。

产后感受风寒之邪，营卫不足之寒湿痹，一般多用独活寄生汤治之。亦用当归四逆汤加党参、白术、陈皮、狗脊、寄生、秦艽，每获良效。若自汗出者，加黄芪以益气止汗。

刘渡舟

方不在多，法活则灵

刘渡舟（1917~2001），北京中医药大学教授，著名中医学家

湿热痹的原因，为湿聚热蒸，或寒痹日久化热而成。其症有身体炽热，骨骱烦疼，或发生对称性结节红斑。其人小便赤不利，尿味特大，或口渴，或伴见下肢浮肿与妇女带下，目睛色黄，舌苔黄腻，脉来浮弦滑数，或弦细而数。

吴鞠通治湿热痹的加减木防己汤，临床用之奇效，愿广其传。

防己 18g　桂枝 10g　生石膏 30g　杏仁 12g　滑石 15g　白通草 9g　薏仁 20g

用此方务须重视加减法，灵活使用，方能奏效。例如，肢节疼甚，加片姜黄、石见穿、海桐皮、络石藤；风邪盛则见疼痛掣引，可加桑叶、桑枝，并重用桂枝；温邪盛则肢体肿，可加滑石、苍术、萆薢、茯苓皮；如其人面色赤，口涎自行流出，乃阳明热盛，须重用生石膏，另加知母；体痛而无汗者，可加羌活、苍术以宣表邪；汗出多者，则加生黄芪、炙甘草以实卫气；痰饮多者，可加半夏、陈皮、厚朴；大便秘而热结者，则加大黄通利；出现对称性结节红斑者，可加紫草、丹皮、广犀角、板蓝根；舌见瘀血点，而脉沉迟者，可加鸡血藤、地龙、南红花、当归尾；妇女带下淋漓不绝者，可加苍术、白术、赤茯苓、茵陈、黄柏、苦参等药。

夫痹证本由湿热所致，而人多不察，往往误以寒湿论治，且多杂风药，而犯"湿家忌汗"之戒。若误认本证为营卫气血不足，施用温补之药，则使邪气闭郁，病情反重。古人指出："误用辛温，其祸立见，……投柔腻补药，其祸尤酷。"

凡患寒湿之痹痛，其阳气必虚，治疗如不兼用扶阳之品，而专驱寒湿之邪，则疗效不显著。然扶阳之品莫过于附子，查仲景治痹之方，率多引用。然附子力大气雄，而有劫阴助热之弊，用时亦必须注意。

《金匮》桂枝芍药知母汤，或桂枝加附子汤，虽驱寒扶阳但有阴药以监附子之刚燥，可免伤阴动血之弊。

夫寒主痛，又主收引。如果寒痹疼甚，肢节强急，难以屈伸，而针灸诸法又不能治愈时可用《金匮》之乌头汤，每收意外之功效。

寒痹、热痹，日久不解，则必"久病入络"，血脉瘀滞，肢节疼痛顽固不解，舌色暗紫，或见瘀斑，脉来迟涩，夜痛为重。则应通脉活络、行血化瘀为主。用自拟活命化瘀汤：

金银花 12g　赤芍 12g　当归尾 12g　川芎 10g　丹参 10g　陈皮 10g　枳壳 10g　花粉 10g　乳香 10g　没药 10g　炒山甲珠 10g

凡见膝关节或手臂关节疼痛而红肿比较突出的，可兼服犀黄丸，效果更为理想。

总之，治痹证首先应分清寒热，从目前临证统计来看，湿热比寒湿为多。治热痹以吴鞠通的加减木防己汤为主；治寒痹要以张仲景的桂枝芍药知母汤，或桂枝附子汤为主。如果发生血脉痹阻，瘀滞不利，就要采用活血通络之法治疗。邪留关节，聚而为痛的，兼服犀黄丸方能奏效。

江尔逊

重视内因，匡扶正气

江尔逊（1917~1999），乐山市人民医院主任医师，临床家

余治痹证，恒顾念内因。内因者，正气虚也，首责营卫失和，气血失调。纵观历代医家善治痹者，莫不明辨体质，匡扶正气，扶正以祛邪。而张景岳之议，犹为中肯："风痹之证，大抵因虚者多，因寒者多。惟血气不充，故风寒得以入之；惟阴邪留滞，故经脉为之不利，此痛痹之大端也。"（《景岳全书·杂证谟·风痹》）大抵以调和营卫气血为主，祛风除湿散寒为辅，而善用乌头汤（以熟附子易乌头）。因其方内寓芪附汤之辛甘化阳大补卫气，芍药甘草汤之酸甘化阴滋养营血，洵为调补营卫气血以祛邪外出之良方。

痹夹热者，用《千金》三黄汤。又余治风痹、血痹，亦喜用桂枝汤加羌独活、黄芪、防风。

治寒痹，喜用五积散；治湿痹，喜用防己黄芪汤加苡仁，咸属此意。至若痹证日久，缠绵难愈者，喜用三痹汤，且详察体质，孜孜以补养气血阴阳为务。

周某　女，36岁。患"类风湿关节炎"10年。

现症：双腕、指趾、踝关节肿大，疼痛灼热，右肘关节僵硬，不得屈伸，夜间发热增剧，五心烦热，舌嫩红无苔，脉细数无力。询知患病之初，屡服祛风散寒除湿之剂及药酒不效，加服泼尼松，穴位注

射地塞米松，肿痛暂缓，但停药即复发，因之常年不离激素，迁延至今，失去治疗信心。余曰："热药久服伤阴，湿热稽留亦伤阴，当先救其阴，再议治痹。"遂嘱停服激素，予大补阴丸（汤）10 剂，烦热除，疼痛灼热减轻。改予柔润祛风、活血通络之剂专治其痹。讵料才服 2 剂，疼痛灼热复作如前。又数次更方，皆不中病。为探其底蕴，又投单味药试之：吞服玄胡粉 3g，疼痛加重；吞服全蝎粉 0.5g，疼痛尤剧。方知活血化瘀及虫类通络药物，均不堪用。然技亦穷矣。终悟芍药甘草汤缓急止痛效彰。乃予服芍药甘草汤（白芍 30g，生甘草 15g）1 剂，果然疼痛稍缓解，继用散剂：白芍 500g，生甘草 250g，蛤蚧（大者）1 对，共轧为细末，每次吞服 10g，日 3 次。服至 15 日，疼痛灼热均止，但全身浮肿。嘱其停药 5 日，浮肿渐退。仍用上方，惟生甘草减至 125g，服法如前。连服 3 料，病情稳定。追踪观察 3 年，惟偶尔疼痛而已，然右肘关节仍僵硬不能屈伸。此余所治痹证中之最顽固者。

王某 患者两年前乘坐长途火车 3 天 2 夜，返家时已凌晨 2:00，双足肿胀，步履艰难。用温水洗足后，臀部、双足疼痛，竟按"风湿"治疗。选用祛风除湿散寒之剂，疼痛仍甚，迁延 2 年。因服热药过多，左眼睑红肿，眼球微突出，视物昏花。现症：双下肢（从臀部至足趾）疼痛，夜间加重；双小腿、足趾、手指出现瘀斑半年；口干苦，大便秘。舌红瘦少津，苔薄黄而干，脉弦涩。证属热药伤阴，络脉凝瘀。治宜养阴化瘀通络。

白芍 60g　生甘草 10g　生地 15g　首乌 20g　丹皮 18g　丹参 30g　怀牛膝 30g　橘络 6g　僵蚕 15g　地龙 15g　白蒺藜 20g

服 3 剂疼痛大减，口中和，大便通，眼睑红肿消。又加乳香、没药、三七粉各 3g（吞服），续服 15 剂，疼痛止，瘀斑渐消退，眼球复常，视物清晰。

胡建华

寒温并用为要则，桂芍知母每化裁

胡建华（1924~2005），上海中医药大学
附属龙华医院主任医师，教授

目前，临床上常以风、寒、湿邪之偏胜，而分为行痹、痛痹、着痹，并对关节红肿疼痛者，称为热痹。从实际情况分析，痹证的病机，并非如此泾渭分明。其临床表现，也是错综复杂的。痹证虽然离不开风湿之邪，但寒热夹杂之证尤为多见。例如，常见痹证患者关节疼痛，喜温厌寒，而又兼咽喉焮红疼痛；或关节局部红肿，而肢体又感酸冷疼痛等等。我认为痹证之属于纯热或纯寒者，均较少见。立法处方，也必须立足于寒温并用，方能切合病情。

《金匮要略》用桂枝芍药知母汤治"诸肢节疼痛"。所谓"诸"，是指各种"肢节疼痛"。这个"诸"字，确实含义至深。桂枝芍药知母的组成共有九味药，用桂枝、麻黄、附子、生姜、防风之辛温，有较强的温通经络、驱散风寒作用；知母之苦寒以清络热，具有镇痛作用，配白术、白芍、甘草化湿缓急止痛，是治疗痹证的绝妙良方。其妙就妙在"寒温并用"，如果配伍运用得当，颇有效验。

齐某 女，51岁。

5年前曾因关节疼痛，经住院治疗而愈。上月下旬赴穗探亲，旅途中感冒发热，咽喉疼痛，近3天来低热（37.5℃左右）未退，咽痛

未除，而见肢体关节疼痛，尤以两膝关节灼热肿胀酸痛为甚，扪之灼手，但背部及四肢末端怕冷。舌尖红，苔白腻，脉弦细带数（96 次 / 分）。血沉：112mm/h，抗"O"：1250 单位。风寒湿热之邪入侵经络关节，气血运行不畅。治宜温经祛风以通络，清热化湿以止痛。

桂枝 9g　制川乌先煎, 9g　赤白芍各 15g　知母 12g　柳枝 30g　忍冬藤 30g　生地 30g　乌梢蛇 9g　生薏仁 15g　生甘草 6g

二诊：服上方 7 剂后，低热渐平，前日起膝关节疼痛减轻，肿胀亦见好转，形寒肢冷减而未除，咽痛消失，胃中略有不舒，舌苔薄白，脉弦细（86 次 / 分）。前方尚称合度，再守原意。原方加黄芪 15g，煅瓦楞 30g，陈皮 9g，去乌梢蛇，柳枝用量减为 18g，14 剂。

三诊：膝关节疼痛肿胀续减。近 3 天来，有时已不觉疼痛，低热退清，肢冷转暖，胃中已舒。苔薄腻，脉细次（82/ 分）。昨日复查：血沉：48mm/h，抗"O"：625 单位，原方 14 剂。以后续服原方加减。至 1987 年 1 月 2 日，前后治疗 4 个月，膝关节肿胀疼痛等症悉除，血沉：15mm/h，抗"O"：500 单位。

唐某　女，27 岁。

7 年前，曾患心肌炎。现心慌，胸闷，胆怯，两膝关节疼痛较剧，步履乏力，咽痛，耳鸣，易出汗。前天发热，体温 38℃，脉细数（92 次 / 分）结代（早搏 6~8 次 / 分），舌苔薄腻。以往心电图提示：心肌损害。昨日本市某市级医院心电图报告：①非陈旧性交界性传导；②干扰性房室分离，伴心室夺获（偶呈超常期传导）。证属气血两虚，风湿入络。治拟益气养心，化瘀通络。处方：

炙甘草 9g　桂枝 6g　赤白芍各 9g　制川乌先煎, 9g　知母 15g　板蓝根 30g　茶树根 30g　糯稻根 9g　丹参 12g

5 剂。

二诊：前天起膝关节疼痛渐减，现已消失，常感头痛，脉数转缓（81 次 / 分），结代，苔薄腻，舌质淡。红细胞沉降率 26mm/h，原方7 剂。

三诊：下肢关节疼痛消失未发，脉细（80 次 / 分），无结代，红细胞沉降率 6mm/h。

炙甘草 9g　桂枝 6g　赤白芍各 9g　制川乌先煎, 9g　知母 15g　丹参 9g　川芎 9g　南星 9g

7 剂。

用桂枝芍药知母汤加减，治疗各种痹证，只要妥善配伍，可以取得较好效果。如寒重于热，则加重桂枝、川乌剂量至 9~12g，但川乌必须先煎 30 分钟，以降低乌头碱毒性，并与甘草相配，可以起到缓解毒性作用；如热重于寒，则桂枝、川乌剂量可减至 6g 左右，加重知母剂量至 15g，配合生地 30g，必要时加板蓝根 30g。这样配伍，即使在咽喉疼痛的情况下，使用桂枝、川乌，亦不必顾虑。

痹证患者，多易出汗。原方中麻黄、生姜、防风辛散走表，除寒湿偏重者外，常舍去不用，或用其中一二味，或与黄芪同用，盖恐其开发腠理太过，引起出汗过多，则愈虚其表矣。

原方附子应代之以制川乌，两药虽属同类，均具辛温之性，但附子以温阳散寒见长，制川乌则祛风温经止痛作用确实胜于附子。故治痹证以改用制川乌为佳。

本方中知母除有清络热作用外，还是一味很好的镇静止痛药，故酸枣仁汤中用之则安神，百合知母汤中用之则定志，桂枝芍药知母汤中用之则清络止痛。

用本方时，常与生地同用。不仅利用生地滋润之性，与知母相配，以制桂枝、川乌之温燥，而生地又具有较强的抗风湿作用，痹证用之可起止痛退肿之效。

茶树根乃茶叶树的根部（不是油茶树的根），性味苦平。对纠正心律不齐有较好效果，凡风湿性心脏病、冠心病、心肌炎等所导致的心律不齐，均可用之。唐案脉结代，用本品治之，早搏由减少以至消失。此外，本品还有降血脂作用。

柳枝性味苦寒，含水杨酸，有较强的抗风湿作用。用于治疗活动性风湿病有良效，但对胃有刺激性。齐案服后胃中不舒，故在二诊时减少其用量，并适当加入和胃之品，以制其酸性。

刘赤选

扶助真元，宣透经络

刘赤选（1897~1979），广州中医药大学教授

痹证的论治，风寒湿痹者不离祛风、散寒、利湿、通络；风热湿痹者当疏风、清热、利湿、通络。对病延日久不愈者，尤要注意调补气血，或补肾益肾健脾，或祛痰化瘀，总的治则是补助真元，宣通络脉，使气血流通，则痹自愈。

行痹治宜祛风通络，每以自拟方海风藤汤治之。方药：

海风藤 15g　宽筋藤 15g　寮刁竹 15g　豨莶草 15g　双钩藤 15g　丝瓜络 15g　鹿衔草 15g　生甘草 6g　白芍 10g

风热夹瘀加桃仁 9g，田七末 3g，老桑枝 30g；风热夹痰另用生鱼葛草汤：塘葛菜 500g，生鱼（250g 左右）1 条，红枣（去核）4 枚，陈皮 3g，煲汤饮汤食肉佐膳。塘葛草清香甘凉，透泄骨节之风热，生鱼长肉生肌，能治肉痿。二味合用，善疗筋肉骨节痹痛。

痛痹治宜温经散寒，以《金匮要略》肾着汤加味治之。方药：

干姜 12g　茯苓 30g　炙甘草 9g　白术 30g　桂枝 30g　黄芪 30g　熟附子 12g　络石藤 15g

肝肾虚寒，足软痿痹加虎骨、寮刁竹、威灵仙各 12g。脾胃阳虚，湿浊流注加赤芍 12g，知母 12g，防风 12g。

寒湿血虚，肝肾不足，用独活寄生汤加减。

独活 9g　桑寄生 30g　秦艽 12g　防风 9g　细辛 9g　川芎 9g　当归 12g　熟地 24g　白芍 12g　茯苓 12g　杜仲 12g　怀牛膝 12g　党参 12g　炙甘草 6g　桂枝 10g

便溏去秦艽，加白术 12g。小关节痛去杜仲，加炒山甲 30g。

独活寄生汤去桑寄生，加黄芪 30g，续断 15g，名三痹汤，可治气血虚、肝肾亏损之痹证，若加鸡血藤，疗效更佳。

着痹宜用除湿通络法，治以上中下通用痛风方加减。

黄柏 9g　苍术 9g　制南星 9g　桂枝 12g　防己 12g　威灵仙 12g　羌活 6g　防风 6g　生苡仁 25g　独活 10g

关节肿胀者，加川萆薢 15g，木通 10g。肌肤不仁加海桐皮 15g，豨莶草 15g。风胜用川芎 10g，白芷 6g。寒胜加附子 15g，细辛 5g。

热痹治以清热通络，以自拟方桑枝薏米汤加羚羊角骨：

老桑枝 30g　生苡仁 30g　竹茹 15g　丝瓜络 15g　芦根 30g　冬瓜仁 30g　寮刁竹 15g　豨莶草 15g　滑石 30g　羚羊角骨 30g

臂痛不能高举，或转动不灵活者，用玉竹汤：

玉竹 30g　桑寄生 30g　鹿衔草 15g　白术 15g　茯苓 15g　怀牛膝 15g　白芍 15g　炙甘草 9g

若用玉竹 30g，煲兔肉或老母鸡佐膳，疗效更佳。

湿热伤阴，阴虚痿痹，腰膝痹痛，下肢肌肉痿瘦者，用二妙散加味。

苍术 12g　黄柏 12g　防己 12g　当归 12g　川萆薢 18g　怀牛膝 12g　秦艽 18g　龟甲 45g　地龙干 9g

杨某　男，50 岁，解放军干部。

患者腰酸腿软，肌肤麻木，骨节伸屈不利，难以行走已 1 年多，并见两胁刺痛，大便时有溏泄，每日 2~10 次，小便频数而长。拟用苓桂术甘汤加味治之。

桂枝 15g　白术 15g　茯苓 20g　炙甘草 6g　白芍 15g　黄芪 15g　生姜 20g

3 剂。

二诊：泄泻次数减少，两胁刺痛及两腿麻木酸软俱减，惟腰麻紧束，双膝怕冷，脉细濡。此寒湿之邪着于腰肾，拟用温通驱寒之法。方用《金匮》肾着汤加味。

干姜 12g　茯苓 30g　甘草 6g　白术 30g　桂枝 30g　黄芪 30g

3 剂。

三诊：服药后诸症明显减轻，守上方加法半夏、防风、附子、荜茇等品，连服 50 余剂。

四诊：症状逐日减轻，腰膝活动灵活，但下肢仍有麻木冷感，上半身易出汗，下半身无汗，大便时溏，舌淡苔白，脉濡细虚。改服甘草附子汤以温经散寒。

炙甘草 9g　桂枝 30g　白术 45g　炮附子 30g　云茯苓 4.5g　干姜 21g　法半夏 15g

连服 5 剂，每剂分 2 次服。

五诊：服上方后，腰冷痛已觉减轻，大便好转。继用上方加减服 20 余剂，诸症悉去。

本例痹证，虽有腰酸冷痛，腿软无力，肌肤麻木，屈伸不利等表现，但以冷痛为主，属寒湿之证，当治以温剂。盖沉寒积冷，着于腰肾，凝结筋络，非大剂温通之品不能取效。初诊患者脾肾阳虚，故立温补脾肾、温经通络之法。

二诊属寒湿之邪，着于腰肾，故改用暖土胜湿之法。四诊究其沉寒积冷，非温通而不能祛之，故用附、桂以温肾壮阳，驱散寒邪。治法多端，贵乎辨证。

李某　男，干部。

患者腰臀疼痛，反复发作将近 8 年，屡治无效。西医诊断为肥大性脊椎炎、坐骨神经痛。入院时行走困难，脚不能抬，腰痛不能转动。3~5 腰椎有明显压痛，左昆仑、丰隆穴压痛明显，左直脚抬腿征阳性。初用祛风通络之剂，疼痛不减，又用川草乌之属，效亦不显。邀余会诊，当时患者腰腿疼痛，骨节屈伸不灵，腰腿间有灼热感，左足跗筋痛难忍，入夜痛甚，睡卧不安，舌红干，苔薄黄，脉弦数。

此属风热入络，灼伤筋络。拟用祛风清热、舒筋活络之法。药用：

穿山甲先煎, 15g　地龙干 9g　老桑枝 24g　生苡仁 24g　怀牛膝 9g 白芍 12g　羚羊角骨先煎, 20g

3 剂。

二诊：腰腿疼痛显著减轻，晚上已能入睡，左腿活动度增大，舌红苔净，脉弦缓。守前方加重入络药穿山甲 30g。3 剂。

三诊：腰痛著减，有时腿痛，左臀部入夜尚痛，舌红，脉象弦数。此为风热入络，经久不愈，每易反复。故加动物类药治之。

龟甲 30g　鳖甲 30g　穿山甲 30g　羚羊角骨 12g, 以上 4 味先煎　老桑枝 30g　生苡仁 30g　怀牛膝 12g　白芍 12g

继服 20 剂。

四诊：疼痛逐日递减，腰能转侧，惟右小腹微痛，胃纳欠佳，脉弦，舌红苔薄黄。前方已收效，因痹日久，必伤气血，需用养血柔筋之法以善后。

桑寄生 30g　鹿衔草 12g　白芍 15g　怀牛膝 12g　宽筋藤 18g　黄柏 6g 苍术 6g　鳖甲先煎, 30g

3 剂。

本例痹证，属风湿之邪著于经脉，流注骨节，迁延日久化热，灼伤筋络，出现骨节烦痛，入夜痛甚等症。故重用龟甲、鳖甲、穿山甲、羚羊角骨以入络搜风，通经止痛。羚羊角骨入络息风清热，止痛力捷；龟甲、鳖甲通络搜风；穿山甲功专通络祛瘀。上4味与老桑枝、苡仁、白芍、怀牛膝配伍，共奏入络清热、搜风止痛之效，而收全功。

林鹤和

痛痹致瘫，当求汗解

林鹤和（1928~　），江西省萍乡市中医院主任医师

痛痹乃风寒湿三气合袭人体所致，其中阴寒盛衰，与病情的轻重有密切关系。寒愈重，痛愈甚。寒气凝涩，使气血凝滞不通，故痛剧不移，或四肢卒然瘫痪；痹闭日久，营卫受损，痰瘀阻络，关节畸形，肌肉瘦削，甚至下肢水肿，心动悸，脉结代。久痹而后瘫痪的患者也不少见。因此治疗痹证必须抓住时机，仔细辨证，选方用药。治痹如救火，用药如用兵。病邪从何处而入，则从何处驱之。治痛痹虽以散寒为主，但疏风、燥湿、补火之剂仍不可缺，释其寒凝非大辛大温之品不可。针灸、服药、蒸浴宜同用之，不可偏废。痛痹，以其病因分类，有寒凝风胜者，有寒凝湿重者，有寒湿化热者，有寒热混杂者；以其症状特点分类，有疼痛类、瘫痪类、痿废类、水肿类、畸形类。现主要介绍痛痹所致瘫痪的治法。此类有痛痹卒然瘫痪与痛痹日久瘫痪之分别。在治疗原则上，二者虽以驱散寒邪为主，前者则以汗法为先，后者亦用汗法，但需用强筋壮骨、益肾养肝之补法。

痛痹卒然瘫痪

此类患者多见于年轻气盛，体质强壮者，在高温之下或劳累过

后，突遭风寒之袭，病邪从腠理而入于经络，留而不去所致。

主要症状：肢体关节疼痛逐渐加剧，发病后几小时或十几小时以后，由酸痛无力转而痛剧难忍，似刀绞，似锥刺，或有明显痛点，痛剧不移，痛处或肿，而其皮肤则无红无热，继而关节伸屈不利，终至功能丧失，肢体瘫痪。舌苔白，脉弦紧。患者遇寒则痛甚，遇热则痛减，汗出则舒，大汗痛解。治法：辛温散寒发汗，佐以祛风燥湿，舒经活血。方药：麻黄附子细辛汤加味。

麻黄后下，6~9g　熟附子先煎，6~15g　细辛 2~3g　杏仁 3~6g　苍术 3~9g　当归 9~12g　秦艽 6~9g　甘草 3~6g　桂枝 9~30g　党参 6~9g

本方以麻黄附子细辛为主药，温经助阳、散寒发汗，配苍术、秦艽、桂枝以祛风湿、通经络，配当归活血通经；配杏仁润肺气以制附子、麻黄之燥；党参益气补中，以助发汗之力。

针刺取穴：以肺、大肠、膀胱经为主，亦可加足阳明胃经、足少阳胆经之穴。列缺、合谷、风池、环跳、足三里、阳陵泉、曲池、风市、肩髃、肺俞、中极诸穴皆可取之。或针或灸，或拔罐，视病情而定。目的在于祛风散寒，活血通经，调理气机，以利发汗除邪。针刺每日 1 次。

蒸浴：以麻黄、桂枝、苍术各 30g，细辛 15g，加水 4000~8000ml，煎汤浴患者之身。用浴罩或草帘围住患者之身，将头置于罩外，每次 15~30 分钟，使患者汗出如注则止。

浴汤可反复加温，蒸气温度为 38~45℃左右。每日 1 次。

吴某　男，38 岁，1969 年 8 月 20 日入院。

患者于 8 月 19 日下乡归来，汗出淋漓之际当即在井边以泉水沐浴之后，渐感臀部疼痛，不能站立与坐起，双下肢酸痛无力，翌日臀部及上下肢节疼痛，渐至痛剧难忍，双下肢伸屈旋转功能消失，继之四肢瘫痪，无汗，舌苔白厚，脉弦紧，体温 37℃，血压 120/80mmHg，血沉 87mm/h。腰部穿刺脑脊液正常。西医诊断：突发性四肢瘫痪原因待查。中医治以辛温发汗散寒、祛风燥湿、活血通经之法。方药：

麻黄后下，9g　桂枝后下，9g　细辛后下，3g　杏仁 9g　秦艽 9g　苍术 9g　当归 9g　甘草 3g

针灸：

①甲组：环跳、足三里加灸（双）、列缺（双）、合谷（双）、曲池（双）、肩髃（双）

②乙组：环跳、风市（双）、风池（双）、阳陵泉加灸（双）

两组交替使用，每日针灸 1 次，强刺激，先泻后补，留针 15~30 分钟。

蒸浴：麻黄、桂枝、苍术各 30g，细辛 15g，煎水蒸浴，每日 1 次。

治疗 8 天，臀部及诸关节疼痛消除，四肢活动自如。稍有头晕，口淡咽干，以参苓白术散加味，5 剂后，康复如初，随访 17 年未复发。

痛痹日久瘫痪

此类病证多见于有慢性风湿病史者，一般病程较长，好发于中青年，老年患者亦有所见，男多于女，由于长期感受风寒湿之邪，以致于营卫、经脉、肌肉、筋骨一处或多处受损。

主要症状：关节疼痛固定，痛剧时如虎咬，如刀割，其状甚惨。小便清，大便溏，冷汗自出，双下肢瘫痪或全身瘫痪，骨、肌肉萎缩，甚至生活无法自理。舌质淡，舌苔白，脉沉细而迟。治则：温经逐寒祛湿，祛风通络，强筋壮骨，益肾养肝。方用防风汤加减。

防风 10g　羌活 3g　独活 3g　赤茯苓 12g　薏米 9g　桂枝 30g　莪术 5g　威灵仙 10g　生姜 9g　松节 10g　当归 10g　制川乌 5g　白术 10g

杜仲 10g　牛膝 10g　炙黄芪 15g　寄生 10g　木香 10g　甘草 3g　五加皮 10g

加减法：阴寒过甚者，加制附子（先煎）6~15g；痛剧者加细辛、乌梢蛇、蕲蛇适量；关节肿胀者，加肉桂、鹿角胶适量；久肿瘀浊不消者加穿山甲适量。

针灸：曲池（双）、阳池、解溪（双）、足三里（双）、阴陵泉（双）、阳陵泉（双、加灸）、悬钟、内关、外关（双）、丘墟、肩髃（双）、巨骨（双）、秩边、新建、委阳、委中（双）、阿是穴、夹脊穴、膝眼（双）。或针或灸或针后拔罐，或加电针，或配耳针，均视病情而定。手法平补平泻，留针 30 分钟。痛甚者，每 10 分钟捻针 1 次。15 日为一疗程，每一疗程间隔 3~6 天，间隔期内可单用艾灸。

蒸浴方药：

防风 20g　独活 20g　细辛 15g　桂枝 100g　威灵仙 30g　秦艽 15g　麻黄 10g　苍术 10g

煎汤蒸浴，蒸气温度 38~42℃为宜，以不至大汗淋漓为度，但一定要浴出汗，每日 1 次。

刘某　女，60 岁，1986 年 2 月就诊。

患者素有类风湿关节炎，X 线摄片已证实。还伴有腰椎骨质增生，抗"O"为 1∶1200，血沉 40mm/h，已卧床 2 个月，无法行走与起坐，双下肢活动障碍，双膝肿痛如虎咬，出冷汗，舌苔白，脉细迟而沉。治以温阳逐寒。方选防风汤加减，重用制附子、桂枝等温药，配以针灸及蒸浴。治疗 8 个月，患者关节肿痛消除，已能拄杖行走。抗"O"为 1∶300，血沉 3mm/h，生活已能基本自理。

在临床中，应以汗法贯穿于全过程，而前者宜取大汗，使阴寒及风湿之邪迅速由内传出，驱出体外，以使卒然瘫痪之体速愈。但症状一旦消除，则停用发汗之药，以免过当而伤正；后者则不宜取大汗，而是使病邪逐渐消除，始终注意保护元气，攻伐不宜太过。服药、针灸、蒸浴三者同攻病邪，皆属温经散寒、发汗祛风湿之法，可奏异曲同工之效。此外，病后调理脾胃或滋养肝肾以固本不可忽视，对于防止日后复发至关重要。治痹证的药物久服伤脾胃，而痹闭日久则必伤及肝肾，这是强调固本的主要原因。

（黄中柱　陈余建　整理）

任继学

久痹不愈，养血调气

任继学（1926~2010），长春中医药大学教授，国医大师

痹之形成，多由正虚于内，阳虚于外，营卫虚于经络，风借寒之肃杀之力，寒借风之疏泄之能，湿得风寒之助，参揉其中，得以侵犯机体。初犯经络，继入筋骨，波及血脉，流注关节。经气不畅，络血不行，阳气不达，则邪气肆虐，而生疼痛。初罹者易治，久羁则难医。

外邪原不能寄居机体，之所以留而不去，实因邪入之则从气血而变，从营卫而化。故久痹不愈，绝不能用羌防、独活之类祛风药治之。因其大燥，燥则耗气动血，必使邪不除而正气反伤。所以我主张以养血调气为主，兼用通经达络之法治之，每收捷效。

基本方药中，君以酒洗当归20g，肉桂炒熟地10g，姜汁炒白芍30g，调血和血养血，以开经络之滞；臣以蜈蚣1条，全虫3g，土鳖虫10g，蜂房15g，追风止痉镇痛，搜剔经络之瘀；佐以乌蛇15g，甲珠10g，苍耳10g，强营卫，调气血，除机体内外之痹；使以仙灵脾10g，仙茅10g，益肾阳，补命火，温机体内外之气，正气得复，邪气得除，其病自愈。

身重浮肿者，为痰瘀之证，必加白芥子10g，豨莶草50g，除皮里膜外之痰，舒展筋骨以除痛。

有病见微热者，必属邪伏膜原，以上方去二仙，酌加果仁、知母、生石膏，开达膜原，协调阴阳，其热可除。热仍不除者，必观其邪犯何经，随机调之。

骨痹即鹤膝风，不在此例，另法治之。

（袁世华　整理）

班秀文

诸痹总由气血郁闭，治血不外补泻凉温

班秀文（1921~2014），广西中医药大学教授，国医大师

班氏认为各种痹证的临床表现虽有区别，但均与气血闭塞不通有关。血脉闭塞不通乃痹证的主要病机，故治疗痹证总应着眼于疏通血脉。治血之法，总其大要，不外血虚则补，血瘀则活，血热则凉，血寒则温。

1. 温通血脉

凡是素体阳虚，遇寒凉则肢节疼痛剧烈，触之则加重者，属寒凝血滞，经脉不通。以当归四逆汤治之。此方本为"手足厥寒，脉细欲绝者"而设。因寒凝血滞为痹，故以此方之桂、芍、当归行血通脉，细辛通达内外，通行血中之滞而利九窍，草、枣和中而调营卫。全方补养温行，通达内外，血脉通畅，则疼痛自止。如痛甚者，可加入制附子，以增强其温化通行之功。

2. 燥湿通达

湿性重浊黏腻，湿邪偏胜之痹证，肢体困重，胀、痛、酸麻交织。宜燥湿通脉之法。以当归芍药散合五苓散治之。前者为肝虚血滞、脾虚湿阻而设，后者是化气行水之通剂。二方合用，既能健脾化湿，又能养血通脉。如湿邪郁久化热，肢节红肿疼痛者，则以大秦艽或豨桐丸加减化裁治之。

3.祛瘀通脉

凡是妇女经产后，或跌仆损伤，或举重劳累，每遇气交之变，则肢节掣痛或入夜则疼痛加剧者，此为瘀血停留，外邪侵袭，内外合邪之患。宜温散祛瘀，以通血脉之法治之。可用桃红四物汤去生地加桂枝、秦艽、羌活、独活、威灵仙治之。

4.清热通脉

血得温则行，遇寒则凝，过热则津伤血郁而肢节疼痛，痛处灼热红肿者，此为热邪偏胜之痹证。宜用清热通脉之法为治，可用四妙散合豨桐丸（汤）加生石膏、知母、凌霄花、鸡血藤、当归之类治之。

5.补虚通脉

凡是虚劳损伤，血行不畅而四肢麻木重着者，此乃营血不足、血行不畅之血痹。可用补血通脉之法，常用四物汤加黄芪、桂枝、秦艽治之。《金匮要略》中之黄芪桂枝五物汤，亦是补虚通脉之良方。

痹证病情错综复杂，变化多端，当随寒热虚实而选方用药。《类证治裁》云："治法总以补助真元，宣通脉络，使气血流畅，则痹自已"。在用药上，温通必用附子、桂枝；辛开则用秦艽、细辛；凉开则凌霄花、通草。盖附子辛甘大热，能通达十二经，走里达表，走而不守；桂枝甘温入心，有温经通脉、调和营卫之功；秦艽不仅能散风，而且能养血通络；细辛能温开三阴而利九窍，有通里达表之功；通草甘淡，清热行血而渗湿祛浊；凌霄花甘酸而寒，能入厥阴血分，清血中伏火而清热祛瘀，是治疗因热郁而致瘀者之妙品。

吴圣农

痼疾类风关，逐邪主四法

吴圣农（1914~2006），上海中医药大学附属龙华医院主任医师

凉血解毒法

凉血解毒适用于毒热内盛或外邪明显化热所致之热痹。症见关节红肿热痛，触痛明显，无热或身热不扬，脉细弦数，舌红苔薄。用《证治准绳》犀角散加减。

犀角5g，或水牛角30~60g　生地20~30g　鸡血藤20~30g　油松节10~15g　忍冬藤12~30g　虎杖12~20g　寻骨风10~20g　白花蛇舌草10~20g　海桐皮10~15g

内热重加丹皮12g，防己6~9g；有瘀血者加刘寄奴10~15g，莪术10~15g，小活络丸（冲服）4.5g；痛甚加蝎蜈片4片，每日3次。

杨某　30岁，1984年4月9日入院。

全身关节游走性疼痛8个月，服昆明山海棠、泼尼松等药效不显。血检：血沉92mm/第1小时，抗"O"500单位，黏蛋白45mg/L，C_4 1.36g/L，类风湿因子阳性，抗核因子阳性，双链DNA 47.2%，两手指关节及右肘关节红肿，呈梭形指，触痛，并有热感。晨间僵硬，屈伸受限。脉濡数，舌质红苔薄黄。证属肝肾先天不足，邪浊内生，脉

络被阻，化热伤筋，气滞血瘀，关节失利。治以养阴凉血为主，化瘀通络为辅。用犀角散加减。

水牛角先煎，30g　生地 20g　丹皮 9g　当归 9g　鸡血藤 20g　油松节 12g　寻骨风 12g　虎杖 12g　防己 9g　忍冬藤 12g　甘草 9g

连服 4 剂，诸症大减，红肿渐消，晨间已可伸屈，但指仍呈梭形。毛发枯干，面色萎黄，脉细濡，舌质淡红苔薄。上方加扶正祛邪之品，继服 50 剂，诸症悉除，手指屈伸自如，病愈出院。复查类风湿因子阴性，血沉 22mm/ 第 1 小时，双链 DNA 20%，抗核抗体阴性，黏蛋白 31mg/L。

该患者属正虚，热毒内生，灼伤营血，壅塞脉络，流注关节，此与外感风寒湿邪化热不同，若用疏散之品则伤正助热，故以水牛角代犀角同生地、丹皮、海桐皮、虎杖、白花蛇舌草、忍冬藤凉血解毒，黄芪、当归、鸡血藤益气活血，寻骨风剔邪，防己利湿引邪外出。全方具有清热解毒、凉血化瘀、消肿止痛之效。

活血化瘀法

适用于瘀血阻络，痛有定处，痛如针刺，关节肿胀或指节青紫僵硬，指尖瘦削，指甲灰白或紫黑，或伸屈不利，脉迟涩或沉迟，舌质紫暗或有瘀斑，舌下静脉怒张等，用益气活血、散寒化瘀法，以补阳还五汤加减。方药：

黄芪 15~60g　桂枝 9~12g　赤芍 9~12g　当归尾 9~12g　鸡血藤 20~30g　寻骨风 10~15g　姜黄 9~15g

湿重加生熟地各 15~30g，薏仁 15~30g；外感加麻黄 3~6g；痛甚加蝎蜈片 4 片。

祝某　女，54 岁，1985 年 5 月 7 日入院。

四肢小关节疼痛，伴面部四肢散在红斑10年，皮肤瘙痒。近5年来，四肢小关节肿胀且痛，手指关节呈梭形，僵硬，活动困难。手指关节X线片示：关节间隙变窄。血沉65mm/h，类风湿因子阳性，抗"O"500单位以下，黏蛋白112mg/L，双链DNA 42%。曾用泼尼松、吡罗昔康、抗生素及中药等治疗，效果欠佳。近3周有低热，痛势较前加重，先投疏风化湿之剂，症状未见改善。诊其脉沉而涩，苔薄质淡暗，辨证为气虚血瘀，久而化热，治以活血益气通络，用补阳还五汤合小活络丹加减。方用：

黄芪 15g　桂枝 9g　赤芍 6g　归尾 9g　鸡血藤 30g　细辛 后下，3g
姜黄 9g　寻骨风 12g　生地 12g　熟地 12g　苡仁 12g　小活络丹 10g

药进7剂，痛减热退。连服37剂，手指活动自如。复因寒热不节，又感外邪，上证又发。仍以上方加麻黄6g散寒通络，再进21剂，痛止肿消。复查血沉25mm/第1小时，类风湿因子弱阳性，黏蛋白41mg/L，双链DNA 20%。临床痊愈出院。

此类患者虽是血瘀实证，但是血瘀的关键是气滞，气滞乃因气虚、阳虚运化无力而致。故选用补阳还五汤活血温阳益气，阳气旺盛则阴浊自化，脉络通利则肿痛自除。实验研究证实，活血化瘀药物能降低血液黏稠度，具有镇痛、减轻炎症反应等作用。本例属阳气虚弱而寒凝血瘀证。黄芪、桂枝、细辛、麻黄温阳益气，散寒化瘀；归尾、赤芍、鸡血藤活血化瘀；防己利湿；小活络丹通经散寒止痛。使瘀血蠲除，经脉流畅。

温经通络法

用于寒湿互结，凝阻脉络，滞留关节，久而不散，症见肢重不举，冷痛酸胀，脉濡缓，苔薄白腻，舌淡质暗，或舌下静脉紫暗。常用《金匮要略》乌头汤加减。方药：

制川草乌先煎，各 9~12g　黄芪 9~12g　桂枝 4~6g　北细辛 3~6g　麻黄 9~12g　生薏仁 15~30g　地龙 9~15g

上肢痛甚加桑枝 15~20g；下肢疼痛加牛膝 9g、木瓜 9g。痛甚剧烈加蝎蜈片 4 片。

樊某　男，56 岁。1984 年 4 月 7 日入院。

双下肢冷痛牵及腹股沟髋关节已 2 年。伴上肢沉重，平举抽动，双手小关节触痛明显。两下肢呈凹陷性浮肿，步履艰难，四肢关节无明显变形。查血沉 40mm/h，类风湿因子阳性，抗核抗体阳性，双链 DNA 41%，抗"O"625 单位。舌苔薄白腻，舌下静脉紫暗，脉濡细。此乃寒凝气滞、经阻络塞之证，以温经通络为治。方用乌头汤化裁。

黄芪 9g　桂枝 6g　制川草乌各 9g　炒桑枝 15g

药进 21 剂，痹痛缓解，脚肿渐消。一因受凉伴咳嗽，上方加杏仁 9g，豨莶草 15g，继服 42 剂，肿痛皆除，行动如常，病愈出院，复查血沉 20mm/h，类风湿因子阴性，抗核抗体阴性，抗"O"320 单位，双链 DNA 20%。

寒湿之邪，最易凝滞。血瘀是因气滞，气滞是由于阳虚。本例系寒湿凝滞脉络，故治用温经通络法。选用乌头汤等温经通阳之品，以散久蕴之寒湿。麻黄、桂枝、川草乌、细辛、干姜温经散寒通络；桑枝、防风、地龙搜风通络；黄芪、防己、苡仁益气利湿，是温阳益气以通脉络之法。

扶正祛邪法

适用于痹病日久，正虚邪恋，症见全身乏力，软懒酸痛，关节肿大，或小关节变形，面㿠无华，脉细无力，舌淡胖边有齿印，苔薄白等。常用《金匮要略》黄芪桂枝五物汤加减。方药：

黄芪 12~30g　芍药 9~12g　生姜 12~15g　寻骨风 12~15g　姜黄 9~12g
鸡血藤 10~20g

外感者加羌活 9~12g；夹湿者加苡仁 10~30g，防己 9~12g；有瘀血者加刘寄奴 15~20g，当归 15~20g；阴虚者加生地 15~20g。

汤某　女，60 岁，1965 年 2 月 26 日入院。

关节痛 6 年，近 2 年加重。全身乏力，手指僵硬，不能伸屈，两手指呈梭形，指甲灰暗，生活不能自理。服多种中西药罔效。心电图示 STV_5 低平，血沉 4mm/h，类风湿因子阳性，免疫复合物 0.108，C_4 1.02g/L，C_3 1.18g/L，IgG 2.75g/L，IgA 3.52g/L，IgM 1.1g/L，微量元素测定：Cu1.9，Zn 0.7，Cu/Zn = 2.14。面白无华，脉细濡，舌淡胖，边有齿印，苔薄白少津。正虚气血两伤，逐邪无力。法当扶正祛邪。方用黄芪桂枝五物汤出入。

黄芪 30g　党参 9g　桂枝 9g　鸡血藤 10g　当归 12g　制川草乌各 9g
油松节 9g　寻骨风 12g　姜黄 9g

7 剂后，病症大减，上肢能较前抬高。再进 41 剂，生活能完全自理。复查类风湿因子弱阳性，C_4 0.9g/L，IgG 17g/L，IgA 2.5g/L，IgM 1.7g/L，均在正常范围，出院随访 3 个月，病情稳定。

正虚多因久病而致，正虚无力逐邪，使病邪留连不去。纯补有留滞之弊，急攻有伤正之害。只有气血双补，邪正兼顾，攻补兼施，方为合拍。参、芪、归、藤益气补血以扶正；川草乌、松节、寻骨风以搜涤蓄邪；桂、姜以通络祛邪。

路志正

勿过风燥扶肾脾，燥毒痰瘀必蠲除

路志正（1920~　），中国中医科学院教授，国医大师

养阴清热愈风痹

风痹之证，常罹及患者多个肢体关节，疼痛以游走不定为特点，故又称为行痹。因风邪偏盛，故治当发散，用祛风之法，佐以散寒除湿，并配合养血之品，盖取"治风先治血，血行风自灭"之意，选用防风汤、大秦艽汤之类加减变通，此为治疗风痹之常法，用之取效颇多。然五方异位，寒暑殊气，刚柔异秉，饮食相戾，祛风之法尚不能尽风痹之治，应于常法之外，辅以变法。曾用养阴清热之秦艽鳖甲散化裁，治疗风痹取效。

黄某　女性，46岁，1977年9月5日初诊。

3个月来身体多个关节呈游走性疼痛，低热（体温37.2~37.5℃），日见消瘦，经某医院查，血沉80mm/h，白细胞13.5×10^9/L，抗"O"为1000单位，诊为"急性风湿热"。曾用激素及水杨酸制剂治疗，症状时轻时重，未见显效，而来求治。患者关节疼痛，游走不定，病属风痹。形体消瘦，精神倦怠，面色㿠白，皮肤干燥，午后低热，五心烦热，舌红苔黄腻，脉来弦细。此系病久阴伤，虚热内蒸，血虚不

营，气虚不运，故成风痹之证。治当滋阴血，清虚热，退骨蒸。拟秦艽鳖甲散化裁。

秦艽 9g　炙鳖甲先煎, 12g　银柴胡 9g　当归 9g　地骨皮 9g　双钩藤后下, 15g　海风藤 15g　丹参 15g　山药 15g　生甘草 3g

服药 4 剂，月经来潮而量少，关节疼痛而重，纳谷不香。素体脾虚，湿邪停滞。适逢经期，不宜寒凉，改为通阳祛风之法调理。

桂枝 9g　白芍 15g　山药 12g　川草乌先煎, 各 5g　炙鳖甲先煎, 12g　鸡血藤 15g　稀莶草 15g　追地风 5g　透骨草 15g　菟丝子 12g　白薇 9g　3 剂。

三诊时月经未尽，身倦乏力，舌淡苔白，脉弦细。冲任亏损，心脾两虚，遂以归脾汤加减投之。服药 3 剂，月水已净，关节疼痛，动则增剧，午后潮热，舌苔白腻，脉细数，仍以养阴清热法，再用初诊方药，稍事增损，服药 16 剂，关节痛减，烦热已除，体温正常，微有脘胀，偶见便溏，纳呆。仍守前法，虚热见清而去地骨皮，合入四君子以助脾气，继服 20 余剂，诸症顿失，查血沉 18mm/h。白细胞 8.6×10^9/L，抗"O" 500 单位。

本例系阴虚骨蒸、气血不营而致痹，故以秦艽鳖甲散化裁施治。其中秦艽、鳖甲、地骨皮、银柴胡清虚热，退骨蒸；山药、当归、丹参配鳖甲滋阴养血，补而不滞；钩藤、海风藤伍秦艽通络祛风，通而不燥，共奏滋阴血、清虚热之功。治疗过程中兼理脾胃，并随时顾及妇女特点，因人制宜，随证变通，故而取效。

强肾固本治寒痹

寒痹以肢体关节疼痛剧烈，遇寒加重为特点，又称痛痹。治宜散寒止痛，兼以祛风除湿，多选用乌头汤为主方。但治寒痹亦应注意患者体质因素，勿以为散寒止痛外，别无他法可施。

赵某　男性，21 岁，1983 年 3 月 17 日初诊。

患者两足跟疼痛 3 年，右膝关节疼痛 2 年，近 3 个月加重。曾经沈阳某医院、北京某中医医院诊为"类风湿关节炎"，经治未效而来我院治疗。查血沉 45mm/h，类风湿因子阳性，抗"O"200 单位。诊时患者右胸锁关节、骶髂关节、双足跟疼痛明显，不红不肿，面色晦暗，两瞳孔散大，舌淡苔薄白，脉沉弦紧。细询其父母均年过花甲，病者系晚生子，先天不足，加之后天调养失宜，寒湿内侵，发为寒痹。五脏六腑之精皆上注于目，瞳仁属肾水所主，而腰骶、足跟皆足少阴肾经所过之处，治疗应从肾着眼，宜强腰固肾，散寒祛湿，用右归饮、麻黄附子细辛汤加减化裁。

熟地 20g　仙灵脾 12g　鹿角霜 15g　狗脊 12g　桑寄生 15g　麻黄 3g　制附子先煎, 9g　细辛 3g　桂枝 10g　制乌蛇肉 10g

患者服药 7 剂，瞳仁缩小，脉有缓象，病势似有起色。

惟先天不足，较为难治，宜守方。遂将附子改为川乌，乌蛇肉加至 12g，增露蜂房 6g 以加强散寒通络之力。服至 1983 年 4 月 14 日，用药又达 21 剂，关节痛减，类风湿因子阴性，血沉 20mm/h，遂减制川乌为 6g，加制首乌 12g。服药 10 剂，再增黄芪 15g，当归 9g，白芍 30g，甘草 6g。调至 6 月初，疼痛大减，好转出院。

本例患者病属寒痹，疼痛剧烈，而痛以腰骶、足跟为甚，瞳孔散大，系先天不足所致。故治以强腰固肾为主，兼以散寒除湿之法而取效，后增益气和营调治，治病求本，守法 2 月有余，好转出院。

健脾益气除湿痹

湿痹之为病，关节疼痛、部位不移，肢体重着酸楚，甚则麻木。

治疗湿痹，当以利湿为主，兼以祛风散寒、理脾益气之法。盖脾主运化，喜燥恶湿，若脾气健运，则湿邪自去也。

张氏 45岁，两年来关节酸痛沉重，遍及周身，疼痛部位不移，而以两肩关节为著。经某医院查，血沉43mm/h，白细胞11×10^9/L，诊为"类风湿关节炎"，服保泰松、吲哚美辛片等未见明显好转，于1978年6月7日来诊。近日来，天气阴霾多雨，患者双肩关节酸痛加剧，周身困重，恶风寒而无汗出，自觉气短，纳呆不饥。舌淡红苔白腻，脉濡而小数。关节痛处不移，沉重酸痛，显系湿痹。患者脾虚湿困，然恶风寒而无汗，知其表邪尚在，先以祛风散寒、健脾除湿之法，拟麻黄加术汤合麻杏薏甘汤加味。

麻黄 3g　桂枝 9g　杏仁 9g　羌活 9g　白术 9g　薏苡仁 20g　陈皮 6g　半夏 9g　甘草 3g

服药4剂，微汗出，恶寒除，而疼痛稍减。但患病两载，脾虚湿困，气血已衰，非补益则脾虚不复，弃温燥则寒湿莫除。二诊即以健脾益气为主，兼以祛风散寒除湿，方选六君子汤化裁。

党参 12g　茯苓 9g　炒白术 9g　陈皮 6g　半夏 12g　怀山药 12g　羌独活各 9g　川草乌先煎, 各6g　秦艽 15g　薏苡仁 15g　甘草 3g

6剂。

三诊：药后关节疼痛大减，气力有增，而大便偏干，小便短赤，舌尖边略红，苔微黄而腻，脉弦细而数。此寒湿欲解而有化热之势，遂更方以健脾除湿、清热通络。

生石膏先煎, 30g　白术 10g　薏苡仁 15g　秦艽 10g　豨莶草 15g　甘草 3g　生姜 3片　大枣 7枚

4剂。

四诊：热势已除，苔白腻，脉濡缓，仍以健脾益气为主，略减散寒除湿之力，用二诊方去川草乌、羌独活，加苍术 9g、防风 9g投之。

守方进药 23 剂，至 8 月 10 日关节疼痛消失，查血沉 19mm/h，白细胞 9×10^9/L。

脾主肌肉，以营四维。脾虚不运，则湿邪内生，内外合邪，故四肢沉重酸痛。治疗本例患者，始终注重脾胃，二诊及四诊仍以健脾益气为主以治其本，脾气健而寒湿易除，故患者饮药 37 剂而病痛霍然若失。

温补脾肾医热痹

《素问·痹论》说："其热者，阳气多，阴气少，病气胜，阳遭阴，故为痹热。"明示素体阳盛之人，感受外邪，多从热化，而成热痹之证。热痹关节红肿热痛，或见发热、口渴、舌红、脉数等症。一般治宜清热化湿，宣痹止痛，可用四妙散、《温病条辨》宣痹汤或白虎加桂枝汤化裁；如热痹化火成毒，骨节剧痛，口渴，便秘溲赤，苔黄脉大数者，宜清热泻火解毒，当用犀角散等方加减，治多取效。此为治热痹之大略。然亦曾用温补脾肾法治愈热痹，以其以热治热，大异于常法，故记之。

刘某 女性，26 岁，北京市郊社员，1978 年 10 月 15 日来诊。

1 个月前在田间劳作，汗出后卧于潮湿草地休息，翌日即见腰痛，双下肢关节酸痛，活动不利，继则发热，体温 38.9℃，当地医院以"感冒"治疗未效。10 余天后两手肘腕关节红肿热痛，经北京某医院查血沉 59mm/h，白细胞 23.3×10^9/L，心率 120 次/分。心电图示窦性心动过速，Ⅱ度房室传导阻滞，类风湿因子阴性，诊为"急性风湿热"，今来诊治。患者几天来发热渐减，而关节疼痛加剧，尤以两腕、肘关节为甚，局部红肿热痛，活动不利，不任重物，诊为热痹。但细审患者，头晕目眩，面色㿠白，腰脊酸楚，月经量少，畏寒肢冷，大便溏薄，舌质淡而脉细数，一派阳虚之征。此系阳虚为本，而发热为标，脾肾之阳不复，则其热难除，治当求本，遂投济生肾气丸加减之方。

附子先煎, 6g　肉桂后下, 3g　仙灵脾 9g　牡丹皮 9g　泽泻 9g　山茱萸 9g　何首乌 9g　怀山药 12g　云苓 9g　怀牛膝 9g　车前子包, 9g　薏苡仁 12g　鸡血藤 9g　伸筋草 9g

6剂。

10月23日复诊：关节红肿热痛稍减，而发热已杳，余症减轻，而大便仍溏。于是再增温脾之力，原方加炒白术 9g、干姜 6g，继进42剂，患者双侧肘、腕关节红肿热痛消失，活动自如，参加劳动无明显不适。12月20日复查，血沉 19mm/h，白细胞 10.2×10^9/L，心电图正常。

本例患者寒热虚实两相径庭，关节红肿热痛，身热、脉数，乍看为实热之象，然又见头晕目花，面色㿠白，腰脊酸楚，月经量少，畏寒肢冷，大便溏薄，舌淡脉细，呈现一派阳虚里寒的证候。经深入辨析，不难看出系素体脾肾阳虚之躯，劳动汗出卧于湿地，复感寒湿之邪郁于肌表关节，不得泄越，郁久而化热，非实热可知。脾肾之阳愈虚而内寒愈盛，标热愈炽。故温补脾肾，实为治本之图。药后阳气来复，客邪得泄，而热势得减，关节红肿热痛渐除。若孟浪妄用寒凉，则雪上加霜，必戕其微弱之阳气，后果不堪设想。

燥痹证治

燥痹的主要病机是阴血亏虚，津枯液涸。其表现为：肢体关节隐隐作痛，不红不肿，屈伸不利，口舌干燥，肌肤干涩，烦渴欲饮。成因有三：气运太过，燥气横逆，感而受之，燥痹乃成；寒湿痹过用大热辛燥之品，耗伤津液，使筋脉失濡而成；素体肝肾亏虚，阴津不足，筋脉、关节失于濡养，"不荣而痛"也。

外燥致痹多兼风热之邪，其治当滋阴润燥，养血祛风，方用滋燥养荣汤加减；内燥血枯，酌用活血润燥生津散（当归、芍药、熟地、麦门冬、天门冬、瓜蒌、桃仁、红花）加减。因误治而成者，既有津血亏耗，阴虚内热，又多兼湿邪未净之证，其治较为棘手，滋阴则助湿，祛湿则伤津。故应以甘凉平润之品为主，佐以芳香化浊、祛湿通络。方用玉女煎去熟地，加生地、玄参、藿香、茵陈、地龙、秦艽等。素体阴亏者，当滋补肝肾、健脾益气，以"肾主五液""肝主筋""脾胃为气血生化之源"故也。方用一贯煎加减，何首乌、肉苁蓉、鸡血藤、怀牛膝、山药、白扁豆等药可随证加入。

总之，燥痹以阴血亏虚、津枯液涸、筋脉关节失濡为主要病机，治疗当以滋阴润燥为急，即有兼夹之邪，也应在滋阴润燥的基础上佐以祛邪，不要喧宾夺主。

虚痹证治

虚痹乃指正气不足、筋脉失养所致的痹病，以及实痹久治不愈，过服温燥、苦寒、攻逐之品，损伤正气而形成的虚实兼夹痹。其特点是病程长，反复发作，在肢体关节疼痛麻木、僵硬变形的同时，又有一派气血阴阳亏虚的表现。治虚痹不能与治实痹同日而语。虚痹正气损伤是其主要方面，决定病变转归，只要正气强盛，人体才能在药物的协同下驱逐病邪。如果一味逐邪，不但邪不能去，反而更伤正气，邪踞更深。必须从整体着手，缓缓为之，以扶助正气为本，佐以祛邪通络之药物。

如表现阳虚为主，除虚痹的共同特点外，症兼面色苍白，畏寒肢冷，腰膝酸软，尿多便溏，脉沉细迟弱者，主以济生肾气丸加鸡血藤、伸筋草、威灵仙；如以阴虚内热为主，症兼午后低热，五心烦热，夜热盗汗者，方用秦艽鳖甲汤，去乌梅、柴胡，加银柴胡、桑枝、海风藤；如以气虚湿盛为主，症兼面色萎黄，气短懒言，纳呆食少，肢体沉重者，以升阳益胃汤加秦艽、鸡血藤、豨莶草；如表现为气血双亏，症兼面色少华，周身乏力，头晕短气，心悸失眠者，则用仲景之黄芪桂枝五物汤加太子参、茯苓、桑枝、威灵仙、夜交藤；如以肝肾亏虚为表现，症兼腰膝酸软，耳鸣头晕，视物不清者，以独活寄生汤加木瓜、松节、枸杞子等主之。

顽痹（久痹）证治

　　顽痹是虚痹的进一步发展，脏腑功能日下，正气损伤日剧，邪气盘踞日深，经脉痹阻日甚。血滞生痰，湿凝为痰，痰瘀胶结，由经入络，由筋入骨。其特点是面色黧黑，神疲乏力，肌肉瘦削，关节肿大僵硬，甚则骨质破坏，关节畸形，痛如针刺，固定不移，局部可见痰核、瘀斑，肌肤干燥无泽，舌紫暗，有瘀点、瘀斑，脉细涩。路氏治疗此证，多从补气血、滋肝肾、健脾胃、利关节入手，方如补血汤、独活寄生汤、黄芪桂枝五物汤、桂枝芍药知母汤等，均可化裁运用，酌加白花蛇、乌梢蛇、露蜂房、山甲珠、地龙、蜣螂等虫类药，以及活血止痛之乳香、没药、鸡血藤等，亦恒多收效。特别是产后之"鸡爪风"更宜大补元气，峻补真阴，濡润筋脉，通利关节，不宜过用刚药。但需一定时日，不宜急于求功，否则事与愿违。脾胃虚弱者，用虫类药须慎重，或佐入健脾和胃之品为宜。

治痹病应注意的问题

1. 治痹病不可单用风药

在治痹方中，祛风药是不可缺少的，不仅行痹用之，寒、湿、热痹中亦常常佐入。它不仅能祛风疏表，还有胜湿、散寒、通络止痛之功，当热邪内郁时，亦当用风药以宣散发越之。所以，人们在治痹方中常大量使用。但祛风药，其性温热、刚燥，能灼津耗液，用之过度，不仅耗泄正气，还可使风变为火，寒化为热，由实而虚，加重病性。所以，风药不能单独、过多地使用，要根据病情适当配伍一些血分药、阴分药，一方面可节制其刚燥之性，另一方面亦有"治风先治血，血行风自灭"之意。

2. 注重痰、瘀、燥、毒

路氏认为，痰与湿同出一源，但表现不同，湿未成痰时，关节多见漫肿，按之柔软。湿凝成痰者，按之较硬，关节局部可有痰核出现。瘀血内阻者，关节亦可肿硬，但局部皮肤黧黑，并可出现瘀斑，舌质紫暗。燥邪偏胜时，除见关节隐痛、屈伸不利等症状外，并有口干咽燥，涎液减少，两目干涩等一派"燥胜则干"症状。痹病之兼毒热者，关节多焮红、灼热、漫肿憋胀、疼痛剧烈，并有发热口渴、喜冷心烦等症。临床上，当运用一般疗法，效果不佳，或反复发作时应考虑到痰、瘀、燥、毒的存在，必须佐入祛痰、活血、润燥、解毒之品，方能提高疗效，缩短病程。

3. 处方遣药的加减

手臂疼痛者加片姜黄、桑枝、秦艽、威灵仙、山甲珠、桂枝。

下肢疼痛者加松节、木瓜、牛膝（风寒者用川牛膝，肾虚者用怀牛膝），属风湿证者加防己、木通、黄柏、晚蚕沙。

颈背部疼痛者加羌活、独活、葛根、蔓荆子、防己。

腰部疼痛加独活、麻黄、枸杞、杜仲、桑寄生。

小关节疼痛郁久化热者，加丝瓜络、忍冬藤、鸡血藤、天仙藤。

有痰阻者加白芥子、僵蚕、胆星、黄芩。

有瘀血者加桃仁、红花、乳香、没药、片姜黄、赤芍、泽兰。

骨质破坏、关节变形者，加骨碎补、自然铜、生牡蛎、补骨脂等。

番木鳖，味苦性寒，有大毒，入肝、脾经，功能祛风、活络、止痛、散瘀消肿、强筋起痿。对急、慢痹病有一定效果，用量先从小量开始，逐渐加量，一般以1~1.5g为宜，最好是复方。孕妇体虚者忌服。

4. 治痹病应重视脾胃

脾胃功能的强弱与痹病的疗效、转归、预后有密切关系，不论实痹、虚痹、顽痹，只要脾胃健旺，则疗效明显，预后较好，这是因为"五脏六腑皆禀气于胃""脾为后天之本"。而且"脾主肌肉四肢，脾为气血生化之源，脾主运化水湿。无湿则无痰，无痰则少瘀。脾胃强健则五脏六腑俱旺，气血充盈则筋脉关节得濡润，四肢肌肉有所禀受也"。

5. 注意综合疗法

热敷法：陈醋1500ml，煎三四沸，再入葱白250g，煎沸、滤去。纱布数层，蘸药汁热熨之。或芫荽30g，椒目30g，桂心30g，桑皮30g，防风、防己各30g，米糠或麦麸60g（后下）。先炒前6味，热后加米糠或麦麸，炒热后加醋500g，拌匀，分作2份，以布裹熨之。

外贴法：牛皮胶30g，水溶成膏，云台子、安息香、川椒、附子各15g为细末，伴入膏液中摊于布上，贴于患处。

熏洗法：透骨草、马鞭草、追地风、络石藤各30g，红花15g，加水2000ml，煎沸5~8分钟，先熏后洗。

擦痹法：麝香（研烂贮好勿泄气）3g，蓖麻子（去油）90g，活地龙（去土）7条，甘草、甘遂各30g，俱为末，生葱、鲜姜（捣烂）各30g，包患处，次用姜汁化此药，蘸药如鸡子黄大，擦半时许。

针灸法：除按常规针灸辨治方法外，再介绍一种治关节变形的针刺法：在肿大变形的关节两侧进针，针尖斜向关节，中等刺激，留针15~20分钟，并在肢体远端的趾、指甲两侧，点刺放血，隔日1次。如在熏洗或局部热敷后施针，则疗效更佳。

（高荣林　整理）

彭履祥

湿热瘀血，历节烦痛

彭履祥（1909~1982），成都中医药大学教授

历节疼痛，属于西医学类风湿关节炎范畴之内。中医学早就认为本病是一独立存在的疾病，与风寒湿三气杂感之痹证迥然不同。我在临床上所见之历节，惟湿热内侵经络，流注筋骨，深伏关节，而致气滞血瘀者较多见。这类患者，多见于体质较好的中、青年。或因感冒或因跌仆闪挫而发作。发病之初，腰脊四肢烦疼，指节红肿，灼热疼痛，游移不定，反复发作，不断加重，积年累月，经久不愈。常见有湿热俱盛、热偏盛、湿偏盛三种类型。其中热偏盛者，发病迅速，遍及全身，多在1年之内，即出现畸形，关节肿大，不能屈伸，肌肉消瘦，剧烈烦疼。但面色红润，关节皮肤如常，不青不暗，舌质红赤，脉多细数。湿热俱盛者，发病稍缓，发作间隔较为稀疏，常在发病2~3年后，逐渐累及手足腰脊，关节出现畸形，甚者口不能大张，咀嚼无能。发作时关节红肿，疼痛缓解后，关节皮色暗黑，肿胀较突出，但手足尚能勉强动作。多伴有口渴、自汗、盗汗、小便短赤、面唇色暗、饮食减少、舌尖红赤、舌根白厚等。湿偏盛者，起病缓慢，常局限指趾关节，局部灼热，红肿疼痛，发作间隔较长，虽不治疗，或间断治疗，即逾十年八年，病变仍然局限不变，或略有发展，亦多不重，对日常生活、生产劳动，一般无妨。饮食、二便正常，舌苔厚

白，脉多弦缓。

上述三种类型，热偏盛者，发病之初，坚持凉血解毒、清热透络，禁用辛温走窜，耗气伤血，偶可遏止病情急剧恶化，但治愈较难。湿热俱盛者，于发病初期，及时采用清热化湿、行血活络法，如薛生白《湿热病篇》第四条方药（鲜地龙、秦艽、威灵仙、滑石、苍耳子、丝瓜藤、海风藤、酒炒黄连）加入赤芍、鸡血藤等，可取得较好疗效。即使病程已逾1~2年，只要关节尚能勉强活动，未服或已停服皮质激素，上方加入清解血热、活络定痛之乳香、没药、赤芍、伸筋草等，亦可使疼痛缓解，红肿消失。湿偏盛者，乃历节之轻证，肝肾气血未至大亏，仅营气不通，卫气独行，脉络空虚，湿邪外袭脉络，内侵筋骨，而致湿郁痰凝、气滞血瘀、流滞关节，故病变局限。宜辨其气血湿痰郁滞程度，选用仙方活命饮加减，多可控制病情。凡历节疼痛，不宜食醇酒厚味。

我于1976年5月曾治一位李姓患者，男，46岁。由其家属用自行车推来就诊。患者口不能张大，言语吃力，病史由其爱人（西医大夫）代述：患"类风湿关节炎"2年多，近半年加重。于1974年春发病，开始手脚关节、腰脊背肩游走掣痛，在当地医院服西药无效，嘱去成都检查。先后去成都3个医院三次照X线片，诊断为"风湿性关节炎""骨质增生"。口服"泼尼松"，注射中药针剂，兼饮药酒，辅以外治法，治疗4月有余，病情有增无减，指关节开始红肿变形，颈椎、胸椎，肘、髋关节相继红肿灼热，游走掣痛，并有严重功能障碍，腰不能直立，手不能握，口不能大张，咀嚼无能，仅可送进豆大软食，步履艰难，生活不能自理，浣洗、进食、赴厕均需专人护理。入夜盗汗，手足心热，咽红肿痛，口干欲饮。再到成都某医院复查，检验结果：类风湿因子阳性，血沉30mm/h，抗"O"正常。诊断为"类风湿关节炎"，嘱患者回当地治疗。先后在彭县中医院、某公社医院住院。

经中药治疗4个月，病仍如故。所服方药，不外温经散寒、活血通络、祛风除湿、补益肝肾等类。就诊时，患者情绪悲观，表情痛苦，面色灰暗，唇口青黑，全身僵硬如前所述，关节灼热，红肿疼痛，小便色深黄，舌尖红赤，苔少薄白，脉象细而略数。初诊为气滞血瘀，经络阻闭，郁而化热。拟用活血通络方药。以赤芍、地龙、桑枝、防己清热通络，桃仁、红花、姜黄、乳没祛瘀活血，反佐党参、桂枝，使血行而气不伤。连进2剂，疼痛略有加重。前方去桂枝、防己，加入玄胡索、金铃子、秦艽、黄芪、寄生、䗪虫、苏木。嘱服2剂。剂尽复诊，关节红肿热痛增剧，不能屈伸，舌赤更甚，六脉仍数。推敲再三，系辨证不确所致，将湿热浸淫脉络、深入筋骨、流注关节之历节病，误为一般寒湿痹阻、气滞血瘀、郁结化热之证。遂改用清热凉血、活血通络法，重用银花藤、桑枝、木通、伸筋草、地龙、苍耳子，加入乳没、鸡血藤、僵蚕、蝉蜕、赤芍、甘草。1剂已，晚间即觉倦卧思睡，夜半睡来，疼痛减轻，身能转侧，次晨口可张大。2剂完，蹒跚能行，再进6剂，疼痛大减，可自行洗脸、赴厕小便。但有口渴、舌赤、脉数等症，仍宗上方，去乳没、僵蚕、蝉蜕，加粉葛、连翘、花粉、石膏、丝瓜络、海风藤。服6剂，疼痛基本消失，但腕胫仍然红肿，盗汗依然，小便黄赤。仍本上方加白芍、沙参，盗汗减轻。

以后一直守方，仅随症略为加减。兼见咽喉红肿疼痛，加桔梗、射干、牛蒡；手足心热，加生地、丹皮、地骨皮等；兼感冒发热，头痛鼻塞加荆芥、淡竹叶；咳嗽加杏仁、苡仁。前后服药90余剂，治疗3个多月，症状消失，行动如常，生活自理。再到成都复查，血沉10mm/h，余无异常。嘱再服前方16余剂。后恢复工作，上班2月余，未见不适。

此案病情虽已完全控制，但有两点教训：①辨证不要限于历节无热证，故不可妄用辛温方药；②本案属于湿热病范围，表现湿热俱盛，慎用甘温补中。曾因汗多，脉虚，两次加用黄芪，俱使病情加重。

吕继端

治痹心法

吕继端（1929~　），湖北中医药大学教授

疗风寒湿痹，贵在益气活血

痹者，闭也。正气内虚，卫表不固，风寒湿邪自外袭内，营卫不和，经络闭阻，气血运行不畅，肌肉、筋骨、关节酸痛、麻木、重着、屈伸不利，甚则肿大变形，而形成风寒湿痹。《灵枢·百病始生》说："风雨寒热不得虚，邪不能独伤人，卒然逢疾风暴雨而不病者，盖无虚。"在治痹时，吕老强调扶正固卫，常加用玉屏风散。另配合活血调营，以通达腠理，鼓邪外出。此外，祛风、散寒、逐湿之品多温燥，易伤阴耗气，而益气活营之品正可纠其偏，减其燥。

风寒湿三气合而为痹，三者互相影响，留着难去。临床上虽有偏风、偏寒、偏湿，即行痹、痛痹、着痹之分，治疗时必祛风散寒除湿同施。初起常用改订三痹汤（《张氏医通》）加减。处方：

羌独活各 10~15g　桂枝 10g　防风 10g　生姜 10g　附子 6~10g　黄芪 30g　炙甘草 6g　白芍 20~24g　当归 12g

诸药合用，舒筋利痹，调营和卫，通达腠理。若痛以上肢为重，重用羌活，以祛太阳游风；腰膝以下为甚，则重用独活以除太阴伏风。

除风湿热痹，首重清解毒浊

风湿热痹为感受风湿热邪，或内有蓄热，外感风寒湿邪，寒郁化热所致，如《金匮翼》所说："脏腑经络先有蓄热，而复遇风寒湿气客之，热为寒郁，气不得通"，久之寒随热化，烦闷不安，焫然而闷。临床特征：关节红肿热痛，痛不可触，活动受限；得热痛剧，得冷则舒；发热口渴，烦闷不安，舌红、苔黄燥，脉滑（弦）数。治当清热通络，兼以疏风祛湿。红肿热痛不甚者，先用四妙丸（《验方新编》）与舒筋汤（《证治准绳》，即《温病条辨》宣痹汤）。

金银花 30~60g　海桐皮 20~30g　细生地 15g　苍术 15g　黄柏 15g　蚕沙 10~12g

若关节红肿热痛剧，皮肤红斑者，见手足拘急，烦渴，舌红少津，脉弦数，则为热毒深入筋骨之象，治仿《千金》犀角汤加减，清热解毒，逐邪外出，以防内舍于脏。

犀牛角 6g，或水牛角 30~60g　射干 10g　黄芩 10g　大黄 10g　前胡 10g　升麻 10g　淡豆豉 10g　山栀子 10~15g

若关节红肿甚，有溃破之象，则去豆豉之辛散，加金银花 30g、连翘 15g、蒲公英 20g，大剂以助清热解毒之功。

蠲久痛顽痹，注重逐痰通络

痰凝血瘀，络脉痹阻，痹证日顽。症见关节肿大，时轻时重，手足僵直或变形，伸屈行动困难，形体逐渐消瘦，精神疲乏，舌边紫或暗、苔或薄或腻或微黄，脉弦细或细缓，此为痹证日久，邪伤于络，痰瘀凝结，气血运行障碍，筋脉肌肉失却濡养所致，多见于类风湿关节炎。治以活血化瘀逐痰，搜风通络。用桃红饮（《类证治裁》）与麝香丸加减。

红花 10g　　桃仁 10g　　全蝎 10g　　川芎 10g　　地龙 15g　　当归尾 15g
法半夏 10~15g　　陈皮 12g　　白芥子 6~10g

痛剧难忍加麝香（先吞）0.3g，以助祛风通络、走窜止痛之效。其中白芥子善祛皮里膜外之痰，凡肿大变形者皆可选加。若痛不减，关节僵直者，用制马钱子，每次 0.3~0.9g（制法：先用温水洗净，刮去毛，再用菜油炸去壳取仁）。凡类风湿因子阳性，持续疼痛难忍，关节不能屈伸，或有侧索硬化肌肉萎缩者，吕老先生用之，每获捷效。此外逐痰之品，常用控涎丹，或甘遂末 0.3~0.6g 以胶囊吞服，日 1 次，或间日 1 次，每次 0.6g，7 天为 1 个疗程。在运用此类烈性药物时，尤其是马钱子，必须严格掌握剂量，从小量开始，中病即止，切忌多服久服。并强调肝肾功能不良者，必禁用。

用虫药搜剔，当辨病痛部位

痹痛日久入络，痰瘀深伏，加用虫类药物窜逐搜剔，祛伏痰，逐瘀滞，蠲痹痛，引诸药达病所。常选用蜈蚣、全蝎、穿山甲、露蜂房、蛴螂等。先辨明痹痛部位。腰腹以上，尤其是肩臂久痛者，用全蝎 6g，露蜂房 10g（煅灰存性并研碎以制其毒性）兑酒冲服；腰腹以下者，选蜈蚣 2~3 条，炒穿山甲 6g，蛴螂 3~5 只（剪去头足，火烧去翅）。

吕老经验，蛴螂之性最烈，蠲痹止痛之效最捷，本类药物毒副作用较大，必须时刻注意患者体质及脏腑功能情况。若体质素弱者、妇女月经过多者尤当慎用。且虫类药物其破血搜络之性，有耗血动血之弊，因此，必察胃、肾，辨胃痛、腰痛之性，谨防吐血、呕吐、便血、尿血。兼有胃痛者，先治胃痛，若痹痛甚，则应在治痹的同时注意护胃，如加白花蛇舌草、炒鸡内金以清解胃热和消食导滞，俟脾胃健运，水谷精微泽骨充肌，而利关节。若忽略于此，胃络受损，胃黏膜出血，则大便色黑，甚或呕血吐血。此外，如肾脏受损则见腰痛血尿，小便镜检见蛋白及管型，常加用熟地、山茱萸、枸杞子以益肾填精。若伴咽部疾患者加半枝莲 30g、大青叶 10~15g 以清咽解毒。因咽喉之处为少阴所过，二药既利少阴护咽，又可对抗虫类药物的燥烈之性。

辨经脉络属，灵活引经用药

人体五脏六腑，筋骨肌肉通过经络以维系，风寒湿热之邪侵袭人体，亦通过经络，自皮毛入腠理，严重者内舍而成"五脏痹"。因此根据痹痛出现之部位，循经辨证，指导用药，使药达病所，专药专攻，可明显提高痹证治疗效果。如肩臂痛，肩前属于阳明大肠经，肩后为手太阳小肠经所过，背为三阳经所过之处。痛在背，一为寒湿所遏，一为痰饮留着，痛甚则为三阳经有寒；痛而沉胀为痰湿留于阳经；腰脊尻痛，此为督脉与膀胱所经过，老人居多，冷为阳虚，热为阴虚，恶风为气虚，卫外不固，妇女则与奇经八脉失调有关；腰膝足跟疼痛，此为肝脾肾三经相合之处，酸软乏力为阳虚精亏，痛甚为肾经虚热，或肾络亏虚，肾脉失养。足掌痛则为兼有太阴脾湿，足大趾外侧痛为肝经湿浊。临证时明辨经脉络属，选加引经药，常可收到事半功倍之效。如上肢痛加羌活、威灵仙、川芎；下肢痛加独活、桑寄生；上下肢兼痛则选秦艽；兼瘀血阻滞则用片姜黄；上肢久痛不愈加海桐皮；下肢加石楠藤、络石藤；太阳经加羌活、细辛；督脉用鹿角胶（或鹿角霜）、当归；肾经用狗脊、菟丝子；脾经用萆薢、大黄。

重微观辨证，结合辨病遣药

吕老治学严谨，思想开明，博采众长，接受现代研究知识，强调利用现代检测手段，加强微观辨证，有针对性地选择药物。这对痹证的根治及防止复发具有重要作用。吕老认为痹证当包括风湿、类风湿以及痛风三类疾病。若为风湿热邪所致关节病变，常选加金银花、大青叶、连翘以清热解毒，并防其内舍于心；若为类风湿因子阳性，关节僵直，伸屈功能障碍，疼痛难忍而肝肾功能尚未受损者，可用制马钱子；血沉增高，抗"O"阳性持久不降者，加金银花30~60g，黄精24~40g，尤其是阴虚体质者效果尤著。若为痛风，血尿酸升高，加土茯苓24~30g、萆薢15~24g以解毒泄浊，使其从前阴排出。

谷某 女，45岁，工人，1991年7月初诊。

全身关节游走性疼痛半年，以指、踝关节为甚，阴雨天加重，遇寒痛剧，近因气候变化，病情加重，右手指、左踝关节肿胀，发热、恶风、烦闷、口渴，舌红、苔薄黄，脉弦迟细。查类风湿因子阳性，血沉26mm/h，抗"O"阳性。辨为风湿相搏，兼有陈寒，寒郁化热，气血不足。治以益气养血、温经通痹，兼清湿热。

黄芪24g　黄精24g　薏苡仁24g　白芍20g　海桐皮20g　威灵仙12g　桑枝15g　白术10g　忍冬藤30g　桂枝6g

药服14剂，上肢关节疼痛除，下肢肿胀明显减轻，但膝以下仍有凉感，双踝酸痛，舌边尖红、苔中心黄，脉细弱。上方去桑枝加狗脊20g，五加皮15g，再进7剂，下肢肿胀消除，仅双踝时有酸痛。复查血沉18mm/h，抗"O"阴性，类风湿因子阳性。上方加神曲10g、山楂15g、制马钱子3g，研末蜜丸，每服10g，黄酒下，1日2次。1个月后复查类风湿因子阴性。

陈继明

阴伤液耗筋脉失养，滋补肝肾柔剂收功

陈继明（1919~1990），南通市中医院主任医师，临床家

柔者刚之反，柔刚与阴阳同义。《素问·阴阳应象大论》云："审其阴阳，以别柔刚，阳病治阴，阴病治阳，定其血气，各守其乡。"故历来医籍，分析病机，总以阴阳气血为纲；辨证用药，不出以柔制刚、以刚制柔之总则。《金匮要略》将痉病分为"刚痉""柔痉"，为病分刚柔之始；而立芍药甘草汤柔肝缓急，实开柔剂之先河。此后各家续有发挥，清代叶天士尤多阐明，指出"脾肾为柔脏，可受刚补，心肝为刚脏，可受柔药"。善用柔剂治疗沉疴痼疾，其治验在《临证指南医案》中屡见不鲜，对后学启迪良多。陈继明老师深明叶氏心法，他认为："柔剂是选用滋养柔润药物所组合的方剂，既无滋腻壅滞、呆补碍脾之虞，又无辛燥助火、苦寒沉降之弊，所以多种慢性病凡属阴不足而阳有余，或阳虽衰而阴亦虚者，均可施用。"

痹痛一证，乃因营卫先虚、腠理不密、风寒湿热之邪乘虚而入，致使气血凝涩、筋脉痹闭而成。治疗方法甚多，一般以祛邪宣痹为原则，应用刚药为多。但痹痛日久，凡用刚药不应，甚或加剧者，必究其原。痹痛虽为筋骨间病，但与肝肾关系密切，肝主筋，肾主骨，痹痛日久，内舍脏腑，往往伤及真阴，阴伤亦可致血脉涩滞不利，筋脉日益痹闭，邪气日益痼结，刚燥风药，既泄阳气，又耗阴液，是为大

忌。真阴已伤，温通之剂，亦非所宜。若阴伤液耗，筋脉失于濡养，势必更为拘急，焉望缓其痛势。陈师治疗此类痹痛，着眼柔肝滋肾，每获佳效。

黄某 女，62岁。患风湿痹痛已10余载，近2年来，关节疼痛，日渐增剧，服西药吲哚美辛、泼尼松，并配合针灸治疗，仅能暂缓痛势，迄未根治。此次复发，服泼尼松不能控制，投祛风化湿、蠲痹通络中药10余剂，关节疼痛有增无已。顷诊周身筋脉挛痛，两手握固不利，伴见眩晕耳鸣、咽干少寐。脉弦细而数，舌红苔根微腻。检查：血压151/92mmHg，血沉68mm/h，抗"O"1250单位。此乃痹痛久著不愈、肝肾精血耗伤，筋骨失养，虚风入络，非滋养柔润不能缓其急迫之势。

清阿胶烊冲, 10g　生白芍 15g　双钩藤后下, 15g　络石藤 12g　大生地 15g　生石决明先煎, 30g　生牡蛎先煎, 30g　甘草 12g　制首乌 15g　天仙藤 12g　鸡子黄搅冲, 2枚

连进5剂，筋脉挛痛大减，手足屈伸自如，夜能成寐，脉数亦平。惟四肢关节疼痛，尚未消除，腰脊酸疼，俯仰维艰。肝木有柔和之势，但精血受损，非短期可复。续予柔养肝肾、蠲痹通络。当归、白芍、甘草、熟地、制首乌、豨莶草、鹿衔草、络石藤、川石斛、鸡血藤、杜仲、怀牛膝、川断肉、老鹳草、路路通、阿胶、淡苁蓉等，出入为方，连进10余剂，症情日趋轻减，复查抗"O"、血沉均在正常范围，乃停用泼尼松，以上方扩充制膏调治，证情稳定，形体日充。以后气候变化，偶有小发，仍投滋肾柔肝之剂，即能缓解，平日参加家务劳动，一切良好。

大凡痹痛初起，精血未损，能耐刚药。风寒湿痹，治予辛散温通；湿热痹着，则予苦辛寒方。但此证迁延日久，内舍肝肾，精血暗耗，无以充养筋骨，径投祛风化湿之剂，遂致虚风入络，病势益进，

筋掣挛痛，眩晕耳鸣，诸症纷至。陈师及时舍刚用柔，以俞根初阿胶鸡子黄汤加味，取阿胶、鸡子黄血肉有情，滋填真阴，养血定风；生地、首乌、白芍柔肝益肾，滋阴和阳；更以决明、牡蛎潜阳息风；钩藤、络石藤、天仙藤舒筋和络；重用甘草以缓急迫。俾阴足而髓充，肝柔而风息，方药切中病机，竟获捷效。终以滋补肝肾，以治其本，用药适至其所，宜其疗效巩固。正如张景岳所云："治痹之法，只宜峻补真阴，宣通脉络，使气血得以流行，不得过用风燥等药，以再伤阴气。"陈师在临床上治疗虚人痹证，凡属肝肾亏损者，多以滋柔之剂取效，实有所本也。

（朱步先 整理）

祝谌予

痹证的效方达药

祝谌予（1914~1999），北京协和医院主任医师，中医临床家

身痛、关节痛中医为痹证，多因风、寒、湿三邪致病。以风邪致病为主者，疼痛游走不定，治以祛风兼治寒湿；以寒邪致病为主者，则疼痛剧烈而部位固定，治以散寒兼治风湿；以湿邪致病为主者，则肢体沉重而痛，治以祛湿兼治风寒。祝氏治疗痹证常用的方药：

1. 风寒湿痹

本证多由肌体感受风寒湿三邪，致使气血经脉瘀滞，不通而痛。常以独活寄生汤为主方加减。如风邪致病为主者，则选用海风藤、麻黄、羌活、蜈蚣、全蝎等祛风通络药；如以寒邪致病为主者，则选用附子、川乌、草乌、干姜等温经散寒药；如以湿邪致病为主者，则和苡仁、苍术、威灵仙等祛湿之品。疼痛日久，经脉瘀滞明显者，选用桃仁、红花、丹参、鸡血藤、乳香、没药等活血药，加强活血通络，或选用地龙、僵蚕、蛇类、麝香等通络之品。身痛逐瘀汤（秦艽、川芎、桃仁、红花、当归、羌活、没药、五灵脂、香附、地龙、牛膝、甘草）也为祝氏治疗本证的常用方剂。

2. 热痹

痹证虽多由风寒湿三邪致病，但也有病久不愈进而化热或感受热邪致病者。临床以肢体关节疼痛剧烈、痛处拒按、行动困难、局部灼

热红肿，伴发热恶风、心烦口渴等症状。祝氏主张寒热并用，常用经方桂枝芍药知母汤（桂枝、芍药、知母、麻黄、防风、白术、附子、甘草、生姜）加生石膏温通散寒、通络止痛、清热养阴。用于治疗各种关节炎、痛风的急性发作期见关节红肿热痛、行动困难等症。对于治疗顽固性腰背疼痛、坐骨神经痛、肩周炎疼痛以及产后受风身痛证属风寒阻络者，常用经方葛根汤为主方温经通脉、解痉止痛。此外，还应用本方治疗面神经麻痹、脉管炎以及半身不出汗等病证，效果也很好。

祝氏治疗四肢痛，以活血通络为治疗总则。上肢痛者，选用姜黄、羌活；下肢痛者，选用独活、牛膝、川断、寄生、桂仲、狗脊、木瓜、防己、鸡血藤、千年健、追地风、伸筋草、海桐皮等药。上下肢均痛者，选用秦艽、穿山龙、爬山虎、细辛等。手足指端疼痛，用以枝达枝之法，加用桑枝、桂枝疏通经络。四肢麻木者，则加用豨莶草疏风通络止痛。肢体关节疼痛久治不愈者，祝氏认为是邪气已入血分、入筋骨，需加用血肉有情之品如虫类、动物类药：全蝎、蜈蚣、土鳖虫、地龙、蛇类等以活血散寒、化瘀止痛。

关节疼痛者，常加用松节，以节达节、散寒止痛。四藤一仙汤（鸡血藤、钩藤、络石藤、海风藤、威灵仙）是祝氏常用于治疗肢体关节疼痛的经验方，此方具有通达十二经脉、祛风散寒、活血止痛的功效。

以上介绍了祝氏治疗痹证的一般规律。祝氏指出：痹证之治疗，要谨守病机，辨证施治。

阚某 男性，20岁，工人。1982年9月20日初诊。

主诉：间断寒战、高热伴咽痛、关节痛10个月。

患者于1981年11月无诱因出现寒战、高热，体温39~41.6℃，伴有咽痛、头痛及全身关节疼痛，持续余日。某医院拟诊为"斑疹伤寒"，予静脉滴注氯霉素和地塞米松治疗，体温暂时下降。8天后再次出现高热及关节痛，用地塞米松治疗无效。嗣后每隔数日或数周上述病情发作，持续 2~3 日体温下降。1982 年 6 月来我院内科检查：柯兴面容，咽部充血，双侧扁桃体Ⅰ度肿大，无化脓渗出。心肺正常，肝脾未及。血白细胞 $57 \times 10^9/L$，血沉 7mm/h。肝肾功能、LE 细胞、ANA、抗 DNA、抗 ENA 均正常。嘱停用地塞米松，改为泼尼松 45mg/d 口服。但 3 个月来仍间断高热 38~40.4℃，伴咽痛、关节疼痛。每次持续 2 周左右。此次已发热 11 天，经免疫科确诊为青年类风湿（Still 病），就诊于中医。

现症：每日先有寒战，继之高热，伴咽痛、四肢关节疼痛，2~3 小时后大汗淋漓，自行退热，翌日诸症复作。口干思冷饮，咳嗽胸痛，白黏痰不易咯出，小便黄赤，大便干燥。舌红，苔黄腻，脉浮滑数。少阳郁热，营卫不和，肝火犯肺。治宜清解少阳，调和营卫，宣肺泻热。方用柴胡桂枝汤合泻白散加减。

柴胡 10g　黄芩 10g　沙参 15g　清半夏 10g　桂枝 10g　白芍 20g 炙甘草 6g　钩藤后下，10g　薄荷后下，10g　芦茅根各 30g　桑枝 30g　桑白皮 15g　地骨皮 20g　生姜 3 片　大枣 5 枚

6 剂，水煎服。

治疗经过：二诊（10 月 11 日）药后咳嗽、胸痛、咽痛、白黏痰均消失，体温趋于正常。但 10 天前受凉后寒战、高热又发。刻下口干思饮，咽痛咽痒，大便干燥，小便黄赤，舌红苔黄，脉滑数。辨证为邪热久踞少阳，化燥伤阴，易用大柴胡汤加减和解少阳、泄热存阴。

柴胡 15g　黄芩 15g　半夏 10g　白芍 15g　枳实 10g　生大黄后下，5g 生姜 3 片　大枣 5 枚　芦茅根各 30g　青蒿 15g　白薇 15g　秦艽 15g　防风 10g

水煎服。

服药 14 剂，未再寒战、高热，体温一直正常，口干咽痛告愈，二便如常。以后再用小柴胡汤和芦茅根、羌活、桑枝、桑叶等治疗半年，病告痊愈，随访数年，未曾反复。高热一症多属中医伤寒、温病范畴。本案虽病程已达 10 个月之久，但并无热入营血之斑疹昏谵见证，亦无气阴耗伤之痉厥动风虚象。故辨证为邪热久踞少阳，正邪纷争，相持不下，外出太阳则咽痛、咳嗽、肢节酸楚；内合阳明则口干思饮，便秘溲黄。祝师治疗先予柴胡桂枝汤合泻白散两解太少，清热泻肺；次用大柴胡汤清泻少阳阳明之热，通腑退热；终用小柴胡汤和解表里，清透少阳，以清余热。药证合宜，而获良效。

姜春华

生地川乌，相得益彰

姜春华（1908~1992），上海医科大学教授，著名中医学家

先生临诊治疗痹证，以肾为本，善用大剂量生地黄于温散蠲痹、祛风通络药之中以凉血清营、养血补肾、滋阴润络，尤其是治疗反复发作之顽痹每获良效，现总结如下。

先生认为，痹者闭也，痹证初起多为风寒湿之邪乘虚入侵人体，气血为病邪闭阻，以邪实为主；如反复发作或渐进发展，络脉瘀阻，痰瘀互结，多为正虚邪实；病邪入深，气血亏耗，肝肾虚损，筋骨失养，遂为正虚邪恋之证，以正虚为主。但这只是一般情况而言，若患者先天不足，禀赋虚弱，素体亏虚，阴精暗耗，则不仅发病即为虚证，且缠绵日久，不易治愈，染病的机遇也会大大增加。痹证之病变部位在筋骨关节，筋骨有赖于肝肾中精血之充养，又赖肾中阳气之温煦，肾虚则先天之本不固，百病滋生。肾中元阳乃人身诸阳之本，风寒湿痹多表现为疼痛、酸楚、重着，得阳气之振奋始能化解。肾中元阴为人身诸阴之本，风湿热痹多化热伤阴，得阴精滋润、濡养始能缓解。古代治痹名方独活寄生汤就是以熟地、杜仲、牛膝、寄生补益肝肾、强筋壮骨为主药，益以当归、白芍、川芎和营养血，党参、茯苓、甘草扶脾益气，配以肉桂温通血脉，鼓舞气血运行，另独活、细辛入肾经搜风蠲痹、祛邪外出，秦艽、防风祛风邪、行肌表，且能胜

湿，共成补益肝肾、扶正祛邪之剂。因此在治疗反复发作之顽痹时，对症加入补肝肾之品，收效甚捷，往往会收到事半功倍之效。

根据痹证的病因病机与临床表现，大体上包括了西医的风湿热、风湿性关节炎、类风湿关节炎、痛风、坐骨神经痛、骨质增生性疾病等。这些病西医大多采用抗炎、止痛等对症疗法，或应用大剂量激素取效于一时，但病情多有反复，不易痊愈。先生积几十年治疗痹证的经验，在中医辨证论治的基础上，主张扶正固本，强调以肾为本，运用补肾法为主治疗各种类型痹证，并结合中西医实验研究，将大量具有祛风除湿、散寒止痛、补益肝肾、强筋健骨功效的中药广泛地运用于临床，勤于实践，勇于探索，积累经验，进行筛选，组合新方。"地乌蠲痹汤"就是先生自拟的一张治疗风寒湿热痹的有效方。方中以大剂量生地黄为君药，生地黄具有滋阴润络、凉血清营、补益肝肾之功，《本草经》有"逐血痹""除寒热积聚""除痹"的记载。先生用生地黄治疗顽痹一般用量在60~90g之间，最多可用至150g，其用意有三：

第一，生地甘寒，入肝肾经，可滋养阴血，补肝益肾，得酸平之怀牛膝，辛温之五加皮协助，共同发挥补益肝肾、扶助正气的作用。

第二，风寒湿三痹中寒痹和湿痹均需辛温或燥烈之品方可消除，然辛温燥烈之品无不有伤阴耗血之弊，方中的川乌、蚕沙、威灵仙、独活便是此类药物，得大剂量之生地，可缓和它们的燥烈之性，双向调节，取利去弊。

第三，根据《本经》记载，地黄有除痹作用，生者尤良，风寒湿三痹中行痹需以散风为主，佐以祛寒理湿，但古有"治风先治血，血行风自灭"的理论，更须参以补血之剂，血不足者痹着不行，生地黄补血养血，补养充足，自然流通洋溢而痹行矣。另外，药理实验证实，生地黄有延长抗体存在时间的作用，是促进免疫功能的药物，而且又可调节抑制性 T 细胞的功能，从而阻抑自身抗体的形成，具有保护肾上腺皮质功能的双向调节作用。方中制川乌性味辛温有毒，《外台秘要》说川乌有六大作用：除寒一也；去心下坚痞二也；温养脏腑三也；治诸风四也；破积聚滞气五也；止感寒腹痛六也。在这六大作用中，尤以温经散寒、祛痹止痛之功为最著，所以张寿颐誉其"善入经络，确是妙药"。与生地相配，各具其功，相得益彰，共为方中主药。威灵仙窜走十二经络，祛风除湿，通络止痛，益以独活、乌梢蛇祛风湿止痛之力尤强。牛膝酸平，五加皮辛温，二药均有强筋骨、补虚损之效，可助生地黄补益肝肾、扶助正气之力；豨莶草强筋骨、祛风湿，蚕沙和胃化浊，秦艽祛风湿之痹阻。据现代药理研究证实，五加皮、秦艽、独活等药均有很好的消炎镇痛作用。该方组方严谨，配伍精当，用于临床，确有卓效，据《湖北中医杂志》1986 年第 1 期报道，江西省波阳县中医院朱炳林医师曾偶得此方，系本县吴某因患坐骨神经痛赴沪就诊于先生处，先生予"地乌蠲痹汤"，服后 6 剂知，10 剂已，12 年未曾复发，遂应用于临床，曾治疗风寒湿之痹患者 55 例，取得了较好的疗效。

先生临诊治疗痹证，注重辨证论治，强调肝肾为本，以扶正为先，又善用专病专方，且根据不同病情，通权达变，灵活化裁，故每获良效。兹举验案三则以窥其运用经验。

吴某 女，39 岁，工人。

周身骨节酸痛已历 5 载，反复发作，尤苦于两膝疼痛肿胀，屈伸不利，坐立行艰，两足踝也肿痛不已，关节疼痛处伴有灼热之感，眩晕口干，怕冷，苔白质红，脉细弦。西医诊断为类风湿关节炎，用吲哚美辛、阿司匹林、地塞米松等药对症治疗始有效，现无效。证属风寒痹阻，有化热伤阴之势。治当温散通痹，护阴清营。

生地 90g　麻黄 9g　桂枝 9g　制川乌 9g　独活 9g　羌活 9g　防己 15g

此方服 7 剂，膝部踝部关节疼痛肿胀大减，周身关节尚有酸痛，后用当归、乳香、葛根、姜黄、雷公藤加减治疗半个月，关节肿痛基本平复，身痛亦除。偶逢气候变化，关节不利，服初诊方即解。

此例类风湿关节炎反复发作，属中医顽痹范畴，是一种具有慢性过程和多处关节呈对称性发炎的全身性疾病，西医认为与免疫功能失调和内分泌功能紊乱有关，用激素能缓解症状，但长期使用有副反应或失效。先生将大剂量生地加入温经通络复方中，温痹清营，扶正祛邪，刚柔相济，能使寒痹从温而通，瘀热得清而化，营阴内复，气血煦濡，经络舒畅，顽痹可解。疗效较西药激素加抗风湿药为胜，而且无副作用。从中西医结合角度看，类似复方能调节免疫和激素的正常功能，同时增强血液循环，清除关节间软组织的变态炎性反应，因此对类风湿关节炎有显效。

杨某 男，46 岁。

3 年多来腰痛如折，右腿冷痛，肿胀麻木，屈伸不利，艰于行走，得温则减，遇寒则甚，气候变化时尤易发作。化验：抗"O"750 单位，血沉 15mm/h，诊断为风湿性关节炎。平素恶寒怯冷，口淡不渴，舌苔白而厚腻，脉象按之沉细。证属寒湿入络，凝滞经脉，闭阻营卫。治拟温经散寒，活血镇痛。

制附子 9g　桂枝 9g　生地黄 50g　威灵仙 15g　晚蚕沙 30g　秦艽 9g　蕲蛇 9g　当归 9g　赤芍 9g

7 剂药后，关节疼痛、麻木、发冷好转。按上方加黄芪 30g，乳香、没药各 6g，再进 14 剂，患者下肢活动自如，后用上法调治月余而愈，随访 1 年朱发。

本案为"痛痹"，系由寒湿之邪外袭，凝滞经脉，不通则痛。痛痹之成因于寒胜，治疗应以辛温镇痛为主。附子配桂枝振奋机体阳气以祛寒邪，佐以乳香、没药、赤芍活血止痛，生地、当归养血活血，秦艽、蕲蛇、蚕沙、威灵仙祛风除湿，通络止痛，共奏温经散寒止痛之效。综观此方配伍，妙在重用生地一味，生地味甘性寒，滋阴养血而补益肝肾，临床多用于热痹之热灼营阴，或阴虚内热，耗血伤津之证。今先生通权达变用以治疗寒湿痹证，是取其滋阴补肾、鼓舞正气之用也。正气乃固卫御邪之动力，但必以阴精为之粮资，地黄滋补肾阴，则一身之活力由之振奋，祛邪乃能得力，此其一也。且地黄能通利血脉，《别录》云"生地为散血之专药"。《本草正义》谓："地黄散瘀是其特长。"盖通脉之品大都具有破瘀攻伐之性，而生地散血通脉，既无燥烈伤正之害，又有滋柔润脉之用，并具通中寓补之功效，乃寓通于养血之中，尽其祛邪之能，所以《本草逢源》曰："统领他药，共襄破宿生新之功。"此其二也。又据现药理研究，地黄大剂量应用有激素样作用而无激素的副作用。方中威灵仙与当归、桂心配伍为《证治准绳》神应丸，与蕲蛇相须用治风湿腰痛尤佳。

季某 女，28岁。产后引起关节酸痛，两肩痛甚，腰酸膝软，肢端麻木，雨天痛更剧，口干，舌苔剥，脉沉细，血沉17mm/h，抗"O"990单位。治宜养阴益肾，祛风除湿。处方：

生地黄90g　玉竹15g　当归9g　白芍9g　制川乌9g　白花蛇9g 羌独活各9g　细辛3g　苍术9g

7剂后关节痛大减，仍腰酸膝软，舌脉同前。续方加入牛膝9g、巴戟天12g、菟丝子12g，服14剂后，基本痊愈，血沉下降到9mm/h，抗"O"下降到400单位，随访3年未发。

本案西医诊断为产后风湿痛，中医谓之痛风。该病由于产后气血已虚，肝肾不足，风寒湿三气乘虚而入，留着不去，以致周身关节疼痛，腰酸膝软，肢端麻木。证属本虚标实，治宜补益肝肾，养阴除痹，以扶正为主，佐以祛邪。方中大剂量生地为主药，补肝肾，养阴血，佐以当归、白芍、玉竹养阴和营，即使用川乌、细辛、羌活、独活等热药及祛风湿药也不虑伤阴。二诊根据脉证，有肾虚之象，故方中加入巴戟、菟丝子、牛膝补肝肾、强筋骨之品，意在增强补肾扶正之功，实为先生重视运用补益肝肾、治病求本治疗痹证的又一实例。

张泽生

夺关须猛将，著效生二乌

张泽生（1895~1985），南京中医药大学教授，著名临床家

乌头之性辛散温通，善逐寒邪、祛风湿，故能温经止痛。该药沿用历史悠久，《金匮要略》大乌头煎治寒疝只用乌头一味，用于"寒疝绕脐痛，若发则白汗出，手足厥冷"。又有乌头赤石脂丸，治"心痛彻背，背痛彻心"之证。乌头桂枝汤治"寒疝腹痛，逆冷，手足不仁"。

乌头之性烈，有大毒，临床有乌头中毒之病例报道，故应用时当注意炮制。有以蜜煎、水泡者，亦有合入甘草、黑豆蒸煮等法，处理后可减其毒性。然若制不得法，往往影响药效，浪费药材。亦有医者，因畏乌头之毒，视同蛇蝎，当用不用，或仅用制品，畏用生药，而影响疗效。

余以生乌头治痛风已历数十载。凡见骨节疼痛，屈伸不利，局部不肿或肿而不红，畏寒，舌苔白腻，脉象沉紧，皆为沉寒痼冷之征，非大温则不化，用之得法，收功甚捷，亦少见中毒发生。生乌头散寒止痛之功，优于炮制品。临床可随证配伍，若风重可合防风、羌独活；湿重配苍术、苡仁、泽泻；寒重酌配细辛、附片；上肢痛配川芎、姜黄；下肢痛加桑寄生、川牛膝。

张某　男，20岁，学生。患痛风2个月，四肢关节肿痛不仁，

两膝尤著，屈伸不利，站着不能下坐，坐时难以站立，曾用西药泼尼松治疗未效，苔薄白腻，脉细。乃寒湿稽留经隧之间，以生川乌、川桂枝、炒茅术、独活、秦艽、赤芍、苡仁、桑枝、乳没、甘草等散寒除湿，服药3剂后痛势大减，两膝肿胀消退，再投5剂而愈。

应用生川草乌需注意剂量及煎服方法。形实证实，可用生川草乌各4g（一般初用各3g），若无反应，可逐渐加至各9g，体质虚弱者酌减。草乌之毒性较川乌为剧，故更须审慎。一般须煎1小时以上，与甘草配伍可制其毒性。生川草乌宜暂用而不可久用。经云："大毒治病，十去其七"，此当识之。

如服用该药中毒，出现唇麻、心悸等症，应即停服，并急以生姜捣汁，或用银花、绿豆衣、生甘草等解毒之味煎服，配合针刺内关、通里。危重者需中西两法积极抢救之。

邱某 男，40岁。

4个月前觉右侧腿足疼痛，外科诊为坐骨神经痛，迭经针灸、火罐、外贴膏药、内服丸剂汤药数月，诸法皆未效，收入住院。病者自觉痛在肌肉筋骨之间，足不能踩地。先投疏风化湿、通经活络之剂。治疗2旬，未见好转，昼夜痛剧难忍。余查房诊视，痛处无红热肿胀，口干喜热饮，苔白腻，舌淡红，脉濡缓。此乃痛痹之列，风寒湿三气杂至而成。盖寒主收引，阴寒之邪，乘虚侵袭，阻于筋骨血脉之中，血虚寒凝故痛矣。转以温阳通络、散寒止痛法治之，方拟：

大熟地12g　麻黄3g　白芥子5g　地龙9g　鹿角胶9g　苍术9g　桂枝3g　干姜3g　生川草乌各3g

药后2小时，病者即觉痛处有温热感，旋即疼痛减轻，原方加减，共服11剂痛已。

阳和汤有温阳补血、散寒通滞之功，方以熟地大补阴血，鹿角胶协同熟地生精助阳、强筋壮骨，配合桂枝、干姜温阳散寒而通血脉，麻黄、白芥子协助姜、麻黄之温通，则补而不滞，通而不散，有相辅相成之功。更用生川草乌祛寒镇痛，苍术燥湿蠲痹，阳光普照，阴霾自散矣。

朱春庐

治痹尚需仗达药，辛附马钱天仙藤

朱春庐（1899~1968），浙江省名中医

独活寄生汤若去细辛疗效即逊

《千金》独活寄生汤，为治风寒湿三气杂至合而成痹之常用方，此方乃八珍汤去白术，以参草益气扶阳，以四物养营活血，加芎、防、茯苓、独活祛风胜湿，牛膝、寄生、杜仲补肝肾而舒筋，桂辛温肾胜寒，具有解除冷痹致痛的作用。从各药的配伍来看，气血双调，邪正兼顾，对于体虚感受风寒湿邪而腰膝髀枢顽麻冷痛之证，每有卓效。而细辛辛温，以其走而不守，往往舍弃不用，余早年亦有此顾忌，以为扶正逐邪有四物之疏调，已合古人"治风先治血，血行风自灭"之旨，何必再以辛温掺入其间，后读《本草述钩元》论细辛云："究寒温之用，其在至阴之分，虽不伦于补阳诸味，却能就阴分而散寒邪，即至阳之分，虽难比予行气诸剂，却能就阳分而散阴结。阴中阳通，则能资营气而使畅也！阳中阴通，则能助风剂而使行矣。……至其能治风湿痹痛，亦由阳虚化风，因之化湿也。凡阳虚郁风者多化湿，不可不知。"乃悟细辛有温通阴阳之能，可助诸搜风散湿之药以解痹而止痛，固不仅为寒证设也。此后凡用此方均不去细辛，但酸麻重而痛微

者，其量宜小，痛甚而酸麻居次者，用量宜大（3~5g），因细辛少量则温经，多用则镇痛之功效著也。

痛痹用乌附，宜宗"以知为度"之法

按《素问·痹论》之说，凡痹证之痛剧者，似均应责之于寒，但临床所见，并不尽然。其风邪而挟热者，往往痛处如灼，喜凉畏暖，即《内经》所称热痹之证，以白虎桂枝汤最为合法。其症当见身热舌赤，脉浮而数，心烦短气，便秘而溲少。若外邪之痛痹，则必外见形寒，苔白脉紧，肢节拘挛，甚则四末厥冷，痛势急，得温则减。自《金匮》以下诸书，治寒痹皆主乌、附之剂，如乌头汤、乌头粥（《证治准绳》）、五苓散（《沈氏尊生》）、小活络丹（《局方》）等皆是，但观其效应，与服法之关系甚为密切。试观仲景用乌头诸方，其方下皆注云"以知为度""不知，尽服之"等语，故用乌、附于痛痹，须宗仲景之法，无论粉剂、丸剂或汤剂，皆宜少量多次，令患者觉微麻为度，此本"药不瞑眩，厥疾不瘳"之义。盖乌、附乃辛温有毒之品，或生用或制用过量皆可杀人，有以大剂施人，以示炫耀者，实是危险，初学者切勿孟浪效学，余方中用生川草乌，从未超过3g。记得20余年前，曾以三生饮抢救寒痰卒中一例，其人喘而气虚，中风后痰声曳锯，昏不知人，脉沉微细，手足厥冷，用乌附、南星各3g，研末为散，以菖蒲、双钩、木香、生姜煎汤化水，3次分吞，1剂即苏，可见小量亦足愈病耳。

天仙藤散治臂痛有特效

天仙藤散为《沈氏尊生书》方：

天仙藤 9g　白芷梢 9g　羌活 9g　白术 9g　片姜黄 6g　半夏 15g

共为末，每服 15g，加生姜 3 片，清水煎服。用本方治痰注臂痛，屡有良效。所谓"痰注"并非单指痰液之流注于经络之谓，中医所称痰饮，实包括体内瘀滞之一切湿邪而言。痰为阳邪，饮为阴邪，痰属于脾肺，饮属于脾肾。肺主皮毛，脾主肌肉，故凡因肺脾痰湿过盛而产生之上肢皮肉疼痛，皆属于"痰浊"之类。本方以天仙藤、羌活行气祛风，白芷芳香燥湿，半夏、白术温中而消痰，片姜黄活血而通络，故无论气中湿滞、血中湿滞，均得如阳光之煦而阴霾自解。天仙藤苦温无毒，主活血疏气、消肿止痛，姜黄味苦辛温，入肝脾两经，理血中之气，消肿止痛，李时珍云："姜黄、郁金、莪术形状功用，大略相近。郁金苦寒，色赤入心，专于治血；姜黄辛散，色黄入脾，专治血中之气；莪术味苦，色青入肝，专治气中之血，稍为不同。"余临床每见体盛湿甚之人，中年以后，多发肩凝臂痛之症，上膊拘急，其痛以臑肌为最多，亦有不痛而但痹不仁者。《素问·痹论》云："痛者，寒气多也，有寒故痛也，其不痛不仁者，营卫之行涩，经络时疏故不痛，皮肤不营，故为不仁。"《痿论》云："有渐于湿，以水为事，若有所留，居处伤湿，肌肉濡渍，痹而不仁。"遇此等症，或以本方与四物同用，血得濡养，温得辛散，卫得煦和，寒得温通，则病邪自去，所谓"痰注"总不离寒湿为病耳。

搜剔逐邪，久痹必用

使用虫类药以治痹闭，清代叶天士最为常用，其《临证指南》中治疗鲍姓周痹一案，用大队虫药以取胜，如蜣螂虫、全虫、地龙、穿山甲、露蜂房等。盖草木金石之类，徒于气味入经，虫类乃血肉有情之物，形胜于气，更有搜剔逐邪之功。因此临床应用，治上焦头面诸凡口眼㖞斜，多以僵蚕、全蝎、蜈蚣为主。著名方剂如白僵蚕散（《证治准绳》方），治肝风头痛多泪，以白僵蚕、桑叶、荆芥、细辛、木贼、旋覆花、甘草为主；撮风散（《咽喉秘集》方），以僵蚕、甘草、桔梗、荆芥、防风、薄荷为主，治喉痛初起外感风热；牵正散（《杨氏家藏方》），僵蚕、全蝎、白附子同用，治中风口眼㖞斜。病在中下焦及四肢经络者，以山甲、䗪虫、蜣螂为主。著名方剂如仙方活命饮（《外科正宗》方），以山甲、角刺、归尾、赤芍、象贝、乳没、银花、防风为主，有消肿止痛、疏通经络之功；补阳还五汤（《医林改错》方），地龙、当归、黄芪、赤芍、川芎、桃仁、红花，治气血两虚，经络痹阻，半身不遂。至于蜣螂、蜂房以毒攻毒，有咸寒腥膻之气，久服败胃，临床以入丸剂为宜。余历来治久痹，半身不遂，掌握四大原则：痛则通经逐瘀；挛则活血舒筋；麻则养血润燥；木则化湿通络。其中虫类药物之应用，以挛痹为最效，山甲、地龙、全蝎、僵蚕，痹证实所必需。

马钱子治痹证之效著

马钱子，一名番木鳖，乃性寒味苦有大毒之品，用于阴寒内盛之痹证极效，此经验系从外科小金丹中得来，《外科证治全生集》谓：小金丹能治一切阴寒痰核。方中以番木鳖为主药。余见痹证中，亦有类似之走注疼痛，或痛着不愈之阴寒类型者，用此丹果获明显效果。后复得我县已秘传七世之"杨九牧痹证健虎丸"（其用马钱子、川草乌、川羌活、独活各192g，附子36g，乳没各84g，当归、牛膝、麻黄、木瓜各168g，共研末，另将桂枝60g煎成浓汁，代水泛丸如绿豆大，临睡前每服3g，服后宜取微汗），方中以马钱子为主药，但其炮制甚为讲究，兹附录如下：将马钱子浸清水中，每天换水，以浸透为度（夏季浸 5 天，春秋两季浸 7 天，冬季浸 10 天），取出切成薄片，再用清水漂 1 天后洗净，然后用绿茶 30g，合马钱子 192g，加水适量与马钱子煮透，取药去汁，清水淘净晒干后，再用麻油或茶油炙炮（以色深黄为度，枯焦则失效）。混合他药泛丸。

　　杨家沿用此方已七世，至今仍深得苏、嘉、沪一带群众信赖和赞誉，可见其功效之确凿也。

（盛燮荪　整理）

董建华

治痹药对

董建华（1918~2001），北京中医药大学教授，工程院院士

疏涸阴破冱寒，乌头麻黄力宏

治痹不效之因，大半是用药散而杂，不能切中肯綮。辨证用药要按邪之偏胜，分别主次，突破重点。凡见疼痛较剧，遇寒更甚，局部不温，舌暗不红者，为寒盛。川乌为必用之品，配伍麻黄，其力更宏。常用处方：

川乌 5g　麻黄 10g　桂枝 6g　白芍 6g　酒当归 10g　地龙 10g　木瓜 10g　甘草 5g

此方从《金匮》乌头汤化裁而来。乌头除寒开痹，善入经络，疏涸阴破冱寒，配伍麻黄宣透皮毛腠理，一表一里，内外搜散，止痛甚捷；桂枝通阳，地龙活络，当归、白芍开血痹以通经脉，木瓜、甘草酸甘缓急。曾治一郭姓患者，腰骶疼痛如掣，向下肢放射，不能直立步履已 2 个月，夜间疼痛尤剧，形寒肢麻，肢端不温，舌暗苔白，脉沉细。西医诊为"坐骨神经痛"。前虽投温经散寒之品，疗效不著。此乃痼阴沉寒凝于经脉，非川乌、麻黄之属，难以奏功，遂投上方 6 剂。服后腰痛大减，已能直立。守方加鸡血藤 20g，又进 6 剂，疼痛缓解，

已能独自行走。

清热毒凉营血，水牛角赤芍功著

热痹特点是热毒内壅关节；与寒热错杂之痹证不同。症见关节红肿焮热疼痛，痛不可触，口渴烦热，小便赤黄，舌红苔黄，脉象滑数。治宜清热解毒，凉血通脉。因犀角罕贵，每采用水牛角、赤芍代之。实践证实水牛角清热、凉血、解毒，治热痹颇有功效。常用处方：

水牛角 15g　赤芍 10g　石膏 15g　知母 10g　萆薢 10g　晚蚕沙 10g　忍冬藤 10g　丹皮 10g　苍术 10g　汉防己 10g　地龙 10g

方以水牛角配赤芍、丹皮凉血解毒，散瘀通痹；石膏、知母、忍冬藤清热解肌；萆薢、晚蚕沙、苍术、防己宣痹祛风湿；地龙活血通络。如有一周姓患者，左踝关节及足背红肿热痛，并有大片紫斑，烦热口渴，溲黄，舌红苔黄，脉细数。血沉正常。血小板 120×10^9/L，白细胞 9.3×10^9/L。以上方加生地 20g、红花 10g，6 剂后疼痛大减，续进 12 剂后紫斑明显消散，守方调治 2 个月，疼痛消失，紫斑全部吸收。

散外寒清里热，川乌石膏合用

临床另有一类痹证，既不同于寒痹，亦不同于热痹，为外寒里热、寒热错杂之证。热痹局部红肿灼热，此类痹证局部并无红肿，外观与风寒湿痹无甚差别，局部亦喜温熨。但有舌红苔黄、溲黄便干、脉象有力等内热之象。这是外有寒束，内有热蕴，寒热相互搏结，故疼痛甚剧。对此类痹证，用外散里清之法，常将散外寒、清里热之川乌、石膏合用，屡见卓效。常用处方：

川乌 15g　石膏 15g　桂枝 5g　知母 10g　黄柏 10g　生地 10g　苍术 10g　秦艽 10g　威灵仙 10g　赤芍 10g　川芎 10g

方中川乌驱逐外寒，以解内热被郁之势；石膏清解里热，以除寒热互结之机；桂枝、威灵仙、苍术、秦艽疏风散寒燥湿以助川乌疏散之力；生地、知母、黄柏清热凉血以资石膏内清之功；赤芍、川芎活血通络，使外邪解，血脉和，内热清，诸症自愈。如患者赵某，患风湿性关节炎多年，两手指间关节变形，呈梭形肿大，肩关节不能抬举，形寒怕冷，小便短黄，口苦，舌红苔黄，脉沉细。曾服散寒通阳之品，痛不减而口苦愈甚。遂投上方加制乳没各 1.5g，6 剂后疼痛缓解，口干口苦亦罢。

祛湿毒利关节，萆薢晚蚕沙灵验

因湿聚热蒸，蕴于经络而拘急痹痛者，为湿热伤筋之痹。常见全身痹痛难以转侧，肢体拘挛重着，或遍身顽麻，或见皮下结节，皮肤瘙痒，尿黄，苔腻或黄腻，脉濡。舌苔对本证诊断尤属重要。此类痹证，用药切忌重浊沉凝，宜选轻清宣化、流动渗利之品，使经气宣通，湿热分消。根据多年临床经验，认为祛湿毒，利关节，以萆薢、晚蚕沙为妙。常用处方：

萆薢 10g　晚蚕沙 10g　桑枝 20g　苡仁 20g　滑石 10g　黄柏 10g　苍术 10g　防己 10g　牛膝 10g　木瓜 10g

方以萆薢、晚蚕沙祛湿毒，利筋骨；苡仁、滑石淡渗利湿；黄柏、防己清热降湿；苍术、木瓜健脾燥湿；桑枝、牛膝舒筋活络。曾治王姓患者，痹痛 2 年余，手指不能伸开，双肩沉重不举，下肢拘急肿痛，步履艰难，皮肤瘙痒，终未见效。遂投上方加白鲜皮 10g、地肤子 10g，加减服用 50 余剂，痒除痛止，色斑消退，血沉降至 16mm/h，活动已如常人。

缓拘急舒筋脉，桑枝木瓜效彰

临床上还有一类痹证，主要表现为筋脉拘急，肌肉酸痛，屈伸不利，病程日久，寒热之象不甚明显。此乃风寒湿邪阻滞经络筋脉，气血流行不畅，筋脉失于濡养所致。治疗关键在于舒筋活络，使气血周流。宜用桑枝、木瓜治疗此疾，因为二药功专祛风湿拘挛。常用处方：

桑枝 20g　木瓜 10g　海风藤 10g　鸡血藤 10g　络石藤 10g　丝瓜络 5g　路路通 10g　海桐皮 10g　五加皮 10g　豨莶草 10g

全方集藤类药于一方之中，以桑枝、木瓜、海风藤、络石藤、海桐皮祛风通络，缓急舒筋；豨莶草、五加皮强筋利湿；鸡血藤、丝瓜络、路路通养血通络柔筋。本方既无大寒之品，亦无燥烈之药，用之对证，多能收功。有位瞿姓患者，罹风湿性关节炎 10 余年。近 2 个月来，两下肢沉重拘紧，步履不便，右上臂酸麻，抬举不利，大便不实。舌暗苔薄黄，脉沉细而涩。予上方加苍术 6g，12 剂后下肢拘紧感明显减轻，大便成形。以羌活易苍术，续进 20 余剂，上臂已能抬举。

治顽痹开闭阻，麝香黄酒为引导

痹证日久，引起瘀血凝滞，疼痛较为顽固。其痛有定处，或关节变形，舌色紫暗。由于脉络痹阻，外邪与瘀血痰浊互相搏结，单用祛风寒湿药难以取效，必须活血通络，开通瘀痹，使气行血活，脉络通畅，外邪始得外解之机。若顽痹经年不愈，常以黄酒麝香为引导。麝香通络散瘀，开关透窍，上达肌肤，内入骨髓，配黄酒通血脉以行药势。常用处方：

鸡血藤 10g　赤芍 10g　桃仁 10g　红花 10g　川芎 10g　香附 10g 片姜黄 10g　路路通 10g　制乳没各 1.5g　当归 10g　桂枝 5g　麝香绢包，0.15g　黄酒同煎，60g

方以当归、赤芍、川芎、鸡血藤养血活血，桂枝温通血脉，片姜黄、制乳没、桃仁、香附、路路通行气活血，通络止痛。曾治张姓患者，左臂外伤多年，麻木酸胀，顽痛不止，每遇阴冷加重，舌红少苔，脉细弦。予上方 6 剂，疼痛大减，守方加三七粉（冲服）3g，续进 6 剂，疼痛缓解。

补肝肾填精髓，擅用猪脊髓熟地

痹证之发生，总由腠理空疏，营卫不固，风寒湿邪得以乘虚侵袭所致。久而不愈更致骨弱血亏。痹证治疗，首先要摆正内外因之关系。初起或急性发作时，多偏于邪实及至痛久，症情呈慢性迁延时，多偏于正虚。要详审正邪之盛衰，细酌补泻之分寸。初病宜疏散，邪净为务；久病当固本，扶正为先。凡久病入肾，邪深至骨；或精血内亏，肝肾不足之人，症见身体羸弱，皮肤枯涩，疼痛掣骨，不得屈伸，痿弱履艰，舌红少苔，脉细者，纯用驱散无效，须用补益肝肾、填精补髓之法。精血内枯，骨乏濡养，非血肉有情之品，难以收功。每用猪脊髓、熟地等，有一定疗效。常用处方：

猪脊髓洗净，1 条　熟地 10g　枸杞子 10g　狗脊 10g　酒当归 10g 黄柏 10g　苍术 10g　白芍 10g　牛膝 10g　砂仁 3g　甘草 3g

方以猪脊髓、熟地填精补髓；当归、枸杞子滋补肝肾；狗脊、牛膝补肝肾，强筋骨；芍药、甘草缓急止痛；黄柏、苍术清热燥湿；砂仁芳香醒脾，并能解猪脊髓之腥，使全方补而不腻。如治一李姓患者，因患肾炎而长期服用激素，遂至关节疼痛，髋关节痛甚，行走困难，遇寒冷潮湿及劳累则痛增，摄 X 线片见骨质疏松，皮肤有散在出血点，消瘦，纳少，面色无华，皮肤干涩，血红蛋白 90g/L，舌暗红，苔薄黄，脉细数。肾主骨生髓，由于骨髓不充，腠理空疏，外邪乘虚而入。当填精补髓，固本缓图，以上方服 20 余剂，关节疼痛缓解。

壮元阳补督脉，生鹿角杜仲有功

肾为水脏而寓元阳，督脉总督一身之阳气。若肾阳不足，督脉失固，风寒湿邪乘虚入侵经络，阻遏阳气运行。症见腰膝酸软冷痛，畏寒，甚至疼痛不能屈伸转侧，遇天时阴雨，气候寒冷则痛剧，舌苔白，脉沉。此乃阳虚邪恋、虚实互见之证，以生鹿角、杜仲合用，最有功效。生鹿角壮元阳，补督脉，行血辟邪，杜仲为之使。《本草汇言》云："凡下焦之虚，非杜仲不补；下焦之湿，非杜仲不利；足胫之酸，非杜仲不去；腰膝之疼，非杜仲不除。"临证研摩多年，常用下方：

生鹿角 10g　杜仲 10g　肉桂 3g　仙茅 10g　仙灵脾 10g　桑寄生 10g　川断 10g　牛膝 10g　独活 10g　熟地 10g　枸杞子 10g

方以鹿角、杜仲、肉桂、仙茅、仙灵脾壮元阳补督脉，鼓动阳气；熟地、枸杞子滋补肾阴，以刚柔相济；桑寄生、川断、独活、牛膝祛风除湿，强健筋骨，合为扶正祛邪之剂。如有一纪姓女患者，腰脊疼痛 3 年，转侧活动不利，遇寒则痛剧，白带清稀，面色青白，头晕耳鸣，舌淡脉沉细。上方加菟丝子 10g，6 剂后腰疼明显减轻，下肢转温，略觉口干，加生地 10g，续进 12 剂，诸症悉平。

益心气调营卫，选用黄芪五加皮

痹证迁延日久，可由经络而侵及脏腑。心主血脉，若脉痹不解，内舍于心，可以引起心脏病变，影响血液运行。

症见心慌气短，面㿠白，营卫不固，易于外感，关节疼痛，舌暗，脉细或结代。此类患者，心气心血俱不足，心脉瘀阻，营卫失固，极易感邪。治宜补心气，调营卫，从本缓图，不可过用疏散，强求速效。黄芪和五加皮，益气强筋，固表除痹，标本兼顾，为必选之品。常用处方：

黄芪 10g　五加皮 10g　党参 10g　炙甘草 5g　酒当归 10g　桂枝 5g　红花 10g　鸡血藤 10g　牛膝 10g　桑枝 15g　桑寄生 10g

方以黄芪、党参、甘草益心气以资脉之本源；五加皮、牛膝壮筋骨以御外之风寒；桂枝通阳气，和营卫；当归、鸡血藤、红花养血化瘀通脉；桑寄生蠲痹止痛。全方旨在扶正以固本，实卫以达邪。曾遇一王姓患者，患风湿性心脏病 5 年，平素极易感冒，下肢关节游走性疼痛，心悸、胸闷、气短，下肢稍现浮肿，舌尖红、苔薄，脉细数。以上方加萆薢、晚蚕沙（包）各 10g，12 剂后浮肿消，心悸减，关节痛缓。惟动则气短，去萆薢、晚蚕沙，加丹参 15g，调治半年，关节疼痛未再发作，感冒亦少。

（王长洪　陈光新　整理）

陈亦人

痛风关节灼热痛，清化通阳佐凉营

陈亦人（1924~2004），南京中医药大学教授

痛风系由嘌呤代谢紊乱所致之疾病，常因尿酸盐的沉积引起痛风性关节炎，病情顽固，治疗颇为棘手。若尿酸盐在肾脏沉积，则可导致痛风性肾病、肾结石及急性梗阻性肾病等，引起急、慢性肾功能衰竭，最终形成不可逆性病变，致患者死亡。

痛风，中医虽无此名，但因其常常引起患者关节部位红、肿、热、痛等症状，属中医学之痹证范畴，尤与热痹较多吻合。观今文献对热痹之论，多主张伴见有一派全身气分症状，如《症因脉治·痹证论·热痹》篇曰："热痹之证，肌肉热极，唇口干燥，筋骨痛不可按。"可见，诊断热痹的主要指征在于"肌肉热极，唇口干燥"。受此影响，今医临床亦常以伴见症为着眼点来区分痹证之痛（寒）痹、行（风）痹、着（湿）痹与热痹，如高等中医院校教材《内科学》六版所列热痹之证为"关节疼痛，灼热红肿，发热，口渴，烦躁不安，汗出，恶风，舌红，苔黄燥，脉滑数"等，将全身阳明气分证列为必备之证，因此在治疗上，以白虎桂枝汤为代表方，尽管方剂分析亦有加减，但终显单一，是故临床用治痛风效果并不理想。

细审痛风一病，机因相当复杂，首先，该病初期多由热、湿、痰、瘀相互胶结，阻于局部，故而全身壮热、口渴、汗出、烦躁之症

往往不甚明显。若湿热相结，阻于关节，久则生痰化瘀，阻滞经络，凝闭气血。胶痰顽固，一遇外邪，内外相招，即时而发，故单纯清热通络，则痰瘀不去，若一味甘寒清气，久则必伤正气，于病无补。再则，因本病反复不愈，常合毒气，毒邪致病，初在气分，久必入络伤营动血，从而导致气营俱病。

若不知清营，毒终难即去。况该病常经年累月，久久不已，易形成脏痹，最为常见者为肾脏损害，出现关格之疾。

由是观之，痛风之机确有其殊，故其治疗，当依其病机，采取相应措施，杂合以治，以清化通阳凉营为基本大法。清则为清热、解毒、利湿之谓，采用相应药物，以除湿热毒邪。化乃化痰、化瘀之举，即使用化痰活血之品，以蠲胶痰，除瘀滞，利血脉，缓筋急。通阳亦是本病治疗的又一重要法则，最易被医者所忽略，因该证多有热结之机，故通阳之法不甚敢用，其实，就本病而言，热、湿、痰、瘀诸邪结于局部，不仅痹阻气血，且常痹阻阳气，阳气一郁，经络闭塞更甚，故采用通阳之品，可使络通痹开，有助于邪散病解，此其一。其二，通阳之品多具辛散之性，用之不仅可通利血脉，且合"火郁发之"之理，使火邪尽快消散。其三，清法过甚，易伤阳气，且该病病程较长，正气有不同程度的损伤，故佐以通阳之品，有助于正气恢复，且久服无弊。凉营之法亦为治疗本病之常法，因邪热痰浊久瘀经脉，窜入营分，常使关节局部红肿疼痛，入夜尤甚，故当凉营解毒，以防邪毒深入，内舍于脏。营血毒解，则上症可除，肾毒得消也。痛风病情顽固，因机复杂，鉴此，临证之时，当随机佐入相应药物，疗效方佳，尤需照顾肾脏，以防湿热痰瘀流窜肾脏，积毒为害。现举验两则，以示其治。

李某 男，66岁，南京某大学教授。1996年8月14日初诊。

患痛风6年，6年前出现双下肢关节疼痛，时轻时重，曾数次住院，中西药迭进，疼痛也未根除，轻时痛可忍耐，重时需服止痛剂始能勉强忍受。此次已剧痛2个月，经服止痛药亦不能缓解而来诊。现症：双下肢大、小关节均疼痛，尤以左下肢为甚，夜间增剧，关节轻度红肿，足肿时轻时甚，按之凹陷，屈伸不利，坐卧久时则不能活动，必须缓慢运动良久，始能勉强行走。舌尖边绛紫，苔薄腻，脉平。斯证系由久病湿滞热郁、痰瘀阻络而致。治宜化痰瘀、清湿热、通郁阳，略佐凉营。

木防己 10g　生石膏 30g　杭白芍 30g　炙甘草 6g　牡蛎 15g　粉葛根 15g　板蓝根 15g　炒薏苡仁 15g　桃仁泥 10g　赤茯苓 15g　嫩桂枝 3g　怀牛膝 10g

7剂，日1剂，水煎服。

6月21日复诊：服上药后疼痛减轻，止痛片已停，足肿显消。药入颇效，连服3周，疼痛全消，红肿尽退，行走自如。1年后患者前来告知，痛风病一直未再复发。

本例患者患痛风6年，疼痛持续存在，观其证，析其因，系风、湿、热、痰、瘀俱重，气营俱病，经脉闭阻，络脉拘急，毒热内结使然。

故以木防己、生石膏、板蓝根、炒薏苡仁清热利湿，解毒消散；以牡蛎、赤茯苓化痰开结；桃仁泥活血化瘀，配白芍、板蓝根清解营血热毒；白芍、甘草、葛根缓急止痛，和络疏经；赤茯苓、怀牛膝利湿固肾，以防诸邪入肾，戕害肾脏；佐以桂枝，辛散通阳，畅达经脉。另桂枝与葛根相配，通阳升阳，疏络开滞；与怀牛膝相伍能调肾之阴阳，以防损伤脏腑，有"未病先防""先安未受邪之地"之意；合于赤茯苓，有通阳化气、利水除湿之妙，以消下肢浮肿，急开肾关，使水从小便去；配炒薏苡仁、木防己，可使中焦脾机运转，湿去痰孤，以绝生痰之源。且是组药物又可开玄府，除湿气，湿去热孤，分而治之。全方清热解毒，化瘀祛痰，除湿通阳，滋阴和阳，气营双解，故守法服用，终获良效。

蒋某　男，62 岁。1998 年 7 月 14 日初诊。患痛风 10 余年，迭服中西药物乏效，双足跟红肿，不能着地，查左足跟部有红肿硬块，压之痛甚，舌边尖稍红，苔薄，脉平。证属湿热久羁，深入气营，脉络闭结，阳气失展。故拟凉营清气、和络通阳法。

木防己 10g　生地 30g　生石膏 30g　杭白芍 15g　粉甘草 6g　忍冬藤 15g　黑山栀 10g　桂枝 6g　怀牛膝 10g　仙灵脾 10g　牡蛎 15g

7 剂，日 1 剂，水煎服。

7 月 22 日复诊：服上药后足跟痛显减，红肿消失，又添咽痛。略增清解利咽之品，原方加射干 10g，再进 7 剂。药后诸症消失。嘱其再服数剂，以巩固疗效。

本例患者症状无多，据其足跟红肿疼痛日久不除，断为湿热瘀阻，气营毒热，阳气失展，故以木防己、生石膏、黑山栀清热解毒，除湿定痛，以解气分热毒；生地、杭白芍、怀牛膝深入营血，配以黑山栀以凉营解毒；两清气营毒热，以治其本。且白芍、甘草、忍冬藤、怀牛膝可缓急止痛，化瘀滞，利经络，通利血脉关节。牡蛎软坚、散结、化痰，合桂枝、忍冬藤等，通利关节经络。桂枝、仙灵脾通阳解毒，配以怀牛膝、生地等，可两调肾之阴阳，以固肾本，促肾化，使水湿之邪从下而排。

所疑者，复诊之时，患者新增咽痛一症，若按一般而论，本证局部红肿疼痛，属热无疑，而方中又用桂枝、仙灵脾，恐系该热药所为，若为无经验者，恐早去二味矣。仔细分析，此咽痛当属新疾，与桂枝等无涉，故随机佐入射干，照服原方，终获良效。若胶柱于该证为热，不敢投放桂枝、仙灵脾等，则阳气不通，经络仍痹，虽迭进凉解，其效亦微，故久病痛风，当知通阳是治疗之关键。况仙灵脾一味，虽可通阳，但并无助邪火之虞，相反，具有解毒之功，其通络作用甚为可靠，临证之时，不仅久病痛风者用之，其他痹证、痿证久不愈者，亦常遣之，每有良效。

　　如上所述，痛风一证，当依其基本病机，采取清热、利湿、化痰、祛瘀、通阳、凉营之法，至于热、湿、痰、瘀孰轻孰重，当据临证病情而定，治法亦应相应调整，使各法之间与病机相合。由于本病病程日久，常夹杂有其他病机者，可在上述原则的指导下，随症加减。

颜德馨

运用龙马定痛丹治疗痹证的经验

颜德馨（1920~2017），同济大学附属第十人民医院主任医师，国医大师

　　"龙马自来丹"源出清代王清任之《医林改错》，原方由马钱子、地龙、朱砂三药合成，用治痫证、瘫腿。颜氏取叶桂虫蚁搜剔之意，在原方内加入土鳖虫、全蝎各 3g，取名龙马定痛丹，用治各种痹痛，多能奏效。

　　马钱子 30g　　土鳖虫 3g　　地龙 3g　　全蝎 3g　　朱砂 0.3g

　　制时先将马钱子用土炒至膨胀，再入香油炸之，俟其有响爆之声，外呈棕黄色，切开呈紫红色时取出，与地龙、土鳖虫、全蝎共研细末，后入朱砂，蜜丸 40 粒。

　　马钱子，又名番木鳖，性味苦寒有毒，入肝脾经，功能活血通络止痛。张锡纯尝谓其"开通经络，通达关节之力，远胜于他药"。《外科证治全生集》称之"能搜筋骨入骱之风湿，祛皮里膜外凝结之痰毒"。配以土鳖虫、全蝎搜剔祛风，通络止痛。佐以朱砂为衣，制约马钱子毒性，且能护心神，通血脉。诸药合用，共奏活血脉、化瘀血、祛风湿、止痹痛之功效。

　　服法：每晚临睡前用糖开水送服 1 粒。服 1 周后若不效，可于每晨加服半粒至 1 粒。

　　服用本丸，须严格掌握剂量，不可盲目加量。临床个别患者求愈

心切，误服大剂量，以致出现中毒症状，如焦虑不安，肌肉强直，口唇麻木，甚至抽搐震颤。此时可予浓糖水口服，或甘草、绿豆各30g煎浓汤，频饮即解。个别病例药后白细胞偏低，停药后迅速恢复。余无不良影响。

本丸适用于各种痹痛，如肩背腰腿及周身疼痛，屈伸不利，肢体麻木等症。包括西医学之风湿热、风湿性关节炎、风湿性肌炎、类风湿关节炎、坐骨神经痛、腰肌劳损、颈椎病、肩关节周围炎等疾病。颜氏于1956年始用于上海铁路医院，迄今已逾30载，疗效满意。

苏某 男，60岁，木工。

患类风湿关节炎多年，反复发作，四肢关节肿胀疼痛，游走不定，每逢天气变化及阴雨连绵时疼痛加剧，伴午后五心烦热，头晕气短，动辄乏力。经用阿司匹林、激素及中药补益肝肾、祛风除湿之品治疗，效果不显。实验室检查：抗"O"1200单位，血沉40mm/h，黏蛋白470mg/L。诊得脉弦滑，舌质紫，苔薄腻。证属周痹。投龙马丹1粒，每晚1次。1周后症状减轻。1个月后复查抗"O"、血沉、黏蛋白，均已正常。续投上方1料巩固，随访多年未复发。

张某 女，56岁，家庭主妇。

患坐骨神经痛10余载，时发时止，发则右侧臀部、髋部、小腿、足背均感疼痛剧烈，日轻夜重，甚则辗转呼号，不能自持，或彻夜难寐，遍尝中西药物不效。舌紫红，苔薄腻，脉弦数。证属痛痹，风寒阻滞经络，气血凝滞不通。乃投以龙马丹1粒，嘱每晚吞服1粒，糖水送下。因其子女至外地出差，未将服法与患者言明，患者一次即吞服4粒，两小时后发生头晕，肌肉发紧，牙噤齿强，四肢拘急麻木，不能言语，但意识清楚，经医院一般处理即见缓解，此后其病若失。

（颜新　整理）

颜德馨

风寒湿热痰瘀阻，治痹五法可斡旋

颜德馨（1920~2017），同济大学附属第十人民医院主任医师，国医大师

风寒初起，先用五积急散

痹证初起，多为风寒湿之邪乘虚侵入人体，阻闭经络气血，以邪实为主，如反复发作，经络长期为邪气壅阻，营卫不行，湿聚为痰，血阻为瘀，又成正虚邪盛之局。故在辨证上颜师先分新久虚实，一般说，新病多实，久病多虚，临床表现可见肢体关节、肌肉疼痛酸楚、痛呈游走、关节屈伸不便，且多见于上肢、肩背，伴发热等。在治疗上多选用五积散。此方原为寒、食、气、血、痰五积而设，有解表、温中、除湿、去痰、消痞、调经之功，是表里双解、气血同治之剂，颜师对此方十分推崇。

朱某 男，30岁，周身关节疼痛已数月，呈游走性，痛如锥刺，屈伸不利，得热痛减，苔白腻，脉弦紧。初投蠲痹汤罔效，细审脉证为寒湿初起，改用五积散加味。

苍术 10g　麻黄 10g　当归 10g　白芍 10g　川芎 10g　枳壳 10g　厚朴 10g　茯苓 10g　半夏 10g　桔梗 6g　白芷 6g　陈皮 6g　甘草 6g　桂枝 9g　细辛 4.5g　干姜 2.4g

服药 2 周，症情好转。

湿热相搏，桂枝白虎清热

颜师对痹证历来重视其病邪特点，从临床看，风寒湿邪所致固然较多，但热痹也并非少见。热邪的产生，多由直接火热，也可由他邪化热而成。其症状可见局部关节疼痛，痛处灼热，或见红肿，痛不可触，得冷则舒，伴发热、口渴、烦闷不安。治法当予清热通络止痛，桂枝白虎汤是最常用之方，并常合三妙丸、当归拈痛丸同用，清热通络之忍冬藤、络石藤等也常加入。颜师还喜以鲜蚯蚓外敷关节红肿处，清热止痛之力较强，如对发热、游走性关节炎以及心脏、神经系统、皮肤均有损害之风湿热，谓此乃风热攻注，多从热痹论治，取清热凉血、败毒通络之法，大剂生地、赤芍、丹皮、紫草或银翘、紫花地丁、蒲公英、生升麻等均选用之。并以甘草研粉吞服，对本病的防治有很好作用。桂枝白虎汤中石膏性凉而散、解肌清热，为清实热之圣药，对湿热或风湿夹热所致之痹确有良效，用量多在 30~60g 以上。

张某 男，44 岁，始而两膝外侧酸痛，继之痛势如气流注，关节红肿作痛、局部灼热，甚则自汗，足底如刺，肌肉或觉跳动，不便于行，左牙龈及左颊部肿胀作痛，左侧面部烘热，口渴欲饮、便艰、脉弦数、苔薄黄，风寒湿留着经络，久郁化热，随阳明经气上升，桂枝白虎汤加味。

生石膏 60g　桂枝 4.5g　知母 6g　黄柏 9g　赤芍 9g　忍冬藤 15g　木瓜 9g　黄芩 9g　地龙 9g　生地 12g　丝瓜络 9g

另用鲜蚯蚓敷关节红肿处，7 剂后，左半身烘热及左牙龈颊车肿胀减轻，遍身关节疼痛及烘热感皆好转，腑气已通，脉弦数，苔薄黄，上方加丹皮、海桐皮各 9g，另以当归拈痛丸早晚各服 6g，治疗 2

月余，前后共服石膏 5kg 余，病得痊愈。

寒湿蕴结，选用乌头温经

寒性凝滞，故痛处固定，又主收引，故疼痛剧烈，呈刀割或针刺样，遇寒而剧，得温则减，湿性黏腻，故疼痛重着，湿留着关节则肿，多发于下肢腰膝，寒湿蕴结而不散，病势缠绵不愈，此时颜师选方多取乌头煎以温经散寒，逐痹止痛。方中乌头配麻黄搜入骨之风寒，辅以黄芪益气固卫，芍药和营血，甘草、蜂蜜缓痛解毒。乌头有川、草乌之别，草乌之力较川乌更为峻烈，如用制者不效，也可用生者，三生饮（生草乌、生半夏、生南星）也可选用，但需文火煎煮 2 小时，因生者入口即中毒，故宜从小剂量始，逐渐递增，以知为度。颜师温经逐寒治痛痹经验如下。

1. 乌、附并用

一般而言，温经止痛用乌头，温补阳气用附子，颜师将此二药合用，有相得益彰之功。

2. 细辛重用

《本经》曰：细辛可治头痛脑疼，百节拘挛、风湿痹痛、死肌。外可宣散风寒，内可祛湿除冷，风寒湿入络。在选用散寒利湿药时，以细辛为主，伍以乌附，有药到痛止、肿胀即消之效。颜师谓：用量至9g，镇痛效果佳，如仅有酸麻感，量又宜小也。

3. 硫黄可用

沉寒痼冷凝于经脉，痹久不愈而诸药罔效者，可用硫黄治之。

4. 龙马丹参

用本方祛风湿、除痹痛之力颇强，具有镇痛和恢复关节功能等作用，临床上颜师或单用，或伍以他药效果均满意。

林某 女，67岁，痛痹有年，四肢关节酸楚作痛，食入运迟，腑行不实，腹痛幽幽，脉细数，苔薄、腻。风寒湿瘀交困于脉络，中州失运，芍药甘草汤合乌头煎复方图治。

芍药 9g　甘草 4.5g　制川草乌各 9g　海风藤 9g　海桐皮 9g　桑寄生 15g　细辛 3g　川朴 6g　木香 6g　土鳖虫 4.5g　木瓜 9g　炙鸡金 9g

7剂后，关节疼痛大减，腹痛已失，腑行亦实，继以龙马丹日服1粒，巩固疗效，其证遂安。

瘀浊交阻，身痛逐瘀通络

颜师在痹病的辨证中常谓要识痰瘀特征，因为经脉气血长期不得通畅，往往产生瘀血和痰浊，痰留关节，瘀阻络脉，更加重了痹阻，使气血失荣而见疼痛、麻木、肿胀，甚至骨节变形，活动受限。颜师从临床实践出发，认为痹证日久，大多夹有血瘀证，因痹证以疼痛为主要表现，其病机乃气血闭阻不通，不通则痛也，可从"骨痹""顽痹""痛痹"中论治。枣核指、鸡爪手，尻以代踵，脊以代头，为其最明显的特征。方取身痛逐瘀汤或活络效灵丹加味。身痛逐瘀汤以桃、红、归活血化瘀，五灵脂、地龙通络，川芎、没药、香附理气活血，羌活、秦艽祛风湿，牛膝壮筋骨，全方共奏行气、活血化瘀、疏通经络之功。颜师喜以没药与莪术同用，谓此种配伍，化瘀之力可增。活络效灵丹载《医学衷中参西录》，是治疗气血瘀滞、经络瘀阻、肢体疼痛之要方，方中乳、没消瘀化癥皆生用，辅以丹参、当归养血活血。对于关节变者，颜师喜以鬼箭羽、露蜂房合用，除痹活络之功颇佳。虫类搜剔之品也常运用，因病已至此，邪气壅滞而不去，深入关节筋骨，恙根深痼，难以骤拔，非迅疾飞走不能散，临证悉以全虫或蜈蚣煎剂内服，或研粉摊入膏药中外敷，取其搜剔经络血瘀之功。蛇类药性味甘咸温，功能祛风通络，镇静定惊，攻毒散邪，其透骨搜风之力能外达皮毛，内通经络，为"截风要药"。乌梢蛇、白花蛇为最常用之品。

翁某 女，43岁，痹痛有年，两手指骨节已变形，两膝关节肿胀，时轻时重，近因气候阴雨，发作尤甚，屈伸不利，步履失健，胃纳如常，脉象沉涩，舌苔薄白。暴痛在经，久痛在络，久病必有瘀血阻滞也。

当归9g 制川草乌各5g 全蝎2.4g 炙蜈蚣5g 炙蜂房5g 乌梢蛇9g 地龙9g 麝香吞，0.1g 红花6g 炙乳香3g 没药3g

另：活血止痛膏摊入全蝎粉0.6g，外贴患处。上方用半月，痛势大减，手指、膝关节肿胀均退，随访良好。

气血虚衰，独活寄生汤养血

痹病日久，气血衰少，正虚邪胜，筋骨失养，年老及久病而成顽痹之人多见。临证可有关节肌肉酸痛，留连难已，时轻时重，筋骨抽掣、跳动，治疗当以扶正祛邪、调补气血为主，独活寄生汤加味。本方适用于肝肾两亏，气血不足，外为风寒湿邪侵袭而致之痹。颜师运用时喜加鹿角一味，因鹿角温运督脉，对久痹督脉虚损最宜。颜师谓：若正气不足，风寒湿邪外客，肢体疼痛者，妄行疏散，更伤正气，病必不愈。诚如《类证治裁》云："总以补助真元，宣通脉络，使气血畅通，则痹自已。"对产后所致之血痹，其症以麻木为主，颜师以黄芪桂枝五物汤温阳行痹，其效亦显，此方重用生姜、大枣，即经旨"阴阳形气俱不足，勿取以针，而调以甘药"之义。

谢某 男，66岁，顽痹经年，两手指关节变形，僵直、伸屈不利，右拇指作痛尤甚，迭经温经通络等治，效果不显，脉上弦，舌紫苔薄。高年久痹，肝肾不足，气血不足使然。予剿抚兼施，固本清源法。

党参 9g　当归 9g　白芍 9g　生草 4.5g　熟地 15g　威灵仙 9g　鬼箭羽 9g　露蜂房 9g　红花 9g　桃仁 9g　赤芍 9g　川断 9g　杜仲 9g　怀牛膝 9g

7 剂后痛势缓解，再予上方加伸筋草 15g 巩固。

（魏铁力　整理）

陈茂梧

久痹痛不堪，铃医有效方

陈茂梧（1926~1994），江西名医

方剂组成：

虎杖 15g　茜草根 15g　桑寄生 15g　蕲蛇 15g　制马钱子 3g

每日 1 剂，水煎 2 次分服；或取 10 剂药共为一料，每服 6g，日 2次，温开水送服。方中虎杖民间治烧伤颇验，书云"苦平，解毒除湿，活血通经止痛"。此处主要用以抑制原发病灶（如上呼吸道慢性炎症）；茜草根苦寒，活血凉血，化瘀通络，民间用其浸酒以治筋骨病，此处用以清热除痹；桑寄生苦平，补肝肾，强筋骨，通经活络除风湿；蕲蛇甘、咸、淡，有毒，祛风湿通络；马钱子苦寒，有毒，散血热，消肿止痛，治风湿痹痛。此药走窜经络力强，是民间"铃医"治风湿病主药。以上诸药合用以奏清热解毒、祛风湿止痹痛、化瘀通络、强筋坚骨之效。

用于风湿性心脏病，去制马钱子，加茶树根 30g、灵芝草 20g 强心利尿，除湿扶正；伴有胸闷气促者，合瓜蒌薤白半夏汤开胸涤痰，通阳利气；伴有上气不得卧者，合葶苈大枣泻肺汤泻肺逐痰；伴有肢冷浮肿者合蒲灰散化瘀利尿；伴有咳嗽吐血者，加丹参 20g、田三七粉 6g 活血化瘀止血；肩周炎加生黄芪、桂枝各 10g，鲜姜 15g 柔筋散结；胸腰椎增生者加威灵仙 30g、白术 20g 通络止痛，消痰散结；脚跟骨质增生者加地骨皮 30~60g、怀牛膝 20g 补肾软坚，除骨中伏热；类风湿关节炎者加地龙 10g、干蟾皮 3g、僵蚕 15g 清热解毒，祛风通络止痛；痛甚拘急者加蜈蚣 3 条、全蝎 3g（研末吞服）缓急息风止痉，攻毒散结。

制马钱子有一定毒性，应用时只能逐步加量。临证经验，入丸散剂，日用量最大 1g；入煎剂，日用量 3g 左右，一般未见不良反应。若遇患者服药后，出现头晕，口唇麻木，身体颤动，甚则抽搐，全身出黏汗，即是中毒现象，可饮冷盐水解之。以后应酌减用量或停用。高血压和心脏病患者慎用。

方中虫蛇类药，因含异种蛋白，个别患者有过敏现象，若服药后出现瘾疹，以后应酌减其量或停用。

袁某 女，53 岁。1974 年 10 月就诊。

患者腰及右下肢疼痛，卧床两年余。冲任虚损，病位主要在腰膝，属肝肾两经。故于"抗风湿合剂"方中加入当归 20g 养肝柔筋，怀牛膝 15g 益肾强筋。10 剂，共研细末，每服 6g，日 2 次，温开水送服。共服 20 剂，症状消失，至今行走自如。

雷某 男，36 岁。

患者 1972 年冬开始颈项痛，逐渐加重，继之项背强直，夜不能卧，俯坐年余，就医少效。1975 年 3 月来我处就诊，处以"抗风湿合剂"加乌梢蛇 30g（治顽痹而通经络）、干蚯蚓 10g（入肾经达督脉而祛风湿除热）、僵蚕 15g（祛风解痉，清痰散结）。共研细末，每服 6g，日 2 次，温开水送服。每 10 剂为 1 料，连服 2 料，诸症消失，至今未发。

陆观虎

通络畅营卫，藤类皆妙品

陆观虎（1889~1963），天津名医

陆氏认为，痹证病因不一，风寒湿三邪俱全，故治疗上亦勿须面面俱到。他说：民间单味草药寻骨风，既能利湿，又能祛风，兼能散寒，用于痹证可收到满意效果。在治痹证时，除针对病因疏风、祛寒、燥湿之外，还应注意调和营卫，使已经入袭之邪无容身之地，在外的风寒湿也不易内侵。初起多用祛邪通络之品，使营卫宣畅。病久配合补气血、益卫和营之品，多获良效。基本方是：

桂枝 2g　杭芍 10g　大小蓟各 10g　当归 4.5g　秦艽 9g　防己 4.5g　寻骨风 30g　海风藤 10g　桑枝 30g　丝瓜络 10g　豨莶草 9g

加减法：上肢痛加羌活，血虚加鸡血藤，下肢痛加牛膝，腰部痛加杜仲，气虚加白术，痛重加灵仙、海桐皮，湿重加茯苓、薏米、萆薢，寒重加生姜、干姜。

陆氏在治疗痹证中广泛地运用藤类药物。他认为藤能入络，络能通脉，藤络能够通经脉活络脉。选用藤类药物治疗痹证是和缓之法，乃遵叶天士"宿邪宜缓攻"之旨，并有引经作用，可达于四肢及病所。还应明了某些藤类药物适合某证。青、海风藤可祛络中之风，对游走性肢体疼痛效果较佳，适用于行痹；天仙藤行湿利水，通络止痛，适用于湿盛的着痹；络石藤通利关节，对于慢性的痹证，关节不利者效果颇佳；忍冬藤清热解毒，适用于红肿热痛的热痹；石楠藤利筋骨、除痹痛，引药上行，适用于面部及背部的疼痛；宽筋藤疗风湿痹痛，对关节拘挛、腰肌劳损、关节屈伸不利有明显效果；鸡血藤可养血通络、祛风湿、强筋骨等，在治疗痹证中发现寻骨风对于风湿骨痛有卓效。

（纪民裕　整理）

杨友鹤

自拟疏经活血汤应用心得

杨友鹤（1910~2014），河南中医药大学第一附属医院主任医师

疏经活血汤系由家父所传，加之本人多年治痹经验总结而得，验之临床，每获良效。

风寒湿三气得气血之虚，乘袭人体，闭阻经络，阻滞气血而发为痹。故治痹之法，不离调理气血，通经活络。气血调和，经络通畅，何痹之有？在遣方用药之时，要刻刻不忘这一准则，常选用炒川芎、当归、桃仁、红花等配伍入药，调和气血，通经和络。

风寒湿三气杂至合而为痹，常缠绵数年而不愈，最为棘手。风性善行而数变，寒性收引而凝滞，发为痹证，皆为帮凶。而为罪魁者，乃湿气也。湿性重着而黏滞，其发为痹，沉着麻木，痹而不仁。蕴而化热，则发为湿热，其病处红肿热痛，焮焮然不可收拾。更与风寒结党，游走周身，涩滞经脉，疼痛难忍。治痹第一要著，首攻其湿。湿气除，风寒随之而消，虽沉年顽疴，应手而除。祛湿之法甚多，个人体会，祛湿不但要宣肺健脾，疏浚三焦，同时还要谨记祛风之品可以胜湿。常选用酒胆草、羌活、防风之属配伍入药。胆草以酒制之，不但除其寒性，更妙之处乃以酒通经，引药入络，祛在里之湿也。

人以气血为贵，气行则血行，气耗则血停。医之为医，治病除疾，善保气血者为良。治痹之法，何尝悖此？既要善通经络，祛风除

湿，又须防范伤气耗血，以劫真元。百般调养尤恐不足，若耗而又伤，岂可收效？搜剔之品治痹不宜，其类多虫，辛燥动血耗气，弊多于利。不若用桃仁、红花、当归、川芎等制之以酒，既养血活血，又入络除疾。

风寒湿三气杂至合而为痹。其风气盛者为行痹，以风能行气，故游走不定。寒气盛者为痛痹，以寒能阻塞血脉，故凝结不通。湿气盛者为着痹，以湿能淫物，故沉着酸楚，困软无力。尚有素体阴虚阳盛，蕴湿化热而为热痹。总之，痹之为病，不可概而论之，在治痹时，常守自拟疏经活血汤灵活变通。基本方：

生地 15g　当归 15g　生白术 15g　红花 10g　桃仁 10g　炒川芎 10g　羌活 6g　防风 6g　桑枝 20~30g 为引

变通法：上肢、下肢关节疼痛，酸沉者，重用羌活、防风。上肢轻、下肢重，或仅下肢痛者去防风，加怀牛膝。沉困较甚加茯苓 30g、威灵仙 15g，腰疼加熟地、川断。

苏某　女，34 岁，工人，1981 年 11 月 24 日来诊。

自述四肢酸楚疼痛，手指肿痛较甚。某医院检查血沉 12mm/ 第 1 小时，抗"O"500 单位，诊为关节炎已 3 个月，经中西医治疗无效，并有心脏病，心肌缺血，故来求诊。症见两手指关节红肿疼痛，下肢痛不能屈伸，舌淡红，苔薄白，脉沉紧而滑。认为风寒湿侵袭经脉，经络凝结，气血不通，故肿胀而痛。治宜消风散寒，佐以除湿活血治之。以自拟疏经活血汤加减。

当归 15g　炒川芎 10g　生白术 15g　红花 10g　桃仁 10g　酒胆草 15g　怀牛膝 15g　炮姜 6g　威灵仙 9g　羌活 10g　生地 15g　桑枝 20g

该人来诊共 7 次，共服药 20 剂，均以上方为主灵活加减，药物加焦三仙、片姜黄等，痛止肿消，精神饮食好，随访 5 年，未见复发。

史鸿涛

自拟类风湿汤治疗类风湿

史鸿涛（1911~？），吉林省名中医

方药组成：

黄芪 200g 秦艽 20g 防己 15g 红花 15g 桃仁 5g 青风藤 20g 海风藤 20g 地龙 15g 桂枝 15g 牛膝 15g 甲珠 15g 白芷 15g 白鲜皮 15g 甘草 15g

方中秦艽，一药多能。治疗痹证，风寒湿热，皆可应用，并且病发无问新久，病情无问轻重，均可用之，实为治疗痹证之要药。防己善除风寒湿邪，长于消肿。两药相配，径除风湿肿痛病变。青风藤、海风藤取藤之通络之功，通利经络，为治疗关节不利、麻木拘挛之要药。四药合用，祛风散寒，除湿清热，舒筋活络，以解麻木疼痛，为治疗类风湿之要药。痹者，"闭也"。气血经络，闭阻无疑，故桃仁、红花为必用之品；桂枝辛温，温经通阳；地龙咸寒，又善走窜，四药合用，通痹行瘀，活血利络。更兼地龙为血肉有情之品，对顽固性痹证尤为适宜。白芷能解毒止痛，白鲜皮能清热燥湿除痒，二药合用，专治热痹之痒痛不适。黄芪补一身之气，卫外而行内；牛膝善通经活血，补肝肾，强筋骨；甲珠破坚通闭，其力甚强；甘草调和诸药而缓急止痛。四药相伍，鼓舞正气，强健筋骨，调达气血，共奏纠正关节变形之功。

此方随证加减，以改动方中药物用量为主，或将药物稍事变更。热盛为主，可加漏芦 30g，漏芦清热而不伤阴；以寒为主者，可加制附子 10g，增强散寒止痛之力；顽痹正虚，关节变形者，可加当归 20g，制附子 10g，伸筋草 15g，并改甲珠为 30g，加强温补穿透之力。

吴某　男，34 岁，1955 年 6 月 5 日就诊。

患感冒月余，现症两足关节红、肿、热、痛，甚则难忍，不敢着地。当地医院诊为"类风湿关节炎"。查舌红，苔黄，脉濡数。证属湿热痹阻经络。治以清热祛湿，活血开痹法。

黄芪 200g　秦艽 20g　防己 15g　红花 15g　桃仁 15g　青风藤 20g　海风藤 20g　地龙 15g　桂枝 15g　牛膝 15g　甲珠 15g　白芷 15g　白鲜皮 15g　甘草 15g　漏芦 30g

连服 8 剂，为期半月，告愈。

李某　女，24 岁，1978 年 8 月 4 日就诊。

当地医院确诊为"类风湿关节炎"，至今已 4 月余。现两手关节肿胀麻木，疼痛，屈伸不利，浑身酸重，四肢发凉。面色青暗，舌质淡，中有白苔。证属风寒湿邪侵入肌肉，痹阻经络。治用祛风散寒除湿、温经活血止痛之法。

黄芪 200g　秦艽 20g　防己 15g　红花 20g　桃仁 20g　地龙 15g　桂枝 20g　牛膝 15g　甲珠 15g　甘草 15g　制附子 10g

连服 12 剂，其间稍事加减，为期 1 个月，痊愈。

阎某　男，56 岁，工人，1983 年 4 月 3 日就诊。

患类风湿关节炎 8 年。现两手足关节强硬，变形，运动障碍，两膝部皮肤有皮下结节，全身乏力，精神苦闷，气短懒言，面色苍白，舌淡无苔，脉沉细而缓。证属血虚寒湿凝滞经络，荣卫气血流通障碍，邪气深藏，久居体内而成顽固性寒湿痹证。治用调气血、散寒湿、活经络、坚筋骨之法。

黄芪 200g　秦艽 20g　防己 15g　红花 15g　桃仁 15g　地龙 20g　桂枝 15g　牛膝 15g　甲珠 30g　甘草 15g　当归 20g　附子 10g　伸筋草 15g

4 剂为 1 个疗程，为期 8 天，两个疗程间隔 4 天，共服 10 个疗程，关节畸形、运动障碍得到明显纠正。

（金东明　整理）

顾兆农

首重脾胃，再培肝肾

顾兆农（1898~1995），山西医科大学第二附属医院主任医师

顾老平日临证，遵崇"脾为后天"之旨，对于慢性疾病的辨证施治，尤其重视中土健运之力，尝谓："不受水谷之土，当亦呆运其药，是药不至病所，何有其效可谈。"鉴于此理，凡遇缓治之疾，顾老常先着眼中焦，但见厌于水谷者，其治多暂舍他症而专注脾胃。

每逢久病体弱，并见纳食呆滞之患，如辨属阴伤，顾老常施本法以开行中土，培补后天。一般情况下，只要药量配伍得宜，少者二三剂，多者五六剂，其进餐之量即见增多。另，临证如遇因中西药物投用不当所致之脾胃受损，纳谷顿减，如同时并见舌红口干者，也可用本法进退为治，其开胃增食之效，亦颇理想。据临床体会，本法治效之要，全在谷芽、麦芽。此二味如系炒用，大量投剂诚有损气伤正之虑，但如生用，则全无此弊，且药取重量，反可集其生发萌动之性，增其资脾醒胃之力。顾老临证，常各以30g入剂。

临床择方用治，通常多以祛邪为先。但应特别深知的是，无论寒痹、热痹，一旦经月累年，邪气结郁，皆可耗津损液，化燥伤阴。津液之伤，由轻至重，阴血之损，由微至甚，其历节之患必渐内涉肝肾，而原邪盛之疾亦当遂成正虚。是时，病性病位之变，显然殊别于前，故其诸般临床见症，当责肝血肾水之暗耗，而绝非风寒湿邪之为

患。虽在其时，恶风怕冷之感，亦或伴见，但此症之起，全在于正虚不御，论其病理，自当与病初之所恶迥异。

精血亏损，肝肾大伤，肝血肾阴失于濡养，龙雷之火失之潜藏，故外症可见骨痛筋挛，肢节僵硬；内症可见潮热烦躁，虚火升腾。

痹证一病，最忌反复缠绵，故有"痹证现治取效易，防其复发实属难"之说。鉴于此情，顾老平日临证，颇为重视痹证之善后用药，曾说：他证善后遣方，多欲巩固已获之效，而痹证之善后施剂，则意在防范其患卷土，故痹证病末之治，尤当善择其药，从慎待之。

据顾老临床经验，痹证善后投药，以患者体质及病程不同而当有别。概而言之，如体质尚好，病属新患，药当密腠理，助卫气，固其藩篱，重在增其御外之力；如体质虚弱，病为痼疾，则当调气血，补内虚，强其脏腑，重在助其内守正气。

鞠某 女，60岁，主妇。

患"类风湿关节炎"10年余，病情时轻时重，断续服用泼尼松、吲哚美辛、双氯芬酸钠肠溶片等药治疗。月前某日不慎遭受雨湿，诱使病患突然恶化，腰髋活动受限，手足关节肿痛增剧，以至卧床不起，生活不能自理。患者难耐于疾病之苦，自行加量妄服上述诸药，不料近时脾胃为药所伤，每进药上腹即嘈杂满胀，纳食亦因此锐减。患者欲停斯药，惧怕病痛，而继服其剂，又恐脘腹不受，家人特请顾老往诊，以解其难。

初诊：1978年9月12日。

形瘦神疲，精神萎靡，多处关节肿痛僵硬，弯曲变形，尤以手足为重，平日喜温，甚怕风冷外袭，而近期每至午后，阵阵头面升火，脸颊灼热赤红，全身肌肤潮热，伴心胸躁烦，有时竟欲减衣薄被，以凉为适，但临日暮，其心身热感无汗自退，怕冷依然，纳谷甚少，毫无食欲，日餐量仅二三两，晚眠多梦，口燥咽干，尿少便秘。舌光红无苔，脉虚细而数。此证乃真阴大伤，肝虚血滞。现药当以增进水谷为先，他治宜后缓图。

当归 12g　白芍 12g　生山药 24g　辽沙参 15g　天花粉 15g　川石斛 10g　生谷芽 30g　生麦芽 30g　甘草 6g

3 剂。

三诊：9 月 17 日。

上药连进 5 剂，食欲渐旺，纳谷味馨，餐量基本复初。或因停服激素，腰髋及手足关节疼痛愈剧，以至卧床难以转侧，午后全身潮热如故，余症大致同前，脉象舌诊概无变化。改剂滋补肝肾，养阴清热。

生地 24g　当归 18g　白芍 15g　制首乌 15g　制黄精 20g　元参 15g　怀牛膝 15g　木瓜 12g　丹皮 12g　地骨皮 12g　枸杞 15g　知母 12g　鳖甲胶烊化，冲服，12g

3 剂。

八诊：10 月 6 日。

三诊之方，稍事增减，先后共进 18 剂。第 9 剂药后，全身潮热、头面升火感渐次减轻，以至完全消失，骨节剧烈疼痛亦随之缓解，精神状况有所好转。手足关节仍肿大僵硬，屈伸受限，腰髋活动不利，下床行走困难，晚睡多梦，微觉口干，二便自调。舌红苔白，脉虚细。继补益肝肾，兼养血行血，以图善后。

当归 20g　白芍 15g　怀牛膝 15g　木瓜 12g　丹参 24g　熟地 24g　枸杞 15g　何首乌 18g　鸡血藤 20g　红花 6g　黄芪 15g　鳖甲先煎，30g

患者以上方进退，继续服药月余，其关节疼痛再度缓解，腰髋活动渐可自如，指（趾）节肿大稍见回缩，屈伸持物亦较前灵活，渐能下地走动，生活大可自理。1 年后，家人来院就医，问及本患者病况，欣告：病情继续有所好转，并已可胜任轻微家务。

姚某　男，35 岁，助理工程师。

素往体健，极少病恙。6 年前春月因工程急需行野外作业，是时，临时凑建住房，墙地潮湿未干，屋内阴气甚重，人居其间，常有森冷阵阵袭身之感。某日晨起，患者头闷体倦，不欲进食。至夜寒战高热，膝红肿，骨节酸痛。经本单位医院检查，以"急性风湿热"留住治疗。系统用药 4 个月后，其症情得以控制，并"痊愈"出院。但体质从此大不如前，腰下常常畏风怕冷，膝踝部动辄酸困僵痛，每遇阴雨寒冷，其症旋即加重。患者曾不断四处求医，但病情却年复一年，有增无已，虽经多处检查，其病因始终未明。患者无奈，现复求治于中医。

初诊：1980 年 10 月 4 日。

面容清癯，步履不便，下肢皮肤冰冷，尤以小腿双足为甚，虽时处中秋，气候尚温，但绒裤毛袜已着其身，膝腿沉重，踝外掣痛，趾端麻木，趺阳脉力尚好，足胫皮糙无华，纳食喜温，二便自调。舌苔白厚，脉沉弦细。此乃寒湿稽留，脉络痹阻。治当祛湿逐寒，温通经络。

桂枝 15g　附子 9g　羌活 12g　独活 12g　秦艽 12g　当归 15g　川芎 15g　桑枝 12g　木香 9g　乳香 9g　细辛 3g　怀牛膝 12g　鹿角胶烊化，兑服，15g　海风藤 20g　甘草 10g

3 剂。

七诊：10 月 29 日。

上方药效，故继后五诊，均以该方略事增减服之。现共进 18 剂，其腰下沉重掣痛明显减轻，腿趾无力麻木亦见好转。但冬日来临，下肢寒冷感与日增剧，尤至夜半，双足冰如水浸，两胫阴气透骨，尽管覆以厚被，亦常辗转难眠，其精神状况也渐不如前，舌苔薄白，脉沉弦细。结合病史脉证，此乃沉寒痼冷，浸骨着髓，阴气遏阳，脉络痹塞。试予药酒验方缓图治之。

草乌　川乌　银花　苍术　乌梅　伸筋草　羌活　怀牛膝　乳香　甘草

上药各9g，装入瓷坛内，加入粮食白酒500g，密封其口，埋入黄土地下三尺，7日后取服，每服半盅，早晚各1次。如无不适，每次可渐加量至一小盅。如服后有特殊不适感，即为告之。

此患者2年后来诊他疾，询及前病，欣告服药酒1剂后，病情减轻，故倍制其药，冬日坚持服用，至次年春，下肢冷感十去七八。去岁入冬，自恐旧疾再作，故又如法泡制药酒500g，小量服之。并时时防冷避寒，处处自慎保养。目前腿足温暖如常，步履轻快，膝踝有力。患者频竖拇指，盛赞药酒神效。

寒痹、热痹，在临床上尽管表现有别，治法各异，但在其病程中，二者却常相互转化。寒痹热化者，来势急而药治尚易；热痹寒化者，病情缓而根除甚难。此乃临床之常情也。

本案痹证，论其初始发病，显系由阴冷潮湿外袭所致。然因患者平日体健，精神充旺，其内盛之阳气自当奋起驱抗外中之寒湿。是时，正强邪实，持力相当，两气搏击，郁结化热，终致病发而成热痹。尽管患者及时药治，并所谓"痊愈"出院，然病势虽去，而余邪未清；膝踝肿退，而寒湿尚存，故遗症腰下畏风怕寒，两腿活动不利。由于病重伤正，气血皆损，故其患顺势而从寒化，且病情年复一年，有增无已，以致渐成痼疾。

患者来院初诊，临床见症颇重，其膝沉踝掣肢麻，腿足寒冷如冰，舌苔白腻，脉沉弦细，皆系寒湿稽留、脉络痹阻所致。故方药选投《医学心悟》之蠲痹汤。依其组方之意，本方功用长于追风祛湿，而逊于逐寒通阳。故方中又增入附子、细辛、鹿角胶、怀牛膝诸味，以助药力不周。因药后见效，证情有减，故继后五诊均按是方进退，坚持用药。但治至七诊，他症虽均渐缓解，而下肢冰冻之感随严冬来临而加剧，以致足胫彻冷如冰，甚至通夜难于入寐。回顾病史，详审现症，此浸骨着髓之沉寒痼冷，绝非一般寒邪为患，亦非一般方药可胜任，故特予药酒之方自制服用，以期缓图耳。

案中药酒配制，源于顾老门徒采取之民间验方。原方在试用过程中固有一定疗效，但其组成药味庞杂，制作过程繁琐，具体应用中颇多弊端。顾老结合个人用药经验，对其方之药味、剂量及炮制过程均大胆化裁精简，并通过反复临床实践，最后拟就案中十味之剂。数十年来，顾老及其门人用是剂治疗病时延久之顽固性寒湿痹痛，屡获卓效。特别在一般方药罔效之时，本剂常显出奇制胜之功，诚系一疗痹良方。不过，使用本方，应特别注意以下事项：

（1）制药之酒，一定选用粮食酿造之白酒，其他酒类，均不相宜。

（2）服药过程中，坛口应严行加盖。药质宜继续浸泡酒中，无须滤出。

（3）药酒用量，因体质及有无饮酒嗜好而颇大悬殊，一般宜从1~2滴始用，随后酌情渐加其量，但每次最大量应以1小盅为限（约12ml）。

（4）一般患者服药酒后，胃脘或全身会现热感，此属常情，可任其自然。个别患者，特别旧有慢性胃病者，药后亦或感脘部灼烧嘈杂难忍，此时，可减少药酒饮量，并兑入20倍之白水释稀其度，于饭后缓服之。如法，则多可减免上述之弊。

（5）服药期间，乍患新疾，通常应即停药酒，待新疾彻底愈后，方可继用。

除上述外，因本药酒制剂性偏辛热，故一般宜在冬日或秋末、春初服用；如初剂有效，可随制随服，亦可来年冬时再用，总以根除其痼疾为要。

黄传克

四物四藤汤与鳖甲增液通络饮

黄传克（1917~？），汕头市中医院主任医师

痹痛未久，邪气尚实，正气尚未大伤，临床症状以关节炎表现较突出，舌淡红，苔薄白，脉弦细滑，治以养血理血，通络祛湿。对于兼热者，佐用清热之法；兼湿者，佐用利湿。基本方用四物四藤合剂（自拟方），药用：

当归 10g　生地 15g　赤芍 10g　川芎 10g　鸡血藤 15g　海风藤 15g　宽根藤 15g　络石藤 15g　独活 6g　桑寄生 15g　地龙 6g

加减法：上肢关节酸痛加桂枝、威灵仙，下肢关节酸痛加怀牛膝、木瓜，发热及关节肿痛加生石膏、黄连、丹皮，湿重加苍术。

病已深入，气血俱虚或肝肾两虚者，大多表现为体质虚弱，头眩心烦，面白唇淡，肢体痿软无力，妇女带下，月事不调，男子腰酸遗精，舌质淡嫩无苔，脉细涩或沉小。治以双补气血或温补肝肾，佐以舒筋活络化湿，常用八珍合四藤汤随症加减。如系虚证化热，症见心烦口渴或午后潮热，溲黄不利，舌尖红，脉细数或濡数，治宜育阴清热，佐以利湿通络，可用经验方鳖甲增液通络饮为主，随证加减治疗。药用鳖甲、元参、生地、丹皮、地骨皮、石斛、桑枝、通草、地龙等。

本病症状颇不一致，病期长短不一，治疗不能千篇一律。临证将慢性活动性关节炎及慢性关节炎急性发作期划为实证型，此型临床较为普遍。曾选择 100 例采用四物四藤合剂加减以验其效，有效率竟达 100%，且具有疗程短、药费低的优点。对于虚证患者，多因体质虚弱，气血不充，邪气侵入，留滞阻塞经脉，使气血不通而成病。初期治疗不宜骤施猛峻逐瘀药，如桃仁、红花、乳香、没药、田七等。热药如附子、乌头等，寒药如石膏、黄柏等，辛散祛风药如麝香、麻黄等，这几类药物也要慎用。至于虫类搜剔药如蜈蚣、全蝎、山甲等，宜酌加在补益强壮剂中。

虚证化热者经过治疗，临床症状缓解后，常出现低热稽留不退，不少病例抗"O"高至 1000 单位，血沉高达 60mm/h，可用经验方鳖甲增液通络饮，随证加减，多能奏效。

陈某 女，26 岁，1975 年 10 月 17 日初诊。

患者半月前带领学生到农场劳动，淋雨涉水，第 3 天即觉四肢关节酸痛，两膝关节肿痛，发热，回汕头市某医院检查治疗，诊断为急性风湿性关节炎，于第 5 天检查抗"O"为 800 单位，血沉为 70mm/h，用青霉素、抗炎松、硫酸软骨素片等治疗，未见显效，而来我院门诊。症见四肢关节酸痛，下肢两踝关节红肿，步行疼楚，发热 38.6℃，舌质淡红，苔薄黄腻，脉弦细数。此素体虚弱，湿邪内伏，复感受风寒湿邪，郁阻经络，证属风湿热证（实证型）。治宜理血通络祛湿，佐以清热，给予四物四藤合剂加生石膏 24g、黄连 6g、怀牛膝 6g。5 剂，每日 1 剂。

10 月 22 日复诊：服药后第三天热退，两膝关节肿痛已减，步行较自如，舌质淡，苔白，脉弦细濡。热邪已退，于前方去生石膏、黄连，加入木瓜 15g，5 剂。

10 月 27 日三诊：两膝关节已不肿痛，走路稍感酸楚，舌淡苔净，脉细濡。再予四物四藤合剂加薏米 24g、桑枝 30g、牛膝 6g。5 剂，以巩固疗效。

2 个月后复查，抗 "O" 250 单位，血沉 3mm/ 第 1 小时，追踪随访年余，未有复发。

（周修义　整理）

俞大祥

鹤膝效方"四神煎"

俞大祥（1922~ ），江苏苏州名医

鹤膝风是一种比较常见的膝关节非化脓性疾患，以其患膝肿大，胻腿枯细的特殊病态，有类鹤鸟之膝而得名。一般起病缓慢，但有时亦能急剧发作，早期仅感关节酸痛及动作不便，继则膝关节肿胀疼痛，股胫肌肉逐渐萎缩挛急。程钟龄看到在疾病过程中，并无化脓征象，故在《医学心悟》里说："患痹日久，腿足枯细，膝头肿大，名鹤膝风"，认为本病是一种结于膝关节的痹病。我们用"四神煎"治疗本病，疗效比较满意。

四神煎见于清代鲍相璈《验方新编·腿部门》，其云："两膝疼痛名鹤膝风，风胜则作痛，寒胜则如锥刺痛，湿胜则肿屈不利，痛在筋则伸不能屈，在骨则移动多艰。膝日肿日粗，大腿日细，痛而无脓，颜色不变，成败症矣，宜早治之。"立方为四神煎。

黄芪 250g　远志肉 90g　牛膝 90g　石斛 120g

用水 10 碗，煎 2 碗，再入金银花 30g 煎 1 碗，一气服之，服后觉两腿如火之热，即盖暖睡，汗出如雨，待汗散后，缓缓去被忌风，一服病去大半，再痛除根，不论久近皆效。

上文说明这种膝痛，是由于风寒湿引起的鹤膝风，其病在筋骨关节，也指出了腿细的特殊证候及其非化脓性，更提示了关节可因而丧失功能，形成所谓"败症"。四神煎，主要是黄芪、石斛、远志、牛膝四味药，另煎的金银花，处于较次的地位。清代诸医家，对本病作了长期的观察分析之后，发现患者大多出现倦怠、纳食衰少、脉来无力等偏于气虚的症象，而很少见到心烦少眠、躁热多怒、脉细等血虚之候，认为本病之关键，在于三阴经气虚，气虚则肌腠不能固密，外邪得以深袭入里，受邪之后，又因气虚不能鼓舞血运，遂致病邪滞留，两膝肿痛，屈伸不利。

本方用大量之黄芪为君，在于益气补虚，以行血利痹。《本草述钩元》言其"通和阳气，利阴气"，治"中风、着痹、挛痿、鹤膝风"等证，并谓"通营卫之功，胜于桂枝，桂枝能逐营卫中邪，不能益营卫之气，能通营卫之流，不能浚营卫之源"。认为黄芪既有补益营卫之功，又可疏利营卫，较桂枝为胜，本病因虚而邪袭，补虚通痹之黄芪，正能展其所长。

石斛甘平，近世皆用于滋阴生津，尤以滋养胃液为主，但考之《本经》则言"主伤中、饮痹、下气，补五脏虚劳羸瘦，强阴益精"，甄权谓"治男子腰脚软弱，健阳，逐皮肌风痹，骨中久疼，补肾益力"，石斛显然具有补虚除痹之功。黄宫绣《本草求真》亦认为"以其本生于石，体坚质硬，故能补虚弱，强筋助骨也"。宋·《太平圣惠方》十九、二十九、三十诸卷，备载很多石斛散，虽其内容互有参差，但都以石斛为君，或治"风湿痹，脚弱拘挛，疼痛不能行"，或治"虚劳手足烦疼，羸瘦无力"，或治"虚劳痿痹不遂"。清·沈金鳌《妇科玉尺》立石斛牛膝汤，治疗产后腿痛，屡效不爽。可见本方臣以石斛，亦取其"补虚弱，强筋骨"，起着协助黄芪的作用。

方中牛膝，《本经》首载其"主寒湿痿痹，四肢拘挛，膝痛不可屈伸，逐血气"。至今临床，咸信其能活血通脉，舒筋利痹，且以其性善下行，尤宜于足膝诸病。杨时泰说："足三阳从头至足，乃三阴生化之源，凡寒湿痿痹等证，由于足三阳之气不降，而此味秉木火之化，成于金水以顺下，正合三阳下行之义"，说明牛膝之所以能疗寒湿痹痿，全在于能导三阳经气下降，亦所以能浚三阴化源，使三阴气血充盈，则痹塞自易解除。他又认为牛膝有导行三阳经气下降的作用，犹需充沛之卫气营气为其后援，方能克奏其功，否则徒恃牛膝之孤军奋战，亦难期显效。今本方以牛膝与黄芪为伍，可谓相辅相成，其效相得益彰。

远志一味，医者常用于安神益智、利窍祛痰方面，然稽诸古籍，每多施于疡科领域，所以本方择用远志为使。

姚某 男，28 岁，苏州玩具厂工人，1964 年 4 月 3 日初诊。

患者于 9 年前，两下肢曾罹风湿痛，卧床不能动弹，经针灸治疗月余而痊，嗣后或轻或重，不时作痛；去年 10 月间，又因跌仆扭伤左膝，引起肿痛，当时曾就某医院诊治，未见好转，且呈进行性增剧，不能步履。旋于 11 月 16 日，来我院伤科、针灸科治疗，服过和营化湿汤药数十剂，肿痛减退而不尽，且患肢日益痿挛无力，行必履杖。近来右膝亦觉酸痛作胀，故来外科门诊。

患者形体羸瘦，面色萎黄，左膝畸形肿痛，屈伸不利，胕腿肌肉萎缩，软弱无力，右膝变化不明显，体温 36.6℃，脉象细软数，舌苔白少津，纳食衰少，二便无异，断系三阴亏损，寒邪乘虚深袭络道，稽留筋脉骨节，为"旱鹤膝风"之症，治拟四神煎补虚通痹。

生黄芪 45g　川石斛 30g　牛膝 15g　远志肉 9g　银花 30g
5 剂。

4 月 9 日复诊：症势平稳，仍以原方加肉桂 4g，续服 5 剂。

4 月 28 日四诊：又服原方 7 剂，膝部酸痛已基本消失，行走时胀感较前大减，举步亦爽利，能自己跨上公共汽车，自诉食欲旺盛，疲劳感减轻，不时去街上散步，舌白脉软。嘱守原方续服 10 剂。

祁某 男，57 岁，苏州市四中教职员，1963 年 9 月 19 日初诊。

患者主诉两膝着力酸痛，步履困难，发病有 1 个月左右，肩关节不时发酸，20 多年前，曾同样患过 1 次。检查两膝微肿，右大腿肌肉显著萎缩，右大踇指根部呈轻度肿胀，身无热，脉软苔腻，胃纳差。证属风湿袭络，治以宣络为主，予上中下痛风通用方 7 剂。

9 月 29 日复诊：症无改善，舌脉如前，拟先从鹤膝风治，投以四神煎消息之，外用肉桂膏。

生黄芪 30g　石斛 15g　牛膝 15g　远志 9g　银花 15g

7 剂。

10 月 21 日五诊：叠投四神煎 20 剂，两膝酸痛已退，惟行走时尚有攀紧感，再从原方合芍药甘草汤为法（7 剂）。

11 月 7 日六诊：两膝酸楚基本消失，行路时腿弯部偶而仍觉攀紧，嘱照方续服 7 剂。

沈某 女，22 岁，苏州化工厂工人，1964 年 2 月 5 日初诊。

主诉两膝肿胀疼痛，步履不便，已 10 余天，过去曾患过关节风湿痛；检查膝关节上方外侧肿势明显，按之已呈波动，皮色无异，舌苔白，脉缓。拟四神煎加味。

生黄芪 60g　石斛 30g　牛膝 15g　远志肉 9g　防己 15g

3 剂。

2 月 8 日复诊：两膝酸痛大减，行步亦较灵活，肿胀得退，但仍有波动摸及，给予原方 15 剂。

2 月 29 日三诊：疼痛已退，略有酸楚，行走已不觉有妨碍，两膝肿势退而未尽，积液已吸收，原方去防己，续服 5 剂而愈。

魏龙骧

运用经方治疗痹证

魏龙骧（1912~1992），北京医院主任医师

一、寒痹

张某 女，12岁，学生，因关节疼痛1年而就诊。患者自觉肢体关节疼痛难忍，不得屈伸，痛有定处，遇冷更甚，关节处偶见红斑，时有发热，下午较重。经某医院化验检查：抗"O"在1：(1200~1800)之间，舌质淡、苔白、舌体胖，脉沉细而有弦象。脉症合参，此属寒痹。《金匮要略》云："病历节不可屈伸，疼痛，乌头汤主之。"颇与此证相合，即投乌头汤加减。

制乌头 3g　黄芪 15g　麻黄 2.4g　鲜姜 3g　红枣 10 枚　甘草 3g

水煎服，每日1剂，分2次服。服药6剂，发热略减，未起红斑，但关节仍疼痛难忍，舌淡尖嫩红、苔白滑，脉沉细。此证本属寒痹，独散其寒，未能取效，虽仍宜温阳散寒为主，须辅以渗湿，兼以活血通络。《类证治裁》云："治痛痹温寒为主，兼疏风渗湿，参以益火，辛温解寒凝也。"

此论可为本证之借鉴。继原方加减：

制川乌 3g　麻黄 2.4g　黄芪 18g　赤芍 15g　当归 9g　生地 15g　薏苡仁 12g　生姜 3g　红枣 10 枚　甘草 3g

水煎，服法同前。服药2周后发热已退，关节疼痛大减，关节处未起红斑，查抗"O"降至1:800，舌淡，脉细滑。继上方加豨莶草12g，改制川乌为川附片6g，生地为30g。经治5个月，诸症消失，抗"O"为1:400，血沉3mm/h，均已正常。

此证以寒痹为主，但兼有湿邪，病久络阻而为患，初以乌头汤加味而疗效不显著，更加祛湿活血之品，其效颇佳。寒湿之邪，非乌头、麻黄辛热温散而不能去，加生姜辛散以助其力。然病久络阻，筋节失利，非皮毛之疾可一汗而解，故以黄芪之补，红枣、甘草之缓，益其气而行其痹；加当归、赤芍、生地养血活血，疏通经络，益其血而制其热，使之温而不致过热，散而不致过耗，共为温阳散寒、益气活血之用；更加薏苡仁、豨莶草祛湿通络，寒湿既去，痹痛自愈。

二、湿热痹

栗某 男性，27岁，主因发热、关节疼痛而就诊。

患者关节疼痛、发热，某医院诊为"风湿热，风湿性关节炎"。经服阿司匹林等药物治疗，无明显疗效，请魏师会诊。当时患者自觉肢体关节疼痛，酸楚不适，发热、体温波动在37.9~39℃之间，抗"O"为1:600~1:800，苔白腻，脉沉细有滑数之象。此为湿热痹证。盖风湿之邪流注经络，久而不去，郁而化热；邪阻经络，气血运行不畅，不通则痛。治宜疏散活络，清热化湿。投麻黄杏仁薏苡甘草汤加味。

麻黄3g 川附片6g 杏仁9g 薏苡仁15g 金银藤30g 豨莶草12g 秦艽9g 牛蒡子9g 甘草3g

水煎服，每日1剂，分2次服。服药14剂后，关节疼痛减轻，发热已降，胃纳始增，神爽，二便调，舌苔白，脉沉细而有滑象。依上方稍事增减，先后服药2个月，诸症皆消，体温正常，血沉3mm/h，抗"O"1:400，至今未再复发。

此例魏师应用《金匮要略》之麻杏苡甘汤加味而取效。

本方原为风湿在表而设，方中麻黄散寒，薏苡仁除湿，杏仁利气宣泄，甘草补土和中，四味相伍则达轻清宣泄、解表除湿之法。今风湿流注经络关节，郁而化热。治宜疏散活络，清热化湿，故加川附片走窜而助疏散活络之力；加金银藤、牛蒡子疏散而清热；加秦艽、豨莶草祛湿而通络，使湿热去而经络通畅，病自愈。

三、血痹

高某 男性，46 岁，主因四肢麻木、语言不利而就诊。

患者缘于 1971 年 10 月间下稻田劳动，当时自觉出汗受惊，两手麻木不适，时过 2~3 天后，继感两足发麻，逐渐延至两股部。四肢触觉迟钝，两腿麻胀无力，行走不便，站立不稳，两手无力，不能持物、扣纽扣、写字等，继而吞咽困难，语言不利。1971 年 11 月间住某医院。诊为多发性神经根炎，给予西药及请中医会诊，多从痿证论治，曾服益气补肾、活血化瘀之剂，效均不明显。邀魏师会诊。审其病史，缘为汗出当风而病，感觉四肢肌肉麻木，身体不仁，语言不利，咀嚼困难，二便不能自理，舌淡苔白，脉弦滑，此为血痹。即拟益气温经、和营通痹之法，方投黄芪桂枝五物汤加味。

黄芪 30g　桂枝 12g　白芍 9g　当归 18g　生姜 3 片　大枣 10 枚　炙甘草 12g

水煎服，每日 1 剂，分 2 次服。服药 1 周后，患者讲话已清楚，吞咽、咀嚼恢复正常，二便已正常。经治 3 月余，四肢麻木减轻，可下床扶杖走平路，精神好转而出院。

多发性神经根炎，不觉疼痛，可见四肢瘫痪不收，是为风痱；或身体不仁，肌肤麻痹，是为血痹。此例体质本虚，形盛气衰，汗出当风，风邪乘袭，伤及营血，致成血痹。故以桂枝、生姜辛散通阳，以祛风邪；黄芪补气以治本虚，大枣甘温健脾，以助黄芪补气之力；白芍、当归补血和营。诸药相伍，俾气血充盛，通阳和营，血痹自愈。

（张根腾　整理）

吴志成

以蚂蚁为主辨证治疗
类风湿关节炎的经验

吴志成，南京金陵蚂蚁治疗类风湿病中心主任医师

4 年来本中心及军内外 14 家医疗协作单位，以蚂蚁为主要药物，佐以补肾、调肝、培脾的中药治疗类风湿关节炎 48000 余例，临床实践证明不仅无毒无害，且能在健身的基础上发挥治疗作用，远期疗效可靠。

1. 玄驹类风湿散（也称蚂蚁类风湿灵 1 号）

含蚂蚁 50%、老鹳草 10%、穿山龙 10%、白术 10%、炮山甲 5%、三七 5%、七叶一枝花 10%。

制法：将蚂蚁置烘烤（80℃）10~15 分钟，其他中药按常规烘干，然后混匀过 100 目筛即成。烘烤蚂蚁温度不能过高过久，切忌烘焦，以免使其体内活性物质变性，影响疗效。

功能：祛风除湿，活血化瘀，补肾养肝健脾。

主治：为治疗类风湿关节炎的基本方。适用于强直性脊柱炎、儿童类风湿关节炎、风湿性关节炎等，属中医早、中、晚期的风、寒、湿、热型痹证范畴的疾病。

用法：成人口服每日 3 次，每次 5g。久病脾胃虚弱者可从 3g 开始，并适量掺蜂蜜调服。

注意事项：有过敏史者可半量试服 3 天，无反应者可服常量。已服泼尼松、雷公藤等药者，不能突然停药，应在加服蚂蚁制剂后，症状、体征好转时逐渐递减。

2. 玄驹类风湿 1 号胶丸（也称蚂蚁类风湿灵 2 号）

含蚂蚁 50%、仙茅 10%、炮山甲 10%、牛膝 10%、白花蛇 10%、全蝎 5%、蜈蚣 5%。

制法：与玄驹类风湿散制法相同。每个空心胶丸装成药 0.3g。

用法：成人口服 1 日 3 次，每次 3~5 丸。

本方适用于不习惯服散剂，及中、晚期慢性患者。重症者可与散剂合用或加服纯蚁粉。

3. 玄驹类风湿 2 号胶丸（也称蚂蚁类风湿灵 3 号）

含蚂蚁 50%、白花蛇 10%、制川乌 10%、制草乌 10%、三七 10%、甘遂 10%。

制法：与玄驹类风湿散制法相同。每个空心胶丸装成药 0.3g。

用法：成人口服 1 日 3 次，每次 2 丸。

本方适用于中、晚期湿重型和寒重型患者，也可与玄驹类风湿散合用。

注意事项：本方含制川乌、制草乌、甘遂，有一定毒性。老人及儿童慎用，有心血管疾病及过敏史者应在医生严格指导下应用。也不宜久用，一般用 1 个月症状减轻后，即用类风湿散或 1 号胶丸巩固。

4. 玄驹壮骨酒

含蚂蚁 50%、天麻 10%、仙茅 10%、枸杞 10%、首乌 10%、三七 5%、蜈蚣 5%。

制法：上药以 100 计，用 50~60 度食用白酒浸泡 1 个月后，加入 8%~10% 冰糖或蜂蜜再加水稀释成 25~30 度酒，也可用黄酒、封缸酒勾兑降度,不必加糖。

用法:成人日服 3 次,每次 25~50ml。寒重者可作药引服用,以增强药效。酒剂只适用于有饮酒习惯的成人。妇女、儿童、老人及有心血管疾病的患者不宜服用。

本病是一种慢性而又顽固的疾病,短期内难以收效,用煎剂治疗患者多不能坚持用药,因此我们用散剂和胶丸为主。实践证明上述剂型稳定而有效。纯蚁制剂一般用药 1 个月左右起效,蚂蚁为君药的复方制剂,一般 1 周即可起效。无毒副作用,远期疗效较佳,早期能治疗,中期可控制,晚期能缓解症状。4 万余例的临床实践证明,蚂蚁制剂是一种类风湿关节炎的有效缓解药和康复药。

以蚂蚁为君药治疗类风湿关节炎的同时,根据患者临床风、寒、湿、热证候的不同,也可配合汤剂辅助治疗。

风重型:

独活 15g 秦艽 15g 防风 15g 川芎 15g 当归 12g 熟地 12g 白芍 12g 桂枝 10g 党参 15g 生芪 30g 牛膝 10g 鸡血藤 15g

本方治疗从内外因着手,内因是肝肾虚,气血不足。肝主筋,肾主骨,筋骨赖气血之濡养,"气主煦之,血主濡之",气血不足则筋脉失养,外邪趁虚而入。治疗当以补肝肾、益气血为主。熟地、牛膝合圣愈汤补肝肾、益气血,配以独活、秦艽、防风祛风胜湿,桂枝温通血脉,合为扶正祛邪之剂。

湿重型:

穿山龙 30g 地龙 30g 雷公藤 15g 生苡仁 30g 黄柏 10g 知母 10g 白芍 25g 牛膝 15g 萆薢 15g 茯苓 15g 甘草 6g

本方具有清热利湿、舒筋活络之功。方中穿山龙、地龙舒筋活络,老鹳草、知母、黄柏、苍术清热除湿,生苡仁、茯苓、萆薢淡渗利湿,牛膝强筋壮骨,白芍治筋脉拘挛、肢体痿软酸痛。雷公藤清热解毒有免疫抑制之功。凡属湿热伤筋偏湿重者可用此方。

寒重型：

制川乌 15g　姜黄 15g　赤芍 12g　桂枝 12g　黄芪 12g　七叶一枝花 15g　干姜 6g　白术 12g　茯苓 12g　甘草 6g

本方治疗痹证属寒湿偏盛者。临床表现腰、肢节冷痛，畏寒，舌润口和，脉沉迟弦紧，妇女白带清稀，月经愆期，男子小腹凉、阴囊潮湿等寒湿下注之症。方以《金匮》乌头汤、肾着汤化裁。七叶一枝花有明显镇痛作用。

对中、晚期类风湿关节炎，关节肿痛，变形僵直，手指、足趾关节呈梭状，疼痛如针刺，功能严重丧失，肢体消瘦，肌肉萎缩，皮肤枯燥者，可用：

蕲蛇 12g　当归 12g　蜈蚣 5g　全蝎 5g　苏土虫 5g　炮山甲 5g　仙灵脾 10g　熟地 15g　白芍 15g　秦艽 10g　纯蚂蚁 30~50g

主要以虫类药搜剔治疗顽痹。

热痹：

雷公藤 10~15g　生石膏 50g　银花 50g　防己 15g　萆薢 15g　生苡仁 30g　黄柏 10g　苍术 10g　木通 10g　七叶一枝花 20g　知母 10g　生地 10g　麦冬 10g　白芍 15g　秦艽 10g　胆南星 10g　龙胆草儿童酌减，15g

本方适用于热痹、类风湿关节炎活动期及儿童类风湿关节炎。如恶寒有表证者可加麻黄 6g；小便短赤加滑石、泽泻、竹叶清热利水；有红斑结节者加丹皮、赤芍、生地以凉血活血；如关节积液较多加茯苓、猪苓淡渗利湿。热痹一般血沉快，抗"O"增高，类风湿因子阳性，提示风湿活动。随着风湿热邪退后，血沉及抗"O"亦恢复正常，类风湿因子转阴。雷公藤虽然有一定毒性，但在复方中温凉兼施，通润并行，可缓解雷公藤毒性。本方一般服 1 个月即可控制风湿活动，然后长期服用蚂蚁制剂巩固疗效。总之，治疗本病早期以

祛风邪为主，中、晚期以扶正为主，结合临床风、寒、湿、热证候
的不同，在服用蚂蚁制剂的同时随证加服复方汤剂，待病情稳定后
仍坚持服用蚂蚁制剂，要随症状、体征的好转，逐渐递减。远期疗
效颇佳。

周炳文

正虚热痹五圣汤，气滞血凝腰痛方

周炳文（1916~2008），江西吉安地区医院主任医师

痹证五圣汤

黄芪 30~60g　金银花 20~30g　石斛 15g　远志 15g　川牛膝 15g

水煎服。

功用：益气通痹，清热祛湿，除肿痛。

主治：痹证急性发作，四肢大关节焮肿剧痛，以膝髋关节肿痛为主者，疗效尤佳。

痹证有风寒湿痹与热痹两大类别。本方以治体虚受邪热痹为主之证，故重用黄芪鼓舞气血，通经活络，贯百脉，调营卫，密腠理为主；配银花甘寒清热解毒以除肿痛；石斛味甘益津滋阴，协同黄芪补虚损，壮筋骨，助一身元气；远志温经祛风消瘀结，逐痹通闭，助黄芪贯注络脉，温润关节；牛膝性滑走十二经络，补髓填精，益阴活血，引药下降直达病所。共奏益气蠲痹、清热除痛之功。

加减运用：肿胀退后脉仍滑数者，为阴虚内热，加鳖甲、白芍，或龟甲，益阴除蒸而敛浮阳；若膝关节肿痛不消，膝盖畸形，上下削瘦如鹤膝，为风湿壅滞，则加枸杞、苍术、独活、秦艽、萆薢、蚕沙、白茄根等益肾祛风胜湿，膝肿可消。

冯某　23岁，3年前起，双侧髋关节疼痛，杖拐勉可行走，至半

年前症情加重，痛剧不能下床，日夜呼痛不已，遍医不得止其痛，外无红肿，无压痛点，低热38℃，但饮食不减，脉濡舌淡腻，初试用五积散，痛势更甚，脉转弦滑，遂改用痹证五圣汤，加玄胡、乳没、灵仙、当归、芥子，服10剂痛大减，热清烦除，可下床，不扶可移步，去玄胡，加细辛，又服10余剂，其痛基本消失。惟髋关节牵强，跨下困难，原方去乳没、银花，加忍冬藤、山甲珠、伸筋藤、千年健滑利关节，守服40余剂，4年痼疾始告痊愈。

何炎燊

通瘀透邪白薇煎

何炎燊（1922~　），东莞市中医院主任医师，临床家

何炎燊老师用白薇煎治肢体痛之痹证，数十年来疗效卓著。他在《珍本医书集成》里始见此方。原书用以治箭风痛，并说："此痛乃辛苦劳力之人，气血不足，适受外感风邪，壅郁脉络不通，自当作痛，此方专行血络，通瘀透邪，一服则愈，永不再发。"何老说其组方巧而妙，颇为可取，其中白薇微寒凉血而清虚热，泽兰微温芳香利气而善行血，两者合用，则药性平和，无苦寒损胃、温燥助火及峻猛伤正之弊。尤妙在山甲一味，张锡纯说："山甲，气腥味淡性平，其走窜之性无微不至，故能直达脏腑，贯彻经络，凡气凝血聚之病皆能开之。"《蠢子医》用山甲治愈许多奇难疾病，称为"和平将军"。三药协同，确有通络透邪止痛之效。20 世纪 60 年代初，我从师学习时何老治一肩周炎患者，左肩剧痛，臂不能举，项背拘挛，经中西药及针灸治疗 1 周而未愈，何老用白薇煎加葛根、忍冬藤，1 剂痛减过半，3 剂痊愈。治痹证，则按风、寒、湿、火孰为偏盛，随证加味，效果亦佳。

何老经过多年临床体会，认为运用本方时，应随病位加用引经药，更可增加疗效。

白薇煎原方：白薇 12g，泽兰 15g，炙山甲片 9g。

酒水各半煎服，不能饮酒者，水煎亦可。

痛在项肩部加葛根 18g，痛在背部加防风 9g，痛在胸部加全瓜蒌 12g、薤白 9g，痛在胁腹部加柴胡 12g、芍药 18g，痛在上肢加姜黄 9g，痛在下肢加牛膝 12g。

（刘石坚 整理）

陈治恒

强筋壮骨散瘀结，消溶骨刺有良方

陈治恒（1929~　），成都中医药大学教授

骨刺，又名骨质增生，为骨质退行性病变，是中老年人常见的一种骨关节病证，属于中医学骨痹证范畴。

至今西医对本病尚无理想疗法，中医常用针灸、按摩、药物外敷和内服等，虽有一定疗效，但有的亦不够理想。陈老据其临床表现和传统中医理论认为，本病主要关系着肝、肾两脏，"骨为干，脉为营，筋为刚，肉为墙"（《灵枢经脉》），骨为肾所主，骨端为节，节与节相交称关。筋附于骨节，即关节结构的组织，如滑膜、韧带等为肝所主。肾主骨生髓，肾气衰，故骨枯髓减；肝主筋，又为罢极之本，肝气衰则疲乏无力，甚至筋不能动。人体随着年龄增长和机体衰老，气血不足，五脏皆衰，筋骨懈堕，故骨、筋均发生退行性改变，导致骨质增生。所以，本病当以滋补肝肾、强筋壮骨、温通经络、活血化瘀、消癥散结为法。然而一般方法疗效并不显著，陈老通过多年临证体验，选择以蚁狮为主药治疗。

蚁狮又名地牯牛，辛咸性温，有毒。功能消癥散结，善"治癥块、疟母""退竹木刺及铁砂入肉"（《四川中药志》）。陈老取类比象将其运用于骨刺治疗，疗效显著，能消溶骨刺，改善骨关节病变。捉活蚁狮放入酒中醉死，入药，为必用之品。同时配伍熟地、川续断、杜仲、

枸杞、怀牛膝、桑寄生等，以滋补肝肾、强筋壮骨；运用海马补肾助阳，消癥散结，与蚁狮合用，加强消溶骨刺、化瘀散结的功效，改善骨质病变；以鸡血藤、红花、川芎、当归、土鳖等活血化瘀，通行经络，改善病变部位的血液循环；配伍自然铜，入血行血，有散瘀止痛的功效；以细辛、秦艽、伸筋草、丝瓜络等祛风除湿，舒筋活络。以酒为溶媒，温通经络，直达病所，更胜一筹。

常用药酒方：

蚁狮 300 个　熟地 40g　川续断 40g　杜仲 40g　北细辛 30g　枸杞 50g　怀牛膝 30g　桑寄生 40g　红花 30g　鸡血藤 40g　伸筋草 30g　秦艽 30g　川芎 40g　当归 30g　丝瓜 30g　木香 20g　海马 15g　自然铜煅、醋淬, 15g　土鳖 20g　甘草 10g

将上药装入瓦罐或大瓶中，用白酒浸泡，白酒用量 1500~2500ml。浸泡 1 周后服用，每日服 2 次，每次服 15~20ml。若不能饮酒者，可改作丸剂，即将上药研为细末，炼蜜为丸，每丸重 10g，日服 3 次，每次服 1 丸。

治疗中需注意，首先要有耐心，骨质增生是一种慢性病，不能求速效，欲速则不达，本方以酒、丸为剂，取效缓，但疗效确切，对骨质增生有显著效果。

苏　元

金线虎头蕉汤治疗关节炎

苏元（1913~2005），浙江省平阳县人民医院主任医师

金线虎头蕉汤为苏老治疗风湿性关节炎和类风湿关节炎等病的自拟方，组成：

金线虎头蕉　鸡血藤　海风藤　薏苡仁　马蹄蕨　猪蹄

方中金线虎头蕉味甘性平，祛风湿，舒筋络，解热毒为主药；鸡血藤补血行血、通经活络，海风藤祛风湿、通筋络，二药为辅；佐以马蹄蕨、薏苡仁，不但增强祛湿行瘀、通络止痛之效，而且助金线虎头蕉以解毒消炎；再配猪蹄，用血肉有情之物以制上四药祛邪而伤津血之弊。故临床上不论关节炎病程久暂，服用本方，都能收到一定疗效。

张某　男，28 岁。1972 年 9 月诊。

两上肢关节疼痛，以手指各关节为重，屈伸不利，动则痛甚，不能拿物。病已数年，近两年来明显加重。纳食不香，疲乏易累，面色晦黄，舌苔白，脉弦细。证属风湿闭阻，血瘀经络。治以祛风湿，通经络，拟用金线虎头蕉汤治之。

金线虎头蕉 30g　鸡血藤 30g　海风藤 30g　薏苡仁 60g　马蹄蕨 50g　猪前蹄 1 枚

1 剂后疼痛明显减轻，服完 2 剂活动灵利，疼痛消除。

郑某　女，45 岁，平阳桥墩人，1954 年冬诊。

下肢关节僵硬疼痛已 10 多年，病起于经期洗涤，双脚涉水，寒湿入侵，致关节疼痛，逐年加重。今踝关节畸形，膝关节屈伸困难，伴有腰酸、纳呆、眠差、月经不调，苔白，脉弦滑而细。证属寒湿留滞，血瘀络阻。治以祛寒湿，化瘀血，通经络。拟用金线虎头蕉汤治之。

金线虎头蕉 30g　海风藤 30g　鸡血藤 45g　薏苡仁 60g　马蹄蕨 50g　猪后蹄 1 枚

服 1 剂，疼痛有所减轻，下肢活动较前好转。再投 2 剂，以后每隔半月服 1 剂以巩固疗效，药后少见复发。

金线虎头蕉 [Anectochilus roxburhil（wall）Lindl]，学名线兰，俗名竹鸡人参，是浙闽交界有名草药。此药有雌雄二性之分（雌者叶上有金线绒面），药用时，取雌性金线虎头蕉全草入药较为有效。又此汤煎熬时，需先取鸡血藤、海风藤、薏苡仁、马蹄蕨四药加水 5 大碗，煎取药汁 3 碗半左右，入猪蹄（去骨），烧至蹄肉烂熟。再取此药汁煎金线虎头蕉，煎半小时倒出，加红酒适量，合猪蹄肉分 2 天吃完。

服药后第二天，出现皮肤瘙痒或疹点是祛邪外出之象，说明药已见效，在停药后几天自然消除。如需服第二剂者，要相隔半月后方可再服。

（陈纪多　整理）

祝味菊

巧用阳和，顽痹得瘳

祝味菊（1884~1951），著名中医学家

张君 男，年60余岁，腰部及两下肢酸痛，转动维艰，经用活血通络之品，效果不显，后由推拿及针灸治疗，开始时腰部及下肢酸痛似转轻松，仅有半月，痹病又发。另请一医生治疗，细询病情即曰："此为风湿相搏，一身尽疼痛，仲景桂枝芍药知母汤、桂枝附子汤均可用之。"服药稍有效果，但起立转动仍然不便，辗转请祝医诊治，患者对祝师曰："素闻君善用经方大名，吾亦服附子不少，而所患非疑难之病，而不见效者，此何故焉？"祝曰："前方为温阳活络之通剂，汝所患者为寒入于阴，阴阳俱亏，所以其效不彰，阳和汤为祛阴霾回阳之品，古人所谓益火之源，以消阴霾，则气血得和，经脉可通。"处方：

黄厚附片先煎，16g　大熟地16g　麻黄6g　川桂枝9g　炮姜9g　党参16g　活磁石先煎，30g　白芥子9g　姜半夏12g　炒白术12g　鸡血藤16g　怀山药14g　炒麦芽16g　威灵仙12g　鹿角胶9g

服药3剂，举动轻便，继服6剂，其病若失。

（王玉峰　整理）

朱晓鸣

治痹妙药豨莶草

朱晓鸣（1938~　），山东临沂市中医医院主任医师

祛 风 除 湿

风湿痹证初发，主要表现为关节、肌肉、筋骨处疼痛或肿大，此时以邪实为主，朱老多以祛风除湿、散寒止痛之法治之，组方用药时加用豨莶草，并重用之。

李某　女，16 岁，1995 年 7 月 11 日初诊。

1 年前出现对称性手指关节疼痛，以双手第 1、2 掌指、指间关节为甚，晨僵，每遇寒凉则痛甚，就诊时已向上发展至双腕关节。检查：双手 1、2 掌指及指间关节均有挤压痛，舌淡红、苔薄白，脉弦。查血 RF（＋），诊断为类风湿关节炎。辨证为风寒湿痹。

制川乌 12g　丁公藤 15g　威灵仙 12g　川芎 12g　红花 12g　炙黄芪 30g　豨莶草 30g

每日 1 剂，水煎服。8 月 15 日，关节疼痛减轻。9 月 8 日，疼痛基本消除，仅有轻微挤压痛。11 月 13 日，疼痛及挤压痛消失，查血 RF（－），守方继服 1 个月巩固疗效，半年后随访未复发。

豨莶草对痹证的治疗作用，正如《本草正义》所说"凡风寒湿热

诸痹，多服均获其效，洵是微贱药中之良品也"。朱老认为气血未伤者，及时应用祛风湿药，并重用豨莶草祛风除湿，逐邪外出，不但近期疗效好，而且远期疗效巩固，是理想的祛风湿药物。

补血活血

患者由于风寒湿痹日久不愈，反复发作，而损伤气血。

若过于疏散，强求速效，反致气血进一步耗伤，使病程延长。因此，治疗上既要祛风除湿，又要补血活血，才能扶正祛邪，以求根治。

冯某 女，27岁，1995年6月13日初诊。

双膝、双踝、双腕关节游走痛7个月，本院诊断为风湿性关节炎，采用青霉素、泼尼松、阿司匹林等治疗后疼痛稍减，近因停药而痛甚，遇凉加重，体倦乏力，唇舌色淡，脉细。查血常规：血红蛋白98g/L，白细胞12.7×10⁹/L，中性粒细胞0.80，淋巴细胞0.20。血沉38mm/h。抗"O"625单位。辨证为风寒湿痹，气血亏损。治宜祛风除湿，养血活血。

制川乌10g　白芍15g　炙黄芪30g　防风10g　白术15g　豨莶草30g　丁公藤15g　红花12g　川芎12g　当归15g　鸡血藤30g

服上方30剂后，疼痛已基本消除，唇舌淡红有华，脉缓。守方再服半个月，巩固疗效。

本案用豨莶草祛风除湿，养血活血。《本草经疏》称豨莶草为"祛风除湿，兼活血之要药"。《分类本草药性》记载豨莶草"明目黑发，滋阴养血"。但朱老认为本药养血活血作用逊于祛风湿，须配伍白芍、当归、川芎、红花、鸡血藤等，加强养血活血之力，使血足气旺，祛邪外出，达到治愈疾病的目的。

强壮筋骨

由于豨莶草不但具有祛风湿作用，经酒蒸制后，且于祛风湿中寓有补肝肾之效，因而用于筋骨疼痛日久，肝肾不足，腰膝酸软者，还可发挥其强壮筋骨的作用。

王某 男，24 岁，1995 年 4 月 18 日初诊。

4 个月前，自感腰骶部及腰椎疼痛、发僵，遇风寒加剧，转侧不利，腰膝酸软，疼痛沿膀胱经掣引至足跟部，轻微活动后可减轻，舌淡红、苔薄白，脉沉、两尺无力。X 线摄片示：双骶髂关节及脊柱小关节模糊。查血沉 45mm/h，C 反应蛋白 <10mg/L。诊断为强直性脊柱炎。辨证为肝肾不足，督脉空虚，风寒侵袭。

制川乌 12g　千年健 15g　透骨草 20g　豨莶草 30g　狗脊 15g　炒杜仲 15g　怀牛膝 15g　鹿角霜 12g　骨碎补 15g　桑寄生 15g　川芎 12g　红花 12g

药进 20 剂，疼痛已明显减轻，腰膝有力，僵硬感消除。

再进 30 剂，腰椎及骶部疼痛基本消除，查血沉、C 反应蛋白均正常。继服 30 剂，以善其后。

足太阳膀胱经挟脊抵腰中，足少阴之脉上股入膂，贯脊属肾，督脉贯脊直上。当肝肾不足、督脉空虚时，风寒湿邪乘机侵袭，内外合邪，损伤肝肾，形成本病。故治当补泻兼顾，强健筋骨，并根据虚实侧重相应用药。《本草述》称豨莶草"凡四肢麻痹、骨间痛、腰膝无力，……若内因属肝肾两虚，阴血不足者，九制用，不宜生"。朱老认为本品并非像狗脊、杜仲、续断、骨碎补等药物那样直接具有较强的补肝肾、强筋骨作用，而是通过祛风除湿，祛除病邪，使邪去正安，阴阳恢复相对平衡，间接起到补肝肾、强筋骨的作用，故须经适当配伍，才能达到治疗目的。

降 低 血 沉

风湿痹证患者往往血沉增快，抗"O"增高，是病变活动及产生免疫反应的重要标志。因此，治疗本病时，既要消除痹痛，又要使血沉、抗"O"复常，才能有效地控制病情。朱老研究治疗风湿痹证几十年，在吸取总结民间验方基础上，结合个人用药经验，对于血沉持续增快，抗"O"增高不降者，辨证用药时加用豨莶草，往往收效迅速。

刘某 女，27岁，1996年11月18日初诊。

游走性大关节疼痛2个月，依次为左膝、右膝、双踝、左腕关节，肢体酸楚，屈伸不利，得温则舒，舌淡红、苔薄白，脉浮紧。无环形红斑及皮下结节。查血：白细胞$12.7 \times 10^9/L$，中性粒细胞0.81，淋巴细胞0.19。血沉56mm/h。抗"O"625单位。诊断为风湿性关节炎。某医处方为：

制川乌10g　防风10g　桂枝10g　威灵仙10g　乌梢蛇15g　当归12g　川芎10g　羌活10g　独活10g

药进20剂，疼痛略减，血沉、抗"O"不降，朱老师诊之，以上方加豨莶草30g。15剂后痛减，再进20剂，痛除，查血沉、抗"O"均正常，嘱守方再服2周，巩固疗效。

风湿病变过程中，血沉增快，抗"O"增高，说明病情处于活动期。本病例加用豨莶草后血沉、抗"O"恢复正常，提示豨莶草治疗风湿痹证，不仅能缓解疼痛，还可能有调整免疫功能的功效，值得临床深入研究。

（夏俊杰　整理）

吴生元

痛风证治发微

吴生元（1937～　），云南省中医院主任医师

痛风系由湿浊瘀阻，留滞关节经络，气血运行不畅所引起的多以趾、指等关节红肿疼痛，或伴发热等为主要临床表现的一种病证。中医学"痛风"病名见于金元时代《东垣十书》《丹溪心法》等，将痹证中的痛痹或痛痹与行痹并列称之为痛风，或白虎历节风。《丹溪心法·痛风》曰："痛风者，四肢百节走痛也，他方谓之白虎历节风证。"清·李梴在《医学入门·痛风》中云："形怯瘦者，多内虚有火；形肥勇者，多外因风湿生痰。以其循历遍身，曰历节风，甚如虎咬，曰白虎风，痛必夜甚者，血行于阴也。"又云："痛多痰火，肿多风湿……痛风百节酸痛无定处，久则变成风毒痛入骨髓，不移其处。"清·喻嘉言《医门法律·痛风论》云："痛风一名白虎历节风，实即痛痹也。"中医学所言"痛风"与西医学所称的"痛风"虽不能完全对应，但从症状表现及证候学诊断而言，相当于西医学痛风（gout）。痛风是一组嘌呤代谢紊乱所致的疾病，其临床特点为高尿酸血症（hyperuricemia，HUA）及由此引起的痛风性急性关节炎反复发作、痛风石沉积、痛风石性慢性关节炎和关节畸形，常累及肾脏引起慢性间质性肾炎和尿酸肾结石形成。

痛风分为原发性和继发性两大类。原发性痛风大多数病因不明，

属遗传性疾病；继发性可由肾脏病、血液病及药物引起，痛风为其并发症。痛风的发病与地域、饮食、经济及医疗水平等因素有关。研究资料显示，北美和欧洲的发病率分别为 0.3% 与 0.27%。随着经济的发展，亚洲地区近 20 年高尿酸血症及痛风患病率有明显上升趋势。与发达国家相比，过去我国痛风患病率较低；近年来，随着人民生活水平的提高、饮食结构和生活习惯的改变，痛风的患病率逐年增高。近期流行病学调查患病率已超过 0.3%，50 岁以上干部、知识分子痛风患者已达 1%。痛风已成为临床常见病、多发病，且发病年龄有年轻化趋势。痛风及高尿酸血症与肥胖、高血压、高脂血症、冠心病、胰岛素抵抗的发生密切相关，已成为识别代谢综合征的早期标志，这使人们对高尿酸血症及痛风产生了更多关注，并重新审视一些疾病的危险因素和防治策略。

中医认为痛风的主要原因在于先天性脾肾功能失调。脾之运化功能失调，则痰浊内生，肾司二便功能失调，则湿浊排泄缓慢量少，以致痰浊内聚，此时感受风寒湿热之邪、劳倦过度、七情所伤，或醺酒食伤，或关节外伤等，则加重并促使痰浊流注关节、肌肉、骨骼，气血运行不畅而发本病。

本病病位初期在肢体、关节之经脉；继则侵蚀筋骨，内损脏腑。病性属本虚标实，以肝肾亏虚、脾运失调为本；后及他脏，以风寒湿热、痰浊、瘀血闭阻经脉为标。

急性痛风性关节炎从大的范围而言，乃可归入痹证。但其病因病机，首先是内因禀赋不足，肝肾亏虚，精血不足，则筋骨经脉失养。外因方面，感受风、寒、湿邪，留着于肢体、筋骨、关节之间，痹阻经脉气血；加之膏粱厚味，嗜酒生湿，劳倦内伤，湿热聚而生痰，痰凝而血瘀，湿热痰瘀不得及时宣散，蕴郁交结于腠理皮肤之间，形成里有寒湿阻痹，外有湿热痰瘀阻滞，致使关节经脉气血不通而发为痛风。故其治法不能是单一的化寒化热，而采用寒热异治、内外分消的方法加以治疗。此种认识不同于常法，亦与其他医家见解不同，并非标新立异，而是来源于临床实践。

急性期多以实证为主，当分清湿热蕴结、内寒外热证。急则治其标，湿热蕴结治以清热除湿通络；内寒外热证，采用内外合治、寒热分消的方法，以中药配方内服，外洗配合治疗。间歇期与慢性期，多以本虚标实为主，多见脾虚湿阻、寒湿痹阻、肝肾亏虚，标实多见痰瘀痹阻。病久脾肾亏虚，变生寒湿，湿邪郁久化痰；加之病久必瘀，痰瘀互结，化生为痛风石。故当积极、早期、长期治疗，以防痛风石形成，损伤关节，同时减少急性发作。治当健脾渗湿、化痰通络为主，兼以益肾养肝之法。

热痹日久易消灼阴液，损伤气阴，治当固护津液。竹叶石膏汤主治邪热未清，气津两伤证。清热的同时益气养阴，祛风除湿的同时补肾健骨，祛邪而不伤正。

饮食起居对该病的影响较大，如膏粱厚味、嗜酒生湿、劳倦内伤等常引起关节红肿热痛急性发作，故指导患者饮食起居尤为重要。

痛风病因病机复杂，临床表现多样，公认的临床证候分型标准、治疗方法差异较大。《实用中医风湿病学》将痛风性关节炎分为：风湿热痹证，用白虎桂枝汤治疗；风寒湿痹证，用薏苡仁汤治疗；痰瘀痹阻证，用桃红饮合二陈汤治疗；气血不足、肝肾亏虚证，用独活寄生汤治疗。《痛风的诊断与治疗》则分为：下焦湿热证，用四妙散治疗；瘀血阻络证，用桃红四物汤治疗；痰热夹风证，用痛风方；气血两虚证，用圣愈汤加减治疗。类此报道不少，但只限于一方一证，或仅用内服汤剂或是外用擦剂，虽各有见地，但疗效仍不够理想。根据自身长期临床实践，对痛风的临床治疗分 3 期 6 型进行辨证论治。

一、急性期

1. 湿热蕴结证

症状：局部关节红肿热痛，发病急骤，病及一个或多个关节；多兼发热，恶风，口渴，烦闷不安或头痛汗出，小便短黄；舌红，苔黄或黄腻，脉弦滑数。

治法：清热除湿，祛风通络。

方药：①竹叶石膏汤加减：淡竹叶、生石膏、知母、沙参、麦冬、法半夏、海桐皮、海风藤、透骨草、淫羊藿、薏苡仁、独活、甘草。②四妙散加减：苍术、黄柏、苡仁、牛膝、独活、防己、威灵仙、土茯苓、蚕沙、甘草。

加减：热甚者，加连翘、忍冬藤；阴伤甚者，加玄参、生地；肿痛甚者，加乳香、没药；关节周围有红斑者，加生地、丹皮、赤芍；下肢痛甚者，加牛膝、木瓜、独活；上肢痛甚者，加羌活、威灵仙；兼表证者，加桂枝、杭芍，或改用白虎桂枝汤加减（知母、生石膏、粳米、桂枝、白芍、细辛、川芎、苡仁、海桐皮、海风藤、透骨草、甘草）。

2. 内寒外热证

症状：关节疼痛，局部触之发热，但自觉畏寒，全身热象不显，舌苔或白或黄，或黄白相间，脉弦数。

治法：寒热分消，内外合治。内治散寒除湿，温通经络；外用清热解毒，散结消肿。

方药：①内服黄芪防己汤加减：黄芪、防己、桂枝、白术、茯苓、细辛、川芎、羌活、独活、秦艽、怀牛膝、海桐皮、海风藤。②外用苦参黄柏汤外泡洗：苦参、生黄柏、土茯苓、大黄、皂刺等。

二、间歇期

脾虚湿阻证

症状：关节无症状，或仅有轻微的症状，或高尿酸血症；或见身困倦怠，头昏头晕，腰膝酸痛，纳食减少，脘腹胀闷；舌质淡胖或舌尖红，苔白或黄厚腻，脉细或弦滑。

治法：健脾化痰，渗湿通络。

方药：健脾渗湿汤加减。

三七　小红参　茯苓　白术　土茯苓　天竺黄　薏苡仁　金钱草

加减：湿甚者，加滑石、玉米须；痰甚者，加陈皮、法半夏、天南星；夹瘀者，加丹参、红花、桃仁。

三、慢性期

1. 寒湿痹阻证

症状：关节疼痛，肿胀不甚，局部不热，痛有定处，屈伸不利，或见皮下结节或痛风石，肌肤麻木不仁，舌苔薄白或白腻，脉弦或濡缓。

治法：温经散寒，除湿通络。

方药：黄芪防己汤加减。

黄芪　防己　桂枝　白术　茯苓　细辛　川芎　羌活　独活　秦艽　怀牛膝　海桐皮　海风藤

加减：寒甚者，加附片，或改用桂枝附子汤（附子、桂枝、白芍、细辛、川芎、独活、海桐皮、海风藤、伸筋草、薏苡仁、生姜、大枣、甘草）；湿邪偏甚者，加木瓜、萆薢；皮下结节或痛风石，加天南星、金钱草、炮山甲。

2. 痰瘀痹阻证

症状：关节疼痛反复发作，日久不愈，时轻时重，或呈刺痛，固定不移，关节肿大，甚至强直畸形，屈伸不利，皮下结节，或皮色紫暗，脉弦或沉涩。

治法：活血祛瘀，化痰通络。

方药：桃红四物温胆汤加减。

桃仁　红花　当归　赤芍　川芎　威灵仙　秦艽　陈皮　法半夏　茯苓　竹茹　苡仁

加减：皮下结节者，加天南星、白芥子；关节疼痛甚者，加乳香、没药、全蝎；肿痛甚者，加土茯苓、滑石、防己；久病体虚者，加党参、黄芪。

3. 肝肾亏虚证

症状：关节疼痛，反复发作，日久不愈，时轻时重或游走不定，甚或关节变形，屈伸不利，腰膝酸痛或足跟疼痛，神疲乏力，舌淡苔白，脉滑细。

治法：益肾养肝，活络止痛。

方药：独活寄生汤加减。

独活　桑寄生　秦艽　防风　川芎　当归　桂枝　杭芍　怀牛膝　杜仲　淫羊藿　苡仁　甘草

加减：冷痛甚者，加附片、干姜；腰膝酸痛甚者，加黄芪、鹿角霜、续断；关节重着、麻木者，加防己、苡仁、苍术、鸡血藤；皮下结节者，加天南星、白芥子；阴虚者，合二至丸加减，或以六味丸、左归丸加减；阴虚火旺者，加知母、黄柏，或以知柏地黄丸加减。

元·朱震亨在《痛风论》谈到："痛风者，四肢百节走痛，方书谓之白虎历节风证是也。"就其发病机制，朱氏认为："彼痛风也者，大率因血受热，自己沸腾，其后或涉冷水，或立湿地，或肩取凉，或卧当风，寒凉外搏，热邪得汗浊凝涩，所以作痛，夜则痛甚，行于阴也。"《丹溪心法》又云肥人肢节痛，多是风湿与痰饮流注经络而痛；瘦人肢节痛，是血虚。近期有学者认为主要在于人体正气不足，阴阳失调，湿热痰瘀等病理产物聚于体内，留注经络；复因饮食劳倦，房室不节，感受外邪，内外合邪，气血凝滞不通，发为痛风。《实用中医风湿病学》认为，痛风发病之主要病因为湿热。兼夹之邪，一是起居不慎，外感风寒，膏粱厚味，内聚湿热均可诱发；二是湿热聚而生痰，痰凝则影响气血流通，湿热与痰瘀胶结而发痛风。然而，单一病机、病证的观点是较为片面的，不利于疾病的诊治。

对于急性痛风性关节炎病因，内因为禀赋不足，肝肾亏虚，精血不足，则筋骨经脉失养。外因方面，感受风、寒、湿邪，留着于肢体、筋骨、关节之间痹阻经脉气血；加之膏粱厚味，嗜酒生湿，劳倦内伤，湿热聚而生痰，痰凝而血瘀，湿热痰瘀不得及时宣散，蕴郁交结于腠理皮肤之间，形成里有寒湿阻痹，外有湿热痰瘀阻滞，致使关节经脉气血不通而发为痛风。故其治法不能是单一的化寒化热，而采用寒热异治、内外分消的方法加以治疗。内服散寒除湿、温通经络的黄芪防己汤加附片（生黄芪、防己、附子、草乌、桂枝、细辛、茯苓、白术、苡仁、牛膝、独活、透骨草），外用清热解毒、散结消肿的苦参黄柏汤（苦参、生黄柏、土茯苓、大黄、皂刺等）泡洗患处。内外合治，2~3天之内即可达到消肿散结止痛的目的，比单纯内服或外治明显提高了疗效。

黄芪防己汤及苦参黄柏汤均系验方，原方主要用治风湿痹证。按中医学的观点，肢体关节的疼痛、肿胀机制皆属经脉气血痹阻不通所致，所谓"通则不痛，痛则不通"。一般认为，痹证的范围较大，而"痛风、历节"等亦属于痹证的范畴，后世医家也多认为将痛风归属于痛痹，因此将黄芪防己汤及苦参黄柏汤用于治疗痛风性急性关节炎，同样起到了应有的效果。内外合治，不仅疗效好，疗程短，且无毒副反应，简便易行，体现了中医药的优势和特色。以此为理论依据，将两个方剂制成了内服的痛风消颗粒剂和外用的痛风清洗剂，两者结合配套使用，命名为"痛风消组合剂"，内服和泡洗同时进行。同时对制剂的安全性和有效性作了试验研究，明确功能与主治，稳定制备工艺，拟订出制剂质量标准，进行了相关的药效学和毒理试验。其结果与汤剂的临床效果相吻合，未发现明显的毒副反应。尤其可喜的是在药效学试验中，"痛风消"组合剂对微晶型尿酸（MSU）诱导大鼠足跖肿胀的影响具有一定特异性，显示明显的治疗效果；小鼠镇痛试验表明，能提高小鼠的痛觉阈值，且与阿司匹林组的镇痛效果接近。与中国中医科学院某制药公司生产的"中汇痛风定"胶囊对照，实验组药效明显优于对照组。通过临床观察及药物基础实验研究，均能支持本学术见解的可信性和实效性，为痛风性关节炎的中医临床诊治提供了一种思路和有效治疗方法。在此基础上，进一步研制了治疗痛风性关节炎的系列专病制剂，如痛风贴、痛风气雾剂、痛风栓和七君颗粒等，亦取得良好临床疗效，以此丰富、完善、发展了中医防治痛风方药的理论与治疗方法。

孙某 男，48岁。患者因"左足第一跖趾关节红肿热痛1天"于2010年4月15日初诊。患者有痛风性关节炎病史3年，1天前因饮酒后夜间出现左足第一跖趾关节红肿热痛，疼痛剧烈，活动不利；口渴喜冷饮，发热，纳眠可，大便干，小便黄，舌质红，苔黄腻，脉滑数。查肾功示：血尿酸580μmol/L，尿素氮、肌酐正常。中医诊断：痛风（湿热蕴结证）。西医诊断：急性痛风性关节炎。治以清热除湿、益气养阴、祛风通络为法，方以竹叶石膏汤加减。

生石膏30g　淡竹叶10g　麦冬15g　沙参30g　法半夏15g　知母15g
海桐皮12g　海风藤12g　透骨草15g　淫羊藿15g　薏苡仁20g　土茯

苓 30g　怀牛膝 15g　独活 15g　甘草 10g

每日 1 剂，煎服 3 次，连服 3 剂。

外治：用院内痛风清洗剂泡洗患处，温水兑药，每日 2 次。并嘱患者忌辛辣刺激食物，需饮食清淡、低嘌呤饮食，大量饮水。

二诊（4 月 19 日）：患者左足第一跖趾关节肿痛明显减轻，局部稍热，活动改善，嘱其多饮水，低嘌呤饮食，继用院内痛风清洗剂外洗患处 2 天，诸症悉解。

蒋某　男，59 岁，干部。患者因"左足第一跖趾关节红肿热痛伴行动不便"于 1997 年 4 月 17 日就诊，自述有"痛风性关节炎"史 10 余年。3 天前曾进食螃蟹，次日突然感到左足第一跖趾关节红肿热痛，疼痛进行性加剧，自服"别嘌呤醇"治疗无效。刻下症见：左足第一跖趾关节红肿热痛，局部皮肤灼热感，左足不能着地行走；伴烦躁，头痛，汗出，舌质淡红，苔白，脉弦紧。实验室检查：血尿酸 490μmol/L，肾功能正常，血常规正常，血沉 20mm/h。中医诊断：痹证（内为气血不足、寒湿阻痹，外为湿热蕴结）。西医诊断：急性痛风性关节炎。予内服黄芪防己汤散寒除湿，益气活血，舒筋止痛；外洗用苦参黄柏汤清热祛湿，解毒消肿。

黄芪 30g　防己 15g　桂枝 15g　白术 15g　茯苓 15g　细辛 8g　川芎 15g　独活 15g　怀牛膝 15g　薏苡仁 15g　淫羊藿 15g　生姜 3 片　大枣 5 枚　甘草 10g

每日 1 剂，水煎分 3 次温服，连服 3 剂。

外洗方：苦参 30g　土茯苓 30g　黄柏 20g　生大黄 20g　虎杖 20g　刺蒺藜 20g　皂刺 20g　怀牛膝 15g　透骨草 15g　海桐皮 15g　海风藤 10g　薏苡仁 15g

煎水泡洗患处，每日 2 次，每次 30 分钟，每剂用 2 天，连用 3 剂。

二诊（4 月 22 日）：患者左足第一跖趾关节红肿热痛明显减轻，

已能行走，局部皮肤灼热红肿渐消，烦躁头痛缓解，饮食可，二便调，舌质淡红，苔薄白，脉弦。继续原治疗方案不变，守方再用3剂。

三诊（4月26日）：上述症状完全消失，复查血尿酸已降至正常值范围（390μmol/L），血沉14mm/h。停用外洗方，继用益气养血、舒经活络之剂以善其后，半年后随访，未见复发。

刘某 男，48岁。因"左足背红肿疼痛1周"于2010年8月17日初诊。刻下症见：左足背红肿疼痛，局部发热，活动受限；自觉发热恶寒，倦怠，纳差，口渴喜热饮，二便调；舌质淡红，苔黄，脉细弦。中医诊断：痛风（内寒外热证）。西医诊断：急性痛风性关节炎。治宜寒热分消，内外合治。予院内痛风消颗粒剂内服，每次15g，每日3次，以散寒除湿、温通经络；外用院内痛风清洗剂泡洗患处，每日1次，以清热解毒、散结消肿。连续应用3天，并嘱患者忌辛辣、刺激性食物及低嘌呤饮食。

二诊（8月23日）：左足背红肿疼痛减轻，仍感倦怠，口渴喜热饮，二便调。舌质淡红，苔白，脉细紧。中医辨证已转化为寒湿痹阻证，仅予院内痛风消颗粒剂内服3天，诸症悉愈。

吴生元

大偻证治

吴生元（1937~   ），云南省中医院主任医师

大偻是由于先天禀赋不足或后天调摄失当（房室不节、情志刺激、病后失调等）而致肝肾亏虚，精血不足，督脉失养；风、寒、湿、热等外邪乘虚侵袭，深入骨骱，留于脊柱而形成本病。临床以腰背疼痛，活动受限或脊柱畸形为主症。中医学"大偻""腰痛""肾痹""骨痹""龟背风""竹节风"等曾有记述，现多称之为"大偻"，相当于西医强直性脊柱炎。

《素问·骨空论》云："督脉为病，脊强反折，腰痛不可以转摇。"《素问·痹论》指出骨痹不已，复感于邪，内会于肾……肾痹者，善胀，尻以代踵，脊以代头。"由此说明，大偻是一种脊柱强直，不能屈伸，坐起困难，腰颈转侧均受限制的疾病。本病不同于一般的痹证，具有难治性、致残性和破坏性等特点。

大偻病因病机较为复杂，肝肾亏虚、气血不足是本病的内因，感受风寒湿邪是其诱发因素。本病病性属本虚标实，本虚为先。主要病机一是先天禀赋不足，素体虚弱，肝肾精血不足，肾督空虚，风寒湿邪乘虚深侵肾督，留着于经络关节，痹阻气血而成；二是病程日久，气血不足，气血津液运行无力，或寒湿郁久化热，风寒湿热之邪留注经络关节，影响气血津液运行，导致痰瘀互结，而致筋挛骨损，关节

畸变，腰背强直废用。可见，虚、邪、痰、瘀是本病特有的病理变化。肝肾不足，气血亏虚，寒湿痰瘀痹阻经络是病机的关键所在。《灵枢·百病始生》曰："风雨寒热，不得虚，邪不能独伤人。"正气不足，气血两虚，病程迁延反复。脏腑之虚，重点又在肝肾，肝肾受损，筋脉拘急，屈伸不利。风寒湿热诸邪杂合为痹，不能截然划分，又常有偏盛。临证以症为纲，参合舌脉及全身症状，确定病损性质，正虚为本，邪实为标，根据病机转化，治虚为主，兼以祛邪。正如严西亭在《得配本草》中提出的，治疗本病须用"主督""走督""通督"等药物。

补肾健骨固本

脊柱乃一身之骨主，骨的生长发育又全依赖骨髓的滋养，而骨髓乃肾中精气所化生，故肾中精气充足，骨髓充盈，则骨骼发育正常、坚固有力；肾中精气不足，骨髓空虚，则骨质疏松、酸软无力。督脉"循背而行于身后，为阳脉之总督，督之为病，脊强而厥"，督脉"贯脊属肾"，肾虚寒湿深侵，肾气不足，督脉失养，脊骨受损而致"脊强反折"。

祛邪通络治标

肾主骨生髓，肾气不足，感受风寒湿邪或邪气郁久化热，痰瘀内生，闭阻经络，使气血运行不畅，不通则痛，而致本病急性发作加重。

本病性质属本虚标实之证，肾督亏虚为本，风寒湿或风湿热、痰瘀为标，故临床辨治急性期以寒热为纲，牢牢抓住疾病的本质，在祛邪方药中适时加入补肾健骨药以固本，或者说补益肝肾药应贯穿于各种证治类型之中。

迄今大偻的中医辨证分型论治还没有成熟或公认的标准。《实用中医风湿病学》（路志正，焦树德主编）认为强直性脊柱炎属中医学"骨痹、尪痹"范畴。临床应从肾论治，共分3型：肾虚督寒证，用补肾强督热治尪汤加减；肝肾两虚、筋骨失荣证，用健步虎潜丸合补肾强督热治尪汤加减；督脉邪壅，久郁化热证，用补肾清热热治尪汤加减。《中医风湿病学》（陈德济．中国医药科技出版社，2003）中论治分7型：寒湿痹阻，用肾着汤（《金匮要略》）；湿痰阻滞，用涤痰汤（《济生方》）；湿热郁滞，用四妙丸（《成方便读》）；寒热错杂，用防己茯苓汤（《金匮要略》）；瘀血阻滞，用身痛逐瘀汤（《医林改错》）；脾肾阳虚，用右归饮（《景岳全书》）；肾虚精亏，用济生肾气丸（《济生方》）；气阴两虚，用十补丸（《济生方》）。以上分型论治各有见地，可通过临床实践进行验证和再评价。根据自身长期临床实践，对大偻的临床治疗主要分4个证型论治，亦取得良好临床效果。

1. 邪热壅滞，郁久化热证

症状：脊柱疼痛、痛连颈项、腰、尻，髋部酸着重滞或蒸热疼痛，甚或掣痛欲裂，痛发骨内，脊柱强直畸形，活动严重障碍；肌肤触之有热感，肢体喜放被外，或伴有膝、踝、足趾关节肿痛灼热，低热或五心烦热，形体消瘦，口干，大便干，小便黄；舌质红，苔黄厚而腻，脉象滑数或弦滑数。

治法：益肾壮骨，清热利湿。

方药：四妙散加减。

苍术　黄柏　怀牛膝　地骨皮　补骨脂　骨碎补　秦艽　羌活　独活　透骨草　杜仲　淫羊藿　苡仁　生姜　大枣　制没药　制乳香　甘草

加减：发热者，加柴胡、黄芩；外周关节肿甚者，加泽泻、车前草；目赤者，加菊花、决明子；急性发病，全身发热，甚至高热，可加白花蛇舌草、半枝莲、金银花；腰痛明显者，加杜仲、千年健；颈项背痛甚者，加羌活、葛根、姜黄；湿热重者，加萆薢、豨莶草；膝关节灼热肿胀有积液者，加白芥子。

2. 肾阳虚衰，阴寒内盛证

症状：腰骶部、脊背疼痛，痛连颈项，背冷恶寒，肢节游走性疼痛，酸楚重着，或晨起腰骶、项背僵痛，或僵硬弯曲，活动不利，得温痛减，舌苔薄或白，脉沉弦或细迟。

治法：温肾助阳，散寒通络。

方药：桂枝附子汤加减。

附片　桂枝　杭芍　炙麻黄　细辛　川芎　淫羊藿　苡仁　海桐皮　海风藤　杜仲　羌活　独活　防风　生姜　大枣　甘草

加减：脊背疼痛甚者，加重羌活用量；腰痛明显者，加千年健、老鹳草；脊背发僵者，加片姜黄；下肢关节肿痛，加川牛膝；上肢关节肿痛加桑枝；寒湿盛，加川乌；痰瘀互结者，加白芥子、胆南星、水蛭、僵蚕。

3. 肾督亏虚，痰瘀痹阻证

症状：病久畸形，颈、背、腰骶部、髋部疼痛僵硬，活动受限，夜间或晨起痛剧，活动后减轻；伴见膝软无力，倦怠，耳鸣耳聋，心烦失眠；或怕冷，尿频便溏，阳痿；或见遗精，五心烦热，自汗，盗汗；舌质暗淡，苔白，脉细。

治法：滋补肝肾，壮骨强筋。

方药：独活寄生汤加减。

独活　防风　秦艽　细辛　桂枝　寄生　杜仲　怀牛膝　川芎　当归　赤芍　党参　茯苓　伸筋草　红花　生姜　大枣　甘草

加减：阴虚明显，加生地、丹皮；阳虚甚者，加附片、桂枝，或合右归丸加减，或以桂附八味丸加减（附片、熟地、枣皮、山药、丹皮、白术、桂枝、白芍、海桐皮、海风藤）；湿浊较重者，加防己、生苡仁、茯苓；痰瘀互结者，加白芥子、胆南星、水蛭；外周关节肿痛，加虎杖、木瓜；关节屈伸不利，加木瓜、伸筋草。

肝肾气血不足不仅是大偻发生的主要内因，而且还影响着本病的发展和转归。因此，自始至终都不能忽视扶正培本。治疗上总以益气养血、温化寒湿、通经活络、强腰固肾为原则。调补气血，补益肝肾之药，如黄芪、当归、淫羊藿、狗脊、炙麻黄根、杜仲、五加皮等药必在其中。

风寒湿邪是导致大偻不可缺少的因素，湿邪留恋往往贯穿于本病整个病理过程，故除湿为治疗之第一要务，理应贯穿于治疗的始终。无论辨证属何型，五加皮、海桐皮、海风藤、薏苡仁、白术、独活等祛风除湿药必不可少。此外，顾护脾胃在大偻的治疗过程中也起了重要作用。

赵某 女，28岁。于2001年4月16日收住入院。患者于1995年明确诊断为强直性脊柱炎。入院时症见腰骶部酸痛，右下肢疼痛，行走受限，纳食二便调，舌质淡，苔薄白，脉沉细紧。查体：心肺无特殊，右膝关节疼痛拒按，触之不热，屈伸不利，弯腰困难，压髋试验（+）。X线报告：双侧骶髂关节骨密度高，边缘模糊，有虫蚀样改变，以右侧明显。实验室检查：HLA-B27（+），ESR 80mm/h，ASO（-），类风湿因子（-）。中医诊断：大偻（气血亏虚，寒湿痹阻证）。西医诊断：强直性脊柱炎。根据患者病程、症状及检查结果应属强直性脊柱炎中晚期，治疗应以补益肝肾、调和气血为主，兼以散寒除湿通络，方用补中桂枝汤加减。

生黄芪30g　炙升麻10g　柴胡15g　当归20g　陈皮15g　党参30g
白术15g　桂枝20g　杭芍15g　狗脊15g　杜仲15g　续断10g　独活15g

怀牛膝 15g　淫羊藿 15g　薏苡仁 15g　生姜 15g　大枣 5 枚　甘草 10g

　　水煎服，每日 1 剂，配合口服柳氮磺吡啶 1.0g/ 次，一日 2 次。

　　按上述治疗方案，共住院 20 天，诸症缓解出院。出院后，坚持服上方治疗，停用柳氮磺吡啶。患者于 2002 年 1 月 22 日来院复诊，精神、体力如常人。出院后，关节诸症无反复，各肢体关节及脊柱活动功能基本正常。

周仲瑛

狼疮大法，解毒化瘀

周仲瑛（1928~　），南京中医药大学教授，国医大师

红斑狼疮在中医典籍中并无相应名称，究其成因，则肝肾亏虚、气血失调为本。本病多发于妙龄少女、青春少妇。"女子以肝为先天""乙癸同源"，患者先天禀赋不足，肝肾本虚；加之情怀久郁，肝郁化火，耗伤肝肾阴精；或热病之后，阴伤未复；或接触某些化学毒物，损伤气血，致使脏腑气机紊乱，气血营运失调，此乃发病之基础。

风毒痹阻、络热血瘀为标。气血失调，郁热内起，化生风毒，毒热锢结，郁于血分；遇有日晒、情怀不畅或外感扰动，则外见皮肤红斑，疹点隐隐，肌肤瘙痒，关节肿痛；内见络损血瘀，脏腑受戕，而成低热绵绵，久久不退，或高热鸱张，反复难已，甚或热成神昏，腰酸胁痛，心悸气喘，尿多脂沫，种种变证均由风毒瘀热而来。

一、风毒痹阻，络热血瘀

肌肤瘙痒，周身关节肿痛，两膝为著，或痛处游走不定，可伴局部关节红肿热痛、屈伸不利；低热绵绵，口干而渴，心烦易躁；红斑隐隐，尿赤便结，舌质暗或有紫色、舌尖偏红、苔薄白或薄黄，脉弦

数或弦滑。手心灼热、腰胁疼痛。本证多见于红斑狼疮内脏、关节损害型。治宜祛风解毒，凉血化瘀，选《医宗金鉴》秦艽丸加减。

秦艽 10g 功劳叶 10g 漏芦 10g 白薇 12g 大生地 12g 广地龙 10g 乌梢蛇 10g 青风藤 15g 鬼箭羽 12g 凌霄花 10g 商陆根 9g

二、血分毒热，气阴耗伤

忽起壮热，留连难平，或寒热往来，或定时发热、并无恶寒，届时自平，反复数月，甚或数年不已；面部㛊红，手臂、胸腹红疹隐隐，肌肤灼热，关节酸痛，头痛目赤，口干咽痛，溲赤便干，神疲乏力，精神不振，食纳无味，苔薄少津、舌质红或暗红，脉弦滑数、重按无力。本证多见于狼疮急性型、发作期。治宜清透血热，益气养阴，选《证治准绳》清骨散加减。

青蒿后下，15~30g 白薇 15g 银柴胡 10g 炙鳖甲先煎，15g 葎草 30g 知母 10g 丹皮 10g 大生地 12g 炒常山 6g 雷公藤 10g 太子参 15g 白芍 12g

三、肝肾阴虚，风毒留恋

低热绵绵，或低热时起时平，稍事劳动即热度渐升，精神不振，食纳无味，不耐疲劳，面颧升火，皮疹色暗，活动后或激动时疹色增红，关节酸楚，头昏耳鸣，腰膝酸痛，头发稀疏或枯焦，月经不调或闭经不行，小溲短少，大便偏干。苔薄少、舌质红少津或有裂纹，脉细或细数。本证多见于狼疮稳定型、缓解期。治宜培补肝肾，祛风解毒。方用自拟狼疮肝肾方。

功劳叶 10~15g 大生地 12~15g 制黄精 10g 制首乌 10g 枸杞子 10g 川石斛 12g 秦艽 10g 漏芦 10g 紫草 6g 乌梢蛇 10g 炙僵蚕 10g 白薇 10g 凌霄花 10g

四、脾肾两虚，血瘀水停

面色㿠白无华，目胞及下肢浮肿，面颧红斑色暗，或见色素沉着，心悸气短，胸腹胀满，胁下结块，精神萎靡，周身乏力，足跟疼痛，形寒怕冷，肢凉不温，小便不利，大便或见溏薄。苔薄或腻，舌质紫暗、色偏淡、舌体胖或边有齿痕，脉细弱。本证多见于狼疮晚期或合并狼疮性肾炎者。治宜补肾健脾，活血行水。方选自拟狼疮脾肾方。

太子参 15g　生黄芪 20g　仙灵脾 10g　附子 5g　大生地 12g　制黄精 10g　木防己 10g　天仙藤 12g　泽兰 10g　泽泻 10g　雷公藤 15g　商陆根 9g　露蜂房 10g

由于本病肝肾亏虚，气血失调为本，故治疗期间宜以培补肝肾作为重要法则，即使血分毒热证，亦宜顾护肝肾之阴；脾肾两虚证，也须气阴双补，或阴阳并调，不宜多用纯阳之品，以免灼伤阴精。合用激素者，激素用量大，阳热症状重，可以着重滋阴降火或清热凉血；激素撤减时，宜多用平补肝肾之品，并可酌加少量温补肾阳之品，用多用少须凭辨证。同时本病风毒、瘀热为重要病理因素，故不论何型均可选用祛风解毒、清透瘀热、活血化瘀之品，根据具体证情酌加雷公藤、鬼箭羽、菝葜、漏芦、青蒿、商陆、蜈蚣、炮山甲、露蜂房等药，效果较好。

周某　女，21岁。以反复不规则发热伴面部红斑 7 年余，于 1995 年 10 月 7 日初诊。患者于 1988 年 5 月无明显诱因导致发热，稽留不退，体温达 40℃左右，全身出现充血样皮疹，面部红斑，并有面部及下肢浮肿，尿蛋白阳性，肝脾肿大。予多种抗生素治疗效果不佳。经本市 6 家医院反复检查，确诊为"系统性红斑狼疮、狼疮性肾炎"。应用大剂量泼尼松（60mg/d）及雷公藤（15mg/d），发热下降，体温降至正常后则予泼尼松 10~20mg/d 维持。遇疲劳、情绪波动或外感则体温复升，弛张难平，必须反复应用大剂量激素方能控制。但近 4 个月来，泼尼松减至 30~40mg/d 即起身热。发热通常上午为甚，并无形寒，午后身热渐降，体温 38.7~40.1℃，两膝及手指关节疼痛，手心灼热，经闭 2 年有余。苔黄薄腻、舌红带紫，脉来细数。颈、臂散发紫红疹点，下肢内侧有青紫瘀斑，胁下胀痛（肝、脾肿大Ⅱ度）。此乃内伤发热，肝肾阴虚，瘀热内扰。治宜清透血热、凉血散血。

银柴胡 10g　青蒿 后下, 30g　白薇 15g　炙鳖甲 先煎, 15g　知母 10g　炮山甲 先煎, 10g　炙僵蚕 10g　萆草 30g　丹皮 10g　大生地 15g　鬼箭羽 15g　商陆根 6g　炒常山 6g

泼尼松仍用 40mg/d，清晨顿服。

二诊（10 月 14 日）：服药 1 周，体温有所降低，晨起、上午最高体温 38.4℃，午后汗出热退，疲劳乏力。治守原法，酌加益气之品，原方加太子参 12g，去鬼箭羽。

三诊（10 月 21 日）：续服药 2 天，体温又有下降，并鼻衄 1 次，血色鲜红，近日来体温已正常。晨起纳差腹胀，后背酸楚，皮肤时有痒感。苔黄薄腻、舌质偏红，脉细。药已中鹄，血热有减，原方续服。

四诊（11 月 18 日）：连续服药，身热未起，泼尼松已减为 30mg/d，自觉无明显不适，面部已无红斑，颈、臂疹点渐隐，下肢青紫斑褪去，月经于本月 18 日来潮，口干不著。予养阴清热、和营凉血继进。

银柴胡 10g　青蒿 20g　白薇 15g　炙鳖甲 先煎, 15g　炮山甲 先煎, 6g　大生地 15g　知母 10g　丹皮 10g　太子参 15g　蝉蜕 5g　商陆根 9g　炒常山 9g

六诊（1996 年 2 月 10 日）：体温正常。日来面部瘙痒潮红，稍有热感，口干。苔黄薄腻，舌边尖红，舌质偏暗，脉细。肝经郁热，气阴两伤，风毒郁于肌腠。

柴胡 10g　炒黄芩 10g　山栀 10g　青蒿 15g　丹皮 10g　知母 10g
大生地 15g　功劳叶 10g　蝉蜕 3g　炙僵蚕 10g　商陆根 9g　太子参 15g

泼尼松减为 20mg/d。

患者坚持来诊，症情平稳，月经按时来潮。服中药同时，激素继续缓慢递减，发热未再复作。

周仲瑛

内外合邪痰瘀痹阻，搜剔逐邪益肾润养

周仲瑛（1928~ ），南京中医药大学教授，国医大师

《金匮·中风历节病篇》："诸肢节疼痛，身体尪羸，脚肿如脱""病历节不可屈伸疼痛"诸条，均形象地描述了尪痹的临床特征为关节疼痛、肿胀和变形，活动受限，身体瘦削。与西医学的类风湿关节炎极为类似。本病虽可按痹证辨证论治，但从其病因病机、临床表现及发展预后来看，又有其特异性。

风寒湿热杂合，当审外受内生

痹证虽然总由外受风寒湿热等邪，痹阻经络、肌骨之间，影响气血运行而为病。但就尪痹而言，外邪作用于人体发病后，在其久延不愈，反复消长过程中，外入之邪未必始终羁留不去，每因内外相引，同气相召，进而导致风、寒、湿、热内生，成为久痹的病理基础，若复感外邪，又可促使病情愈益发展加重。具体言之，外风可以引触身中阳气变生内风；外寒郁伤阳气可生内寒；外湿困遏则内湿难化；若经络先有蓄热，复加外受客热，又可内外合邪致病。

明辨寒热病性，识其相兼转化

风、寒、湿、热诸邪，既多杂合为痹，又常有偏盛。风胜者，历节走注疼痛，掣疼；寒胜者，痛处固定，冷痛势剧，不可屈伸，得温则减；湿胜者，痛处重着，或见漫肿，多犯下肢；热胜者灼热红肿，痛不可近。

风为六淫之首，百病之长，故痹证常以风为主导，兼夹他邪伤人；湿无定体，重浊黏腻，为病缠绵，若与寒热病邪相合，互为搏结，更难速化，从而导致病势的持续反复。据此可知，风湿二邪，尤其是湿邪，实为致病的基础，每因与寒或热相合而变化，而临证辨病性的寒热所属有其特定意义。区别风寒湿痹与风湿热痹两大类别实是重要的原则。正如吴鞠通论痹证分类所言："大抵不外寒热两条，虚实异治。"

鉴于寒热兼邪不一，邪正之间互有关联，还会表现出不同特点。如风湿热证，风热偏胜者，多见历节走注而好犯上肢；湿热偏胜者，骨节烦疼，肿痛每常固定，而多犯下肢；若风与热两阳相合，热从火化，或湿与热合，蕴酿成毒，还可出现火热毒盛之候，关节肿热痛甚，壮热汗多烦渴。或因热入营络，而见皮下红斑、结节。若热邪伤阴，虚热内郁，则低热持续，骨节疼痛，时有消长，口干舌红。风寒湿证，风寒偏胜者痹而身寒，如从水中出；若寒湿伤阳，则久延不已，自觉寒从骨髓中来，骨节挛痛而肢冷，舌淡。

进而言之，寒热既须明辨，又不可截然而分，其间尚有兼夹、消长、转化的关系。如寒郁每可化热，而素体阳盛者尤易从热化；若热去湿留，而素体阴盛者，又可寒化。他如经络蓄热而客寒外加，寒湿久痹而外受客热，均可呈现寒热错杂之证，如关节灼热肿痛而又遇寒加重，恶风怕冷，苔白罩黄，或关节冷痛喜温，而又内热，口干口苦，尿黄苔黄等。此即何梦瑶所言："因其有寒热之邪夹杂于内，不得不用寒热夹杂之剂。"

区别邪正虚实，辨明错杂主次

《灵枢·五变》说："粗理而肉不坚者，善病痹。"《济生方·痹》曰："皆因体虚，腠理空疏，受风寒湿气而成痹也。"表明痹证多因素体虚弱，正气不强，气血不充，卫表不固，外邪乘袭而发病。然一旦发病，则风寒湿热闭阻气血，不通则痛，又总以邪实为急，故病初一般又不应囿于正虚，贸然用补。

虚实之辨，当从邪正标本缓急，病之新久着眼。新病以邪实为主，自应祛邪为先。然素体阳气偏虚，卫外不固，既可召致风寒湿邪入侵发病，也是病邪体质从化的重要内因。如《素问·痹论》说："其寒者，阳气少，阴气多，与病相益，故寒也。"另一方面，素体阴血不足，经络蓄热，则是风湿热邪入侵发病及病邪从化的内在原因。在标实的同时寓有本虚，若寒邪重伤阳气，阳虚气弱则寒湿更易逗留；郁热耗损阴血，阴虚则湿热自内滋生，构成久痹的病理基础。

久痹，邪留伤正，虽曰由实转虚，但纯虚无邪者实属罕见，一般多为因实致虚，且正虚每易反复感邪而致急性发作，表现实多于虚，缓解期则表现为虚中夹实，故虚实虽然夹杂，而又主次有别。

久痹痰瘀阻滞，肝肾气血亏虚

久痹不仅指风寒湿热诸邪痹阻经络，气血运行不畅，且因留邪与气血相搏，津液不得随经运行，凝聚成痰，血脉涩滞不通，着而成瘀；或因气血不足，不能运行布散津血，导致痰瘀的生成。痰与瘀又可因果为患，至痰瘀痹阻，成为尪痹的特异性证候。表现为关节肿大畸形，僵硬不利，活动障碍，尤以侵犯多个小关节呈对称性肿痛为特点，舌质紫暗而有瘀斑紫点、苔腻。

另一方面由于邪伤气血阴阳，病及脏腑而致虚，轻则气血不足，重则损及阴阳，脏腑之虚重点又在肝肾，肝主筋、肾主骨，筋脉拘急，僵直不利，骨节硬肿变形，未有不涉及肝肾者，故临证当辨病损性质，针对病变主脏，治以扶正补虚，五脏之伤以肾为本，因而益肾每为尪痹治本原则。

辨病审证求因，按法选方遣药

本病一般可分为风寒湿痹、风湿热痹、痰瘀痹阻、气血虚痹、肝肾亏虚。然各证之间病因病机每多错杂相关，且可变异转化。论治立祛风、散寒、除湿、清热、化痰、祛瘀、补虚七法，但又当据证参合应用，兹概要论述于下。

1. 寒热既分治，也须相机合伍

风寒湿痹，寒湿伤表，用麻黄加术汤；寒湿偏盛可选乌头汤；三气杂感可选薏苡仁汤作为基本方，量其偏胜配药；内寒明显者，可取麻黄附子细辛汤加味，温经散寒；若寒湿伤阳，阳虚阴盛者可予阳和汤助阳消阴。

风湿热痹，其身热明显而有表邪者，多选石膏配伍。风热偏盛，用白虎加桂枝汤；风热与湿相搏，用越婢加术汤；湿热痹阻用加减木防己汤；湿热在下者可取四妙丸。湿热与痰瘀互结者，用上中下通用痛风方。若风热火化，湿热酿毒，则合犀角地黄汤，加漏芦、土茯苓、忍冬藤、地龙、苍耳子、海桐皮。邪热伤阴者另用秦艽、功劳叶、白薇、生地、石斛、知母、赤芍、白芍等养阴而清络热。

至于寒热错杂者，又当温清并用，寒初化热，应温中有清，用桂枝芍药知母汤；寒湿已趋热化，可予白虎加苍术汤，或选用热证者方。由于风湿痹每见热与风邪相搏，或湿遏热郁，故总当配伍辛通之品以助疏散宣化，分消三气，不得误认为必具寒热错杂之证，方能配合辛散宣通，如石膏之分别与桂枝、麻黄、苍术配伍，即寓此意。

常用祛风药有桂枝、防风、秦艽、羌活；散寒药用川乌、草乌、麻黄、细辛；除湿药有独活、苍术、木防己、蚕沙；清热药有石膏、知母、黄柏、忍冬藤等。

2. 顽痹化痰祛瘀，当用虫类搜剔

顽痹虽属久病，但未必皆虚，反因三气与痰瘀互相搏结为患，外内合邪，愈益深伏骨骱，缠绵难愈。

痰瘀痹阻者，当审两者的偏胜配药。痰甚则肢节肿胀僵硬，重滞麻木；瘀甚则骨节刺痛，强直畸形。祛瘀活血可取桃红饮加穿山甲、土鳖虫、姜黄、乳香、没药；化痰通络用青州白丸子。风痰加僵蚕，寒痰加白芥子，热痰改天南星为胆南星。如关节漫肿而有积液，可加用小量控涎丹祛痰消肿，日服1.5g，连服7~10日为1个疗程。

痰瘀痼结，深伏血络，非借虫类药不足以走窜入络，搜剔逐邪。前人所谓："风邪深入骨骱，如油入面，非用虫蚁搜剔不克为功"即是此意。但虫类药功用同中有异，活血行瘀用炮穿山甲、土鳖虫，其中穿山甲"走窜之性无微不至"，尤善疗痹；搜风剔络，用全蝎、蜈蚣，其中蜈蚣对僵挛肿痛又胜一筹；祛风除湿用乌梢蛇、白花蛇，乌梢蛇效虽略逊，而性平无毒；此外僵蚕之祛风痰，地龙之清络热，露蜂房之祛风毒，单味蚂蚁之温补强壮，均各有所长，应予辨证选择。临证应用虫类药必须谨慎掌握，密切观察，切忌猛浪，以知为度，中病即止。因虫类药毕竟大都有毒或小毒，有破气耗血伤阴之嫌，故量不宜重，一般不宜于持续久服，可间歇给药或数药交替选用，体虚者应与

扶正药配合使用。亦有体虚患者或产后得病用之而痛反剧者。

3. 久痹治本顾标，益肾补气

养血久痹，寒伤阳气，热耗阴血，伤筋损骨，病及肝肾，正虚邪留，可见肝肾不足、气血虚痹证候，故当扶正祛邪，治本顾标。如外邪触发，病情活动，又须标本兼顾。

尪痹日久，反复消长，多见骨质疏松及破坏，活动功能障碍，腰脊僵硬，关节强直变形，筋痿骨弱废用，胫瘦腿软而膝部肿大，舌淡，脉细。治当培补肝肾，强壮筋骨。

肝肾同源，补肾即可养肝，故扶正蠲痹尤重益肾。益肾当以温养精气、平补阴阳、强壮肾督为基础，忌燥热及滋润。独活寄生汤、三痹汤均属扶正兼以祛邪之方。若阴虚湿热，腰酸胫瘦足弱，筋骨痿软，又可参照虎潜丸意。药如仙灵脾、地黄、白芍、鹿角片（胶）、杜仲、川续断、狗脊、桑寄生、怀牛膝、鹿衔草、骨碎补、千年健、石楠藤等。

若气血虚痹，关节疼痛时轻时重，劳倦活动后为甚，神疲乏力，腰膝酸软，肌肤麻木，肌肉萎缩，舌淡红，脉细。当益气固表，养血祛风。肌肤麻木不仁，用黄芪桂枝五物汤，气血虚、血脉滞而风湿不尽，用蠲痹汤。药如当归、白芍、熟地、黄芪、白术、甘草等。由于气血痹阻，故可同时佐以行气和血之品，如红花、川芎、姜黄、鸡血藤、天仙藤之类。此即"气血流畅，痹痛自已"之意。

4. 注意病位、病证特点及辨病用药，谨慎掌握应用剧毒药物

痹证病在肢体关节而部位不一，故应注意病位所在而选药。如痛在上肢项背用羌活、防风、葛根、片姜黄、桂枝；痛在下肢腰背用独活、防己、木瓜、蚕沙、川续断、牛膝痛及全身关节筋脉，用松节、千年健、伸筋草、威灵仙、路路通。同时还应选用相应的藤类药通络引经，以增药效。如祛风通络用青风藤、海风藤、络石藤、丝瓜络；

清热通络用忍冬藤、桑枝；补虚和血通络用石楠藤、鸡血藤、天仙藤等。他如针对病机病证特点，组合配药，亦有助于疗效的提高，如地黄、仙灵脾阴阳相济益肾而蠲痹；石楠藤、鹿衔草补虚而祛风湿；功劳叶、白薇治阴虚络热；鬼箭羽、凌霄花化瘀通络；苍耳子、蔓荆子祛风除湿；松节、天仙藤祛湿消肿；透骨草、威灵仙通利关节；漏芦、土茯苓清解湿毒等。

当前对尪痹的辨病专药治疗，已经取得可喜的进展，如雷公藤、昆明山海棠及其制剂、青风藤、海风藤、蝮蛇注射液等，均能取得较好的效果。但毕竟药效单一，且有一定的毒副反应，难以适应病证具体情况及个体的差异，若能在辨证的同时结合辨病配伍针对性较强的专用药物，将会增强疗效。

川乌、草乌为治寒痹之要药，但大辛大热有毒，一般均应制用，若症状仍难改善，可改用生川乌、生草乌，宜由小量开始递增，先各用1.5g，如无反应可渐增到各3~5g，煎煮时间应长，一般1~1.5小时，可与甘草同煎以缓解毒性。若药后出现唇舌发麻、头晕、心悸、脉迟有歇止者，皆为毒性反应，应即停药。

番木鳖苦寒有大毒，善通经络，消肿散结止痛，治痹有专功，多为炮制后入丸散中用，单用散剂日0.3~0.6g。

雷公藤苦寒有大毒，为治尪痹专药，可从小量开始，由5g递增至15g，去皮先煎1小时减毒，以复方入辨证方中为好，持续服用过久，对肝肾功能及造血系统有损害，妇女可致闭经，故以间歇应用为宜。

（周宁　整理）

丁济南

从痹论治红斑狼疮

丁济南（1913~2000），上海第二医科大学教授，上海名医

丁氏根据祖传师授及个人体验，从痹论治，用温阳祛风通络法治疗红斑狼疮。所治近百例红斑狼疮患者，服药后多数能将大剂量激素逐步递减到维持量，亦有不少患者完全停用激素而症状缓解，病情稳定，各项化验指标亦明显好转，不少患者由病危恢复全天工作。

基本方：

川桂枝 3g　制川草乌 9g　伸筋草 9g　仙灵脾 9g　玄参 9~12g　甘草 4.5g

功用：祛风除湿，温经散寒，调补阴阳。

风痹损及肌肤脉络

治法：温阳祛风通络。属局限性红斑狼疮或病损限于面部、口腔黏膜、口唇等部位者。予基本方加白术、牡丹皮各9g；口腔反复破溃，口渴明显者，再加天花粉9g、甘中黄（包）0.3g；皮肤瘙痒甚者，加地肤子、白鲜皮各9g；复感外邪而见形寒、身热、骨楚者，选加荆芥、防风、黄芩、紫苏、贯众各9g；咳嗽咽痒者，再加嫩前胡9g、苦桔梗4.5g；低热缠绵者，加党参、青蒿各9g。关节冷痛发白，指端麻

木甚至无脉，小腿烦痛者，基本方去玄参，加熟附子3~6g，泽兰、丹参各9g。关节红肿疼痛者，再选加桑枝、贯众、嫩白薇、漏芦、泽兰、丹参各9g，石膏12g。

风痹损肾

治法：温阳祛风佐以益肾。损及肾阳而见腰膝酸软，浮肿明显，夜尿频数，舌淡而润滑，脉沉细迟者，予基本方去玄参，再选用牛膝、苁蓉、杜仲各9g，淡附片4.5g；损及肾阴而见耳鸣，健忘，脉细数，舌红者，玄参用12g，加生地9~12g；尿蛋白阳性者，加生黄芪9~12g，生白术9g，玉米须、薏苡根各18g，黑料豆18~30g；肾功能不佳，尿素氮升高者，加宣木瓜、牛膝各9g；伴有尿路感染者，加红藤15g、地栗梗9g。

风痹损心

治法：温阳祛风，养心开窍。损及心阴而见心中烦热，难寐，脉细数舌红者，予基本方，玄参用12g，再选用麦冬、夜交藤、柏子仁各9g，五味子4.5g；损及心阳而见心悸气促，口唇发绀，面色苍白或青灰，甚或见胸中绞痛，脉微结代，舌紫暗者，予基本方去玄参，加熟附子4.5~6g、丹参9g；邪蒙清窍，癫病抽搐，神识昏糊者，基本方加蜣螂虫（去头足）4.5g、水炙远志3g、石菖蒲9g。

风痹损肝

治法：温阳祛风，柔肝理气。损及肝阳而见头昏目花，夜卧惊惕，脉细弦，舌红苔少者，予基本方，玄参用 12g，再选用女贞子、旱莲草、石决明各 9g 等；虚风上扰而见眩晕、头胀痛者，基本方加炒白芍、嫩钩藤各 9g；HAA 阳性者加荆芥、蔓荆子、熟牛膝各 9g；肝功能指标反复不正常或见肝硬化、肝肿大而兼有乏力腹胀者，此为虚胀，酌加党参、白术、生麦芽各 9g，也常加炙鳖甲 12g 或人参鳖甲煎丸（包煎）9g。

风痹损脾

治法：温阳祛风，健脾助运。兼见纳呆泛恶、便溏泄泻、舌淡苔润滑，脉细濡者，予基本方去玄参，加炮姜炭 4.5g，煨木香、条芩炭、焦大曲、怀山药各 9g；脾虚湿阻，苔厚腻，脉濡滑者，基本方去玄参，加薏仁 12g，苍白术各 4.5~9g；肌肉消瘦萎缩，四肢怠惰者加生黄芪 9~12g，当归、泽兰、丹参各 9g。

风痹损肺

治法：温阳祛风开肺。兼见外邪侵犯，肺气闭塞，以及咳嗽咽痒，胸闷，颜面浮肿，舌淡苔薄，脉浮者，予基本方加麻黄 3~6g，嫩前胡 9g，桔梗 4.5g；痰多，加水炙远志 3g，葶苈子 9g；肺热炽盛，发热，胸膺闷塞，痰黄黏稠，咯吐不扬，舌红脉数者，予基本方，玄参用 12g，加桑叶皮、冬瓜子皮、丝瓜子络各 9g；咽干喉燥、痰中带血或咯血者，基本方中玄参用 12g，加麦冬、生藕节、侧柏叶各 9g；皮肤顽厚，麻木不仁者，加生黄芪、当归、郁金、威灵仙各 9g。

治疗红斑狼疮要求严格忌口：忌食鸡肉、海鱼、榨菜、毛笋、雪里红咸菜等食品；忌服肼苯哒嗪、磺胺类等可能诱发的药物。同时要求患者避免日晒。

杨某 男，24岁。

1976年7月因患系统性红斑狼疮累及心肾（心肌炎，肾炎型）而入某医院。入院时，发热38℃左右，伴大关节游走疼痛，波及指间小关节，局部肿胀，面部浮肿。实验室检查：血检找到狼疮细胞，血沉30mm/h，尿素氮13.6mmol/L，尿蛋白（+++），红细胞（+），颗粒管型0~3/HP。心电图检查：心动过速及Ⅰ度房室传导阻滞。曾用激素和免疫抑制剂治疗。1976年10月20日丁氏会诊，诊为风痹损及心肾，予基本方加生黄芪、生白术、玉米须、薏仁根、黑大豆、远志、丹参、牛膝、宣木瓜，服药3周无效。11月25日第二次会诊，丁氏认为病症虽表现热象，但病根由风寒郁而发热，故用温药，原方再加熟附子。药后病情逐渐好转，各种化验指标改善。于12月1日起激素减量。出院后一直服中药，停服激素。2年来，化验指标一直正常。且已全天工作1年余。

范某 女，30岁。1976年10月住院。

患者关节酸痛，血沉升高，肝、肾、皮肤损害，入院前2个月低热持续不退，伴蛋白尿、浮肿、尿少。体检，血压170/110mmHg，两下肢浮肿，面部红斑，满月脸。诊断为系统性红斑狼疮。用泼尼松体温曾一度下降，但浮肿加重，出现腹水，反复高热，呼吸道感染不能控制，全身情况较差。丁氏用基本方加黄芩、白术、黄芪、黑大豆等加减变化治疗。病情逐步好转，血压降至正常，尿蛋白微量，肾功能明显好转。出院后继续服中药，激素完全停服，病情稳定。至今4年未复发，已全天上班工作。

"五脏皆有合，病久不去者内舍于其合""其入脏者死，其留连筋骨间者疼久，其留皮肤间者易已也"。此类描述与红斑狼疮相似。丁氏从痹论治红斑狼疮用桂枝、川草乌、伸筋草、仙灵脾、玄参、生甘草组成基本方。以桂枝、川草乌、伸筋草祛邪为主，辅以仙灵脾、玄参，既能祛风湿又能补肝肾，调阴阳，维护正气，使祛风宣痹不伤正，扶正培本以固表。风寒湿郁而化热最易伤阴，温阳祛风亦有耗劫津液之弊，参以玄参，则使温阳祛风与养阴护津相辅相成，从而使温阳祛风不伤阴，护阴保津不恋邪。

在分型论治中，除按辨证施治原则外，有些经验得之家传和多年临诊积累，如以黄芪、白术、玉米须、薏仁根、黑料豆益气补肾利尿，消除尿蛋白；加宣木瓜、牛膝降低尿素氮，改善肾功能；黄芩、牡丹皮、香附清肝理气，改善肝功能；荆芥、防风、紫苏、贯众、牛蒡子、蔓荆子等祛风解毒，既能退热，使 HAA 转阴，又能治疗各种因风毒而致的过敏性疾患；生黄芪、当归、郁金、威灵仙益气养血解痉，俾皮肤、肌肉松弛而软化。

（曾真　吴兆洪　丁和君　整理）

李文瑞

温补脾肾，活血通痹治疗皮肌炎

李文瑞（1927~　），北京医院主任医师

左某　女，34岁。1991年9月5日因双膝关节疼痛并面部、双手皮疹1年余收入院。曾在当地医院、同济医科大学、协和医院检查，怀疑皮肌炎，未行任何治疗。入院时诉双手指关节伸侧脱屑、瘙痒，局部发热发胀，双手晨起发僵，活动数秒钟后便消失，双上肢抬举无力，双膝关节疼痛难以下蹲，行走及上下楼梯时加重，平时无不适感觉。既往体健，家中无类似病史。

体格检查：体温36.8℃，脉搏90次/分，呼吸18次/分，血压127/88mmHg。面部可见以双眼及鼻窦为中心的浮肿，高出皮肤、颜色稍红于周围皮肤的皮疹，表面无明显脱屑，边界不清楚。心肺（－），肝脾未触及。双手见以指关节伸侧为中心的皮损、脱屑，左手中指远端向尺侧弯曲，右小指、中指关节伸直障碍。双膝关节无肿胀。舌淡红，边有齿痕，苔薄白，脉细数。

实验室检查：心肌酶谱 GOT 54，CK 960，LDH 1068，HBDH 657。肌电图、肌活检报告，均符合肌原性改变。

西医诊断为皮肌炎，属于中医痹证的范畴。

入院后，初辨为风湿热侵、脉络闭阻之证。治以祛风除湿，清热通痹。方拟麻杏薏甘合宣痹汤加减，并与雷公藤多苷10mg/次，日3

次；后增服至 20mg/ 次，日 3 次。治疗 3 周。

　　未见明显好转。患者觉面部午后潮热。考虑病变时间已 1 年，证属顽疾，系脾肾两虚、瘀阻血脉所致。治以温补脾肾，活血通痹。

　　生黄芪 45g　丹皮 30g　云苓 30g　泽泻 10g　生熟地各 13g　山萸肉 13g　黄精 30g　龟甲 30g　当归 10g　生杜仲 15g　秦艽 10g　牛膝 10g　巴戟天 15g

　　并将雷公藤多苷加至 20mg/ 次，日 4 次。3 周后，症状明显缓解，双手及面部皮疹消失，屈膝下蹲自如。但血清酶谱改变不明显。再次考虑活血之力不足，拟加用川芎嗪 200mg 于生理盐水中静脉滴注，每日 1 次。用药 28 天后，症状和体征基本消失。12 月 16 日复查心肌酶谱：COT 20，CK 330，LDH 420，HBDH 210，肌电图检查也基本正常。遂于 12 月 20 日出院。出院后 3~6 个月随访，来信告之未复发。

　　皮肌炎属于免疫性疾病，西医只能用激素治疗，但副作用较大。本例患者中医辨证属脾肾两虚、瘀阻血脉所致。治以温补脾肾，活血通痹。温补脾肾可提高免疫功能，活血通痹可改善微循环，从而收治愈之效。长期服用未见明显副作用。

刘鹤一

变应性亚败血症从痹论治

刘鹤一（1901~1976），上海中医药大学附属曙光医院主任医师

卢某 男，22 岁，工人。1973 年本院会诊患者。10 月 30 日诊。

患者于 1956 年（6 岁）时曾患"风湿热"，经治疗后，病情稳定。1964 年至 1972 年 8 年中，又连续多次发病，总是咽喉疼痛，突然高热，关节酸痛。曾先后在全市多家医院住院，以抗风湿治疗而得缓解。1973 年 7 月 18 日因病复发，第二次住入我院医治。

入院后，即采用中西结合方法积极救治，曾请市内兄弟医院多次会诊，中医中药按热痹治疗，用清热祛风、化湿通络、清热养阴、凉血解毒，以及手头有关杂志介绍之中医验方三蛇酒之类。西医药在短短的 29 天中，抗生素、抗风湿及氯喹、环磷酰胺等均按法运用，仅激素用量，计泼尼松 118 片，地塞米松 119 片，静脉滴注 ACTH 达 550单位（其余用药略），证情未见控制。不规则高热频繁复发，最长间隔发作期仅 2 周，患者除发热前有轻度咽痛，心率加快，全身关节痛及双腕微肿外，余无阳性体征可查，血沉维持在 125~132mm/h。白细胞总数除偶有 11.5×10^9/L 外，均长期维持在（23.6~30）× 10^9/L 水平，黏蛋白 67.5~35.5mg/L。抗"O"1：400 以下。血中红斑性狼疮细胞（－）（其余化验均略），诊断为变应性亚败血症。遂于 10 月 30 日再次组织全院中医大夫会诊。

614

余纵阅前治，细察病情，见患者体胖面红，显系激素之弊，脉舌无异，咽红不显，关节疼痛，时或游走，时或固定。现除双腕微肿外，几无所苦。详询发热情况，知热不作则无不适，热近40℃则必寒意甚。因而断为寒湿所致历节风痛病证。方用扶正逐邪、祛寒燥湿之乌头汤。

川乌白蜜同熬，3g　麻黄 3g　生黄芪 12g　白芍 9g　防己 15g　生苡仁 30g　虎杖 30g　生甘草 12g

服此方后，诸症渐平复，发热止，关节肿痛退，痛亦除。

共服 60 剂，出院时血沉降至 5mm/h，黏蛋白 47.5mg/L，白细胞总数计数及分类均恢复正常，激素逐渐减至每日仅服泼尼松 1 片半。1975 年 9 月随访，病情稳定。

本案关节时或游走疼痛，时或固定肿痛，迁延日久，确系气血虚弱、风湿侵袭所致历节风痛病证，故用乌头汤加味，取得良效。

余每取乌头汤方治类风湿关节炎、风湿性关节炎，尤以局部肿痛者，常获效验。此方，麻黄之辛散走窜关节与扶正托邪、祛风固表之黄芪同用；养血柔筋，"除血痹，破坚积"之芍药与益气健胃、"通经脉，利血气"之甘草同配；辛燥、通阳、透节之乌头与滋养、甘缓、解毒之白蜜同熬，相辅相成，以取祛风散寒、扶正祛邪、舒挛止痛之效。临证之时，又当见机而变，若阴盛者，当重用乌头、麻黄、黄芪，助阳驱阴；若阳旺者，当重用芍药、甘草、白蜜，助阴抑阳。以药量轻重之变，达转方温凉之枢，取治病中的之功。

（何传毅　整理）

附：颈肩腰痛卷

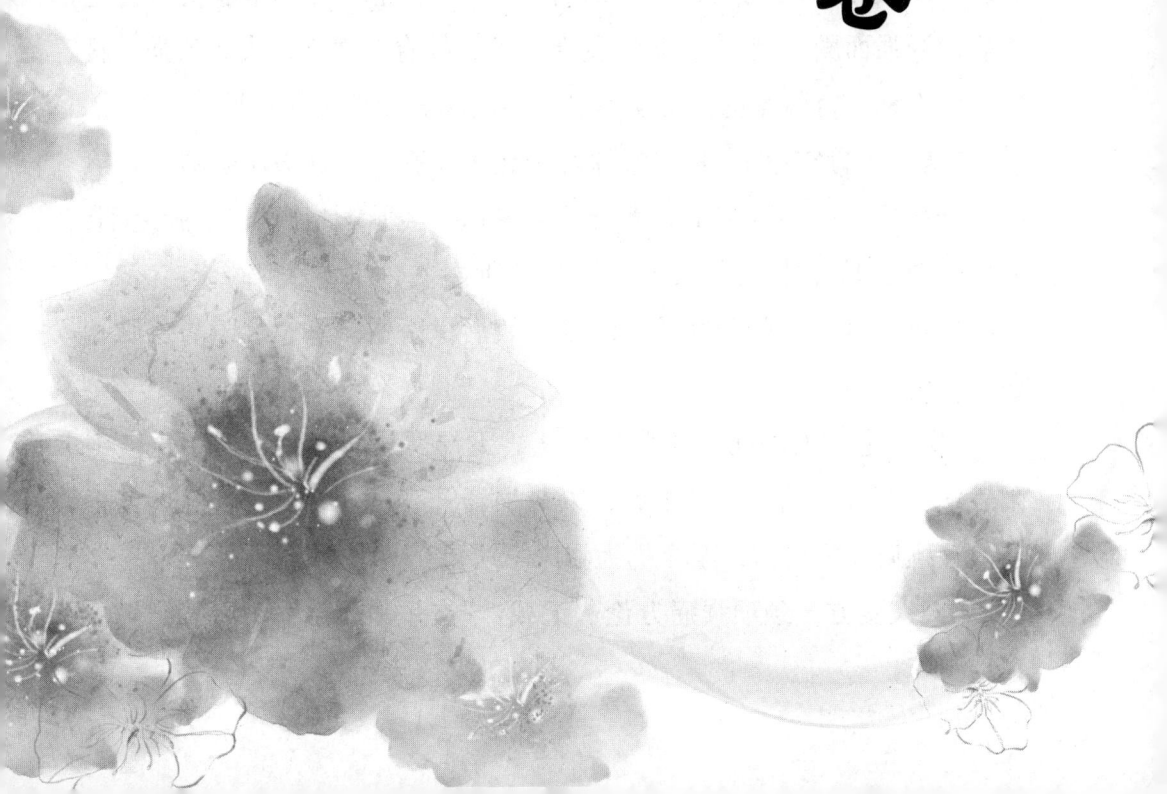

述　要

　　颈肩痛在中医古籍中散见于"项强""痹证""颈肩痛"等病的记述中,《灵枢·经脉》:"膀胱足太阳之脉,是动则病冲头痛,目似脱,项如拔,脊痛腰似折。"《素问·骨空论》:"大风颈项,刺风府,风府在上椎。"《素问·至真要大论》:"诸痉项强,皆属于湿。"督脉循行于背部正中央,贯脊,属肾,交颠,入络脑,故督脉主治病候多为腰、脊及脑部病变。《素问·骨空论》:"督脉为病,脊强反折,此生病,从少腹上冲心而痛,不得前后……"《难经·二十九难》:"督之为病,脊强而厥。"邪中督脉,腰脊不枢,故脊背强直,头痛项强,腰痛俯仰不利;督脉亏虚,气血不足,不能濡养,则腰脊不举。

　　《素问·骨空论》曰:"督脉者,起于少腹……其络循阴器,合篡间,绕篡后……与巨阳中络者合。"《灵枢·经脉》指出:"督脉之别,名曰长强,挟膂上项散头上,下当肩胛左右,别走太阳,入贯膂",详细描述了督脉与膀胱经的联络线,故后世医家多宗"太阳与督脉相通"之说。

　　《伤寒论》太阳病,项背强几几,无汗恶风者,葛根汤主之。太阳表实,邪束表闭,经输不利,以葛根汤开表发汗,生津舒脉。葛根乃治疗颈肩痛之要药,至今仍为临床家所重。

　　《妇人良方·颈项强痛方论》记载:"夫颈项属足太阳膀胱,足少阴肾，二经相为表里。若感风寒湿气，则发热恶寒，颈项强急，腰背反张，脉沉迟弦细"。《针灸甲乙经》中有："颈项强身寒，头不可以顾……"一些学者将颈椎病归类于"项痹""骨痹"范畴。

颈肩痛的发生根本原因为本虚，体虚阳气不足，卫阳不固。督脉及足太阳膀胱经循行于项背部，由于长期不良姿势或急慢性损伤均可使颈项部气血瘀阻不通，日久正气渐衰，腠理空虚，风寒湿邪乘虚而入，血脉凝滞不通，内外相搏，痹阻督脉，督阳受损。

王肯堂指出：《内经》刺灸脊痛脊强有三法：其一取督脉。经云：督脉之别，名曰长强，别走太阳。实则脊强，取之所别也。其二取足太阳。经曰：厥挟脊而痛至顶，头沉沉然，目晄晄然，腰脊强，取足太阳腘中血络是也。其三取小肠。经云：小腹控睾，引腰脊，上冲心，邪在小肠，取之肓原以散之，刺太阴以予之，取厥阴以下之，取巨虚下廉以去之是也。认为脊痛项强，腰似折，项似拔，冲头痛，乃足太阳经不行也，羌活胜湿汤主之。打扑伤损，从高坠下，恶血在太阳经中，腰脊痛不可忍，地龙汤主之……经云：邪在肾，则病肩背颈项痛，取之涌泉、昆仑，视有血者尽取之。是肾气逆上而痛也。东垣云：肩背痛不可回顾，此手太阳气郁而不行，以风药散之。（《证治准绳》）

孙一奎指出：肩背痛不可回顾者，此太阳气郁而不行，或脊痛项强，腰似折，项似拔者，此足太阳经不通。二者俱宜通气防风汤。有因湿热肩背沉重而痛者，当归拈痛汤。有因汗出，小便数而欠者，风热乘脾，脾气郁而肩背痛也。当泻风热则愈，宜升麻柴胡汤。有痰饮流注，肩背作痛，宜星香散，或导痰汤。有肾气不循故道，气逆挟背而上，致肩背作痛，宜和气饮加盐炒小茴香少许。有劳力或看书、著棋久坐而致脊背疼者，补中益气汤或八物汤加黄芪。背者胸之腑，肺主气，居胸中。肺气滞则血脉涩，肺气虚则不能运行阳道，肺中有

痰，流注肩背，皆能作胀疼。(《赤水玄珠》)

腰痛之病因首见于《素问·脉要精微论》："腰者，肾之府，转摇不能，肾将惫矣。"《灵枢·百痛始生》："虚邪之中人，传舍四肢则肢节痛，腰脊乃强。"《素问·五常政大论》："太阴司天，湿气下临，肾气上从，当其时反腰椎痛，动转不便。"《灵枢·本神》："肾盛怒而不止，则伤志，志伤则喜忘其前言，腰脊不可以俯仰屈伸。"《素问·刺腰痛论》："衡络之脉，令人腰痛，不可以俯仰，仰则恐仆，得之举重伤腰，衡络绝，恶血归之。"认为邪气留着，经脉不通；内伤致病，经气不畅；内伤七情，经脉瘀阻。《素问·刺腰痛论》根据经络循行，阐述了足三阴、足三阳以及奇经八脉为病所出现的腰痛病证，并着重介绍了针刺治疗的原则与取穴。

《金匮要略》开腰痛辨证论治之先河。《五脏风寒积聚病脉证并治》："肾着之病，其人身体重，腰中冷，如坐水中，形如水状，反不渴，小便自利，饮食如故，病属下焦。身劳汗出，衣里冷湿，久久得之，腰以下冷痛，腰（腹）重如带五千钱，甘姜苓术汤主之。"描述寒湿腰痛的病因病机、症状特点，用"甘姜苓术汤"温经祛湿，至今仍为临床所常用。治疗虚劳腰痛、少腹拘急用八味肾气丸，亦为历代医家所宗。

《诸病源候论·腰背病诸候》强调"肾经虚，风冷乘之""劳损于肾，动伤经络，又为风冷所侵，血气击搏，故腰痛也。"巢氏认为肾虚是发病之本。

《备急千金要方·腰痛第七》载通治四时五种腰痛之杜仲酒，汇集温经散寒之品；所载之独活寄生汤，补肝肾，祛风湿，是至今仍为临床称道的治疗腰痛的著名方剂之一。所载方剂用酒剂型和用酒送服是一大特点，在15首方中占了13首，包括制酿、酒浸、酒送服、酒浸足等；用药以温通的桂、姜用次最多，着重温通，散寒湿。

杨士瀛《仁斋直指方·腰痛》承《三因极一病证方论》之说，对肝、脾导致腰痛的机制进行了阐发，肝主宗筋，"与肾同系"，脾资五脏，为"肾之仓廪"，凡"郁怒伤肝则诸筋纵弛，忧思伤脾则胃气不行，二者又能为腰痛之寇"。

东垣指出外感中寒湿多而风热少。也可发为腰痛，对酒色所伤，久则髓减骨枯，用六味丸、滋肾丸、封髓丹之类，要言不烦。

《丹溪心法·腰痛》归纳的病因有："腰痛主湿热、肾虚、瘀血、挫闪、有痰积。"《丹溪心法·腰痛附录》中说："肾气一虚，凡冲寒、受湿、伤冷、蓄热、血瘀、气滞、水积、堕伤与失志、作劳，种种腰疼，叠见而层出矣。"强调肾虚基础上的湿热、痰积得到了后世医家的认同。在治疗上提出"凡诸痛（指各种腰痛）皆属火，寒凉药不可峻用，必用温散之药，诸痛不可用参，补气则痛愈甚"。

《景岳全书·腰痛》："凡积而渐至者皆不足；暴痛甚者多有余；内伤禀弱者皆不足；外感邪实者多有余。"但更强调肾虚是本病的根本，认为"腰痛虚证十居八九""其有实邪而为腰痛者，亦不过十之一二耳。"久病腰痛者更是如此。

《张氏医通》《杂病源流犀烛》全面总结了历代医家对腰痛的论述。对于腰痛治疗，清代李用粹《证治汇补·腰痛》指出："治惟补肾为先，而后随邪之所见者以施治，标急则治标，本急则治本，初痛宜疏邪滞，理经隧，久痛宜补真元养血气。"

张锡纯指出：方书谓腰者肾之府，腰痛则肾脏衰惫。又谓肝主筋、肾主骨，腰痛为筋骨之病，是以肝肾主之。治腰痛者先有此等说存于胸中，恒多用补肾之品。究之，此证由于肝肾虚者甚少，由于气血瘀者颇多，若因努力任重而腰痛者尤多瘀证。与景岳腰痛以肾虚为主之说，判然有别，提示治疗腰痛不可胶执滋补。

经方大家曹颖甫说：虚劳腰痛，肾阳不足，水湿不化，仲师主以崔氏八味丸，然予曾用之，绝然不应。乃知陈修园易以天雄散为不刊之论也。龙骨、天雄、收散亡之阳，白术补中以制逆行之水，桂枝通阳以破阴霾之塞，于是天晴云散，水归其壑矣。

经方家范中林先生治疗风寒湿邪，瘀久不解，积累于腰部、腰痛四年，后太阳之邪未罢，复传少阴，致两经同病。祛寒除湿，和解少阳，本柴胡桂枝汤与肾着汤方意用之，六剂而愈。

国医大师李今庸先生文中述及肝实腰痛：疼痛与起卧无关，平卧亦痛，脉弦，乃肝气郁结使然，以柴胡疏肝散收功。

董汉良先生认为青年人腰痛多为肾虚，乃生活方式病。昼夜颠倒或长期熬夜，烟酒无度，或犯手淫，以致肾元戕伐，病多兼瘀，治之以六味地黄丸加龟甲、鹿角片，疗效较好。

颈肩痛之达药，首推葛根。陈亦人先生、万友生先生、彭坚先生均擅用葛根，以为疗效确切。李可先生每以《傅青主男科》所载之平肝散风、祛瘀通络方（当归、白芍、陈皮、柴胡、羌活、秦艽、白芥子、半夏、附子）治疗肩凝，可收捷效。

欧阳锜先生主张项痹治肝，肩凝祛痰，砺炼有得，可资师法。

方 谷

腰痛绳墨

方谷（1508~1600），明代医家

《脉经》曰：腰痛之脉皆沉而弦，兼浮者风，兼紧者寒，濡细则湿，实则闪肭。指下即明，治斯不惑，诚哉斯言也。丹溪曰：有肾虚，有瘀血，有湿热、湿痰，有气虚、血虚，有闪肭、挫气等症生焉。吾尝考之，痛之不已，乏力而腰酸者，肾虚也；日轻夜重，不能动摇者，瘀血也；遇卧不能转身，遇行重痛无力者，湿也；四肢怠惰，足寒逆冷，洒淅拘急者，寒也；自汗发热，腰脚沉重者，湿热也；举身不能俯仰，动摇不能转彻者，闪肭也；劳役奔驰，内伤元气，动摇不能转侧，有若脱节者，气虚也；房劳太过，精竭髓伤，身动不能转移，酸痛而连脊重者，血虚也；有形作痛，皮肉青白者，痰也；无形作痛，发热恶寒者，外感也。大抵腰痛之症，因于劳损而肾虚者甚多，因于湿热痰积而伤肾者亦有，因于外感闪肭瘀血等症者虽有不多，在治者临证之时，当详审之。盖肾虚而受邪，则邪胜而阴愈消，不能荣养于腰者，故作痛也，宜以保养绝欲，使精实而髓满，血流而气通，自无腰疼之患。设若肾伤而不治，气虚而不补，致令精竭水枯，腰脚沉重而成骨痿者，此也。故内伤所治之法，然当补肾为先，清痰理气次之，行血清热又次之，至以负重伤损，瘀血蓄而不行，闪肭折挫，血气凝滞，着而成病者，又当以破血调气可也。除此之外，理宜滋阴固肾为主，剂用四物汤加杜仲、牛膝、枸杞、续断、五味等类，随其症而加减用治，不可拘于一也。

愚按：腰痛之症，用药不出乎前方，大率肾家之病，必以四物为主，如疼者肾之虚，可加牛膝、枸杞，气不能俯仰，可加续断、杜仲，此立方也。若谓肾败者，加石斛、萆薢；瘀血者，加桃仁、红花；重痛者，加苍术、厚朴；内寒者，加肉桂、干姜；湿热者，加黄芩、黄连；闪朒者，加无名异、猴姜；湿痰者，加陈皮、半夏；外感者，加紫苏、麻黄。或有气虚而腰疼者，加参、芪；血虚而腰疼者，加牛膝、地黄；髓虚而腰疼者，加虎骨、五味；精竭而腰疼者，加苁蓉、地羊；肾著而腰痛者，加胡桃、故纸；气郁而腰痛者，加香附、茴香。又有风湿者，加防风、防己；寒湿者，加苍术、干姜；气实者，加青皮、乌药；骨弱者，加龟甲、地黄；房劳者，加人参、故纸；劳力加补中益气等汤。此皆对症加减之法也。在医治者，从乎活法，不可执一，而为斗筲之器哉。

治法注意：腰痛湿热，本或肾虚，或兼闪朒。

（《医林绳墨》）

肩背腰痛证治准绳

王肯堂（1549~1613），字宇泰，明代医家

脊痛脊强

《内经》刺灸脊痛脊强有三法：其一取督脉。经云：督脉之别，名曰长强，别走太阳。实则脊强，取之所别也。其二取足太阳。经曰：厥挟脊而痛至顶，头沉沉然，目眩眩然，腰脊强，取足太阳腘中血络是也。其三取小肠。经云：小腹控睾，引腰脊，上冲心，邪在小肠，取之肓原以散之，刺太阴以予之，取厥阴以下之，取巨虚下廉以去之是也。脊痛项强，腰似折，项似拔，冲头痛，乃足太阳经不行也，羌活胜湿汤主之。打扑伤损，从高坠下，恶血在太阳经中，腰脊痛不可忍，地龙汤主之。

肩 背 痛

肩背分野属肺。经云：西风生于秋，病在肺，腧在肩背，故秋气者病在肩背。又云：肺病者喘咳逆气，肩背痛汗出。又云：秋肺太过为病，在外则令人逆气，背痛愠愠然。又云：肺手太阴之脉，气盛有

余则肩背痛，风寒汗出；气虚则肩背痛寒，少气不足以息。此肺金自病也。经云：岁火太过，民病肩背热。又云：少阴司天，热淫所胜，病肩背臑缺盆中痛，此肺金受火邪而病也。经云：邪在肾，则病肩背颈项痛，取之涌泉、昆仑，视有血者尽取之。是肾气逆上而痛也。东垣云：肩背痛不可回顾，此手太阳气郁而不行，以风药散之。《脉经》云：风寒汗出肩背痛中风，小便数而欠者，风热乘其肺，使肺气郁甚也。当泻风热以通气，防风汤主之。按：风寒汗出而肩背痛，小便数者，既以泻风热之药，通肺气之壅，则寒热气不足以息而肩背痛，小便遗失者，当以人参、黄芪之属，补肺气之虚，不言可知也。湿热相搏，肩背沉重而疼者，当归拈痛汤。当肩背一片冷痛，背膂疼痛，古方用神保丸愈者，此有积气故也。其人素有痰饮，流注肩背作痛，宜星香散，或导痰汤下五套丸。有肾气不循故道，气逆挟脊而上，致肩背作痛，宜和气饮加盐炒小茴香半钱，炒川椒十粒。或看书对弈久坐而致脊背疼者，补中益气汤，或八物汤加黄芪。有素虚人及病后心膈间痛，或牵引乳胁，或走注肩背，此乃元气上逆，当引使归元，不可复下疏刷之剂，愈刷愈痛，发汗人患此者众，惟宜温补，拘于气无补法之说误矣。汗者心之液，阳受气于胸中，汗过多则心液耗，阳气不足，故致疼也。丹溪治一男子忽患背胛缝有一线疼起，上跨肩至胸前侧胁而止，其痛昼夜不息，不可忍。其脉弦而数，重取豁大，左大于右。夫胛，小肠经也。胸胁，胆经也。此必思虑伤心，心脏未病而腑先病，故痛从背胛起，及虑不能决，又归之胆，故痛至胸胁而止。乃小肠火乘胆木，子来乘母，是为实邪。询之果因谋事不遂而病。以人参四钱，木通二钱，煎汤下龙荟丸，数服而愈。

　　诊　脉洪大，洪为热，大为风。脉促上击者，肩背痛。脉沉而滑者，背膂痛。

臂　痛

臂痛有六道经络，究其痛在何经络之间，以行本经药行其气血，血气通则愈矣。以两手伸直，其臂贴身垂下，大指居前，小指居后而定之。则其臂臑之前廉痛者，属阳明经，以升麻、白芷、干葛行之；后廉痛者，属太阳经，以藁本、羌活行之；外廉痛者，属少阳经，以柴胡行之；内廉痛者，属厥阴经，以柴胡、青皮行之；内前廉痛者，属太阴经，以升麻、白芷、葱白行之；内后廉痛者，属少阴经，以细辛、独活行之。并用针灸法，视其何经而取之。臂为风寒湿所搏，或饮液流入，或因提挈重物，皆致臂痛。有肿者，有不肿者。除饮证外，其余诸痛，并可五积散，及乌药顺气散，或蠲痹汤。若坐卧为风湿所搏，或睡后手在被外为寒邪所袭，遂令臂痛，宜五积散及蠲痹汤、乌药顺气散。审知是湿，蠲痹汤每服加苍术三匙，防己四分，或用五痹汤。曾有挈重伤筋，以致臂痛，宜琥珀散、劫劳散，或和气饮，每服加白姜黄半钱，以姜黄能入臂故也。痰饮流入四肢，令人肩背酸疼，两手软痹，医误以为风，则非其治，宜导痰汤加木香、姜黄各半钱。如未效，轻者指迷茯苓丸，重者控涎丹。控涎丹加去油木鳖子一两，桂五钱，治臂痛。每服二十丸，加至三十丸。外有血虚不荣于筋而致臂痛，宜蠲痹汤、四物汤各半帖，和匀煎服。有气血凝滞经络不行而致臂痛，宜舒筋汤。治臂痛：半夏一钱，陈皮半钱，茯苓五分，苍术二钱，威灵仙五分，酒芩、白术、南星、香附各一钱，甘草少许；红花、神曲（炒）为末；姜黄四两，甘草、羌活各一两，白术二两。茯苓丸，治臂痛如神：赤茯苓、防风、细辛、白术、泽泻、官桂各半两，栝楼根、紫菀、附子、黄芪、芍药、甘草（炙）各七钱半，生地黄、牛膝（酒浸）、山萸、独活、半夏（酒浸）、山茱萸各二钱半，为细末，炼蜜丸如桐子大，每服十丸，温酒下。

手气手肿痛或掌指连臂臑痛，宜五痹汤、蠲痹汤。薄桂味淡，能横行手臂，令他药至痛处。白姜黄能引至手臂尤妙。

腰　痛

《六元正纪论》云：太阳所至为腰痛。又云：巨阳即太阳也，虚则头项腰背痛，足太阳膀胱之脉所过，还出别下项，循肩臑内，挟脊抵腰中。故为病项如拔，挟脊痛，腰似折，髀不可以曲，是经气虚则邪客之，痛病生矣。夫邪者，是风热湿燥寒，皆能为病。大抵寒湿多而风热少。然有房室劳伤，肾虚腰痛者，是阳气虚弱不能运动故也。

经云：腰者肾之腑，转摇不能，肾将惫矣。宜肾气丸、茴香丸之类，以补阳之不足也。膏粱之人，久服汤药，醉以入房，损其真气，则肾气热，肾气热则腰脊痛而不能举，久则髓减骨枯，发为骨痿，宜六味地黄丸、滋肾丸、封髓丹之类，以补阴之不足也。《灵枢》云：腰痛，上寒取足太阴、阳明，上热取足厥阴，不可俯仰取足少阳。盖足之三阳，从头走足，足之三阴，从足走腹，经所过处，皆能为痛。治之者当审其何经，所过分野，循其空穴而刺之，审何寒热而药之。假令足太阳令人腰痛引项脊尻背如重状，刺其郄中太阳二经出血，余皆仿此。彼执一方治诸腰痛者，固不通矣。

有风、有湿、有寒、有热、有挫闪、有瘀血、有滞气、有痰积，皆标也。肾虚其本也。

风伤肾而痛，其脉必带浮，或左或右，痛无常处，牵引两足，宜五积散，每服加防风半钱，全蝎三个；小续命汤、独活寄生汤皆可选用。《三因方》小续命汤加炒去皮桃仁，治风腰痛最妙。仍吞三仙丹。杜仲姜汁炒，研末，每一钱，温酒调，空心服，治肾气腰痛，兼治风冷为患，名杜仲酒。《三因方》又有牛膝酒，治肾伤风毒，攻刺腰痛不可忍者。

伤湿而痛，如坐水中，盖肾属水，久坐水湿处，或为雨露所着，两水相得，以致腰痛，其脉必带缓，遇天阴或久坐必发，身体必带沉重，宜渗湿汤主之。不效，宜肾着汤，或生附汤。

风湿腰痛，独活寄生汤。

寒湿腰痛，五积散加桃仁、川芎，肉桂汤，麻黄苍术汤，并摩腰膏。

湿热腰痛，苍术汤、独活汤、羌活汤。东垣云：如身重腰沉沉然，乃经中有湿热也，于羌活胜湿汤中加黄柏一钱，附子五分，苍术二钱。

感寒而痛者，腰间如冰，其脉必紧，见热则减，见寒则增，宜五积散去桔梗，加吴茱萸半钱，或姜附汤加辣桂、杜仲，外用摩腰膏。

伤热而痛者，脉必洪数而滑，发渴便闭，宜甘豆汤加续断、天麻，间服败毒散。

若因闪挫，或跌仆伤损而痛者，宜乳香趁痛散，及黑神散，和复元通气散，酒调下。不效，则必有恶血停滞，宜先用酒调下苏合香丸，仍以五积散加桃仁、大黄、苏木各一钱，当归倍原数。

若因劳役负重而痛，宜和气饮，或普贤正气散，或十补汤下青娥丸。

挫闪腰痛，不能转侧，用陈久神曲一大块，烧通红淬老酒，去曲，以酒通口吞青娥丸，仰卧片时。未效再服，不用丸亦得。又方：以茴香根同红曲擂烂，好热酒调服。

东垣云：打扑伤损，从高坠下，恶血在太阳经中，令人腰脊痛，或胫腨臂膊中痛不可忍，鼻壅塞不通，地龙汤主之；橘核酒、熟大黄汤。

丹溪治徐质夫 年六十，因坠马腰痛，不可转侧，六脉散大，重取则弦小而长稍坚。此虽有恶血，未可驱逐，且以补接为先。遂令煎苏木、人参、黄芪、川芎、当归、陈皮、木通、甘草，服至半月，饮食渐进，遂与前药调下自然铜等药，一月而安。

瘀血为病，其脉必涩，转侧若锥刀之刺，大便黑，小便赤黄或黑，日轻夜重，名沥血腰痛，宜调荣活络饮，或桃仁酒调黑神散，或四物汤加桃仁、红花之类；丹溪用补阴丸中加桃仁、红花主之。

气滞而痛，其脉必沉，宜人参顺气散，或乌药顺气散，加五加皮、木香，入少甘草煎汤调下。或用降真香、檀香、沉香共一两重，煎汤空心服。

痰注而痛，其脉必滑或伏，宜二陈汤加南星、香附、乌药、枳壳主之。

食积腰腿痛，用龟甲（酒炙）、柏叶（酒制）、香附各五钱，辣芥子、凌霄花各一钱五分，酒糊丸，煎四物汤加陈皮、甘草各一分吞下。食积痰积，如气实脉有力者，宜下之。

威灵仙治痛之要药，为细末，每服一钱，猪腰子一只批开，掺药在内，湿纸包煨熟，五更细嚼，热酒下，以微利为度。

《本事方》治五般腰痛，用胡桃肉五个，去皮壳，研为膏，五灵脂、黑牵牛（炒）、白牵牛（炒）各三钱，狗脊（微炒）半两，萆薢（炒）三钱，没药三十文，巴豆五粒，用湿纸包煨，取肉去油，上为末。入前胡桃膏，醋糊丸如桐子大，每服十五丸，风腰疼，豆淋无灰酒下。气腰疼，煨葱白酒下；血腰疼，当归酒下；打扑腰疼，苏木酒下。

张子和治赵进道 病腰疼一年不愈，诊其两手脉沉重有力，以通经散陈皮、当归、甘遂为末，每三钱，临卧温酒调下。下五七行，次以杜仲去粗皮细切，炒断丝为末，每服三钱，猪腰子一枚，薄批五七片，先以椒盐腌去腥水，掺药在内，裹以荷叶，以湿纸数重封，文武火烧熟，临卧细嚼，温酒送下。每旦以无比山药丸一服，数日而愈。

治腰痛牵引足膝脚腘，屡用神效：杜仲（姜汁炒，去丝）、续断、黑牵牛、补骨脂、桃仁（炒，去皮尖）、玄胡索各等份，为细末，酒煮面糊胡桃肉，和丸如桐子大，每服五七十丸，食前温酒、白汤送下（以上俱用下药，实者宜之）。

腰胯连脚膝晓夜疼痛，宜虎骨散、补骨脂丸、百倍丸、养肾散，选而用之。

大抵诸腰痛，皆起肾虚，既挟邪气，则须除其邪。如无外邪积滞而自痛，则惟补肾而已。腰肢痿弱，身体疲倦，脚膝酸软，脉或洪或细而皆无力，痛亦悠悠隐隐而不甚，是其候也。亦分寒热二证，脉细而无力，怯怯短气，小便清利，是为阳虚，宜肾气丸、茴香丸、鹿茸、羊肾之属，或以大建中汤加川椒十粒，吞下腰肾丸，及生料鹿茸丸之类。仍以茴香炒研末，破开猪腰子，作薄片勿令断，层层掺药末，水纸裹煨熟，细嚼酒咽。此皆所以补阳之不足也。其脉洪而无力，小便黄赤，虚火时炎，是谓阴虚。东垣所谓膏粱之人，久服汤药，醉以入房，损其真气，则肾气热，肾气热则腰脊痛而不能举，久则髓减骨枯，发为骨痿，宜六味丸、滋肾丸、封髓丹、补阴丸之类。以补阴之不足也。

杨仁斋云：经云：腰者肾之腑，转摇不能，肾将惫矣。审如是，则病在少阴，必究其受病之源，而处之为得。虽然宗筋聚于阴器，肝者肾之同系也。五脏皆取气于谷，脾者肾之仓廪也。

郁怒伤肝则诸筋纵弛，忧思伤脾则胃气不行，二者又能为腰痛之冠，故并及之。郁怒伤肝发为腰痛，宜调肝散主之。忧思伤脾发为腰痛，宜沉香降气汤和调气散，姜、枣煎主之。

煨肾丸，治肝肾损及脾损，谷不化，腰痛不起者神效。

又有沮挫失志伤肾而痛者，和剂七气汤，多加白茯苓，少加乳香、沉香主之。疟痢后腰痛，及妇人月经后腰痛，俱属虚，宜补，于补气血药中，加杜仲、侧柏叶主之。丹溪云：久腰痛，必用官桂开之方止，腹胁痛亦然。橘香丸，治腰痛经久不瘥，亦用官桂开之之意也。

肾　着

肾着为病，其体重，腰冷如冰，饮食如故，小便自利，腰以下冷痛，如带五千钱，治宜流湿，兼用温散，肾着汤。

腰　胯　痛

腰痛，足太阴膀胱经也。胯痛，足少阳胆经之所过也。若因伤于寒湿，流注经络，结滞骨节，气血不和，而致腰胯痛者，宜除湿丹，或渗湿汤加芍药、青皮、苍术、槟榔。有痰积郁滞经络，流搏瘀血，内亦作痛，用导痰汤加槟榔、青皮、芍药，实者禹攻散。湿热腰胯作疼，宜清湿散。

腰　软

丹溪以为肾肝伏热，治宜黄柏、防己。

诊　大者肾虚。涩为瘀血。缓为寒湿。或滑或伏为痰。尺沉为腰背痛。尺脉沉而弦，沉为滞，弦为虚。沉弦而紧，为寒。沉弦而浮，为风。沉弦而涩细，为湿。沉弦而实，闪朒。肾惫及盛怒伤志，则腰失强，不能转摇而死。经云：肾者腰之府，转摇不能，肾将惫矣。得强者生，失强者死。又云：肾盛怒而不止则伤志，志伤则善忘其前言，腰脊不可以俯仰屈伸，毛悴色夭，死于季夏是也。

（《证治准绳》）

孙一奎

肩背腰痛临证玄珠

孙一奎（1522~1619），字文垣，号生生子，明代医家

肩 背 痛

肩背痛不可回顾者，此太阳气郁而不行，或脊痛项强，腰似折，项似拔者，此足太阳经不通。二者俱宜通气防风汤。有因湿热肩背沉重而痛者，当归拈痛汤。有因汗出，小便数而欠者，风热乘脾，脾气郁而肩背痛也。当泻风热则愈，宜升麻柴胡汤。有痰饮流注，肩背作痛，宜星香散，或导痰汤。有肾气不循故道，气逆挟背而上，致肩背作痛，宜和气饮加盐炒小茴香少许。有劳力或看书、著棋久坐而致脊背疼者，补中益气汤或八物汤加黄芪。背者胸之腑，肺主气，居胸中。肺气滞则血脉泣，肺气虚则不能运行阳道，肺中有痰，流注肩背，皆能作胀疼。

肩背痛乃肺分野之病。经曰：西风生于秋，病在肺，俞在肩背。故秋气者，病有肩背，大过为病，在外则令人逆气背痛愠愠然也。

臂痛：臂为风、寒、湿所搏，或痰流气流，或因提挈重物，皆致臂痛，有肿者，有不肿者。因于风寒，宜五积散加羌活；因于湿，蠲痹汤多加苍术；因于痰，导痰汤；因于气，乌药顺气散；因提重伤

筋，用劫劳散，或和气饮加姜黄，盖姜黄能入臂故也。有人坐卧为风湿所袭，但遇外有寒邪所侵即痛者，宜羌活散。有饮酒太过，湿痰流注者，用二陈加南星、苍术、桔梗、枳壳、桂枝、酒芩。有血不荣于筋者，用四物加姜黄、秦艽、羌活。有气血凝滞经络不行所致者，舒筋汤。

控涎散 治肩背臂痛如神。

控涎丹 加去油木鳖子一两，桂五钱，治臂痛，每服二十丸，加至三十丸，妙。

丹溪治臂痛：

南星一钱　半夏一钱　白术一钱　香附一钱　酒芩一钱　苍术二钱　陈皮五分　茯苓五分　威灵仙三分　甘草少许

花曲散 治臂痛。

红花炒　神曲炒

为末，酒调下。

姜黄散 治臂痛，非风非痰。

姜黄一两　甘草一两　羌活一两　白术二两

腰以下痛者加海桐皮、当归、芍药。

东垣治臂痛，分六道经络，看痛在何经络之间，以行本经药通其气血，血气通则愈矣。若表上诸痛，若便拟下之则不可，当详细辨之。

东垣云：认经络用药，盖以两手伸直，其臂贴身垂下，大指居前，小指居后而定之。则其臂臑之前廉痛者，属阳明经，以升麻、白芷、干葛行之。后廉痛者属太阳经，以藁本、羌活行之。外廉痛者属少阳经，以柴胡行之。内廉痛者属厥阴经，以柴胡、青皮行之。内前廉痛者属太阴经，以升麻、白芷、葱白行之。内后廉痛者属少阴经，以细辛、独活行之。并用灸法，视其何经而取之也。

通气防风汤 肩背痛不可回顾者，此太阳气郁而不行，以风药散之。脊痛项强，腰似折，项似拔者，此足太阳经不通也。

羌活一钱 独活一钱 藁本五分 防风五分 甘草五分 川芎三分 蔓荆子三分

水煎服。

当归拈痛汤 湿热为病，肢节烦痛，肩背沉重，胸膈不利，及遍身疼痛，下注于足胫，痛肿不可忍。

加减当归饮子 治肩背忽痛。

当归一两半 防风一两半 柴胡一两半 生地一两半 大黄一两半 芍药一两 黄芩一两 人参一两 黄连五钱 滑石六两 甘草一两三钱

每服六七钱，水煎。

人参益肺散 治肩背痛，汗出，小便数而少者，风热乘肺，肺气郁甚也。当泻风热则愈。

升麻一钱 柴胡一钱 黄芪一钱 防风五分 羌活五分 人参五分 甘草五分 陈皮五分 藁本三分 青皮三分 黄芩三分 白豆蔻三分

水煎服。如面色白、脱色、气短者勿服。

舒筋汤 臂痛不能举。有人常左臂痛，或以为饮，以为风，以为湿，诸药悉试，继以针艾俱不效，得此方服之而愈。盖是气血凝滞，经络不行所致。非风，非饮，非湿。腰以下食前服，腰以上食后服。又名通气饮子。

片子姜黄四两，如无用嫩莪术代之 甘草炙 羌活各一两 赤芍药 海桐皮去外皮 白术 当归各二两

每服五钱，姜三片，水煎，临服入磨沉香少许。

治背痛：

姜黄四两 甘草炙，一两 羌活一两 白术一两

每服一两，水煎。

防风饮子 治项筋急痛，诸药不效者。

黄芪 附子 甘草 苍术 陈皮 羌活 防风 桔梗各等份

每服五钱，姜一片，水煎。

丹溪治一男子，忽患背胛缝有一线痛起，上肩胛至胸前侧胁而止，其痛昼夜不歇，不可忍。脉弦而数，重取豁大，左大于右，夫背胛小肠经也。此必思虑伤心，心脏未病而腑小肠先病，故从背胛起，及虑不能决，又归之于胆，故痛至胸胁而止。乃小肠火乘胆木，子来乘母，是为实邪。询之，果因谋事不遂所致。故用人参四分，木通二分，煎汤吞龙胆丸，数服而愈。

腰　痛

腰痛有肾虚，有湿热，有痰，有气滞，有跌仆瘀血。

脉大而无力为虚，弦为阴虚，涩为死血，沉滑为痰，沉细为气，濡弱为湿，紧数为风。

东垣曰：大抵寒湿多而风热少，然有房室劳伤，肾虚腰痛者，是阳气虚弱，不能运动故也。经曰：腰者肾之腑，转摇不能，肾将败矣。宜肾气丸、茴香丸之类，以补阳之不足也。膏粱之人，久服汤药，醉以入房，损其真气，则肾气热而腰脊痛不能举，久则髓减骨枯，发为骨痿。宜六味地黄丸、滋肾丸、凤髓丹之类，以补阴之不足也。

丹溪曰：久痛必用官桂以开之方止，腹胁痛亦然。

煨肾丸 肝肾脾损谷不化，治宜益精缓中，消谷。腰不起者神效。

川萆薢一两 杜仲姜汁炒，一两 牛膝一两 补骨脂一两 胡芦巴一两 菟丝子一两 肉苁蓉一两 沙苑蒺藜一两 桂心半两上酒煮猪腰子为丸，桐子大，每服五七十丸，空心盐酒送下。

金刚丸 肾损骨痿，不能起床。

川萆薢 杜仲炒

照前法丸服。

糜茸丸 肾虚腰痛，不能转侧。

糜茸一两，鹿茸亦可用 菟丝子一两 舶上硫黄五钱

上末，以羊肾两对，酒煮烂，去膜，研如泥，和丸，梧子大，阴干。如羊肾不敷，入酒糊佐之。每服三五十丸，温酒或盐汤下。

鹿角散 新角刮去黑皮，取白者，炒黄为末，酒服一钱，日进三服。禁生鱼，余不禁。陈者不用，角中心黄亦不用。此方治腰痛神效。东垣曰：鹿角能去恶血。

羊肾散 羊肾为末，酒服一钱，日进三服。本草云：羊肾能补肾气，益精髓。

肾气丸　茴香丸　青娥丸 以上皆补阳之不足也。

八味丸 治虚劳，小腹拘急，小便不利。此则阴阳兼补也。

六味地黄丸　虎潜丸　滋肾丸　大补丸 以上皆补阴之不足也。

治阴虚脉大者：

杜仲 龟甲 黄柏 知母 枸杞子 五味子

等份为末，以猪脊髓为丸，每服五七十丸，空心盐酒送下。

补肾丸 治肾虚腰痛效。

乌药嫩叶本草云：乌药嫩叶，补中益气 侧柏叶

上酒蒸，晒干为末，粥为丸，梧子大，照前服。

腰腿湿痛方

龟甲炙，五钱 黄柏酒炙，四钱 青皮三钱 甘草生，一钱半

上末，研姜一大片，次入药末一钱，研细，以苍耳汁煎令沸服。

治阴虚性急腰痛者：

龟甲　黄柏　知母　侧柏

上为末，地黄膏为丸。

治湿热腰腿疼痛：

龟甲酒炙，二两　黄柏酒炒　苍术一两　苍耳子一两　侧柏半两　威灵仙酒浸，二两

上以牛膝膏为丸，以黑豆汁兼四物汤加陈皮、生甘草、生姜一片，煎吞下。

又方　治腰腿疼痛。

龟甲一两半　黄柏酒炒，一两　白芍药酒炒，一两　陈皮半两　知母半两　威灵仙半两　苍术半两　苍耳子半两

为末，蜜丸服。

治湿热腰痛大便泻：

龟甲酒炙，一两　楮皮炒　苍术半两　滑石半两　芍药酒浸，四钱　香附四钱

为末，粥为丸，如内伤，白术山楂汤下。

东垣苍术汤　治湿热腰腿疼痛。

苍术三钱，去湿止痛　柴胡二钱，行经络　防风　黄柏各一钱

水煎，空心服。

陈无择牛膝酒　治伤风毒，攻刺，腰痛不可忍。

牛膝一两　川芎一两　羌活一两　地骨皮一两　甘草一两　薏苡仁一两　海桐皮二两　生地黄十两

俱以绢袋盛，入好酒二斗，浸二七日，夏三五日。每服一杯，一日三四服，常令酒气不绝为佳。一法入杜仲一两。

治痰痛，以二陈汤加天南星、川柏、苍术、威灵仙之类。

丹溪治老人因跌仆，腰痛：

苏木一钱　归身头一钱　陈皮一钱　人参五分　黄芪五分　木香五分

木通五分　桃仁九枚

煎汤，送下自然铜末子五分。

脉涩者，有瘀血也。用熟大黄汤治坠堕闪挫，腰痛不能屈伸。

大黄锉如指大，半两　生姜切片，半两

二味炒令焦黄，以水一盘，浸一宿，五更去渣服。天明取下如鸡肝者，即恶血也。

治食积腰腿痛：

龟甲酒炙　侧柏叶酒炒　香附五钱　白芥子一钱半　凌霄花一钱半

上酒糊丸，以四物汤加陈皮、甘草、山楂、莪术、青皮，煎汤下。

痰积食积，指下有力，或沉滑有力，皆宜下之。

治腰痛，用威灵仙。此治痛之要药。为细末，每服二钱，以猪腰子一枚，劈开糁药在内，湿纸煨熟，五更细嚼，热酒下。

《千金方》用威灵一钱，温酒送下，逐日以微利为度，患者稍虚者禁用。

治腰痛不可忍：

牵牛不以多少，研取头末，去渣，取大蒜，每瓣切开，入巴豆一粒在内，外用湿纸包定，火煨令蒜熟，去巴豆，将蒜细研，和牵牛末为丸，梧子大，每服五丸，醋汤或茶，空心送下，量虚实服。

药棋子　治腰痛气滞者。

黑牵牛不拘多少，以新瓦，火烧赤，便以牵牛倒在瓦上，自然一半生一半熟，不得搅动，取头末一两，入硫黄一分，同研匀，分三服。每用白面一匙，水和捏如棋子样。五更初，用水一盏，煮熟送下，痛住即止。未住，明日五更再服。

许学士曰：予尝有此疾，每发只一服，痛立止。

按：此二方，皆湿热痰气壅滞，不能流通，故痛猛而用药峻也。

此样方法，亦不可无，但看病虚实用之。

独活寄生汤 治肾虚弱，卧冷湿地，腰腿拘急，筋骨挛痛，或当风取凉过度，风邪流入脚膝，为偏枯冷痹，缓弱疼痛。

独活一两半 杜仲一两半 牛膝一两半 细辛一两半 秦艽一两半 茯苓一两半 桂心一两半 防风一两半 川芎一两半 人参一两半 甘草一两半 桑寄生一两半 当归二两 熟地二两 一方加续断三两

每服三钱，姜五片，水煎食前服。

王海藏防风汤 治伤寒后腰痛。或皮肉痹，及腿膝疼痛，行步艰难，不能俯仰。

防风一两 川芎一两 附子炮，一两 当归一两 芍药一两 羌活一两 续断一两 麻黄去节，七钱 桂枝去皮，七钱 杜仲炒，七钱 牛膝五钱 五加皮五钱 丹参五钱

每五钱，姜二钱煎，食前服。

此二方，皆治寒湿之剂也。

东垣川芎肉桂汤 卧寒湿之地，腰痛不能转侧，两胁拘急作痛，月余不愈。腰痛论中所说，皆为足太阳、足少阴血络中，有凝血作痛。间有一二症属少阳胆经外络病，皆宜去血络之凝，乃愈。

羌活一钱半 柴胡一钱 肉桂一钱 苍术一钱 归梢一钱 甘草炙，一钱 川芎一钱 独活 曲炒，各五分 防风三分 防己三分 桃仁去皮尖，另研，五个

水酒煎，食远热服。

陈无择曰：小续命汤加炒桃仁，治风腰痛最妙。

五积散加桃仁，治寒湿腰痛。

东垣羌活胜湿汤 治脊痛项强，腰似折，项似拔，此足太阳经不行也。

羌活一钱 独活一钱 藁本一钱 防风一钱 蔓荆子三分 川芎二

分　甘草炙，五分

水二盅，煎温服。

若身重沉沉然，乃经中有湿热也。此方加黄柏一钱，大附子五分，苍术二钱。

予尝治一人，腰下湿，中宫有痰，腰痛而小便白浊，身重如山。乃以二陈汤合五苓散，以苍术换白术，加羌活服之效。有热再加黄柏、木通。

陈无择桃仁酒　肾虚风劳所伤，毒肿掣痛，牵引小腹，连腰痛。

桃仁麸皮炒，去皮尖，研细

每服一钱，热酒调下，出汗即愈。

东垣地龙汤　腰脊痛，或打扑损伤，从高坠下，恶血在太阳经中，令人腰脊痛，或胫腨臂膊中痛不可忍，鼻壅塞不通。

中桂四分　桃仁六个　羌活二钱　独活一两　甘草一两　黄柏一两　麻黄五分　地龙焙干者，四分　苏木六分　归尾一钱

每服五钱，水煎，食远热服。

橘核酒　治打扑腰痛，瘀血积蓄，痛不可忍。

用橘核（炒，去皮，研细），每服二钱，酒调下。或用猪腰子一枚，去筋膜，破开，入药同葱白、茴香、盐，以湿纸包，煨熟，嚼下，温酒送之。

摩腰丹　治老人腰痛，及妇人白带。

附子尖一钱半　乌头尖一钱半　天南星一钱半　朱砂一钱半　樟脑一钱半　丁香一钱半　干姜一钱　麝香三分　雄黄钱半

为末，炼蜜丸，如圆眼大，临用以生姜汁化开，如厚糊样，火上烘热，抹掌上，擦腰中，候药尽，贴腰上，即烘棉衣缚之。俟腰热如火，隔二日用一丸。

皂角膏　治诸腰痛脚痛。

用皂角一片，去皮弦，捣碎，好酒二大碗，熬去一半，滤去渣，再用前汁入瓷瓶内熬为膏子，随痛处贴之。

如神汤　治男妇腰痛。

玄胡索　当归　桂心　杜仲各等份

为末，酒调下三钱，甚者不过数服。

橘核散　治腰痛诸般滞气。

橘核五钱　乳香五钱　补骨脂二两　山楂一两　玄胡索一两　庵蔺一两　没药一两　五加皮一两　红曲一两

为末，酒调下。

丹溪治疟疾初安，因冲风，又发腰痛，兼又白浊，已与人参、白术、槟榔、半夏等补药，又教以煅牡蛎一钱，木通五分，炒柏三分，入前药同煎服。

痢后腰痛，两脚无力：

陈皮　半夏　白芍各一钱　茯苓　苍术　当归　黄芩酒炒，各五分　白术二钱　甘草炙，一钱

姜三片，煎，食前服。

（《赤水玄珠》）

张景岳

腰 痛 论 治

张景岳（1563~1640），名介宾，明代医家

论　证

腰痛证，旧有五辨：一曰阳虚不足，少阴肾衰。二曰风痹、风寒、湿着腰痛。三曰劳役伤肾。四曰坠堕损伤。五曰寝卧湿地。虽其大约如此，然而犹未悉也。盖此证有表里虚实寒热之异，知斯六者庶乎尽矣，而治之亦无难也。

腰痛证，凡悠悠戚戚，屡发不已者，肾之虚也。遇阴雨或久坐，痛而重者，湿也。遇诸寒而痛，或喜暖而恶寒者，寒也。遇诸热而痛，及喜寒而恶热者，热也。知怒而痛者，气之滞也。忧愁思虑而痛者，气之虚也。劳动即痛者，肝肾之衰也。当辨其所因而治之。

腰为肾之府，肾与膀胱为表里，故在经则属太阳，在脏则属肾气，而又为冲任督带之要会。所以凡病腰痛者，多由真阴之不足，最宜以肾气为主。其有实邪而为腰痛者，亦不过十中之二三耳。

论　治

腰痛之虚证，十居八九，但察其既无表邪，又无湿热，而或以年衰，或以劳苦，或以酒色斫丧，或七情忧郁所致者，则悉属真阳虚证。凡虚证之候，形色必清白而或见黧黑，脉息必和缓而或见细微，或以行立不支而卧息少可，或以疲倦无力而劳动益甚。凡积而渐至者皆不足，暴而痛甚者多有余，内伤禀赋者皆不足，外感邪实者多有余，故治者当辨其所因。凡肾水真阴亏损，精血衰少而痛者，宜当归地黄饮，及左归丸、右归丸为最。若病稍轻，或痛不甚，虚不甚者，如青娥丸、煨肾散、补髓丹、二至丸、通气散之类，俱可择用。

腰痛之表证，凡风寒湿滞之邪伤于太阳少阴之经者皆是也。若风寒在经，其证必有寒热，其脉必见紧数，其来必骤，其痛必拘急兼酸而多连脊背，此当辨其阴阳，治从解散。凡阳证多热者，宜一柴胡饮，或正柴胡饮之类主之；若阴证多寒者，宜二柴胡饮、五积散之类主之。其有未尽，当于《伤寒门》辨治。

湿滞在经而腰痛者，或以雨水，或以湿衣，或以坐卧湿地。凡湿气自外而入者，总皆表证之属，宜不换金正气散、平胃散之类主之；若湿而兼虚者，宜独活寄生汤主之。若湿滞腰痛而小水不利者，宜胃苓汤，或五苓散加苍术主之；若风湿相兼，一身尽痛者，宜羌活胜湿汤主之。若湿而兼热者，宜当归拈痛汤、苍术汤之类主之；若湿而兼寒者，宜《济生》术附汤、五积散之类主之。

腰痛有寒热证，寒证有二，热证亦有二。凡外感之寒，治宜温散如前，或用热物熨之亦可；若内伤阳虚之寒，治宜温补如前。若肝肾阴虚、水亏火盛者，治当滋阴降火，宜滋阴八味煎，或用四物汤加黄柏、知母、黄芩、栀子之属主之；若邪火蓄结腰肾，而本无虚损者，必痛极，必烦热，或大渴引饮，或二便热涩不通，当直攻其火，宜大分清饮加减主之。

跌仆伤而腰痛者，此伤在筋骨而血脉凝滞也，宜四物汤加桃仁、红花、牛膝、肉桂、玄胡、乳香、没药之类主之。若血逆之、甚而大便闭结不通者，宜《元戎》四物汤主之，或外以酒精、葱、姜捣烂罨之，其效尤速。

丹溪云：诸腰痛不可用参补气，补气则疼愈甚；亦不可峻用寒凉，得寒则闭通而痛甚。此言皆未当也。盖劳伤虚损而阳不足者，多着气虚之证，何为参不可用？又如火聚不焦，痛极而不可忍者，速宜清火，何为寒凉不可用？但虚中夹实不宜用参者有之，虽有火而热不甚，不宜过用寒凉者亦有之，若谓概不可用，岂其然乎？余尝治一董翁者，年逾六旬，资禀素壮，因好饮火酒，以致湿热聚于太阳，忽病腰痛不可忍，至求自尽，其甚可知。余为诊之，则六脉洪滑之甚，且小水不通而膀胱胀急，遂以大分清饮倍加黄柏、龙胆草，一剂而小水顿通，小水通而腰痛如失。若用丹溪之言，鲜不误矣，是以不可执也。

妇人以胎气经水损阴为甚，故尤多腰痛脚酸之病，宜当归地黄饮主之。

述　古

陈无择曰：肾着之候，其体重，腰冷如水，食饮如故，小便自利，腰以下冷重如带五千钱，治宜疏湿，兼用温散药，肾着汤主之。又渗湿汤亦治肾着。

丹溪治法曰：肾虚腰痛，用杜仲、龟甲、黄柏、知母、枸杞、五味之类，猪脊髓丸服。瘀血用补阴丸加桃仁、红花。湿热，苍术、杜仲、黄柏、川芎之类。痰积作痛，二陈加南星，加快气药佐之，使痰随气运。腰曲不能伸者，针人中立愈。

徐东皋曰：腰者肾之外候，一身所恃以转移阖辟者也。盖诸脉皆贯于肾而络于腰脊，肾气一虚，腰必痛矣。除坠伤之外，不涉于虚。其于风寒湿热，虽有外邪，多有乘虚相犯，而祛邪之中，又当有以究其本也。举世之人，每每醉以入房，欲竭其精，耗散其真，务快其心，恬不知养，其不虚者几希。予见房室劳伤肾气，腰脊兼痛，久则髓减骨枯，发为骨痿者有矣，岂直腰痛已哉！养生君子不可以不慎于斯也。甫年少时，常有腰痛及闪挫之病，每服补肾汤丸，仅得不甚而易愈，尚不知房室之害也。予禀性淡于欲事，自壬子以来，多游江湖间，欲渐稀而腰痛亦稀。至辛酉之后，集此书兼视病家，无暇而欲益寡，腰觉强健而绝无痛作之因。可见寡欲之功，优于补剂多矣，并书于此，为君子告焉。

简 易 方

《太平圣惠方》：治风冷寒痹腰痛。用川乌头三个，生捣为末，少加盐水调，摊于纸帛上，贴痛处，须臾止。

又方：治卒患腰脚疼痛。用杜仲一两，制，水二盅，煎一盅；再用羊肾四枚，细切去脂膜，入药汤，煮熟；次入韭白、盐、花椒、姜、酱、醋作羹，空腹食之，二三次即腰脚倍健。

（《景岳全书》）

李中梓

腰痛临证必读

李中梓（1588~1655），字念莪，明代医家

《内经》云：太阳所至为腰痛。足太阳膀胱之脉所过，还出别下项，循肩膊内，挟脊抵腰中，故为病。项如拔，挟脊痛，腰似折，髀不可以曲，是经虚则邪客之，痛病生矣。邪者，风、热、湿、燥、寒，皆能为病，大抵寒湿多而风热少也。又云：腰者，肾之府，转摇不能，肾将惫矣。此言房室劳伤，肾虚腰痛，是阳气虚弱，不能运动故也。惫，犹言败也。

愚按：《内经》言太阳腰痛者，外感六气也；言肾经腰痛者，内伤房欲也。假令作强伎巧之官，谨其闭蛰封藏之本，则州都之地。其气布护，虽六气苛毒，弗之能害。惟以欲竭其精，以耗散其真，则肾脏虚伤，膀胱之府，安能独足？于是六气乘虚侵犯太阳，故分别施治。有寒，有湿，有风，有热，有闪挫，有瘀血，有气滞，有痰积，皆标也，肾虚其本也。标急则从标，本重则从本，标本不失，病无遁状矣。

1. 寒

感寒而痛，其脉必紧，腰间如冰，得热则减，得寒则增。五积散去桔梗，如吴茱萸，或姜附汤，加肉桂、杜仲，外用摩腰膏。兼寒湿者，五积散加苍术、麻黄。

2. 湿

伤湿如坐水中，肾属水，久坐水湿，或伤雨露，两水相得，以致腰痛身重，脉缓，天阴必发，渗湿汤、肾着汤。兼风湿者，独活寄生汤。

3. 风

有风脉浮，痛无常处，牵引两足，五积散加防风、全蝎，或小续命汤。杜仲、姜汁炒为末，每服一钱，酒送，治肾气腰痛，兼治风冷，或牛膝酒。

4. 热

脉洪数，发渴便秘，甘豆汤加续断、天麻。

5. 闪挫

或跌仆损伤，乳香趁痛散，及黑神散和复元通气散，酒调下。不效，必有恶血，四物汤加桃仁、穿山甲、大黄。劳役负重而痛，十补汤，下青娥丸。

6. 瘀血

脉涩，转动如锥刀之刺，大便黑，小便或黄或黑，日轻夜重，调荣活络饮，或桃仁酒调黑神散。

7. 气滞

脉沉，人参顺气散，或乌药顺气散加五加皮、木香。或用降香、檀香、沉香各三钱三分，煎汤，空心服。

8. 痰积

脉滑，二陈汤加南星、香附、乌药、枳壳。脉有力者，二陈汤加大黄。

9. 肾虚

腰肢痿弱，脚膝酸软，脉或大或细，按之无力，痛亦悠悠隐隐而不甚，分寒热二候。脉细而软，力怯短气，小便清利，肾气丸、茴香丸、鹿茸、羊肾之类。脉大而软，小便黄，虚火炎，六味丸，封髓丸。丹溪云：久腰痛，必用官桂开之方止。

独活寄生汤　治肾虚受风受湿，腰腿拘急，筋骨挛痛，行步艰难。

独活一钱半　桑寄生一钱半　杜仲炒去丝，一钱半　牛膝一钱半　细辛一钱半　秦艽一钱半　茯苓一钱半　桂心一钱半　防风一钱半　川芎一钱半　人参一钱半　甘草一钱　当归一钱　芍药一钱　地黄一钱

水二盅，生姜五片，煎八分，食前服。如无寄生，续断代之。

牛膝酒

牛膝一两　川芎一两　羌活一两　地骨皮一两　五加皮一两　薏苡仁一两　甘草一两　海桐皮二两　生地黄十两

上为粗末，绢袋盛，入好酒二斗，浸二七日，每服一杯，日三四杯。令酒气不绝为佳。

肾着汤　治肾虚伤湿，腰中如带五千钱，腰冷如坐水中，不渴，小便自利，此证名为肾着。

干姜炒，二两　茯苓二两　甘草炙，二两　白术二两

每服四钱，水一盅，煎七分，空心温服。

渗湿汤　治寒湿所伤，身体重着，如坐水中，小便赤涩，大便溏泄。

苍术炒，一两　白术炒，一两　甘草炙，一两　茯苓去皮，一两　干姜炮，一两　橘红二钱半　丁香二钱半

每服四钱，水一盅，枣一枚，姜三片，煎七分服。

摩腰膏　治老人腰痛，女人白带。

附子尖二钱半　乌头尖二钱半　南星二钱半　朱砂一钱半　雄黄一钱半　樟脑一钱半　丁香一钱半　干姜一钱　麝香五分

为细末，蜜丸，龙眼大，每用一丸，生姜汁化开，如厚粥，火上烘热，放掌上摩腰中，候药尽，即烘棉衣裹紧，腰热如火，间二日用一丸。

甘豆汤 治风热腰痛，二便不通。

黑豆二合 甘草二钱

水二盅，生姜七片，煎服，间服败毒散。

败毒散 风热证通用。

羌活 独活 前胡 柴胡 人参 茯苓 甘草炒 枳壳炒 桔梗 川芎各等份

每服三钱，生姜五钱，煎服。

乳香趁痛散 治打坠腰痛。

虎胫骨酒炙黄，二两 龟甲酒炙，二两 麒麟竭三两 赤芍药三两 当归三两 没药三两 防风三两 自然铜煅，醋淬，研，三两 白附子炮，三两 肉桂三两 白芷三两 苍耳子微炒，三两 骨碎补炒，三两 牛膝一两 天麻一两 槟榔一两 五加皮一两 羌活一两

为末，每服一钱，酒调下。加全蝎更妙，脚气通用。

黑神散

黑豆炒，去皮，半升 熟地黄酒浸 当归酒润 肉桂 干姜炒黑 甘草炙 芍药 蒲黄各四两

为细末，每服二钱，童便半盅，酒少许，煎服。

复元通气散 治一切气滞，及闪挫腰痛。

大茴香炒，二两 穿山甲炒，二两 玄胡索一两 白牵牛炒，一两 橘红一两 甘草炙，一两 木香忌火，一两五钱

为细末，每服二钱，热酒调下。

青娥丸 治肾虚腰痛。

补骨脂炒，四两 杜仲姜汁炒，四两为末 胡桃肉研膏，入熟蜜少许，丸

如桐子大，三十个

每服四钱，酒送下。

橘核酒　治跌打损伤，瘀血作痛。

橘核炒，去皮

研细末，每服二钱，酒调下。

调荣活络饮　治失力腰闪，或跌仆瘀血。

大黄二钱　当归二钱　牛膝酒洗，二钱　杏仁去皮，炒，二钱　赤芍药
一钱　红花一钱　羌活一钱　生地酒洗，一钱　川芎一钱五分　桂枝三分

水盅半，煎八分，食前服。

人参顺气散　治气滞腰痛。

人参一钱　川芎一钱　桔梗一钱　白术一钱　白芷一钱　陈皮一钱
枳壳一钱　麻黄去节，一钱　乌药一钱　白姜一钱　甘草一钱

水二盅，煎一盅服。

乌药顺气散

白术一两　茯苓一两　青皮一两　白芷一两　陈皮一两　乌药一两
人参一两　甘草五钱

为末，每服三钱，水一盅，煎七分服。

无比山药丸　治肾虚腰痛。

赤石脂煅，二两　茯神去皮木，二两　山茱萸去核，二两　熟地黄酒
煮，二两　巴戟去心，二两　牛膝酒浸，二两　泽泻二两　杜仲姜汁炒，三
两　菟丝子酒浸，三两　山药三两　北五味六两　肉苁蓉酒浸，四两

为末，蜜丸，桐子大，每服三钱，酒下。

补阴丸

龟甲酒炙，五钱　黄柏酒炒，五钱　知母五钱　侧柏叶五钱　枸杞子
五钱　五味子五钱　杜仲姜汁炒，五钱　砂仁五钱　甘草二两半

猪脊髓、地黄膏为丸，每服五钱，淡盐汤下。

（《医宗必读》）

喻嘉言

治伤寒坏证两腰偻废奇验

喻嘉言（1585~1664），名昌，明末清初医家

张令施乃弟伤寒坏证，两腰偻废，卧床彻夜痛叫，百治不效，求诊于余。其脉亦平顺无患，其痛则比前大减。余曰：病非死证，但恐成废人矣。此证之可以转移处，全在痛如刀刺，尚有邪正互争之象；若全然不痛，则邪正混为一家，相安于无事矣。今痛觉大减，实有可虑，宜速治之。病者曰：此身既废，命安从活，不如速死。余蹙额欲为救全，而无治法。谛思良久，谓热邪深入两腰，血脉久闭，不能复出，只有攻散一法。而邪入既久，正气全虚，攻之必不应，乃以桃仁承气汤，多加肉桂、附子，二大剂与服，服后即能强起。再仿前意为丸，服至旬余全安。此非昔人之已试，乃一时之权宜也。然有自来矣！仲景于结胸证，有附子泻心汤一法，原是附子与大黄同用，但在上之证气多，故以此法泻心，然则在下之证血多，独不可仿其意。而合桃仁、肉桂以散腰间之血结乎！后江古生乃弟，伤寒两腰偻废痛楚，不劳思索，径用此法，二剂而愈。

（《寓意草》）

张璐

腰痛肩背痛证治

张璐（1617~1699），名路玉，号石顽，清代医家

经云：腰者肾之府，转摇不能，肾将惫矣。巨阳虚则头项腰背痛。此二条言证之虚。膀胱之脉，挟脊抵腰，故挟脊痛，腰似折。此一条言邪之实。

按《内经》言太阳腰痛者，外感六气也；言肾经腰痛者，内伤房劳也。假令肾脏真气布护，六气焉能为害？惟肾脏虚伤，膀胱之腑安能独足？又有膏粱之人，久服热剂，醉以入房，损其真气，则肾脏热，腰脊痛，久则髓减骨枯，发为骨痿，此为本病。其有风寒湿热闪挫瘀血滞气痰积，皆为标病，而肾虚则其本也。风痛者，脉浮，或左或右，痛无定处，牵引两足，小续命加减。寒痛者，其腰如冰，其脉必紧，得热则减，得寒则增，干姜附子汤加肉桂、杜仲，外用摩腰膏；兼风寒者，五积散热服微汗之。内蓄风热痛者，脉必洪数，口渴便闭，小柴胡去半夏，加羌活、续断、黑豆；若大便闭者，先用大柴胡微利之。湿痛者，如坐水中，肾属水，久坐水湿，或着雨露，以致腰下冷痛，脉必弦缓，小便自利，饮食如故，天阴头必重，体必沉重，渗湿汤。肾虚由卧湿地，流入腰脚，偏枯冷痹疼重，《千金》独活寄生汤；兼风湿者，改定三痹汤；如挟寒湿，并用摩腰膏；虚寒甚而挟湿者，术附汤；挟湿热者，羌活胜湿汤合二妙散。肾气虚寒而受

寒湿，腰疼不得立，用烧羊肾主之，此《千金》法也。闪挫痛者，跌仆损伤，肝脉搏坚而长，两尺实，忽然不可俯仰，复元通气散；不效，必有恶血，复元活血汤。气滞而痛，脉沉弦或结伏，初起乌药顺气散；不应，八味顺气散。痰注而痛，脉滑或沉伏，动作便有痰，或一块作痛，导痰汤加香附、乌药、枳壳；脉实，加大黄。肝气不条达，睡至黎明，觉则腰痛，频欲转侧，晓起则止，宜柴胡疏肝散，或二妙散加柴胡、防风，即东垣苍术汤。腰痛如以带束引痛，此属带脉为病，用辛味横行而散带脉之结，甘味舒缓带脉之急，调肝散。腰痛牵引足膝，青娥丸加蝎尾最妙，以补肾兼补肝也。两腰偻废，乃热邪深入，血脉久闭之故，桃核承气多用肉桂，少加熟附行经，但痛者可治，偻废而不痛者，不可治也。诸般腰痛，皆由肾虚，若兼六淫，须除其邪。如无他证而腰肢痿弱，隐隐作痛，身体疲倦，脚膝酸软者，总属肾虚，然须分寒热主治。脉细而软，或虚浮，力怯短气，小便清利，属阳虚火衰，肾气丸加肉苁蓉、补骨脂、巴戟、鹿茸之类；脉大而软，或细数，小便黄，属阴虚火炎，六味丸加龟甲、当归、杜仲、续断之类。

腰　　酸

　　腰痛尚有寒湿伤阳之异，腰酸悉属房劳肾虚，惟有峻补。男子用青娥丸，或八味丸加补骨脂、杜仲；有热，去附子加五味；走精，用六味丸去泽泻，加鳔胶、沙苑蒺藜、五味子；大便不实，加肉果、补骨脂，山药粉糊代蜜。妇人用六味加杜仲、续断；有带，去熟地加艾、附；经候不调，加当归、阿胶。

腰　软

湿气袭于少阳经络之中，则为肾着，《金匮》用甘姜苓术汤，后世更名为肾着汤，或渗湿汤选用。斫丧太过者，八味丸。肾虚风袭，腰背软痛，安肾丸。

腰　胯　痛

寒湿流注于足少阳之经络，则为腰胯痛。盖腰乃胆经之所过，因受寒湿，结滞于骨节而痛，渗湿汤去橘红加肉桂；有痰滞经络，导痰汤加减。若肾肝伏热，用姜汁炒黄柏、酒防己，少加肉桂。若腰胯连脚膝晓夜疼痛者，肾虚风毒乘之也，用虎骨散加补骨脂。老人肾虚腰痛连膝痛者，二至丸。

诊　脉大为肝肾阴虚，尺沉为肾脏阳虚，浮缓为虚风，弦细为寒湿，或弦或涩为瘀血，或滑或伏为痰饮，沉弦而紧为寒，沉弦而细为湿，沉弦而实为闪肭。若肾惫及盛怒伤志，则腰失强，不能转摇者死。

石顽治沈云步媳　常有腰疼带下之疾，或时劳动，日晡便有微热，诊其两尺皆弦，而右寸关虚濡少力，此手足太阴气衰，敷化之令不及也。合用异功散加当归、丹皮调补胃中营气，兼杜仲以壮关节，泽泻以利州都，则腰疼带下受其益矣。

江苏总藩张公　严冬腰腹疼重，甲夜延石顽诊候，脉得沉滑而驶，遂取导痰兼五苓之制，一剂而腹痛止，三剂而腰胯弛纵自如，未尝用腰腹痛之药也。

脊痛、脊强，尻痛

脊者，督脉之经，与膀胱之经，皆取道于脊也。故项脊常热而痛者，阴虚也，六味丸加麋茸；常寒而痛者，阳虚也，八味丸加鹿茸。有肾气攻背，而项筋痛连脊髀，不可转移者，此地气从背而上入也，椒附散。太阳经脊痛项强，腰似折，项似拔，羌活胜湿汤；脉浮紧为伤寒，麻黄汤；沉缓为风湿，五苓散换苍术、桂枝，加羌活。打扑伤损，从高坠下，恶血在太阳经中，腰脊痛不可忍，地龙汤。

尻　痛

尻乃足少阴与督脉所过之处，兼属厥阴。若肾虚者，六味丸加肉桂；不愈，加鹿茸。肥人属湿痰，二陈合二妙，有因死血作痛者，当归、赤芍、牡丹、桃仁、延胡索、生牛膝、穿山甲、肉桂之类清理之；不应，加地龙、生附子。

肩　背　痛

经云：背者胸中之府，背曲肩随，府将坏矣。肺病者，喘咳逆气，肩背痛汗出。肺盛有余，则肩背痛，风寒汗出中风，小便数而欠，气虚则肩背寒，少气不足以息，溺色变。邪在肾，则肩背痛，是肾气上逆也。

东垣云：肩背痛不可回顾，此手太阳气郁不行也，以风药散之，通气防风汤；若面白脱色，短气者勿服，宜逍遥散加人参；火郁热盛，东垣升阳散火汤；形气虚甚，十全大补汤。肩背痛，脊强，腰似折，项似拔，此足太阳经气不行也，羌活胜湿汤。风寒汗出中风，肩背痛，小便数而欠者，风热乘其肺而肺气郁甚也，当泻风热，消风散去僵蚕、蝉蜕加枳、桔。寒热少气不足以息而肩痛，小便遗失者，补中益气加门冬、五味。

湿热相搏，肩背沉重而痛，当归拈痛汤。当肩背一片冷痛，背膂疼痛，古方用神保丸愈者，此有寒积也；有因寒饮伏结者，近效白术附子汤；亦有因痰气留伏者，指迷茯苓丸。素有痰饮流注，肩背作痛，导痰汤。有肾气不循故道，气逆挟脊而上，致肩背痛，沉香、肉桂、茯苓、牛膝、茴香、川椒、青盐。或观书对弈久坐而致脊背痛者，补中益气加羌、防。肥人喜捶而痛快者属痰，宜除湿化痰，兼补脾胃，六君子加木香。瘦人多是血少气虚，宜养血清火，圣愈汤。脊痛须加羌、防引经，肥人少佐附子，瘦人须佐芩、连、丹皮。有素虚人及病后房劳后，妇人产后，经行后，心膈间痛，或牵引乳胁，或走注肩背痛，并宜十全大补随证加减。

诊　寸口脉促上击者，肩背痛，洪大为热，浮大为风。沉而滑者背膂痛，必有寒饮伏结也。

丹溪治一人　忽患肩胛缝有一线疼起，上循肩至胸前侧胁而止，昼夜不息。其脉弦而数，重按豁大，左大于右。夫胛小肠经也，胸胁胆经也，此因谋事不遂，思虑烦心，心不病而小肠之火乘胆所致。以人参四钱，木通二钱煎汤，下龙荟丸，数服而愈。

李士材治俞元济　背心一点痛，久而渐大，服行气和血药不效。其脉濡滑，遇天阴痛辄甚，其为湿痰无疑，以胃苓汤加半夏三钱，数剂而痛消。

（《张氏医通》）

陈士铎

转腰汤与术桂防豨汤治疗腰痛

陈士铎（1627~1707），号远公，清代医家

人有露宿于星月之下，感犯寒湿之气，腰痛不能转侧。人以为血凝于少阳胆经也，谁知是邪入于骨髓之内乎！夫腰乃肾室，至阴之宫也；霜露寒湿之气，乃至阴之邪也。以至阴之邪，而入至阴之络，故搐急而作痛。惟是至阴之邪，易入而难散，盖肾宜补而不宜泻，散至阴之邪，必泻至阴之真矣。然而得其法，亦正无难也。泻肾而仍是补肾，始能去至阴之邪。方用转腰汤：

白术一两　杜仲五钱　巴戟天五钱　防己五分　肉桂一钱　苍术三钱
羌活五分　桃仁五粒

水煎服。一剂而痛轻，再剂而痛止也。

此方以白术为君者，利湿而又通其腰脐气，得杜仲之相佐，则攻中有补，而肾气无亏；且益之巴戟、肉桂以祛其寒，苍术、防己以消其水；更得羌活、桃仁逐其瘀而行其滞，虽泻肾而实补肾也。至阴之邪既去，而至阴之真无伤，故能止痛如神耳！

此病用术桂防豨汤亦佳。

白术二两　肉桂三钱　防己一钱　豨莶草五钱

水煎服。十剂见效。

（《辨证录》）

李用粹

腰痛证治汇补

李用粹（1662~1722），字修之，清代医家

1. 大意

腰为肾府，乃精气所藏，有生之根蒂也，假令作强伎巧之官，谨其闭蛰封藏之本，则州都之地，真气布护，虽六气苛毒，勿之能害。惟以欲竭其精，以耗散其真，则肾气虚伤，膀胱之府安能独足，所以作痛。(《必读》)

2. 内因

诸经皆贯于肾，而络于腰脊。肾气一虚，凡冲风冒湿，伤冷蓄热，血涩气滞，水积堕伤，与夫失志作劳，并能患此。(《心法》)

3. 外候

悠悠不止，乏力酸软者，房欲伤肾也。体骨如脱，四肢倦怠者，劳力伤气也。面黧腰胀，不能久立者，失志伤心，血脉不舒也。腹满肉痹，不能饮食者，忧思伤脾，胃气不行也。胁腰胀闷，筋弛白淫者，郁怒伤肝，肾肝同系也。冷痛沉重，阴雨则发者，湿也。足冷背强，洒淅拘急者，寒也。牵连左右无常，脚膝强急难舒者，风也。举身不能俯仰，动摇不能转侧者，挫也。有形作痛，皮肉青白者，痰也。无形作痛，胀满连腹者，气也。便闭溺赤，烦躁口渴者，膏粱积

热也。昼轻夜重，便黑溺清者，跌损血瘀也。(《汇补》)

4. 死候

腰者，肾之外候，转摇不能，肾将惫矣。(《内经》)

痛甚，面上忽见红点，人中黑者，死。(丹溪)

5. 脉法

腰痛之脉，必沉而弦。沉弦而紧者寒，沉弦而浮者风，沉弦而濡细者湿，沉弦而急实为闪肭。(刘三点)

芤涩者瘀血，滑伏者痰气，虚豁者肾虚。(《汇补》)

6. 治法

治惟补肾为先，而后随邪之所见者以施治，标急则治标，本急则治本。初痛，宜疏邪滞，理经遂；久痛，宜补真元，养血气。(《汇补》)

7. 治禁

凡诸痛，本虚标热，寒凉不可峻用，必用温散之药；又不可纯用参、芪大补，大补则气旺不通，而痛愈甚。(《心法》)

8. 用药

主以归芎汤，加桑寄生、杜仲、续断等。肾虚，加生熟地、枸杞、牛膝。虚火，加黄柏、知母。瘀血，加桃仁、红花。痰涎，加苍术、半夏。跌损，加猴姜、玄胡索。气滞，加香附、枳壳。风寒，加威灵仙、羌活。风湿，加五加皮、海桐皮。湿热，加苍术、黄柏。风，加独活、防风。寒，加干姜、肉桂。湿，加萆薢、防己。凡腰痛久不愈，古方多用肉桂者，取其性达下焦，辛温开导也。又，虚腰痛多用磁石者，取其引肺金之气下达肾中，可使大气周流也。(《汇补》)

附：肾着

肾着腰痛，腰冷如冰，身重不渴，小便自利，饮食如故，腰以下

冷重如带五千钱。多因作劳汗出，衣裳湿冷，久久得之，治宜流湿为主，兼以温暖之药散之，肾着汤。(《医统》)

芎归汤 统治腰痛。

当归川芎独活寄生汤（宝鉴） 养荣血，祛外邪。

独活一钱五分　桑寄生一钱五分　杜仲一钱五分　牛膝一钱五分　细辛一钱五分　秦艽一钱五分　茯苓一钱五分　桂心一钱五分　防风一钱五分　川芎一钱五分　人参一钱五分　甘草一钱　当归一钱　熟地一钱　生姜五片

水煎服。

调荣活络散 治瘀血腰痛，通经络。

大黄二钱　当归梢二钱　牛膝二钱　杏仁二钱　赤芍一钱　红花一钱　羌活一钱　桃仁一钱　川芎三分　桂枝三分　香附一钱半

水煎服。

无比山药丸（子和） 补肾气，益诸虚。

熟地一两　赤石脂煅，一两　山萸肉一两　白茯苓一两　泽泻一两　巴戟肉一两　牛膝一两　杜仲姜炒，三两　山药三两　肉苁蓉酒浸，三两　菟丝子三两

加萆薢、骨碎补、续断、木瓜、补骨脂、桂心、鹿角、青盐等，炼蜜为丸，空心，温酒、盐汤任下。

青娥丸（直指） 补肾强腰，乌须壮脚。

杜仲生姜片炒，四两　补骨脂炒，四两

末之，以胡桃三十枚，取肉捣和，入蜜为丸，梧子大。每服50丸。调气散下。

补阴丸（丹溪）

黄柏酒炒　龟甲酒炙　知母　侧柏叶　枸杞子　五味子　杜仲姜炒　砂仁各等份　甘草减半

为末，猪脊髓加地黄膏为丸。

立安散（奇效） 暖肾添精，治五积腰痛，健脚膝。

牛膝酒浸，一两　杜仲姜炒，一两　木瓜一两　补骨脂一两　川续断一两　萆薢二两

炼蜜丸，盐汤下。

牛膝酒（三因） 治湿热腰痛。

地骨皮一两　五加皮一两　薏苡仁一两　海桐皮二两　川芎一两　生地十两　甘草一两　牛膝一两　羌活一两

以好酒一斗，浸二七日，夏七日。每服一杯，日三四次，令酒气不绝为佳。一方入炒杜仲一两。

二妙丸

黄柏　苍术

摩腰膏（丹溪） 治寒湿腰痛，虚者亦宜。

乌头尖二钱半　附子尖二钱半　南星二钱半　樟脑一钱半　丁香一钱半　干姜一钱半　吴茱萸一钱半　雄砂一钱　麝香五粒

为末，蜜丸，龙眼大。用时以姜汁化开如粥，布上火烘热，摩腰上，外用棉衣缚定，二日一丸，十丸即效。

肾着汤

干姜四两　茯苓四两　甘草二两　白术或苍术二两

凡腰痛不能立者，须刺人中穴。又，瘀血作痛者，刺委中穴，以行血滞。如肾虚作痛，药中加猪脊髓，丸服。又法，用猪腰子一具，剖开，入青盐三钱、杜仲末五钱，煮烂，空心服。

程国彭

腰 痛 心 悟

程国彭（1662~1735），字钟龄，清代医家

腰痛，有风、有寒、有湿、有热、有瘀血、有气滞、有痰饮，皆标也，肾虚其本也。腰痛拘急，牵引腿足，脉浮弦者，风也；腰冷如冰，喜得热手熨，脉沉迟，或紧者，寒也，并用独活汤主之。腰痛如坐水中，身体沉重，腰间如带重物，脉濡细者，湿也，苍白二陈汤加独活主之。若腰重疼痛，腰间发热，痿软无力，脉弦数者，湿热也，恐成痿证，前方加黄柏主之。若因闪挫跌仆，瘀积于内，转侧如刀锥之刺，大便黑色，脉涩，或芤者，瘀血也，泽兰汤主之。走注刺痛，忽聚忽散，脉弦急者，气滞也，橘核丸主之。腰间肿，按之濡软不痛，脉滑者，痰也，二陈汤加白术、萆薢、白芥子、竹沥、姜汁主之。腰痛似脱，重按稍止，脉细弱无力者，虚也，六君子汤加杜仲、续断主之。若兼阴冷，更佐以八味丸。太抵腰痛，悉属肾虚，既挟邪气，必须祛邪，如无外邪，则惟补肾而已。然肾虚之中，又须分辨寒热二证，如脉虚软无力，溺清、便溏，腰间冷痛，此为阳虚，须补命门之火，则用八味丸。若脉细数无力，便结溺赤，虚火时炎，此肾气热，髓减骨枯，恐成骨痿，斯为阴虚，须补先天之水，则用六味丸，合补阴丸之类，不可误用热药以灼其阴，治者审之。

独活汤 治肾虚兼受风寒湿气。

独活一钱　桑寄生一钱　防风一钱　秦艽一钱　威灵仙一钱　牛膝一钱　茯苓一钱　桂心五分　细辛三分　甘草炙，三分　当归二钱　金毛狗脊二钱　生姜二片

水煎服。

丹溪云：久腰痛，必用官桂开之，方止。寒甚者，更加附子。但有湿热，则二者皆不宜用。

泽兰汤　治闪挫跌仆，瘀血内蓄，转侧若刀锥之刺。

泽兰三钱　丹皮二钱　牛膝二钱　桃仁去皮尖研，十粒　红花五分　当归尾五钱　广三七一钱　赤芍药二钱五分

水煎，热酒冲服。

如二便不通，加酒蒸大黄三钱。凡跌仆伤重，便溺不通者，非大黄不救，若大便已通，则用广三七煎酒，或山羊血冲酒，青木香煎酒，随用一味，皆可立止疼痛。

补阴丸　治肾气热，腰软无力，恐成骨痿。

熟地三两　丹皮一两二钱　天冬一两二钱　当归一两二钱　枸杞子一两二钱　牛膝一两二钱　山药一两二钱　女贞子一两二钱　茯苓一两二钱　龟甲一两二钱　杜仲一两二钱　续断一两二钱　人参五钱　黄柏五钱　石斛四两

熬膏，和炼蜜为丸，每早淡盐水下三钱。

（《医学心悟》）

叶天士

腰背痛案绎

叶天士（1667~1746），名桂，号香岩，清代医学家

腰背痛，常见于肾脏病、脊柱疾患、脊柱旁软组织病、脊神经根受刺激所致的腰背痛。在《内经》对腰背痛论述已甚详，认为属于足六经的病变。张仲景则分为肾虚和寒湿（肾着）两种。宋代陈无择指出："夫腰痛虽属肾虚，亦涉三因所致，在外则脏腑经络受邪，在内则忧思恐怒，以至房劳坠堕，皆能致之。"叶氏在总结前人经验的基础上，又提出："脉络不宣"和"奇脉交伤"的见解。

证 治 规 律

一、风寒阻隧

风侵背痛，劳伤阳气，用桂枝汤加减（茯苓、炙草、生姜、桂枝、广皮、大枣）。如阳衰血伤风入，症见脊背痛、引胁肋及左肩胛至指末麻木、夜入阴痛，用舒筋汤（赤芍、海桐皮、当归、白术、姜黄、羌活、炙草，姜、沉香汁）。如时当冬天，口鼻吸受寒冷，阻气隧之流行，症见痛自胸引及背、甚则手足厥冷，治宜两通气血，用金铃子散加味（川楝子、延胡、生香附、橘红、吴萸、乌药、红花）。

二、湿热瘀滞

1.湿热郁结

症见少腹痛引腰、右脚酸，治宜祛湿清热，用防己蚕沙方（木防己、蚕沙、滑石、茯苓皮、杏仁、厚朴、草果、萆薢）。

2.寒湿阻滞

症见腰疼，治宜祛湿散寒，用桂枝防己方（桂枝、木防己、生苡仁、茯苓皮、蚕沙、萆薢）。如湿凝伤及脾肾之阳，症见遗精、饮酒则便溏、腰髀足膝坠痛麻木、脉迟缓，治宜驱湿暖土，用苓姜术桂汤。对此如用滋填固涩，决不应病。

3.肾虚湿着

症见肾着腰痛，治宜健脾利湿，用甘姜苓术汤。

三、饮阻阳郁

症见形凛背痛，治宜温化饮邪，用桂枝汤加减（杏仁、茯苓、炙草、桂枝、米仁、生姜，或杏仁、桂枝、白芍、干姜、茯苓、半夏、炙草、五味）。如阳困失旷，症见胸闷腰痛，用苓姜术桂汤。

四、肝肾逆攻

1.肾气攻背

肾气自腰夹脊上至头项，症见项强头痛、背腰重疼、难以转侧，治宜通阳，用许叔微椒附散加味（川椒、桂枝、川附、茯苓、生白术、远志）。

2.肝浊逆攻

肝浊逆攻，症见痛至背，治宜平肝去浊，用乌梅丸加减（干姜、川椒、乌梅、川连、桂枝、细辛、黄柏、川楝子、生白芍）。

五、奇脉虚伤

1. 督脉虚损

症见背疼、脊高突，或背痛、遗泄，或腰椎酸痛、形体即欲伛偻、脉垂入尺泽，或尻骨脊椎酸痛，治宜填补真阳，用青囊斑龙丸（鹿角胶、鹿角霜、菟丝子、熟地、茯苓、补骨脂），或用鹿角杜仲方（生鹿角、鹿角霜、沙苑、枸杞、归身、杜仲、茯苓、青盐，或鹿茸、附子、杜仲、菟丝、巴戟、茴香、人参、茯苓，或鹿茸、苁蓉、巴戟、当归、茯苓、虎胫骨、牛膝、大茴、羊肉胶丸），如遗泄者加龙骨。如腰痛梦泄，起于劳伤努力，治宜温养下焦，用熟地杜仲方（熟地、杜仲、沙苑、当归、茯神、菟丝子），或沙苑鳇鱼胶（沙苑、苁蓉、茯苓、鳇鱼胶、鹿霜、羊内肾、杜仲、补骨脂、菟丝、覆盆、巴戟、胡桃）。

2. 脏阴交伤

脏阴奇脉交伤，症见身热、腰髀皆痛、少腹有形攻触、脉虚，不可作外感治，治宜调和营卫，用桂枝汤（桂枝、芍药、甘草、生姜、大枣）加当归、茯苓。

3. 肝肾虚伤

奇经之脉隶于肝肾为多，下焦空虚，络虚则痛，治宜补肝强肾。奇脉晚伤，症见腰痛恶心，用熟地紫石英方（熟地、茯苓、枸杞、紫石英、白薇、沙苑）。如腰痛或气逆或咳嗽，用贞元饮（熟地、当归、炙草）。如内热背痛、脉数，用熟地旱莲草方（熟地、茯神、女贞、川斛、龟甲、旱莲）。如腰痛腿酸、下焦怯冷，用还少丹（熟地、山药、牛膝、枸杞、山萸、茯苓、杜仲、远志、五味、楮实、小茴、巴戟、苁蓉、石菖蒲）。如症见腰髀环跳悉痛、烦劳即发，治宜补肾宣络，用桂枝沙苑方（归身、桂枝、杜仲、木防己、沙苑、牛膝、萆薢、小茴），或去防己、萆薢，加寄生、枸杞、茯苓。如肾将惫，见腰痛如折，用枸杞苁蓉方（枸杞、苁蓉、附子、杜仲、山甲、鹿茸）。如腰痛无力、脉细色夺，治宜血肉有情之品，用羊肾当归方（生杜仲、当归、五加皮、炒牛膝、枸杞、茯苓、青盐、生羊腰子），或去五加皮、青盐，加小茴、胡桃。如腰膝久痛、牵引少腹两足、不堪步履，治宜温润肝肾，用鹿角苁蓉方（鹿角霜、当归、肉苁蓉、肉桂、小茴、柏子仁）。如腰痛便溏，治宜脾肾双补，用术菟丸（茯苓、白术、菟丝子、莲肉、山药、炙草、五味子、杜仲）。

六、营络虚伤

因失血而络虚，症见背痛、汗出、脉芤，治宜填补心脾，用归脾汤加减（人参、归身、枣仁、白芍、炙草、茯神）。因劳伤背痛，治宜温养营络，用当归桂枝汤加减（当归、茯苓、炙草、桂枝、秦艽、白芍）。

叶方选析

一、桂枝防己方

组成：桂枝、木防己、生苡仁、茯苓皮、蚕沙、萆薢。

主治：寒湿劳倦之腰痛。

方义：方中以桂枝祛风寒，防己、蚕沙、萆薢祛风湿，苡仁、苓皮利湿。全方有祛风寒、利水湿之功，对寒湿、风湿之轻症有效。

加减：如兼肾虚，加杜仲、沙苑、牛膝、当归。

引证：

俞 劳倦夹湿，腰疼。

川桂枝尖　木防己　生苡仁　茯苓皮　晚蚕沙　萆薢 （《临证指南医案·腰腿足痛》）

二、鹿角杜仲方

组成：生鹿角　鹿角霜　枸杞　当归身　生杜仲　沙苑　茯苓　青盐调入

主治：肾督虚损，背疼，脊高突。

方义：方中以鹿角、鹿角霜温肾强督壮阳，枸杞、归身、杜仲、沙苑补益肝肾之阴，茯苓、青盐引药下行入肾。全方有温肾强督之功，尤对腰脊虚痛更佳。

加减：如遗泄，加龙骨固涩。如腰痛无力，加羊内肾。

引证：

庄 督虚背疼，脊高突。

生毛鹿角切片　鹿角霜　杞子　归身　生杜仲　沙苑　茯苓　青盐调入 （《临证指南医案·肩臂背痛》）

三、桂枝沙苑方

组成：归身、桂枝、生杜仲、木防己、沙苑、牛膝、萆薢、小茴。

主治：下焦空虚，脉络不宣，腰髀环跳悉痛，烦劳即发，脉涩。

方义：方中以杜仲、沙苑、牛膝补肾强筋，当归养血，桂枝、小茴温通经脉，防己、萆薢祛风除湿。全方补中有宣，对肾虚夹有风寒湿者甚宜，治坐骨神经痛也有效。

加减：肾虚较甚，加枸杞、寄生、茯苓，甚则羊内肾。风湿较甚，加五加皮、松节。

引证：

汪 脉涩，腰髀环跳悉痛，烦劳即发，下焦空虚，脉络不宣，所谓络虚则痛是也。

归身 桂枝木 生杜仲 木防己 沙苑 牛膝 萆薢 小茴（《临证指南医案·腰腿足痛》）

孙 肾气攻背，项强，溺频且多，督脉不摄，腰重头疼，难以转侧，先与通阳，宗许学士法。

川椒炒出汗 川桂枝 川附子 茯苓 生白术 生远志

按：《普济本事方·卷二》说："一亲患项筋痛，连及背胛不可转，服诸风药皆不效，予尝忆《千金方》有肾气攻背项强一证，予处此方（椒附散）与之，两服顿瘥。自尔与人皆有验，盖肾气自腰夹脊上至曹溪穴（即风府穴），然后入泥丸宫，曹溪一穴，非精于般运不能透，今逆行至此不得通，用椒以引归缓则安矣。"叶氏在原方（川椒、附子）的基础上，加入桂枝通阳，白术、茯苓、远志健脾，比原方更为熨帖，不愧为善用古方者。

叶氏治疗腰背痛，颇有心得。龚商年总结说："旧有五辨，一曰阳虚不足，少阴肾衰；二曰风痹风寒，湿着腰痛；三曰劳役伤肾；四曰坠堕损伤；五曰寝卧湿地，其说已详……今阅案中，有饮酒便溏，遗精不已，腰痛麻木者，他人必用滋填固涩等药，先生断为湿凝伤脾肾之阳，用苓桂术姜汤，以驱湿暖土；有老年腰痛者，他人但撮几味通用补肾药以治，先生独想及奇经之脉，隶于肝肾，用血肉有情之品，鹿角、当归、苁蓉、薄桂、小茴以温养下焦；有痛着右腿，肌肉不肿，入夜势笃者，先生断其必在筋骨，邪流于阴，用归须、地龙、山甲、细辛以辛香苦温入络搜邪；有两足皮膜抚之则痛者，似乎风湿等症，先生断其厥阴犯阳明，用川楝、延胡、归须、桃仁、青皮、山栀，以疏泄肝脏；有饮食则哕，两足骨骱皆痛者，人每用疏散功劫，先生宗阳明虚不能束筋骨意，用苓姜术桂汤以转旋阳气。种种治法，非凡手所及。"

叶氏用药，对督虚背痛常用鹿角、鹿角霜、当归、杜仲、沙苑、茯苓等，对肾虚痛常用羊内肾、当归、枸杞、小茴、青盐等，对腰髀环跳悉痛常用沙苑、桂枝、小茴、防己、牛膝等，对腿膝足麻常用虎胫骨、牛膝、狗脊、当归、仙灵脾、草薢、白茄根等。此外，祛湿常用防己、蚕沙、草薢，祛湿常用防己、蚕沙、草薢，祛寒常用桂枝、小茴、肉桂。

叶氏对冲气攻痛比较重视，他在《临证指南医案》中说："凡冲气攻痛，从背而上者，系督脉主病，治在少阴；从腹而上者，治在厥阴，系冲任主病，或填补阳明，此治病之宗旨也。"案中对肾气攻背，尝用许叔微桂附散加味；对肝浊逆攻，尝用乌梅丸加减，这些经验，值得我们重视。

从案中所见，叶氏治疗的腰背痛以变法为多，他如瘀血腰痛等并未见到，常法当予活血化瘀，如活络效灵丹（当归、丹参、乳香、没药）可资参考。

（陈克正主编《叶天士诊治大全》）

尤 怡

养血息风，祛瘀通络治疗肩项强痛案

尤怡（1650~1749），字在泾，清代医家

案1 风中经络，内挟肝火，血热阻络

风邪中入经络，从肩膊至项强痛，舌干唇紫而肿，痛处如针刺之状。此是内挟肝火，不宜过用温散，惟宜养阴息肝火而已。

羚羊角 细生地 甘菊 黄芩 钩藤 秦艽 丹皮

诒按：因唇紫舌干，故知内挟肝火。方中黄芩，不若山栀为当。

案2 络虚血热

项背痛如刀割。治宜养血通络。

桂枝 钩藤 白芍 知母 羚羊角 阿胶 炙草 生地

诒按：拟去知母，加归须、刺蒺藜、丝瓜络。

案3 太阴风湿，络瘀渐成

身半以上，痛引肩臂，风湿在于太阴之分，行动则气促不舒，胸肤高起，治在经络。

大活络丹

诒按：拟用旋覆新绛汤送下。

（《静香楼医案》）

黄元御

腰痛根源

黄元御（1705~1758），名路玉，一字坤载，
号玉楸子，清代医家

腰痛者，水寒而木郁也。木生于水，水暖木荣发生而不郁塞，所以不痛。肾居脊骨七节中间，正在腰间。水寒不能生木，木陷于水，结寒盘郁，是以痛作。木者，水中之生意。水泉温暖，生意升腾，发于东方，是以木气根荄下萌，正须温养，忽而水结冰澌，根本失荣，生气抑遏，则病腰痛。腰者，水之所在；腹者，土之所居。土湿而木气不达，则痛在于腹；水寒而木气不生，则痛在于腰。然腰虽水位，而木郁作痛之原，则必兼土病。盖土居水火之中，火旺则土燥，水旺则土湿。太阴脾土之湿，水气之所移也。土燥则木达而阳升，土湿则木郁而阳陷。癸水既寒，脾土必湿，湿旺则木郁，肝气必陷，陷而不已，坠于重渊，故腰痛作也。色过而腰痛者，精亡而气泄也。精，阴也，而阴中之气，是谓阳根。纵欲伤精，阳根败泄，变温泉而为寒冷之渊，化火井而成冰雪之窟，此木枯土败之原，疼痛所由来也。缘阴阳生长之理，本自循环，木固生火，而火亦生木。少阴之火升于九天之上者，木之子也；少阳之火降于九地之下者，木之母也。其生于水者，实生于水中之火。水中之阳，四象之根也，《难经》所谓肾间动气，生气之原也。

（《四圣心源》）

何梦瑶

痛脊强痛、腰痛证治大要

何梦瑶（1693~1764），字报之，号西池，清代医家

背脊强痛

督脉主脊。经云：督脉之别，名曰长强，别走太阳，实则脊强，取之所别也。大肠筋挟脊。心脉与脊里细筋相连贯，故心痛有连背者。脾筋着脊。肾筋脉贯脊，脊髓空则痛。膀胱筋脉，挟脊上项，为风寒湿所袭，则伛强不能屈伸，取本经胭中血络。背上两角为肩解，小肠脉出之，肩解下成片肉为肩胛，大小肠筋脉俱绕之。又肩背属肺部分，太阳中风湿，经脉不行，脊痛项强而不可回顾，羌活胜湿汤。兼气实郁滞者，则常常作痛，加木香、香附。气虚郁滞者，则时止时痛，加升、柴、参、芪。血虚郁痛者，则夜甚时止，加归、芍。血瘀郁痛者，则夜痛不止，加姜黄、灵脂、红花。风盛项背强，加威灵仙。湿盛肩背重，加二术。痰气凝滞则呕眩，本汤送青州白丸子。看书对弈，久坐而脊背痛者，补中益气汤，或八珍加黄芪。喘咳气逆，肩背痛，汗出，肺实也，热也。肺虚亦痛。觉寒，少气不足以息，当补气。肾气上逆，先背痛后及肩，和气饮加炒盐、小茴。当肩背一片冷痛而用神保丸者，食此有积气故也。素虚人，或病后或发汗过多，

心膈间痛引乳胁或肩背，此气上逆，当引使归元。有患肩胛缝一线痛起，上跨肩，至胸前侧胁止，昼夜不息。丹溪谓因思虑伤心，移于小肠，及虑不能决，又归之胆。子来乘母为实邪，以人参四钱，思虑则气结不行，故补其气以行之。木通二钱，引火从小肠出。煎汤下龙荟丸，除肝胆火而愈。

腰　　痛

膀胱脉抵腰，肾脉入腰。又经曰：腰者，肾之府也，转摇不能，肾将惫矣。是腰痛乃肾与膀胱之病也。太阳经虚，则风寒湿诸客邪皆得为患，而肾虚之所患尤多。腰肢痿弱，小体疲倦，脚膝酸软，脉或洪细，细皆无力，痛亦悠悠隐隐不甚，是其候也。分寒热二证，脉细无力，气怯弱，小便清利为阳虚，宜肾气丸、橘香丸、生料鹿茸丸之类。仍以茴香炒，猪腰切片，勿令断，掺末其内，纸裹煨熟，黄酒下。脉洪而无力，小便黄赤，虚火时炎为阴虚。东垣所谓醉以入房，损其真阴，则肾气热，热则腰脊痛不能举，久则髓减骨枯，发为骨痿，六味丸、滋肾丸、封髓丹之类。疟痢后、月经后痛者，多属虚，于补气血药加杜仲、侧柏叶。丹溪云：久腰痛，必用官桂开之，痛方止，胁胀痛亦然。有风有寒，有湿有热，有闪挫，有瘀血，有滞气，有痰积。伤于风，脉必浮，或左或右，痛无常处，牵引两足，羌、防、秦艽必用。感寒而痛，腰间冷如冰，脉必紧，得热则减，得寒则增，姜附汤加辣桂、杜仲，外用摩腰膏。伤于湿，如坐水中，脉必缓，遇天阴或久坐。必发，身体肿，渗湿汤、肾着汤。体重腰冷，饮食如故，小便自利，名肾着。治宜除湿兼温散。风湿，独活寄生汤。湿热，苍术汤、独活汤、羌活汤。闪挫或跌仆损伤而痛，乳香趁痛散、五积散加桃仁、大黄、苏木各一钱，倍当归。或以茴香根同红曲擂烂，热酒调服。若因劳役负重而痛，和气饮，或普贤正气散。瘀血脉必涩，转侧若刀锥之刺，大便黑，日轻夜重，桃仁酒调黑神散，或四物加桃仁、红花之属。气滞脉必沉，乌药顺气散、人参顺气散。痰注脉必滑，或沉弦，二陈加南星、香附、乌药、枳壳、威灵仙，治痛要药，为末，每用二钱，糁猪腰内煨吃，热酒下，微利为度。杜仲（姜汁炒断丝）、黑丑、补骨脂、桃仁（炒去皮尖）、玄胡索、等份为末，酒煮面糊、胡桃肉，和丸桐子大，空心温酒或白汤下五七十丸，宜下者用之。腰痛虽属肾与膀胱，然有子病累母者，故郁怒伤肝，故致腰痛，宜调肝散。有土病及水者，故忧思伤脾，亦为腰痛，沉香降气汤和调气散。腰痛面忽红忽黑，为心肾交争，难治之证也。

（《医碥》）

俞 震

腰痛医案按

俞震（1709~1799），字东扶，清代医家

腰 痛

东垣治一人 露宿寒湿之地，腰痛不能转侧，胁搐急作痛月余。《腰痛论》云：皆足太阳、足少阴，血络有凝血作痛。间有一二证属少阳胆经外络脉病，皆去血络之凝乃愈。经云：冬三月禁针，只宜服药通其经络，破血络中败血。以汉防己、防风各三分，炒曲、独活各五分，川芎、柴胡、肉桂、当归、炙草、苍术各一钱，羌活一钱五分，桃仁五粒，酒煎服愈。

震按：此条虽云去血络中瘀血，其实温寒胜湿之药为多，治其得病之因也。

丹溪治徐质夫 年六十余，因坠马，腰疼不可转侧，六脉散大，重取则弦小而长，稍坚。朱以为恶血虽有，未可驱逐，且以补接为先。遂令煎苏木、人参、黄芪、芎、归、陈皮、甘草服。至半月后，散大渐敛，食亦进。遂与熟大黄汤调下自然铜等药，一月而安。

震按：跌伤有瘀，似宜先逐瘀而后补。丹溪则以年之老、脉之散大，反先补而后逐瘀，是其学问之高也。昧者必以为补住恶血，惧

不敢补，则尽力逐之，瘀终不去而变端起矣。损伤且然，况内病乎？观此案及治叶先生痢疾案，而知补住邪气，补住恶血之为谬谈也。大抵元气果虚，则补药惟元气受之，而或邪或瘀，不相干涉。若元气不虚，则补药为邪助长，为瘀增痛，诚非所宜。要在能辨其虚与不虚耳。

李士材治徽州太学方鲁儒 精神困倦，腰膝异痛不可忍，皆曰肾主腰膝而用桂、附，绵延两月，愈觉四肢痿软，腰膝寒冷。遂恣服热药，了无疑惧。比予视之，脉伏于下，极重按之，振指有力。因思阳证似阴，乃火热过极，反兼胜己之化，小便当赤，必畏沸汤，询之果然。乃以黄柏三钱，龙胆草二钱，芩、连、栀子各一钱五分，加生姜七片为向导，乘热顿饮。移时便觉腰间畅快，三剂而痛若失矣。用人参固本丸，日服二两，一月而痊安。

震按：此与景岳治董翁腰痛相同。但张案则脉洪滑而小水不通，故用大分清饮，倍加黄柏、胆草，小水通而腰痛顿止。

祝茹穹治张修甫 腰痛重坠，如负千金，惟行房时不见重。服补肾等丸总不效。祝曰：腰者肾之府，肾气虚，斯病腰。然何以行房时不见重，必瘀血滞之也。故行房时肾摇而血行，行即不瘀，遂不见其重也。以黄柏、知母、乌药、青皮、桃仁、红花、苏木、穿山甲、木通各一钱，甘草五分，姜、枣煎，二剂而愈。

震按：瘀血腰痛，古人原有治法。而想到行房时肾摇血即不瘀，岂非明哲乎？然行瘀多用肉桂，此反用知、柏者，岂于脉中见相火之强耶？

孙东宿治吴东星 冒暑应试，落第而怏怏，因成疟，自中秋延至十月，疟虽止而腰痛甚，且白浊，咳嗽，肌肉大削。药剂乱投，如大羌活汤、地黄汤，及连、柏、桂、附、参、茸等皆用过，痛剧欲死，叫撼四邻。予脉之，左弦细，右滑大，俱六至，口渴眼赤。予知其昔患杨梅疮，余毒尚伏经络，适因疟后，气血不足，旧毒感动，故痛而暴也。以归、芍、甘草、牛膝、苡仁、木通、白鲜皮、钩藤，用土茯苓四两煎汤代水煎药，数服而痛止嗽缓。乃以酒后犯房，次日腰如束缚，足面亦疼，左眼赤，小水短，足底有火，从两胻直冲其上，痛不可言，予前方去木通、白鲜、土茯苓，加石斛、红花、生地、黄柏。调理三日，证无进退。时值初寒，因大便燥结，误听人用元明粉，一日夜服至两许，便仍不行，而腰痛愈猛，两足挛缩，气息奄奄，面色青惨，自觉危急。诊之，六脉俱伏，痛使然也。予曰：君证虽热，便虽燥，但病不在肠胃，而在经络筋骨间，徒泻肠胃何益？且闭藏之月，误泻则阳气亏乏，来春无发生根本矣。今四肢拘缩，腰胯痛极者，由天寒而经络凝涩也。寒主收敛，法当温散寒邪之标，使痛定，然后复治其本。乃用桂心、杜仲、炙甘草、苍术、补骨脂、五加皮。连与二剂，痛定而四脚柔和，饮食始进。予曰：标病已去，顾今严寒，不可治本。须俟春和，为君拔去病根。渠不信，任他医用滋阴降火，治而无效。至次年三月，予乃以煨肾散进，大泻五六度，四肢冰冷，举家大恐。予曰：病从此去矣。改进理脾药数帖，神气始转，腰胯柔和，可下床举步矣。盖此系杨梅疮余毒伏于经络，岂补剂所能去哉？予故先为疏通湿热，方用补剂收功也。后仍以威灵仙末子二钱，入猪腰子内煨熟食之。又泻一二度，病根尽拔。改用熟地、归、芍、苡仁、牛膝、黄柏、丹参、龟甲，调理全安。

震按：此案病情反复，孙公能随其病机曲折以赴之。就所录者已有七次治法，惟始终汇载，方知其中间有效有不效，而终抵于效，乃可垂为模范。苟逸其半而存其半，则不知来路之渊源，未明结局之成败，何以评骘其是非乎？因不禁慨然于《临证指南》矣。

喻嘉言治张令施之弟 伤寒坏证，两腰偻废，卧床彻夜痛叫，百治不效。喻诊其脉亦平顺，痛则比前大减，乃曰：病非死证，但恐成废人矣。此证之可以转移处，全在痛如刀刺，尚有邪正互争之象。若全然不痛，则邪正混为一家，相安于无事矣。今痛觉大减，实有可忧。因诗思病情，必由热邪深入两腰，血脉久闭，不能复出，只有攻散一法。而邪入既久，正气全虚，攻之必不应。乃以桃仁承气汤，多加肉桂、附子，二大剂与服。服后即能强起，再为丸服，至旬余全安。此仿仲景治结胸证附子泻心汤法。结胸者在上之证，气多，故附子与大黄同用以泻心；腰偻者在下之证，血多，故合桃仁、肉桂以散腰间之血结也。后用此法治江生，二剂而愈。

震按：此人无火象见，故可多加桂、附。若不受热药则奈何？试为西昌广其义：如大黄䗪虫丸、复元活血汤，或可为桂、附分途之法乎？再如黎峒丸、山羊血、石羊胆，与针砭法，皆可一致思也。

汪石山治一人　年逾三十，季夏日午行房，多汗，晚浴又近女色，因患白浊，医用胃苓汤，加右眼作痛，用四物汤入三黄服之，睡醒口愈加苦，又加左膝肿痛。仲冬不药浊止，渐次延至背痛，不能转侧，日轻夜重，嚏则如绳索撮腰胁，痛楚不堪，呵气亦应背痛。时或梦遗。次年正月，汪诊之，脉皆缓弱无力，脾虚可知；左脉滑者，血热也。遂以参、芪各二钱，苓、术、归身、麦冬各一钱，牛膝、神曲、陈皮、黄柏各七分，甘草、五味各八分，煎服三十余帖。仍以龟甲、参、芪、黄柏各二两，熟地、萸肉、枸杞、杜仲、归、茯、牛膝各一两，丸服，旬愈。

卢不远治浦江张二如　病脊膂痛，难于起拜，形伛偻，楚甚。卢诊之，谓曰：此房后风入髓中，骨气不精，故屈伸不利。用龟鹿四仙胶，服三月以填骨髓。佐透冰丹二十粒，以祛肾风，遂痊愈。

祝茹穹治一人　患心重如千斤下坠，背弯不能直，每发时疼痛难忍，眼珠直出，舌俱咬碎，无药可疗。祝曰：此必打铜锡，生理终日用力，伤于饥饱，间以欲事，或因偷情为人所惊，精不得泄，用槌则弯背，惊则心血走，不泄则肾气逆，以气裹血，渗留胞络，遂成兹证。究之，果打铜匠也。乃以麻黄、羌活各一钱，茯神、香附、归尾、赤芍各八分，甘草四分，两剂发汗而心轻。再以熟大黄三钱，赤芍、槟榔、枳实、黄柏、黄芩各一钱，两剂便通而背直。

服八味地黄丸一料，而用力生理如常时矣。

震按：汪案养阴益气；卢案补精搜风；祝案汗下以通经，温纳以固肾，俱真实学问，非肤浅伎俩。尚有未备者。背属太阳，若暴痛则审其脉，浮紧为伤寒，脉沉缓为寒湿，麻黄汤、羌活胜湿汤，可酌用也；脊系督脉，若久痛，则审其热而痛为阴虚，冷而痛为阳虚，麋茸六味、鹿茸八味，可分用也；若肩背痛则兼肺经，腰背痛则兼肾经，又当各求其因而治之。更有胸与背互换作痛，项与背牵连作痛，背痛彻心，心痛彻背，散在诸书，均宜博览。

许叔微家一妇人 梦二苍头，一在前一在后，手中持一物，前者云：到也未？后者云：到也。击一下，爆然有声，遂觉背心一点痛不可忍，昏闷移时。叔微所合神精丹，有此证，即取三粒令饵之，过数刻，痛止神醒。其方出《千金》中。殆晋景公梦二竖之比也。

震按：《本事方》云：今欲再合神精丹一料，惜曾青、磁石难得真者。夫宋时已难得，则近日更难得，所以此方无人道及。

（《古今医案按》）

吴 麓

腰痛临证医案笔记

吴麓（1751~1837），字渭泉，江苏如皋人，清代医家

查梅妨廉访 年逾七旬，腰痛不能俯仰转侧，脉虚沉细。乃高年真阳不足，精血亏损，肾气衰惫，致寒湿风气乘虚袭之。

当进大营煎加熟附、鹿茸，羊肾一枚，用血肉有情之品温养下焦，外用摩腰膏治之，自效。

羊肾细切，去脂膜，入药汤煮熟，次入韭、白盐、花椒、姜、酱、醋作羹，空腹食之。

附子尖二钱半　乌头尖二钱半　南星二钱半　朱砂钱半　雄黄钱半　樟脑钱半　丁香钱半　干姜一钱　麝香五粒

共为细末，蜜丸龙眼大，每用一丸，生姜汁化开如厚粥，火上烘热，放掌上摩腰中，候药尽，即烘绵衣裹紧，腰热如火，间二日用一丸。近有人专用此治形体之病，凡虚人老人，颇有效验，其术甚行，腹中病亦可摩。

达 腰痛经年，劳动愈甚，脉虚沉细。此元阳不足，劳伤过度，命门火衰，肝肾亏损，所以腰痛屡发不已也。当服右归丸加人参、连皮胡桃肉，速以益火之源，痛必渐缓。

阿侍卫 骑马坠跌，腰胁痛不可忍，形气委顿，饮食不思。此筋骨受伤，血脉凝滞，真气损败，故见代脉。凡跌，不问伤在何经，恶

血必留于胁下，以肝主血故也。即投四物汤加桃仁、红花、牛膝、肉桂、延胡索、乳香、没药，以行气散血，外用酒糟、葱、姜捣烂炒热，罨之，其痛可渐止。

某　出差途间暑热取凉，即腰背重痛，天阴尤甚。余诊脉沉迟涩，系劳役不避雨水，坐卧湿地，以致风寒湿滞之邪着于腰脊，惟着，故痛且重也。宜投羌活胜湿汤加防己、附子，辛温升散以解表，使湿从汗出，则邪散而痛止矣。

承　腰疼胁痛，咳嗽呕恶，痰多气促，脉虚浮滑。此禀赋阴亏，肺肾虚寒，水泛为痰，兼受风寒湿气，故多痰喘急而腰痛。即用金水六君煎加白芥子、杜仲、续断，养阴化痰，使痰随气运，则痛喘自止。

丁　卒然腰痛，坐立不支，脉沉迟细。乃身劳汗出，湿伤腰肾，盖腰为肾之府，冷湿之邪着而不移，故腰痛身重也。宜用肾着汤加杜仲、附子、泽泻，以燥湿祛寒、淡渗行水。

章　体气羸弱，脉虚细数，系肾水真阴亏损，精血衰少，故肾虚腰痛。经云：腰者肾之府，转摇不能，肾将惫矣。当用八仙长寿丸加杜仲、鳔胶、枸杞子，以猪脊髓丸服，培补肾气。予每见房室劳伤肾气，腰脊兼痛，久则髓减骨枯，发为骨痿者有矣，岂直腰痛已哉？养生君子不可不慎也。

黄　失力腰闪作痛，按脉浮迟。此气血凝滞，风冷乘之而致腰痛。宜投调荣活络饮，以温经活血祛风。

当归二钱　牛膝二钱　杏仁二钱　大黄二钱　生地三钱　芍药一钱
红花一钱　羌活一钱　桂枝一钱　川芎一钱

水一盏半煎八分，食前服。

朱　腰痛牵连脊背，间有寒热，脉浮紧数。系风寒湿邪伤于太阳之经，为腰痛之表证，非肾虚也。即服二柴胡饮加苍术、羌活、防风，以温散之。

范　脉洪数大，乃酒醴不节，积热闭结，以致湿热聚于太阳，而腰痛腹胀。即投大分清饮以清热利湿，使二便浊阴下降，其痛自除。

胡氏　经水行后，必腰痛腿酸，诊脉沉迟缓。系冲任经虚，损伤阴气，盖腰为肾之府，肾与膀胱为表里，故在经则属太阳，在脏则属肾气，而又为冲任督带之要会，所以凡病腰痛者，多由真阴之不足也。宜服当归地黄饮加肉桂、枸杞，以温补肾气。

金氏，按脉弦数，乃营卫不足，郁怒伤肝，故气滞腰痛。宜用排气饮，以疏肝顺气。

附简易方

《太平圣惠方》治风冷寒痹腰痛，用川乌头三个，生捣为末，少加盐水调，摊于纸帛上，贴痛处，须臾止。

又方，治卒患腰脚疼痛：

用杜仲一两制，水二盅煎一盅，再用羊肾四枚细切，去脂膜，入药汤煮熟，次入韭、白盐、花椒、姜、酱、醋作羹，空腹食之，二三次即腰脚倍健。

针灸法

灸腰痛不可俯仰，令患人正立，以竹杖柱地，平脐点记，乃以度背，于脊中点记，随年壮灸之，然非精于此法，切勿轻试。肾俞三壮或七壮、昆仑三壮、委中刺出血，治脚腰肿痛。

腰痛诸剂

二柴胡饮　二为火数，从温散也。

陈皮　半夏　细辛　厚朴　生姜　柴胡　甘草

当归地黄饮　治肾虚腰膝疼痛等证。

当归　熟地　山药　杜仲　牛膝　山茱萸　炙甘草

金水六君煎　治肺肾虚寒，水泛为痰，或年迈阴虚，血气不足，外受风寒，咳嗽呕恶，多痰喘急等证，神效。

当归　熟地　陈皮　半夏　茯苓　炙草

加姜煎。

(《临证医案笔记》)

王九峰

腰痛六味二妙，肾胃兼治

王九峰（1753~1815），名之政，清代医家

　　腰者，肾之府。腰间空痛，按之稍缓，能直不能曲，病在骨也。

　　熟地　洋参　鹿角　当归　龟甲　自然铜　杜仲　补骨　羊肾　胡桃　青盐　茯苓

　　腰为肾府，痛属肾虚，与膀胱相为表里。太阳挟脊抵腰，督、带、冲、任，皆会于此。素沉酒色，肾阴本亏，恬不知养，僭伤血脉。痛起于渐，屡发不瘳，辗转沉痼，岁月弥深，行立不支，卧息稍缓。暴病为实，久病为虚，在经属腑，在脏属肾。每晚服青娥丸三钱。

　　当归　洋参　苁蓉　鹿角　杜仲　补骨脂　巴戟天　淡秋石

　　腰乃身之大关节也，腰痛屡发不瘳，痛则伤胃，肾乃胃之开关，关津不利，皆缘肾胃两亏，气血源流不畅。目得血而能视，足得血而能步。血失营养，以致头倾视深，步履攲斜。服健步虎潜丸寡效者，胃气不能敷布也。拟六味、二妙，肾胃兼治，以渐图功。第以高年，慎防倾跌。

　　六味加黄柏、苍术、蜜。

（《王九峰医案》）

686

陈修园

腰痛效方妙用

陈修园（1753~1823），名念祖，清代医家

《内经》云：太阳所至为腰痛，其痛为外感，宜五积散。

《内经》云：腰者，肾之府，转移不能，肾将惫矣。其痛为肾虚，宜六味丸（治水虚）、八味丸（治火虚）。二方俱加杜仲、牛膝、鹿茸、补骨脂之类。

瘀血作痛，其痛如刺，轻者以鹿角炒为末，酒调服三钱；重宜三一承气汤去枳、朴，加桂枝、附子、桃仁各二钱。

督脉为病，脉尺寸中俱浮（三部俱浮）。直上直下，宜鹿茸一两，肉桂一钱，水煎服。

带脉为病，关左右弹，主腰溶溶如坐水中，宜肾着汤。

白术一味补脾即所以祛湿，而补脾又所以输精及肾，且能利腰脐之死血。余遇腰痛证服药不愈者，每用一两，佐以牛膝三钱，淫羊藿五钱，以治水虚（《神农本草经》谓淫羊藿性寒，今人不明其理）。佐以附子三钱，当归、肉桂各一钱五分，杜仲五钱，以治火虚；佐干姜二钱，以治寒湿；佐苡仁五钱，以治湿热，其效如神。

（《医学从众录》）

齐秉慧

溢饮痹痛

齐秉慧（1764~?），名有堂，清代医家

曾治知府杨迦怿，任兴邑事，禀性仁慈，居官清肃。因署马边抚夷府军务焦劳，患溢饮证，右肩痹软酸痛。又署邛州不能签押，神色衰惫，医治无效，纳禀告病。上以廉有不允，令复兴邑任，促骑请治。诊之两寸洪大而紧，余皆沉微。余曰：公之恙，乃太阴溢饮为患，病在气分。前医不知分辨气血，误用血分之药，以贻害耳。法宜大补中气，醒脾崇土，宣通气分，即当奏功。乃用芪、术、砂、半、干姜、白蔻、虎骨、威灵仙、桂枝、姜黄，十剂而效。再服十剂，其痛如失，遂与归脾汤去木香、甘草，加五味子、鹿茸，为丸，脾肾两补而愈。但公行年五十，尚未生子，向余索求种子方饵。余念公谦恭仁厚，与之龟首丸。服毕致书曰：前赐妙丹，服之神效，恳烦再配二料，遂如命复之，调理数月，步履轻健，精神康壮，如夫人有喜矣。明年壬申，降生一子，骨秀神清，均甚壮美。余见而喜，公顿首谢曰："起我沉疴，身受益矣。赐我后嗣，泽及先矣。"绸缪订交，浓情款洽。后升迁别去者二十三年。辛卯秋闱，卸宁远府事，引见候升，吾子于省垣一遇，年已七十二矣。重话巴山，犹深绪念，是时精神矍铄，尚运笔如飞，前后手书，见惠不一，中酬我以锦联曰：自是君身有仙骨，遍与人间作好春。匾曰：妙合六经。盖公之书法，见重当时久矣。

（《齐有堂医案》）

林珮琴

肩背腰痛治裁

林珮琴（1772~1839），号羲桐，清代医家

经曰：背者胸中之腑，背曲肩随，腑将坏矣。又曰：肺病者、喘咳逆气，肩背痛汗出。又曰：肺盛有余，则肩背痛，风寒汗出，中风，小便数而欠，气虚则肩背寒，少气不足以息，溺色变。又曰：邪在肾，则肩背痛，是肾气上逆也。盖肩背为太阳经所循，又为肺脏分域，凡太阳经及肺俞为病，固足致痛，而肾气逆攻，亦足致痛焉。故肩背痛，不可回顾，此手太阳经气郁不行，宜风药散之。防风通气散。肩背痛、脊强，腰似折，项似拔，此足太阳经气郁不行，羌活胜湿汤。如肺受风热，而肩背痛，羌活散。肺气虚而肩背寒，补中益气汤加麦冬、五味。肾气逆冲，挟脊而上攻背痛者，系督脉主病，治在少阴，宜川椒、桂枝、茯苓、附子、牛膝、远志、沉香、小茴香。亦有肝浊逆冲，从腹而上攻背痛者，系冲任主病，治在厥阴。宜干姜、川椒、桂枝、乌梅、川连、白芍、细辛、川楝肉。伤湿而肩背重痛者，当归拈痛汤。寒饮伏结，肩背冷痛者，白术附子汤。素有痰饮，流注肩背手臂作痛者，导痰汤。因于气滞者，乌药顺气散。因于血虚者，四物汤加秦艽、姜黄。因营虚络脉失养，风动筋急者，舒筋汤。阳明脉衰，肩胛筋缓不举而痛，宜调补络脉。生芪、於术、当归、防风根、姜黄、桑枝、甘杞子、橘络。督脉虚，背痛脊高突，鹿角霜、

杞子、归身、杜仲、茯苓、沙苑子。劳力或坐久而致脊背痛者，补中益气汤，或八珍汤加黄芪。凡背痛，通用姜黄散，更须加防风、羌活引经。肥人喜捶而痛减者，属痰，宜除湿运痰，兼补脾气，六君子汤加木香。瘦人多由营弱卫衰，宜调气养血，圣愈汤加桂枝、白芍。手臂为手六经交会，或为风寒湿所搏，或因饮液流入，或因提挈重物，皆能致痛。因风湿者，除湿蠲痛汤加姜黄、当归、桂枝。因风热者，秦艽地黄汤。因寒湿者，五积散加减。湿痹经络者，蠲痹汤。肢节痛，臂不能举者，舒筋汤加油松节、威灵仙。骨痛筋挛，血脉凝涩者，透经解挛汤。痰饮流入四肢，肩背手臂酸痛软痹者，导痰汤加姜、炒白术、姜黄、木香。中脘停痰伏饮，脾不能运，臂战不举，脉来沉细者，指迷茯苓丸。挈重伤筋臂痛，宜和调血，十全大补汤。血不荣筋者，四物秦艽汤加玉竹。手屈而不能伸者，病在筋，薏苡仁汤。伸而不能屈者，病在骨，白术附子汤。手肿痛连臂，蠲痹汤加桑枝。凡用薄桂，能横行手臂。片子姜黄，能引至手臂，油松节，能透入骨节。丹溪治臂痛，以二陈汤加酒炒黄芩、苍术、羌活。是风痰湿热兼治也。

附方

防风通气散 散风。

羌 防 荆 栀 术 归 芍 芎 翘 薄荷各五钱 桔梗 黄芩 石膏各一两 甘草 滑石各二两

每服八钱，加姜、葱，水煎。

羌活散 治风热。

羌 防 辛 芎 枳 菊 芩 苓 草 蔓 荆 前胡 石膏

加姜煎。

舒筋汤 营虚。

姜黄四两 草 羌各一两 归 术 赤芍 海桐皮各二两

每服五钱，姜水煎。

姜黄散　通用。

姜黄四两　炙草　羌活　白术各一两

每服一两，水煎。

透经解挛汤　挛痛。

炮甲片三钱　羌　防　归　荆　草　红花　苏木　蝉蜕　天麻各七分　白芷一钱　连翘五分　川芎五分

水煎。

薏仁汤　筋不伸。

薏苡　归　芍　麻黄　官桂　苍术　甘草　姜

腰 痛 论 治

经云：腰者肾之腑。又云：太阳所至为腰痛，惟肾与膀胱相表里，故腰在经则属太阳，在脏则属肾。经言冬阳腰痛者，外感六气也。经言肾经腰痛者，内伤房劳也。而又为冲任督带之要会，其所由致痛者，以肾气本激，而风寒湿热之邪，皆可乘虚而入，即诸奇经亦多统系焉。凡腰脊酸痿，绵绵作痛，并腿足酸软者，肾虚也。遇阴雨则隐痛，或久坐觉重者，湿也。得寒则痛，喜近温暖者，寒也。得热则痛，喜近清凉者，热也。闪挫痛，或跌仆损伤者，血瘀也。肝脾伤，由忧思郁怒者，气滞也。负重致痛者，劳力也。凡此皆属标，而肾虚为本，详其治法。肾虚痛者，多由房欲，但察其既无表邪，又非湿热；或年力衰颓，或情志怫郁；或行立不支，而坐卧少可；或疲倦无力，而动劳益甚；或面色惨晦，脉候虚微，皆肾经不足也。但肾阳虚者，脉微无力，小便清利，神疲气短，宜益火之源，肾气丸、鹿茸丸。肾阴虚者，脉洪而数，虚火时炎，小便黄赤，宜壮水之主，地黄汤、大补丸。肾阴阳俱虚者，脉虚两大，宜水火平调，无比山药丸。其六气乘虚，侵犯太阳，如伤风腰痛，症必寒热，脉必浮，痛连背脊，牵引两足，小续命汤加减。伤寒腰冷如冰，脉必紧，得热则减，姜附汤加肉桂、杜仲，外用摩腰膏。伤湿，由坐卧湿地，或伤雨露，身重，脉缓，天阴更甚，腰溶溶如坐水中，宜茯苓皮、木防己、晚蚕沙、滑石、厚朴、萆薢、薏苡、渗湿汤、肾着汤。湿兼风，一身尽痛，羌活胜湿汤、独活寄生汤。湿兼寒，腹痛自利，姜附汤。湿兼热，郁久化火，当归拈痛汤。风寒湿痹痛，川乌头三个，生捣为末，少加盐水，调摊帛上，贴痛处立止。热痛脉必洪数、口渴便秘，甘豆汤加续断、天麻。如阴虚火盛，当滋阴降火，滋阴八味丸。闪挫跌仆诸痛，肝脉搏坚而长，两尺实，不可俯仰，复元通气散酒调下。若血瘀痛，转动如刺，大便黑，或秘结，四物汤加红花、桃仁、穿山甲、延胡索、大黄。外用酒糟、葱白、生姜捣烂罨之，尤效。气滞腰痛，脉沉弦，或结伏，乌药顺气散，不应，八味顺气散。肝气失畅，卧觉腰痛，频欲转侧，晓起则止，柴胡疏肝散。痰注痛，脉滑或沉，痛在一块，导痰汤加香附、乌药、枳壳。伤力腰痛，大补汤下青娥丸。腰肋如带束引痛，此带脉为病，宜辛散其结，甘缓其急。用延胡、归须、桑寄生、杞子、小茴、沙苑子，或调肝散。痛久络虚，宜调补奇脉。用核桃、当归、杜仲、羊腰、鹿角、杞子、牛膝、补骨脂。老人虚人肾亏腰痛，不能转侧，宜二至丸，或立安丸。腰酸属房劳肾虚，宜峻补，青娥丸。若走精，六味丸去泽泻，加鱼鳔、沙苑子、五味子。妇女腰酸，六味丸加杜仲、续断。腰偻废，乃热邪深入，血脉久闭，桃仁承气汤、多用肉桂，少用熟附子行经。痛者可治，不痛久废者，不可治。腰软湿袭经络者，肾着汤。风袭腰背者，牛膝酒。新丧太过者，八味丸、补髓丹。脊者，督脉及太阳经所过，项脊常热而痛者，阴虚也。六味丸加麋茸。常寒而痛者，阳虚也，八味丸加鹿茸。

太阳经脊痛项强，腰似折，项似拔，羌活胜湿汤。脉浮紧为伤寒，麻黄汤。沉缓为风湿，柴胡汤加减。尻乃足少阴及督脉所经，兼属厥阴，尻痛属肾虚者，七味丸，不应，加鹿茸。肥人属湿痰，二陈汤合二妙散。腿足为足六经所至，痛有阴虚、阳虚、血虚、血寒、肾虚、风袭、寒湿、风湿、湿热之证。阴虚者体羸，足心及股胫热痛，左尺细数，或两尺数盛，虎潜丸去陈皮，加肉桂。阳虚者足浮肿无力，大便泻，右尺虚大，或两尺浮迟，脾与命火俱衰，先用补中益气汤加炮姜，再用八味丸。血虚者足不任地，行则振掉，脉细弱，六味汤加续断、鹿茸、杜仲。血寒者，筋急脉沉，喜近汤火，舒筋三圣散。肾虚风袭，则下体痿弱，骨节疼痛，尺中浮大而数，安肾汤。寒温者，两腿隐痛，或麻顽作肿，身重，肢节痛，脉沉者，白术附子汤。脉浮涩者，除风湿羌活汤。风湿者，肿痛走注，独活寄生汤。湿热者，或上或下，或红或肿，溺赤，脉濡数，当归拈痛汤。更有腿转筋，上冲入腹，宜瓜蒂散。膝者筋之腑，屈伸不利，行则偻俯，筋将惫矣。其膝痛在筋，则屈不能伸而肿，多挟风热，二妙散加羌、防、升、柴。兼阴虚则热而不肿，虎潜丸。若膝胫痹弱重痛，多挟风湿，独活寄生汤。夏月湿热肿痛，当归拈痛汤。屈伸不利，活络丹。虚寒兼挟风湿作痛，虎骨四斤丸。虚热筋痿，颤掉作痛，鹿茸四斤丸。足跟痛，属肾阴虚者，胫热跟痛，六味丸加肉桂、龟甲。肾阳虚者，不能久立，八味丸。挟湿者，必重着而肿，换骨丹。足心为少阴肾经涌泉穴所注，足心及踝骨热痛者，为肾虚湿着，肾着汤下六味丸，或用二至丸、立安丸。

附方

鹿茸丸 阴虚。

鹿茸烙，去毛，一两　菟丝子一两　硫黄五钱

为末，以羊肾两对酒煮烂，去膜，研如泥，和丸，盐酒汤下。

无比山药丸 阳虚。

熟地一两　萸肉一两　牛膝一两　茯神一两　巴戟一两　泽泻一两
赤石脂一两　杜仲三两　菟丝子三两　山药三两　肉苁蓉四两

蜜丸，酒下三钱。

姜附汤 湿寒。

炮附子　苓　术　草　朴　苍术　杜仲　牛膝　干姜　淡姜　枣

摩腰膏 外用。

川附尖二钱半　川乌尖二钱半　南星二钱半　朱砂一钱半　雄黄一钱半
樟脑一钱半　丁香一钱半　干姜一钱　麝香五分

为末，蜜丸龙眼大，以姜汁化开，擦腰间。《医通》有蜀椒，无朱
砂，云以膏蘸手掌，每日饱后用一丸，烘热摩腰痛处，即以帛束定，
少顷热如火。

甘豆汤 热痛。

黑豆二合　甘草二钱　续断二钱　天麻一钱

加姜，水煎。

青娥丸 伤力。

骨脂、杜仲等份为末，以核桃肉研膏，炼蜜为丸，每酒下四钱。

调肝散 和肝。

半夏一两　官桂五钱　木瓜五钱　归　芎　牛膝各五钱　细辛三钱
石菖蒲三钱　枣仁三钱　炙草三钱

每服四钱，加姜五片，枣二枚，水煎。

二至丸 肾虚。

桂附　杜仲　骨脂　鹿茸　鹿角胶　麋茸　青盐

糊丸。

立安丸 肾虚。

牛膝四两　杜仲四两　故纸四两　黄柏二两　茴香二两

蜜丸，每服五钱，空心盐酒汤下。

牛膝酒 风袭。

羌 芎 草 地骨 五加 薏仁 牛膝各一两 海桐皮二两 生地十两

酒二斗浸。

麻黄汤 伤寒。

麻 桂 杏 草

柴胡汤 风湿。

羌活钱半 苍术 柴桂 归 芎 草各一钱 独活五分 红曲五分 防风 防己各三分

（《类证治裁》）

周 魁

腰 痛 指 归

周魁，子杓元，江宁人，清代医家

腰者肾之府，因病致酸痛，其中虚实，不可不辨。所谓实者邪也，虚者本也。如太阳经感寒，腰必酸痛；感湿，腰必重痛，如坐水中；气滞，痛必流走，此杂证之腰痛腰酸也。若温病则不然，热邪深伏，出表则浮越太阳，困里则直逼少阴。设肾不虚，贼邪因何直入？古人所谓邪行如水，惟注者受之，良有以也。此温邪最剧之候，十难全半。若不先救真阴，邪何由化？当与大剂生脉、六味，加化邪之品，预救真阴，以全生命。若不预为筹画，肆行攻伐，则邪正俱亡，肢冷脉微，舌黑苔刺，直视，遗尿等症，势所必至。如感邪极重，腰痛如折，大火燎原，必须急下救阴，或于下法中佐壮水之品，或朝服六味，暮投双解，务于临证酌行，非笔所能罄也。至于病后腰痛，虚不待言，又当以六味地黄加参、茸为主，余可类推。

（《温证指归》）

张聿青

调气化痰，以宣络隧治疗腰痛案

张聿青（1844~1905），名乃修，清代医家

1. 育阴以息肝，养营以和络案

沈左 由胁痛而致吐下皆血，血去之后，络隧空虚，风阳入络，胸膺腰脊两胁皆痛，时或眩晕。脉象虚弦。宜育阴以息肝，养营以和络。

阿胶珠二钱　柏子霜三钱　煅龙齿三钱　甘杞子三钱　细生地四钱　杭白芍一钱五分　白归身二钱　炒萸肉一钱五分　云茯苓三钱　厚杜仲三钱

2. 肝肾虚而湿邪入络案

左 疏补兼施，气分尚属和平，而腰脊酸楚，颇觉板胀。肝肾虚而湿走入络。再益肝肾，参以制肝。

上瑶桂四分　厚杜仲三钱　菟丝子盐水炒，三钱　甘杞子三钱　血鹿片三分　怀牛膝三钱　潼沙苑盐水炒，三钱　云茯苓三钱　东白芍土炒，一钱五分　小茴香五分　别直参另煎冲，一钱

二诊　体重腰脊作痛。肝肾空虚，所有湿邪复趋其地。用肾着汤出入。

淡干姜四分，炒　广橘红一钱　生熟甘草各二分　独活一钱　焦白术二钱　云茯苓一两　制半夏一钱五分

3. 肝肾不足，湿痰有余案

席左 痛胀退而复甚，腰膂作酸，大便不调。痰湿之闭阻虽开，而肝肾之络暗损。宜舍标治本，而通和奇脉。

干苁蓉二钱 杜仲三钱 菟丝子盐水炒，三钱 炒萸肉一钱五分 甘杞子三钱 白芍酒炒，一钱五分 川桂枝三分 当归酒炒，二钱 柏子霜三钱 橘络叶各一钱五分

二诊 通和奇脉，脉证相安，惟腰府仍然作酸，大便涩滞，营络不和。前法进退。

干苁蓉三钱 川桂枝四分 柏子霜三钱 厚杜仲盐水炒，三钱 白芍酒炒，二钱 粉归身二钱 怀牛膝酒炒，三钱 川断肉三钱 火麻仁三钱 甘杞子三钱

三诊 脉证相安，腰府作酸。还是络虚气滞。效方扩充。

川桂枝四分 甘杞子三钱 干苁蓉二钱 柏子霜三钱 火麻仁三钱 当归身酒炒，二钱 杭白芍酒炒，一钱五分 菟丝子盐水炒，三钱 炒萸肉一钱五分 补骨脂盐水炒，三钱

四诊 腰痛作酸递减，痰带灰黑。肾寒肺热。前法参以化痰。

竹沥半夏一钱五分 怀牛膝酒炒，三钱 厚杜仲三钱 菟丝子三钱 广橘红一钱 海蛤粉三钱 川桂枝四分 火麻仁三钱 甘杞子三钱 干苁蓉二钱 炒竹茹一钱

五诊 肝肾空虚，络气不宣。腰酸气阻，痰带灰黑。再益肝肾而宣络气。

厚杜仲三钱 甘杞子三钱 柏子霜三钱 白茯苓三钱 干苁蓉三钱 制香附打，二钱 橘红络各一钱 旋覆花包，二钱 海蛤粉三钱 冬瓜子三钱

六诊 肝肾不足，湿痰有余，时分时开时阻，络隧因而不宣。再调气化痰，以宣络隧。

制香附二钱　炒枳壳一钱　半夏一钱五分　旋覆花一钱五分　橘红络各一钱　海蛤粉三钱　杜仲三钱

越鞠丸三钱，先服。

（《张聿青医案》）

张锡纯

肝肾亏虚病本少，化瘀通络治每多

张锡纯（1860~1933），字寿甫，晚清民国医家

天津李某某　年三十四岁，得腰疼证。

劳心过度，数日懒食，又勉强远出操办要务，因得斯证。

其疼剧时不能动转，轻时则似疼非疼绵绵不已，亦恒数日不疼，或动气或劳力时则疼剧。心中非常发闷，其脉左部沉弦，右部沉牢，一息四至强。观其从前所服之方，虽不一致，大抵不外补肝肾强筋骨诸药，间有杂似祛风药者，自谓得病之初，至今已三年，服药数百剂，其疼卒未轻减。

《内经》谓通则不痛，此证乃痛则不通也。肝肾果系虚弱，其脉必细数，今左部沉弦，右部沉牢，其为腰际关节经络有瘀而不通之气无疑，拟治以利关节通经络之剂。

生怀山药一两　大甘枸杞八钱　当归四钱　丹参四钱　生明没药四钱　生五灵脂四钱　穿山甲炒捣，二钱　桃仁去皮捣碎，二钱　红花钱半　土鳖虫捣碎，五枚　广三七轧细，二钱

药共十一味，先将前十味煎汤一大盅，送服三七细末一半，至煎渣重服时，再送其余一半。

将药连服三剂腰已不疼，心中亦不发闷，脉象虽有起色，仍未复常，遂即原方去山甲，加川续断、生杭芍各三钱，连服数剂，脉已复

常，自此病遂除根。

医者治病不可预有成见，临证时不复细审病因。方书谓腰者肾之府，腰疼则肾脏衰惫。又谓肝主筋肾主骨，腰疼为筋骨之病，是以肝肾主之。治腰疼者因先有此等说存于胸中，恒多用补肝肾之品。究之，此证由于肝肾虚者甚少，由于气血瘀者颇多，若因努力任重而腰疼者尤多瘀证。曾治一人因担重物后腰疼，为用三七、土鳖虫等份共为细末，每服二钱，日两次，服三日痊愈。又一人因抬物用力过度，腰疼半年不愈，忽于疼处发出一疮，在脊梁之旁，微似红肿，状若覆盂，大径七寸。疡医以为腰疼半年始发现此疮，其根蒂必深，不敢保好，转求愚为治疗，调治两旬始愈（详案载内托生肌散后）。然使当腰初觉疼之时，亦服三七、土鳖以开其瘀，又何至有后时之危险乎。又尝治一妇，每当行经之时腰疼殊甚，诊其脉气分甚虚，于四物汤中加黄芪八钱，服数剂而疼愈。又一妇腰疼绵绵不止，亦不甚剧，诊其脉知其下焦虚寒，治以温补下焦之药，又于服汤药之外，俾服生硫黄细末一钱，日两次，硫黄服尽四两，其疼除根。是知同是腰疼而其致病之因各异，治之者安可胶柱鼓瑟哉！

（《医学衷中参西录》）

曹颖甫

虚劳腰痛天雄散

曹颖甫（1866~1937），晚清民国医家

　　虚劳腰痛，少腹拘急，小便不利，此肾阳不充之证。肾脏虚寒，则水湿不能化气，膨急于上则腰痛，膨急于下则少腹拘急。此证仲师主以崔氏八味丸，然予曾用之，绝然不应。乃知陈修园易以天雄散为不刊之论也。原肾脏所以虚寒者，则以肾阳不藏之故，肾阳不藏，则三焦水道得温而气反升。水欲下泄，虚阳吸之，此水道所以不通也。方用龙骨、天雄以收散亡之阳，白术补中以制逆行之水，桂枝通阳以破阴霾之塞，于是天晴云散，水归其壑矣。

　　按：《金匮》曰："虚劳腰痛，少腹拘急，小便不利者，八味肾气丸主之。"但曹颖甫曾用之，绝然不应。所以觉得陈修园用天雄散是非常正确的。天雄散以龙骨、天雄收散亡之阳。如同祝味菊所谓，阴平阳秘，阳密乃固。阳气的密藏很重要。曹颖甫虽然推崇仲景方，但实事求是，从疗效出发。

娄多峰

辨部位，用效方，用达药

娄多峰（1929~   ），河南中医药大学教授

一、颈项

颈项部是活动较多的部位。此处患痹，多由风寒湿邪侵袭，扭转损伤，筋脉失养三种因素而致，临床上有急、慢性之分。其病机为邪阻经脉，筋脉失养，邪与气血搏结，经脉阻滞不通，造成筋脉痉挛，肿胀，而出现热、胀、酸、凉、痛、麻、颈项强硬、仰俯扭转受限等症状。临床上常诊断为颈椎综合征、"落枕"等。治以祛邪通络，活血养血，舒筋止痛。方药：

葛根 18g　威灵仙 15g　秦艽 12g　羌活 12g　透骨草 21g　鸡血藤 21g　当归 18g　生地 18g　白芍 15g　香附 15g

寒者加桂枝，热者加忍冬藤、败酱草，气虚加黄芪，痛剧加乳没。

某女　40 岁。

10 日前，晨起时觉颈项胀痛，屈仰侧活动均受限，动则痛剧，右上肢由肩至肘麻木，朝重暮轻，日益加重，生活不能自理。舌淡苔薄，脉弦。证属痹邪（风偏胜）入络，气血留滞。治以祛风散寒通络，活血养血。

葛根 30g　羌活 21g　灵仙 15g　秦艽 12g　透骨草 30g　青风藤 18g 防风 9g　丹参 30g　鸡血藤 18g　生地 18g　木瓜 18g

二诊：服上药 3 剂症状大减，生活已能自理，继服上方 3 剂。

三诊：惟晨起颈项强硬，余无所苦，舌质红苔黄。上方加忍冬藤 30g，继服 3 剂。

5 天后来述已痊愈。

二、肩部

肩部痹证，又称"肩凝证""五十肩"等；是由风寒湿等多种因素引起的病变，表现为肩部冷痛，酸胀麻木，活动受限。临证积数十年经验，自拟"肩凝汤"，效果良好。

羌活 18g　桂枝 15g　生地 21g　透骨草 30g　鸡血藤 30g　当归 18g 丹参 30g　香附 12g

外伤瘀血痛甚加制乳没各 9g；寒痛者加制川草乌各 9g；有热者加忍冬藤、桑枝各 60g；痉挛者加蜈蚣 3 条，白芍 30g；气虚者加黄芪 30g。临证嘱患者结合"爬墙锻炼"（见《中医骨伤科学》），效果更好。

某女　60 岁。

由于劳累过度引起右肩持续性沉痛半年余。现右肩疼痛，入夜尤甚，不能安寐，活动受限。既往有咳喘病史数年。舌红苔厚腻，脉数。证属内蕴湿热，兼感外邪。治以祛邪清热，活血通络。

丹参 30g　白芍 30g　忍冬藤 90g　秦艽 12g　桑枝 60g　草薢 21g 羌活 12g　桂枝 9g　地龙 18g　香附 18g　老鹳草 30g　蜈蚣 3 条

3 剂。

二诊：右肩臂疼痛减轻，夜虽疼痛，但能入睡。依上方继服 3 剂。

三诊：沉痛大减，上肢较为有力。自述服药后均感局部疼痛有增，但约 10 分钟后自行缓解。此乃药力起效，正邪相争所致。继服上方 9 剂。

20 天后来述，沉痛完全消失。

三、腰部

腰部痹证，临床应首辨虚实。实证以寒湿夹瘀多见，虚证常为肾阳虚。拟腰痹汤，随证加减，每获良效。方药：

当归 18g　鸡血藤 30g　透骨草 24g　老鹳草 24g　独活 18g　桑寄生 30g　川断 18g　香附 15g

寒胜者加制川乌；湿胜加萆薢、白术；热胜加败酱草、知母，去独活、川断；瘀血痛剧加制乳没、元胡；肾阳虚加淫羊藿、附子；肾阴虚加熟地、萸肉。

某男　35 岁。

腰骶关节持续酸沉胀痛年余，遇劳累和寒冷加重，不能转侧。早晨腰部强硬，活动后和午后痛减。舌淡苔薄，脉弦。证属肾虚邪侵，脉络不通。治以祛风除湿，兼以活血补肾。

丹参 60g　白术 60g　桑寄生 30g　杜仲 21g　老鹳草 30g　透骨草 30　独活 30g　千年健 18g　钻地风 18g　萆薢 30g　香附 18g

二诊：症状消失，惟劳累过度后稍感腰酸。再服 3 剂，巩固疗效。

四、上肢

上肢痹证，以风偏胜多见，且往往有损伤史，致邪阻经络，气血运行不畅，筋脉失养。治以祛风通络，益气养血，舒筋活血兼顾。

黄芪 30g　桂枝 15g　桑枝 60g　灵仙 18g　秦艽 12g　羌活 18g　当归 18g　鸡血藤 21g　老鹳草 30g　白芍 30g　姜黄 9g　香附 18g

某女　49 岁。

因抱小孩引起左肘疼痛半月余，现疼痛渐重，范围扩大，遇凉痛增，关节功能受限，生活难以自理。查局部无明显肿胀，左肘部肱骨外上髁压痛明显，旋转前臂或屈伸肘关节则痛甚。脉沉细。证属络伤血滞，风寒侵袭。治以活血养血，祛风通络。

当归 30g　丹参 30g　姜黄 15g　鸡血藤 30g　灵仙 15g　秦艽 12g　透骨草 30g　儿茶 12g　青风藤 30g　桂枝 15g　羌活 12g

二诊：疼痛消失，遇凉已不痛，肘关节恢复正常，生活自理，惟外髁部微有压痛。依上方继服两剂，巩固疗效。

五、下肢

下肢痹多因劳累损伤复受风寒湿邪而致，其中尤以湿邪突出。因湿性黏滞，不易速除，故病程一般较长，治疗也困难。治以祛邪为主兼以扶正。方药：

当归 18g　丹参 30g　独活 18g　钻地风 18g　老鹳草 24g　白术 30g　川牛膝 9g　木瓜 18g　香附 12g

湿胜加萆薢、防己、薏米；寒胜加制川乌、制草乌；风胜加灵仙等；热胜加败酱草等；瘀血痛加制乳没；气虚加黄芪。

某女　40岁。

左下肢疼痛两月余，呈放射性沿坐骨神经分布，小腿外侧和足背麻木感。下午和劳动后加重。近日因劳累痛增，行走困难，舌淡脉弦。按压左环跳穴，疼痛沿坐骨神经向下放射，抬腿试验阳性。证属风湿之邪闭阻经络，气血虚弱，筋脉失养。治以祛风除湿，舒筋活络，益气养血。处方：

灵仙 18g　秦艽 18g　千年健 21g　钻地风 30g　透骨草 30g　川牛膝 9g　木瓜 30g　白芍 30g　当归 30g　川芎 12g　香附 18g　黄芪 30g　甘草 9g

二诊：共服 9 剂，疼痛基本消失，抬腿试验阴性。但仍有足背麻木。此乃阳气虚，湿邪尚存。原方去白芍、秦艽，加淫羊藿、黄芪。

1 个月后来述，又服 5 剂，病愈。

李斯炽

内伤腰痛证治案说

李斯炽（1892~1979），成都中医药大学原校长，教授

腰痛证属于外感者，多发于足太阳与足少阴两经，因足太阳膀胱经夹脊抵腰中，足少阴肾经贯脊属肾，腰为肾之府。其发于足太阳经者，多为伤寒、伤湿和风湿；其发于足少阴经者，多为风湿冷痹，或为寒湿肾着。

腰痛之属于内伤者，分属于肾肝两脏，或由于气血不足，或因于血瘀气滞。腰为肾之府，肾气不充、肾阴亏耗或肾家湿热，均可导致腰痛。《内经》说："足厥阴肝经之脉，是动则病腰痛不可以俯仰。"在临床中，常见肝阴亏损或肝郁气滞者，均有腰痛症出现。腰为身之大关节，气血不足，则关节不得濡养，故发为腰痛。血瘀气滞，不通则痛，瘀血停于腰间，故发为腰痛。临床上腰痛之因，每每互相交错，须当仔细辨认，审证求因，方不致误。

滋肾清热利湿

侯某 女，36 岁，1963 年 11 月 23 日初诊。

主诉经常腰痛，尿频，排尿疼痛。1 年多来下肢轻度浮肿，全身倦怠无力，劳动后便觉胸胁疼痛，食欲减退，睡眠多梦，有时口干，

舌质红，有薄白苔，脉象细数。证属肾阴亏损，兼夹湿热；用滋肾清热利湿法，知柏地黄丸加味。

生地 9g　枣皮 9g　山药 12g　茯苓 9g　泽泻 9g　黄柏 9g　知母 9g　银花藤 15g　茅根 9g　车前草 12g

12月21日二诊：服上方14剂，1个月来小便正常，已无尿频及排尿疼痛现象，下肢已不肿，腰痛减轻，食欲增进。但右胁时觉疼痛，睡眠多梦，有时口干，脉象细弱，两尺软弱。是湿热已解，当从滋肾中兼理肝气。

生地 9g　枣皮 9g　山药 12g　茯苓 9g　丹皮 9g　泽泻 9g　菟丝子 12g　白芍 9g　刺蒺藜 12g　桑寄生 15g　夜交藤 15g

服上方7剂后，诸症即基本上得到控制。

按：本例多梦口干，舌质红，尺脉软弱，是肾阴亏损之象，腰为肾之府，肾阴不足，故发为腰痛。患者尿频，排尿疼痛，倦怠无力，食欲减退，脉象细数，都是内蕴湿热之象。肾司二便，由于肾家湿热，排尿不畅，水液停积体内，发为下肢轻度浮肿。肝肾同源，肾病影响到肝脏，故出现胸胁疼痛。故用六味地黄丸加菟丝子、桑寄生以滋肾强腰；用黄柏、知母、银花藤、茅根、车前草以清利湿热。二诊时，湿热已解。因其胁痛多梦故加白芍、刺蒺藜以调肝气，加夜交藤以增进睡眠。

养心宁神，益阴生水

李某　男，34岁。

主诉患慢性肾炎已有年余，现下肢浮肿已消，惟腰部酸楚刺痛，动则心悸，口干咽燥，睡眠欠佳，目视少神，面色萎黄。诊得脉弦细微数，舌净无苔。此属心肾阴亏，虚阳上浮，更兼久病耗伤气血，先予养心宁神，益阴生水。

沙参 15g　山药 15g　女贞子 15g　生地 12g　柏子仁 9g　丹参 9g
茯神 9g　天冬 9g　白芍 9g　枣仁 9g　远志 3g　甘草 3g

二诊：服上方后，症状减轻，眠食俱佳。但腰刺痛不减，口舌仍
显干燥，此应扶其正气，滋其阴血，而心肾之虚自不难恢复。

党参 12g　当归 12g　黄芪 15g　山药 15g　生地 9g　枣仁 9g　丹参 9g
菟丝子 9g　枸杞 9g　柏子仁 9g　茯神 9g　鸡内金 6g　甘草 3g

连服 7 剂，遂告痊愈。

本例脉弦细微数，舌净无苔，是阴亏舌脉。动则心悸，睡眠欠
佳，是心阴亏损症状。腰部酸楚刺痛，口干咽燥是肾阴亏损症状。由
于久病耗伤气血，故兼见目视少神，面色萎黄。综合诸症，诊断为心
肾阴亏，气血不足。故用沙参、山药、女贞子、生地、丹参、天冬、
菟丝子、枸杞以养心肾之阴；用柏子仁、茯神、枣仁、远志以养心安
神；用党参、当归、黄芪、白芍、甘草以补气血，加鸡内金以健胃。
使阴分恢复，心肾相交，气血得养，则病即痊愈。

滋 阴 潜 阳

王某　男，成年，1970 年 12 月 12 日初诊。

主诉腰痛腿痛，失眠眼花，头晕耳鸣，性情急躁，饮食不好，头
发易落。诊得脉象浮大，舌红少苔。此肝肾阴亏，虚阳上亢之象，用
滋阴潜阳法。

女贞子 12g　沙苑子 9g　熟地 12g　玉竹 9g　牡蛎 12g　龙骨 12g
制首乌 12g　菟丝子 12g　五味子 6g　山药 12g　柏子仁 9g　白芍 9g　茯
苓 9g

4 剂。

12月17日二诊：服上方4剂后，失眠头晕好转，余症尚在，再本养肝肾之法。

生地9g　丹皮9g　牛膝9g　泽泻9g　茯苓9g　山药12g　菟丝子12g　知母9g　女贞子12g　龙骨12g　牡蛎12g　旱莲草12g　白芍9g

6剂。

12月24日三诊：服上方6剂后，腰痛腿痛、失眠、头晕眼花、落发等症均大有好转，饮食也有增加，只觉耳鸣多梦，脉象浮弦，舌红少苔。仍本前法。

磁石9g　朱砂9g　神曲9g　生地9g　丹皮9g　菟丝子12g　山药12g　茯苓9g　泽泻9g　女贞子12g　旱莲草12g　龙骨12g　牡蛎12g　白芍9g

6剂。

服上方3剂后，病即痊愈。

按：本例脉象浮弦而大，舌质红而少苔，应属阴亏舌脉。肝肾阴亏均能出现失眠、眼花、头晕耳鸣等症状。腰痛腿痛，是肾阴不足。肝藏血，血属阴，发为血之余，头发易落，是肝脏阴血不足之故。阴虚则阳亢，肝横则侮脾，故出现性情急躁，饮食不好。药用二至丸、六味地黄丸、沙苑子、玉竹、制首乌、五味子、白芍、菟丝子、知母等以育肝肾之阴；用龙骨、牡蛎、柏子仁、磁石、朱砂以潜阳安神；加牛膝引血下行，神曲健胃。药证相应，故奏效较速。

育阴潜阳，行气祛风

程某　男，成年，1971年7月6日初诊。

主诉腰痛，头痛，头晕，血压偏高，睡眠较差，性情急躁，阵发性心跳过速，大便秘结。诊得寸关脉浮，舌质红净。此心肝阴亏，浮阳上亢之象，治宜育阴潜阳。

生地 9g　白芍 12g　女贞子 12g　制首乌 12g　牡蛎 12g　钩藤 12g　桑叶 9g　代赭石 9g　山药 12g　玉竹 12g　龙骨 12g　甘草 3g

4 剂。

7 月 11 日二诊。服上方 4 剂后，头痛头晕好转，近来无心动过速现象，余症仍在。又自诉喉部有阻挡感觉，矢气多，腰痛在天气变化时更剧。此阴亏气滞，兼夹风湿之候，于前方药中加入疏滞气祛风之品。

生地 9g　白芍 12g　旱莲草 12g　玉竹 12g　朱麦冬 9g　钩藤 12g　牡蛎 12g　刺蒺藜 12g　厚朴 9g　桑寄生 15g　秦艽 9g　甘草 3g

4 剂。

服上方 4 剂后，诸症消失。以后停药观察 1 个月，未见复发。

按：本例寸关脉浮，舌质红净，为心肝阴亏舌脉，头痛头晕，睡眠较差，心动过速，大便秘结，都是阴亏阳亢之象。性情急躁，喉部梗阻，矢气多，是肝脾气滞之证。《内经》说："足厥阴之脉，是动则病腰痛。"今肝阴不足，复加肝气郁滞，故发为腰痛。又因天气变化时腰痛加剧，故考虑其夹有风湿，综合诸症，诊断为心肝阴亏，肝脾气滞兼夹风湿。故用生地、女贞子、制首乌、山药、玉竹、朱麦冬以养心肝阴分；阴虚则阳亢，故用牡蛎、钩藤、桑叶、代赭石、龙骨以平肝潜阳；用白芍以敛肝气之横逆；用刺蒺藜、厚朴以疏肝脾之滞气；加桑寄生、秦艽以除风湿。使筋脉得养，气机通畅，不但腰痛得除，他症亦即缓解。

除湿温中，行脾健胃

安某　男，成年，1971 年 7 月 3 日初诊。

主诉由于夏天睡卧湿地，使舌苔逐步变黑，同时腰部疼痛，饮食减少，四肢乏力，精神倦怠。曾经长时间服用清热药物，不但未见好转，反而舌黑情况更加严重。诊得脉象濡细，舌黑而滑。此为湿伤脾肾之阳，应以除湿温中，行脾健胃立法。

苍术 9g　炒扁豆 12g　茯苓 9g　泽泻 9g　炮姜 6g　藿香 9g　木香 6g 厚朴 9g　半夏 9g　神曲 9g　甘草 3g

4 剂。

服上方 4 剂后，黑苔渐退，腰痛大减，余症亦趋缓解。后以上方加减连服 20 余剂，即基本上恢复健康。

按：本例起于睡卧湿地，其为受湿可知。因过服寒凉清热药物，寒凉虽能清热，但有助湿之弊，故使湿邪更盛。舌黑而滑，脉濡而细，是水湿内聚的明证。湿困脾阳则饮食减少，精神倦怠。脾主四肢，故四肢乏力，腰为肾之府，湿邪伤肾，则腰部疼痛。湿为阴邪，故当温中除湿，用肾着、胃苓增损，以两解脾肾之湿。

养肾疏肝，兼除湿热

王某　男，成年，1970 年 12 月 27 日初诊。

主诉腰部疼痛，右胁及少腹亦痛，小便深黄。经医院检查，诊断为肾结石。诊得脉象浮大，舌上有黄滑苔。此为肾阴亏损，肝郁气滞，兼夹湿热之候。治宜养肾疏肝，兼除湿热。

生地 9g　丹皮 9g　茯苓 9g　泽泻 9g　菟丝子 12g　山药 12g　刺蒺藜 9g　白芍 12g　牛膝 9g　金铃炭 12g　车前仁 9g　冬瓜仁 12g　金钱草 15g　海金沙 15g　薏苡仁 12g　木通 6g

服上方 50 余剂，平时用金钱草、海金沙二味泡开水代茶饮，2 个月后腰痛消失。经医院检查，已排除肾结石，诸症亦痊愈。

本例脉象浮大，为阴亏脉象。腰为肾之府，肾阴亏损则发腰痛。足厥阴肝经布胁肋循少腹，肝郁气滞则右胁及少腹发痛。小便深黄，舌苔黄滑为有湿热之象。故用六味地黄丸以养肾阴；用刺蒺藜、金铃炭、白芍以疏肝行气；用牛膝、车前仁、冬瓜仁、薏苡仁、木通、金钱草、海金沙利小便除湿热。用金钱草、海金沙二味泡水代茶饮者，是增强化石的作用。

李某 男，82 岁，1972 年 1 月 10 日初诊。

腰痛而重，年老怕冷，脉沉而细，两尺脉尤沉细，舌苔白腻。此为肾家寒湿，用肾着汤治之。

干姜 9g　茯苓 12g　白术 12g　甘草 3g

4 剂。

服上方 4 剂后，腰痛即痊愈。

本例脉象沉细，舌苔白腻，形寒怕冷，为寒湿之象。尺脉尤沉细，腰痛而重，属肾家寒湿。《金匮》说："腰重如带五千钱，甘姜苓术汤主之"。此为古之经验方。

胡某 女，成年，1970 年 12 月 14 日初诊。

主诉腰痛，月经错后，经来量多。诊得脉弱舌淡。此属气血不足，又加肝郁气滞之证，治宜补益气血，疏肝行气。

党参 9g　黄芪 15g　当归 9g　白芍 12g　茯苓 9g　白术 9g　金铃炭 12g　木香 6g　延胡索 9g　大枣 3 枚　姜炭 6g　甘草 3g

4 剂。

1971 年 1 月 18 日二诊：服上方 4 剂后，即行停药，觉腰已不痛，本月经期正常，但量少色黑，经来腹痛，月经过后白带较多，脉象濡弱，舌淡无苔。仍本前方立意。

当归 9g　白芍 12g　白术 9g　太子参 9g　川芎 6g　茯苓 9g　柴胡 6g　香附 9g　金铃炭 12g　青皮 9g　益母草 9g　甘草 3g

4剂。

服上方4剂后，即基本恢复正常。

按：本例脉弱舌淡，为气血不足之象。经来量多，是气不统血。腰痛，月经错后，是气血不足，复兼肝气郁滞。二诊时，月经量少，色黑，经来腹痛，亦系肝郁之象。白带较多，也是气血不足之故。故用太子参、党参、黄芪、白术、大枣、甘草以补气；用当归、白芍、川芎以养血；用金铃炭、延胡索、木香、柴胡、香附、青皮以疏肝行气。初诊时，因经来较多，故加姜炭以温摄之。二诊时，因月经量少，色黑，故加益母草以行血调经。

养阴益气，疏泄湿热

曾某 女，30岁，工人，1971年8月19日初诊。

患者1968年1月起即患腰痛病，经医院检查，诊断为肾盂肾炎。以后即时轻时重，1969年曾剧烈发作1次，经中西医药物治疗后，有所缓解，但始终不能根治。近日来突然腰痛似折，剧痛难忍，小便黄赤，排尿涩痛。经医院检查，尿中红细胞（+++），白细胞（++），诊断为慢性肾盂肾炎急性发作，连续注射青链霉素、庆大霉素等针药，未得缓解，始来李老处求诊。除前述症状外，尚有睡眠不好、形瘦神疲、乏力短气、少腹气坠、饮食甚少、微恶风寒等症。诊得脉象浮紧而细数，舌质淡红，中有细黄腻苔。综观诸症，睡眠不好，形瘦神疲，短气乏力，小腹气坠，脉象浮细，舌质淡红，为久病耗伤气阴之象。小便黄赤，排尿涩痛，脉象细数，饮食甚少，为内有湿热之证。其舌中有细黄腻苔，为正虚兼湿热之候。微恶风寒，脉象浮紧，为风寒束表之证。

腰痛一证，风寒束于足少阴之脉有之，湿热流注下焦有之，肾阴不足者有之，而本案则数者兼而有之。其病之流连难愈，其痛之剧烈难忍，正为此故。此种虚中挟实之证，不但应细致分析其成因，而且要在用药上谨慎推求，方能丝丝入毂，无顾此失彼之患。如养肾阴选用六味地黄汤，其中丹皮、茯苓、泽泻兼有疏泄湿热之效；茯苓、菟丝子（因缺枣皮以菟丝子代之）更有补益阳气之力。加续断、桑寄生、牛膝补肾强腰以止痛，其中牛膝、桑寄生兼能除湿而不燥。用车前仁配合茯苓、泽泻、桑寄生、牛膝以祛湿热。因正气虚弱，以少用苦寒为佳。再加独活、升麻以散表邪，其中升麻有升阳益气之功。因邪气尚盛，以不用人参为宜。

生地 9g　丹皮 9g　山药 12g　茯苓 9g　泽泻 9g　菟丝子 12g　牛膝 9g　车前仁 9g　桑寄生 12g　续断 9g　独活 6g　升麻 6g

8月23日二诊：服上方3剂后，腰痛大减，小便但黄不赤，睡眠较好，恶寒已解。只觉微咳有痰，仍感短气乏力，脾运不健。仍本原方增损，加入扶脾祛痰之品。

生地 9g　丹皮 9g　山药 12g　茯苓 9g　泽泻 9g　菟丝子 12g　升麻 6g　党参 9g　车前仁 9g　竹茹 9g　桑寄生 12g　陈皮 6g

3剂。

8月29日三诊：患者腰痛再减，小便微黄，饮食增进，诸痛悉缓，舌上仍有细黄腻苔。再本前法，用六味地黄汤合补中益气汤加减，两补气阴，兼除湿热，以善其后。

生地 9g　丹皮 9g　山药 12g　茯神 9g　泽泻 9g　菟丝子 12g　升麻 3g　柴胡 3g　党参 9g　陈皮 6g　茵陈 9g　甘草 3g

3剂。

服上方3剂后，因自觉全身无病，即停药。随访至1977年6月，5年多来一直上班工作，虽从事繁重劳动，亦不感腰痛，眠食一直正常，身体十分健壮。

范中林

太阳少阳证腰痛

范中林（1895~1989），蜀中现代名医

江某 男，39岁。四川省某局工作人员。

患者素有腰酸痛史。因天气变化，常轻度发病。1974年4月，自觉头昏，腰酸痛，发热恶寒。某日，当用凉水浣洗时，转身接水，突觉腰部剧烈疼痛，僵直不能转动。几人抬上车，送至某医院外科检查，诊断疑似：①腰椎错位；②风湿。经服药、按摩、电针、理疗20余日，未见显效。遂来求诊，按太阳少阳合病论治而愈。几人搀扶前来就诊，腰部凉而痛甚，难以转侧，全身酸痛，头目晕眩，口干，不欲饮食，间歇发作低热，微恶寒。舌质偏淡，苔白腻，根部微黄，脉弦微浮。此原为风寒湿邪，郁久不解，积聚于腰部。后太阳之邪未罢，复传少阳，致两经同病。法宜祛寒除湿，和解少阳。本柴胡桂枝汤与肾着汤方意用之。

柴胡 10g　桂枝 10g　泡参 10g　法夏 15g　白芍 12g　大枣 15g　甘草 6g　白术 15g　干姜 12g　茯苓 15g

2剂。

服药半小时，自觉全身开始轻松。连进2剂后，腰部即能自由转动。再服4剂，腰痛遂止。1979年7月7日追访：自从获愈以来，至今未再复发。

此证本太阳受邪，由于失治，病情急剧转化，表现在以下两个方面：

首先，太阳外证未除，又出现某些少阳证，太少二经同病，其证相互交错。患者此次发病，即觉发热恶寒，全身酸痛，显系太阳表证。少阳受病后，仍有间歇性低热，微恶寒；此不属少阳之往来寒热，仍为太阳表证未解之象。另一方面，口苦为少阳受邪，热蒸胆气上溢；头目晕眩，为风火循经上扰空窍；不欲饮食，乃胆气犯胃；参之脉弦，此皆属少阳证候，其邪在半表半里。《伤寒论》云："伤寒六、七日，发热微恶寒，支节烦疼，微呕，心下支结，外证未去者，柴胡桂枝汤主之。"此例基本上符合本条之病证。再则，此证腰觉凉而沉重，为寒湿侵袭腰部；其病不在肾之本脏，而在肾之外腑。正如《金匮要略》所谓："肾着之病，其人身体重，腰中冷……甘姜苓术汤主之。"可见，此例除有柴胡桂枝证以外，兼有肾着之病，故本柴胡桂枝与甘姜苓术汤方意，合而用之。

《素问·阴阳离合论》云："太阳为开，阳明为阖，少阳为枢。"仲景根据这一原理，治太阳表证，据其主开之特点，立汗解之法，制桂枝等方，使邪"汗出而散"。治阳明腑实，据其主阖之特点，立攻下之法，制大、小承气等方，以泻下肠胃燥实。惟少阳主枢，司一身腠理之开阖，禁汗禁下，故制小柴胡汤，为少阳枢机之剂，和解表里之总方。可见此方之任重不拘于经也。

少阳经主上下内外之转枢，在柴胡证发展过程中，或全归少阳，或兼表兼里。若邪之偏于表者，可借太阳之途径，使邪随汗而外解；邪之偏于里者，可借阳明之途径，使邪从泻下而清解。尤其对太少合病之证，单纯用小柴胡托邪外出，则嫌不足。故仲景又立两阳双解之法。将柴、桂合制为一方。取柴胡之半，解少阳之邪为主；取桂枝之半，散太阳之兼，使邪外达。但以本例而言，既有太阳外证未罢，而病机又见少阳；且肾为寒湿所伤，病在肾之外腑。故临证效法柴胡桂枝合剂之意，并甘草干姜茯苓白术汤燠土而胜水，亦为使太少合病之证兼而收效之义。

(《范中林六经辨证医案选》)

程门雪

督损挟瘀，鹿角山甲

程门雪（1902~1972），上海中医药大学原校长，著名中医学家

程老对慢性腰痛经久不愈，甚则俯仰不能者，常以督损夹瘀论治。他认为，腰为肾之府，督脉循行于脊中，慢性腰痛常有督脉虚损之证，再加上有外伤病史，疼痛剧烈固定，还须考虑久病入络、久痛夹瘀、络脉瘀阻者。用药则配以鹿角霜、山甲片、小茴香，温通补督，攻坚止痛兼施。对强直性脊柱炎有此证时，亦可用阳和汤配山甲、茴香。程老说，此类方药配伍可参许叔微《本事方》及叶天士《临证指南医案》。许氏有鹿茸丸治肾虚腰痛不能转侧，以麋茸或鹿茸配茴香、菟丝子等为丸，为纯虚之体而设。若虚实夹杂，督损络瘀，疼痛较剧，则宜伍活血通络、消瘀止痛之品。《临证指南医案·疝门》陆案以鹿茸、茴香、山甲等，渊源于许叔微而有所化裁，此案虽指疟母、疝病，然正虚久病，督脉夹瘀之理相通，故异病同治，移用于腰痛此证亦效。病重时鹿角霜、山甲片各 10g，茴香 4.5g；病轻则鹿角霜、山甲片各 4.5~6g，茴香 3g 即可。若肾虚则酌加桑寄生、川断、杜仲、仙灵脾、菟丝子、狗脊等；兼湿热加三妙、四妙丸；夹风湿加独活、豨莶草等；有寒痰入络，尤当配用白芥子温化，白芥子且有止痛散郁之功。石筱山伤科常以之配黄连治胸胁挫伤。傅青主治痛经之宣郁通经汤亦以其散郁止痛。

（陆寿康 整理）

张琪

腰痛三案

张琪（1922~　），黑龙江省中医研究院研究员，国医大师

腰痛（强直性脊柱炎）

丁某　男，40岁，工人。1993年10月28日初诊。

腰痛10年，近3年加重。患者形体消瘦，腰痛不能俯，活动受限。发作时痛连双腿及肩胛，遇热疼痛稍轻，遇寒冷气候变化及久坐则痛重，舌质淡红，苔白腻，脉沉。西医诊断"强直性脊柱炎"，历经中西医治疗不效，患者已丧失治疗信心，经介绍门诊治疗。中医辨为外感风寒，日久入络，夹血瘀作痛。治宜祛风散寒，活血通络法。

制川乌15g　甲珠15g　全虫10g　土鳖虫5g　地龙15g　乳香10g 没药10g　当归20g　丹参20g　狗脊20g　千年健20g　仙灵脾15g　青风藤30g　贯筋草30g　甘草10g

此方连服20剂，腰痛大减，能在一定限度内屈腰，左右转侧，但仍不能久坐，且觉腰背发凉。续以上方化裁，拟方如下：

防风15g　羌活15g　秦艽15g　制川乌15g　甲珠15g　全虫10g 土鳖虫5g　乳香10g　地龙15g　没药10g　熟地15g　狗脊20g　杜仲15g 千年健20g　青风藤30g　仙灵脾15g　甘草10g

患者服此方 25 剂后，腰已不痛，久坐仍稍有酸重，已能俯身弯腰端盆，做一般工作。察舌质淡红，苔薄白，脉弦。续补肝肾，益气血，壮筋骨。辅以活血通络法。

熟地 20g　肉苁蓉 15g　巴戟天 15g　狗脊 20g　杜仲 15g　黄芪 30g　当归 15g　川芎 15g　丹参 20g　甲珠 15g　全虫 10g　土鳖虫 7g　地龙 15g　桃仁 15g　红花 15g　甘草 15g

此方服 20 剂后，腰部随意活动，遂上班工作。半年后随防，除重体力活动稍有不适外，余皆正常。

"强直性脊柱炎"，属中医"腰痛"，临床表现为脊柱僵直疼痛，不能俯仰屈伸左右转侧，几成残疾，数年不能工作。反复构思此证为肝肾素亏，督脉失养，腰府不固，兼有风寒外侵，以致气血凝滞，络脉阻塞，本虚标实之证。在治疗中权衡正邪、标本，先后用补肝肾、充督脉、强筋骨以扶正，用祛风寒，活血通络以除邪。尤以病程久，筋骨失养，络脉血凝，非草本之品所能奏效，突出用虫类药如山甲珠、全虫、土鳖虫、地龙搜剔外邪，活络止痛。与前药相辅相成，故能取效。

腰痛（腰椎椎管狭窄）

黄某　女，39 岁，干部。1992 年 12 月 8 日初诊。

患者形体较胖，腰痛 1 年，夜间痛剧，不能转侧，阴天及气候骤变则腰痛加重。经某医院放射线摄片诊断"腰椎椎管狭窄"，因畏惧手术，前来中医门诊治疗。舌边暗紫，脉象沉有力。辨为外感风湿不除，"久病入络"夹血瘀痹阻，治宜除风湿，活血通络法。

川牛膝 15g　地龙 15g　羌活 10g　秦艽 15g　香附 15g　当归 15g　川芎 15g　黄芪 30g　苍术 15g　黄柏 15g　灵脂 15g　桃仁 15g　没药 10g

红花 15g　丹参 20g　赤芍 15g　乳香 15g

12月14日二诊：服药6剂，腰痛大减，能活动转侧，脉与舌诊同前，再以上方化裁。

丹参 20g　当归 20g　乳香 10g　没药 10g　黄柏 15g　知母 15g　赤芍 20g　川牛膝 15g　羌活 15g　秦艽 15g　花粉 15g　红花 15g　桃仁 15g　灵脂 10g　苍术 15g　生草 15g

12月22日三诊：服上方6剂，腰痛进一步减轻，惟自觉脊椎关节上下窜痛，上窜至颈椎部，舌转润，脉沉缓，续上方化裁。

川牛膝 15g　地龙 15g　羌活 15g　秦艽 15g　香附 15g　当归 20g　川芎 15g　苍术 15g　黄柏 15g　灵脂 15g　红花 15g　没药 15g　葛根 15g　桃仁 5g　知母 15g　生芪 30g　花粉 15g　生草 10g

1993年1月6日四诊：服上方12剂，腰已不痛，时觉脊椎关节上下窜痛。处方如下：

川牛膝 15g　地龙 15g　羌活 10g　秦艽 15g　香附 15g　当归 20g　川芎 15g　生芪 30g　苍术 15g　甲珠 15g　丹参 20g　知母 15g　花粉 15g　乳香 10g　没药 10g　桃仁 5g　红花 15g　生草 10g

继服12剂，腰痛未发，脊椎关节窜痛症状消失，脊柱活动自如，遂停药获愈。

本案以腰痛为主症，夜间痛剧不能转侧，阴雨天增重，舌边暗紫，脉沉，辨为风湿夹血瘀痹阻。宜除风湿、活血通络，服药6剂疼痛大减，4次复诊连服20余剂，痛除而愈。

腰痛为肾系疾病之常见症状，但亦见于风湿、腰椎管狭窄、强直性脊柱炎、腰肌劳损等症。中医辨证多以外感风湿夹瘀血为常见。余常用身痛逐瘀汤合活络效灵丹化裁。前方熔祛风湿与活血为一炉，后方为张锡纯治瘀血诸痛之方。方用当归活血养血；丹参助活血祛瘀之力；乳香、没药活血行气止痛。因本方祛瘀止痛之力颇强，余用此方治疗瘀血作痛甚效，但贵在辨证精当，否则无效。余以此方治疗强直性脊柱炎之腰痛，酌加山甲、全虫、地龙等药而获效，亦常用东垣之川芎肉桂汤治疗风湿夹瘀血之腰痛亦效。

腰痛（阳虚水蓄）

于某 女，36岁。1990年12月15日初诊。

该患者于1990年6月出现轻度腰痛，7月3日突发无痛性肉眼血尿，无尿频、尿急感，同日夜间，出现右侧腰部牵引右下腹剧痛，以"肾绞痛待查"入院。尿检：红细胞满视野，白细胞（+++），蛋白（+），腹部平片无异常，用抗生素及中药清热利尿剂治疗10天，尿检阴性出院。后予肾脏B超及尿路排泄造影进一步检查诊为"右侧输尿管炎性狭窄并发肾盂积水"。经抗炎及理疗腰痛时轻时重，因不愿手术，求治于中医。患者面色㿠白，神疲乏力，腰部不适，夜间手足心热，无尿频、尿急、排尿痛，尿检阴性，舌红润，脉沉。辨为肾阳虚衰，气化不利，水蓄肾府，气血阻滞。治宜补肾助阳、化气行水，佐以活血之品。

熟地 25g　山药 15g　茯苓 15g　丹皮 15g　泽泻 15g　枸杞子 15g　肉桂 7.5g　附子 1.5g　车前子包, 15g　怀牛膝 15g　甘草 7.5g　丹参 15g　菟丝子 15g

服上方30余剂后，上述症状均消失。1991年3月8日复查，右侧输尿管通畅，肾盂积水基本消失，效不更方，继用上方20剂巩固疗效。

中医学对肾盂积水并无具体病名，但依其症状表现不同，可分别归属"腰痛""癃闭""水气"等病范畴中。然而不论其归属何病，水液停聚为其共同病机。正常水液的运行，有赖肺气宣降，脾气转输，肾之气化，三焦宣通功能的协调，在此过程中肾的气化功能贯彻始终。若肾阳虚衰，气化不利则水液停留，聚而生病。"肾者，胃之关也，关门不利，聚水而从其类也"；可见，肾中阳气充盛，方能蒸腾化气以行水。《金匮要略》谓"虚劳腰痛，少腹拘急，小便不利者，八味肾气丸主之"。指出了以温肾化气行水之法，治疗肾阳虚衰、水饮停蓄之证。思此患者属阳虚水停，故以八味丸加味治之。药中病机，病获痊愈。余治各种原因所致的肾积水时，认为水液停聚多致血行不畅，故在辨证的基础上，酌加活血行气之剂多能获满意疗效。

李今庸

腰痛四证治疗体会

李今庸（1925~   ），湖北中医药大学教授，国医大师

腰痛是指腰部一侧或双侧疼痛而言。腰为肾之府，腰痛与肾的关系极为密切；除此之外，肝病也可以引起腰痛；寒湿阻滞、瘀血内停同样可以引起腰痛。因而临证时，当根据腰痛的特点及其所伴随的症状细加辨认，分别予以治疗。

1. 肾虚腰痛

（1）青娥丸证：症见腰痛，腰膝酸软乏力，头晕目眩，手足不温，脉沉弱等。

腰为肾之府，肾主腰脚，肾虚失荣，故见腰痛，腰膝酸软无力；肾主骨生髓，脑为髓海，《灵枢·口问》说："上气不足……，目为之眩"，肾精荣于脑，肾虚不能上荣于脑，故见头晕目眩；阳失温煦，故见手足不温；脉沉弱，亦为肾虚所致。此乃肾虚，骨髓失养，温煦失职；法当温阳补肾；治宜青娥丸，改丸为汤：

补骨脂 10g　杜仲 10g　生姜 8g　胡桃肉 10g

上 4 味，以适量水煎药，汤成去渣取汁温服，日 2 次。

方中取补骨脂、杜仲、胡桃肉温阳补肾；取生姜温胃和中，增强温药之力。

（2）肾气丸证：症见腰痛，躺下则腰痛减轻，活动则腰痛加重，

少腹拘急，小便不利等。

腰为肾府，肾与膀胱相为表里而主小腹，肾气虚损成劳，故见腰痛，劳则尤能伤肾，故躺下则腰痛减轻，活动则腰痛加重，小腹部拘急；膀胱气化失司，故见小便不利。此乃肾气虚损所致；法当滋阴助阳，温化肾气；治宜肾气丸加味：

熟地 24g　山药 12g　山茱萸 12g　茯苓 10g　泽泻 10g　制附片 3g　丹皮 10g　肉桂 3g　补骨脂 10g　炒杜仲 10g

上 10 味，以适量水煎药，汤成去渣取汁温服，日 2 次。

方中取熟地、山药、山茱萸、杜仲、补骨脂滋阴补肾，益精填髓；取丹皮、茯苓、泽泻渗泻湿浊，通调水道；加用附子、肉桂，量虽不多，而属阳热之品，以助肾阳蒸动肾阴而化生肾气，肾气充则腰痛愈。

2. 肝实腰痛

肝实腰痛，其疼痛与起卧关系不明显，虽躺下亦痛，脉弦等。

《素问·刺腰痛论》王冰注说"足厥阴脉，自阴股环阴器，抵少腹，其支别者，与太阴少阳结于腰踝"。表明足厥阴肝经，有 1 条支脉行于腰部，所以，当肝郁气滞时，则经脉不利，气血运行不畅，故而出现腰痛。非虚致痛，故躺下亦痛；弦为肝脉且主痛。此乃肝气郁结而然；法当疏肝理气；治宜柴胡疏肝散加味：

柴胡 10g　炙甘草 8g　炒枳壳 10g　白芍 10g　制香附 10g　桑寄生 10g　川芎 10g

上 7 味，以适量水煎药，汤成去渣取汁温服，日 2 次。

方中取柴胡、枳壳、香附疏肝理气；取白芍祛血痹而通经脉；取川芎养血活血；取桑寄生，入肝肾而止腰痛；取甘草调和诸药。

3. 肾着腰痛

肾着腰痛，症见腰部及其以下沉重冷痛，如坐水中，身重，不渴，小便自利等。

寒为阴邪，易伤阳气，阳气伤损，失其温煦，湿性重浊，寒湿邪气着于腰部，故见腰部及其以下沉重冷痛，如坐水中，身重；水湿下停，上焦无热，故口不渴；寒留下焦，气化未伤，故见小便自利。此乃寒湿邪气侵袭腰部所致；法当温中散寒，健脾利湿；治宜甘姜苓术汤：

　　甘草 10g　干姜 10g　炒白术 10g　茯苓 10g

上 4 味，以适量水煎药，汤成去渣取汁温服，日 2 次。

方中取甘草、干姜辛甘化阳，培土散寒；取白术、茯苓苦温甘淡健脾利湿，使寒去湿除，病证得愈。此种治法正如尤在泾所说："治法不在温肾以散寒，而在燠土以胜水"，足见中医治病的灵活性。

4. 扭伤腰痛

腰部扭伤，症见腰疼痛部位固定不移，轻则俯仰不变，重则不能转侧，痛处拒按，舌质紫暗，或有瘀斑，脉细涩。古代谓之"瞥腰"。

《灵枢·邪气脏腑病形》说："有所堕坠，恶血留内"，腰部扭伤，损及络脉，瘀血内留，阻滞经脉，气血运行不畅，故见腰痛而有定处，固定不移，俯仰、转侧则体位变化而气血益壅，故疼痛尤甚；按之不痛为虚，痛则为实，瘀血内阻，按之痛甚，故痛处拒按；舌质紫暗，或有瘀斑，脉细涩，亦为瘀血之征。此乃瘀血阻滞，气血运行不畅所致。法当活血化瘀，理气止痛。拟方：

　　当归 10g　川芎 10g　制香附 10g　赤芍 10g　苏木 10g　补骨脂 10g
玄胡 10g

上 7 味，以适量水煎药，汤成去渣取汁温服，日 2 次。

方中当归、赤芍养血活血；取川芎、玄胡活血行气止痛；取苏木活血通瘀；取香附行气以助活血之力；取补骨脂温肾而治腰痛。

单方：

（1）硼砂适量

上1味，煅研极细，收贮备用，遇腰部闪挫，即取少许药末点于内眼角（即睛明穴）。

（2）杜仲 6g　补骨脂 6g

上2味，共研为细末，取猪肾1枚剖开，将药末放于猪肾中，合拢用草纸包裹，放水中浸湿，然后置火中烧焦，研末冲服。

王任之

骨质增生辨治新章

王任之（1916~1988），安徽名医

医者从中医历代医家著作所载病名，如痹、痿、痉、肝风、眩晕等等当中，看到很多症状都与骨质增生有关。又从《内经》"病机十九条"中的"诸痉项强，皆属于湿"，"诸风掉眩，皆属于肝"；"生气通天论"中的"因于湿，首如裹"，以及《伤寒论》的"太阳病"中找到了最初而且又是合理有效的治疗依据，进一步从"经方"和后世医家的有效方剂中化裁而创立出自己的经验方。

刘某 男，51岁。1981年3月19日初诊。

发现颈椎增生8个月余。近仍颈项酸楚，活动受限，翘首即引及左臂和手指作胀发麻，脉濡弦。经旨：诸痉项强，皆属于湿。姑以羌活胜湿汤出入为治。

羌活 独活各4.5g 桑寄生10g 藁本3g 蔓荆子6g 威灵仙10g 川桂枝4.5g 炮川乌3g 左秦艽4.5g 石楠10g 伸筋10g 制豨莶10g 制乳香4.5g 没药4.5g 葛根30g

二诊：4月23日。颈项及左臂酸楚好转，头痛转动亦自如，惟后仰时左臂即觉触痛，左手除拇指外另四指均作麻，脉濡弦。守原意加减。

羌活4.5g 独活4.5g 藁本3g 蔓荆子6g 左秦艽4.5g 片姜

黄 6g　鹿衔草 10g　制豨莶草 10g　骨碎补 10g　绵黄芪 10g　全当归 10g
川桂枝 4.5g　炒白芍 6g　葛根 30g

刘某　女，42 岁。1981 年 10 月 10 日初诊。

发现颈椎病 2 个月余。此时颈项右顾受限，甚则上引右侧眉棱疼痛，右肩背酸痛有如触电般感觉，右手食指、无名指发麻，脉濡弦。经旨：诸痉项强，皆属于湿。用羌活胜湿汤出入为治。

羌活 4.5g　独活 4.5g　桑寄生 10g　炮川乌 3g　条姜黄 6g　川桂枝 4.5g　威灵仙 10g　左秦艽 4.5g　制乳香　没药各 4.5g　制豨草 10g
炒怀牛膝 10g　桑枝 10g　干地龙 9g　葛根 30g

二诊：10 月 24 日。右肩胛及上臂酸痛稍减，右手手指作麻略轻，而右侧眉棱尚稍感疼痛，脉濡弦。守前方参以和营通络。

羌活 4.5g　独活 4.5g　藁本 3g　蔓荆子 6g　左秦艽 4.5g　炮川乌 3g
制豨莶草 10g　制乳香 4.5g　没药 4.5g　蜈蚣 2条　绵黄芪 10g　全当归 10g
红花 4g　炒五灵脂 10g　葛根 30g

按：以上两案，均是颈椎病，按西医学的分类，应属于颈椎病的"神经根综合征"。

方中羌活、独活、藁本、蔓荆子俱出于羌活胜湿汤，防风、川芎在医者施治这种病时亦常见到，惟独少用甘草者，以其为"守"药，为了加强药味走窜之力，故少用。方中还寓有养肝肾之功的独活寄生汤意，并加养血汤（黄芪、当归），取"治风先治血"之意。用川乌以温阳祛湿，川乌辛热，入心、脾经，散寒止痛之力极强。用乳香、没药和虫类药以搜风活络。重用葛根、伍用桂枝则是仲师意了。制方严谨，药力精专，丝丝入扣，疗效甚著。至于他型有其他症状表现者，则各又有不同的引经药。如病及上肢作麻者，必用姜黄，而挈及下肢者，则用怀牛膝、续断之类。

王某　男，51 岁。1981 年 3 月 11 日初诊。

因拟诊颈椎病、椎－基底动脉供血不足而入院，住神经内科病房。诊时仍有阵发性眩晕，甚则目不能睁，有旋转感，心中懊恼，泛泛欲呕，肢、指发麻，头筋酸楚，头项转侧略快，眩晕即行发作，脉细弦。肝风内动，姑以潜阳息风为治。

炙败龟甲24g　珍珠母24g　牡蛎24g　代赭石12g，前4味先煎　夏枯草10g　苦丁茶6g　藁本3g　蔓荆子6g　羌活3g　制豨莶草10g　甘枸杞子10g　女贞子10g　葛根30g

二诊：3月18日。眩晕好转，旋转感亦轻微，仅于卧下时略有症状出现，漾漾泛呕等症渐平，然目不喜睁，且觉左侧颈肩酸楚，肢、指仍麻，近日又觉腰脊疼痛，左下肢欠适，当与腰椎增生有关。守原意加减。

珍珠母24g　牡蛎24g，前2味先煎　甘枸杞子10g　女贞子10g羌活3g　藁本3g　蔓荆子6g　制豨莶草10g　制乳香4.5g　没药4.5g　炮川乌3g　骨碎补10g　炒续断8g　葛根30g

三诊：3月25日。卧下时眩晕减少，腰痛减轻，惟左侧颈肩仍感酸楚，指端作麻，脉濡弦。更以宣通。

羌活4.5g　独活4.5g　藁本3g　蔓荆子6g　嫩桑枝10g　片姜黄6g左秦艽4.5g　制乳香4.5g　没药4.5g　炮川乌3g　制豨莶草10g　十大功劳叶10g　炒白芍30g　甘草10g　葛根30g

四诊：4月9日。因颈椎病、椎－基底动脉供血不足而致出现肝风内动症状，用潜阳息风之剂进治，头痛、头昏已弭，腰痛减轻，但仍肩颈酸胀，左侧胸背及左臂发麻而痛，向左侧卧时手指发麻尤甚，握拳困难，苔薄白，脉濡弦。此湿邪内停，血脉痹阻，络气失和之过，仍从前意出入。

羌活4.5g　独活4.5g　藁本3g　蔓荆子6g　北细辛1.5g　炒川芎3g片姜黄6g　嫩桑枝10g　制乳香4.5g　没药4.5g　炮川乌3g　宣木瓜6g

伸筋草 10g　炒白芍 10g　甘草 9g　葛根 30g

按：本例案语中已指出是椎 - 基底动脉供血不足而致出现肝风内动症状，用潜阳息风进剂为治，是颈椎病的又一类型。药方中首先用炙败龟甲、珍珠母、牡蛎、代赭石四味平肝潜阳药先煎，伍用夏枯草、苦丁茶等祛风平肝药物，盖以水不涵木，则肝风内动，水不制火，心阳独亢，以致眩晕。经云：诸风掉眩，皆属于肝。故施以平肝宁心、滋养真阴之法。方中用了《伤寒论》的芍药甘草汤，这属于"和"剂，和阴清热；而且还因为本案有腰痛、颈肩及臂酸麻等症，叶橘泉称此方可治"一切拘挛急迫挛痛"，正合机宜。本案的处方用药，充分体现了中医辨证论治和同病异治等的精髓、体现了中医在治疗上的长处。而羌活胜湿汤则加减入方于治疗的全过程，从而反映了医者治疗骨质增生已有其独特的方法和用药。

梁某　女，44 岁。1981 年 12 月 1 日初诊。

1973 年开始两膝疼痛，1977 年并上引及腰腿和腰骶部亦痛，夜卧痛甚，转侧受限，上、下楼亦感困难，脉濡弦。以前拍片曾发现有髌骨及腰椎骨质增生。姑以温肾宣痹为治。

大熟地 12g　制附片 10g　鹿角片 10g　炒怀牛膝 10g　独活 6g　桑寄生 10g　骨碎补 10g　炒续断 6g　炮川乌 3g　制乳香 4.5g　没药 4.5g　石楠叶 10g　仙茅 6g　海蛇漂、炙、研，分吞，4.5g

杨某　男，45 岁。1980 年 1 月 26 日初诊。

右侧跟骨骨刺已半年，从峻补三阴治。

大熟地 12g　制附块 10g　鹿角片 10g　炒怀牛膝 10g　炒补骨脂 10g　炒续断 6g　杜仲 10g　炒黄柏 4.5g　炮川乌 3g　制乳香 4.5g　没药 4.5g　淡肉苁蓉 9g　骨碎补 9g　炒小茴香 2g

二诊：4 月 9 日。右侧跟骨骨刺，触地疼痛，前从峻补三阴进剂，已见好转。药证既合，仍守原意。

大熟地 12g　制附块 10g　鹿角片 10g　炒怀牛膝 10g　炒补骨脂 10g

炒续断 6g　杜仲 10g　炒黄柏 4.5g　炮川乌 3g　制乳香 4.5g　没药 4.5g

淡肉苁蓉 9g　淫羊藿 9g　鸡血藤 15g

盛某　男，60 岁。1979 年 10 月 30 日初诊。

原有关节炎病史，1976 年发现跟骨骨刺，近时则夜卧下肢发胀发热，右足踵落地疼痛，脉濡弦。拟予四妙合立安丸加味为治。

漂苍术 6g　炒黄柏 4.5g　生薏苡仁 12g　炒怀牛膝 10g　炒补骨脂 10g

炒续断 6g　杜仲 10g　炒小茴香 2g　炮川乌 3g　制乳香 4.5g　没药 4.5g

鹿衔草 10g　骨碎补 9g　鸡血藤 15g

二诊：11 月 6 日。足踵落地疼痛见轻，而夜卧下肢发热变为发凉。仍守原意加减。

大熟地 12g　制附块 9g　鹿角片 9g　炒怀牛膝 10g　炒补骨脂 10g

炒续断 6g　杜仲 10g　炒小茴香 2g　炮川乌 3g　制乳香 4.5g　没药 4.5g

鹿衔草 10g　骨碎补 9g　鸡血藤 15g

三诊：11 月 13 日。足踵任地已不疼痛，夜卧下肢发凉亦轻，但如步行较久，行走十华里左右，足踵仍有隐痛，脉濡弦。再宗前意损益治。

大熟地 12g　制附块 9g　鹿角片 9g　炒怀牛膝 10g　炒补骨脂 10g

炒续断 6g　杜仲 10g　炒小茴香 2g　炮川乌 3g　制乳香 4.5g　没药 4.5g

海桐皮 10g　络石藤 10g　鸡血藤 15g

按：以上 3 则骨质增生病案，病所在腰椎、髌骨、足跟跟骨等处。医者在治疗上，着意于肝、肾之亏而重点选用温肾阳、养肝血之药，如大熟地、淡附块、炮川乌、鹿角片、怀牛膝、续断、杜仲、鹿衔草、鸡血藤等味以作"峻补"，盖因足三阴经脉，从足趾间上行而止于胸腹部，尤其是足少阴肾经，循内踝之后，别入跟中，并创设"立安丸"（熟地、骨碎补、鹿衔草、淫羊藿、鸡血藤、炒小茴香）以温阳和络，再加用"四妙丸"（苍术、黄柏、薏苡仁、怀牛膝）而制其湿。自腰及腰以下的骨质增生病的处方立法重点在温肾宣痹，而与同为骨质增生致病的颈椎病神经根综合征型和椎-基底动脉供血不足型明显有别。其中有中医的祛风胜湿、平肝潜阳、温肾宣痹、峻补三阴等不同立法，有相对固定的组方药物，药专效著，实非临证功夫老到者莫办。

史沛棠

腰痛临证挈要

史沛棠（1894~1965），杭州医家

　　古人以腰为肾之外府，即两肾所居之处，其处作痛，或因寒邪湿浊、痰气挫闪、跌损，或因肾脏自虚，一属于标，一属于本，病源不同，其治自异，不可不辨也。所谓寒邪湿浊凝滞腰间而痛者，其痛必重着不移，腰冷如坐水中，舌苔白腻，小溲不清，疟疾、黄疸病中恒或有之。或无他病，仅腰痛者，法宜通阳逐湿，可用干姜、茅术、米仁、萆薢、茯苓、陈皮、秦艽、狗脊、豨莶草、川牛膝、原蚕沙之类。若因痰阻而痛者，当用仙半夏、竹沥、旋覆花、杏仁、白芥子、制南星、瓜蒌、橘红、茯苓、瓦楞子、海蜇头、荸荠之类。至于气滞而痛，或由闪挫，或从跌损，以致带脉受伤，筋络不舒，气阻不畅，宜用全当归、牛膝、红花、三七、自然铜、骨碎补、香附、枳壳、川芎、延胡之类，并外用七厘散贴之。惟肾虚之痛，宜分阴阳，凡阴虚之痛为肾中精髓缺少，滋液不充，其人必内热形瘦，或夜梦遗精，或咳嗽痰血，在女子必经漏流带，视其舌苔不腻，中宫无湿阻者，速用滋补精血为主，当投杜仲、川断、狗脊、龟胶、首乌、熟地、萸肉、归身、牡蛎、白芍、潼蒺藜、淡苁蓉、猪腰、芡实之类；阳虚腰痛属肾脏精气不充，失以温润，其人面色萎黄，背寒洒淅，脉细而软，小溲清利，或无梦滑精，或经漏白带，审其阴分不虚而无火、无湿者，速投温补肾元以暖水脏为主，宜用鹿角胶、鹿角霜、胡桃肉、补骨脂、川牛膝、杜仲、川断、淡苁蓉、甘杞子、潼蒺藜、菟丝子、官桂、雄猪腰之类。上述各证对于腰痛可为粗知大略，如欲深究精义，非参考古书不能明白。《内经》所谓神圣工巧，存乎其人也。

王某 男，34 岁。

两腰及下肢关节疼痛已 10 年余，发时酸痛无力，兼有失眠，舌苔薄腻，左脉弦涩，右沉小缓软。此为体虚风湿郁滞不解，拟用仲景肾着汤出入：

茅术二钱　淡干姜五分　辰拌茯苓四钱　炙甘草一钱五分　桂枝八分　西秦艽三钱　炒杜仲四钱　泽泻三钱　炒米仁五钱　炒川断三钱　海风藤三钱　怀牛膝四钱

二诊：服肾着汤以来，腰脊关节痛均已轻，惟胃纳不佳，舌苔微黄带腻，脉沉缓。仍以原剂渗湿醒胃为治：

茅术二钱　桂枝八分　炒米仁五钱　茯苓四钱　川断三钱　杜仲四钱　桑寄生三钱　佩兰二钱　制川朴一钱五分　海风藤三钱，陈皮一钱五分　藿香一钱五分　白蔻仁研吞，五分

按：本案腰痛因风湿之邪滞于腰间，故用仲景肾着汤加减治之。方中桂枝、秦艽、海风藤等，能温经散寒，祛风通络，凡风寒湿痹均可选用。患者胃中尚有湿阻，故用芳香化湿之品，如藿香、佩兰、川朴、陈皮、蔻仁等仍需佐用。

巫某 男，32 岁。

3 年前腰扭伤后，腰部时时作痛，虽经封闭治疗，亦未能奏效。苔白，脉小。此系瘀血内滞，络脉不和。盖痛则不通，拟消瘀化滞、温经通络为治：

参三七研末分吞，一钱　炒当归三钱　骨碎补三钱　制狗脊四钱　自然铜三钱　炒杜仲五钱　制乳没各二钱　红花一钱五分　炒川断三钱

二诊：前方服后，腰部坠胀已减，疼痛仍然，脉缓小，舌苔薄白，仍宗原意：

桃仁一钱　土鳖虫酒炒，三钱　炒当归三钱　参三七研末吞，一钱　骨碎补三钱　狗脊四钱　炒杜仲五钱　制乳没各一钱　杜红花一钱五分　炒川断三钱

三诊：腰痛已轻，但病根深久，必须继续服药调理，才能痊愈：

参三七研末吞，一钱　全当归三钱　生地四钱　炒杜仲五钱　桃仁一钱五分　土鳖虫酒炒，三钱　骨碎补三钱　杜红花一钱五分　制乳没各一钱　炒川断三钱

按：本例腰痛因扭伤所致，虽经多年治疗，局部瘀滞未除，络脉不和未复，故腰痛仍剧。史氏拟消瘀化滞、温经通络之法，以参三七、杜红花、当归、土鳖虫、自然铜、制乳没等活血化瘀、温经消滞，但仍佐以川断、杜仲、狗脊、骨碎补等补肾健腰。全方消补兼施，故药后病症渐有好转，但究因病久根深，必须长期服药调理，才能根治。

陈某　男，28岁。

右腰疼痛9个月余，尿检发现结核菌、红细胞，西医诊断为肾结核。胃纳不佳，夜来失眠，脉濡细，右尺偏旺，舌苔薄白。治以滋阴补肾、清火泄热为主：

川柏盐水炒，三钱　炒丹皮二钱　炒生地五钱　制萸肉二钱　辰拌茯苓四钱　甘草梢一钱五分　炙龟甲五钱　忍冬藤三钱　生牡蛎八钱　炒枣仁三钱　夜交藤三钱

二诊：腰痛好转，睡眠亦安，小溲清长，已无红细胞，再以原法出入：

大生地五钱　炙龟甲八钱　制首乌三钱　生牡蛎六钱　炒丹皮二钱　制黄柏二钱　制萸肉三钱　炒知母二钱　炙黄芪三钱

按：肾结核常见腰痛，腰酸，或尿血等症，史氏根据辨证分析，拟用滋阴补肾、清火泄热法，以知柏地黄合大补阴丸加减，进行治疗，诸症均见明显好转。但结核病顽固难愈，若中西医综合治疗，对改善症状、减轻病痛可发挥更好功效。

陈某　男，45 岁。

患者腰椎肥大，环跳穴疼痛，舌苔薄白，脉缓小。服温补肝肾、祛风通络药后，痛势已轻，再拟原法：

大熟地四钱　龟甲五钱　制萸肉二钱　制牛膝四钱　炒杜仲五钱　炒菟丝子三钱　川断三钱　桑寄生四钱　鹿角霜三钱　独活一钱五分　制川乌一钱五分　当归三钱

二诊：服温补肝肾、祛风活络药后，腰脊痛明显减轻，舌苔薄白，中微黄带腻。仍当以原法加减，以巩固疗效。

大熟地四钱　龟甲五钱　制萸肉三钱　杜仲五钱　菟丝子三钱　川断三钱　制川乌一钱五分　独活一钱五分　桑寄生四钱　当归三钱　鹿角霜三钱　狗脊四钱

按：腰椎肥大引起的腰脊疼痛，多为肾虚骨质退化性增生所致，史氏用温补肝肾、祛风活络为法，以左归丸、独活寄生汤组合成方，方中制川乌一味，能温经止痛，服药后腰痛能明显减轻。

许某　男，56 岁。

腰脊疼痛已久，胸前亦感不舒，舌苔薄白，脉细数，右手沉按无力，虽无他症，则肾督久虚，痰浊郁滞。治宜温养肾督之中佐入化痰渗湿为主：

鹿角霜三钱　甜苁蓉二钱　潼蒺藜三钱　杜仲四钱　炒川断三钱　制萸肉四钱　补骨脂盐水炒，三钱　茯苓四钱　陈皮二钱　姜半夏二钱　姜竹茹四钱　杞子三钱

二诊：前方服后，腰痛消失，脊椎之痛仍在，舌苔薄白，脉小数

带滑，前药既效，仍以原义温肾助阳、强壮腰脊为主。

制首乌四钱　当归三钱　炒川断三钱　制狗脊四钱　炒杜仲四钱　潼蒺藜三钱　制萸肉二钱　甜苁蓉二钱　骨碎补三钱　杞子三钱　半夏二钱　鹿角胶冲服，一钱五分

按：史氏认为内因之腰痛，非阳气之虚，即精血不足，非补不能奏效。本案腰脊疼痛，虽有痰浊或风湿夹杂，其根本病因在于肾督之阳虚，故以温养肾督，佐以化痰渗湿为治。

陶克文

腰 腿 痛 方

陶克文（1918~2008），重庆市中医学校附属医院主任医师

慢性风湿性腰腿痛，多发生于中年以后，肾气日衰，外邪乘虚而入，痹阻经脉骨节，此病虽在腰腿，实由肝肾不足、风寒湿瘀痹阻而发。症见腰腿疼痛，历久不已，挛麻重着，屈伸不利，甚则步履艰难。"久病入络"，治疗非一般方药所能奏效，必赖益肾之品扶助正气，借虫蚁之类，搜剔逐邪，遂在古方《沈氏尊生书》肾着汤的基础上，结合个人用药经验，拟定益肾通痹止痛方。

桑寄生 杜仲 牛膝 鸡血藤 海风藤 细辛 地龙 穿山甲

慢性风湿性腰腿痛患者用之，每获良效。

方中桑寄生、杜仲、牛膝入肝补肾，强筋壮骨以扶正。桑寄生得桑之余气而生，祛风逐湿，通调血脉,《本经》《别录》谓其主腰痛，坚筋去痹。鸡血藤补血和血，功同四物,《灵枢》谓：血和则经脉流利，营复阴阳，筋骨劲强，关节清利矣。细辛、海风藤祛风散寒除湿以祛邪，且细辛入少阴祛陈寒，镇痛力强。地龙、山甲善走经络，透骨节，行散瘀血，追风定痛,《本草从新》谓：山甲善窜，专能行散，通经络，达病所。若风淫于上，肩臂疼痛者加羌活、防风祛风胜湿；湿盛于下，腰膝重着肿胀者加苡仁、苍术燥湿除痹；寒邪偏盛，腰膝冷痛者加桂枝、附子温经散寒；下肢挛急，筋惕肉瞤者加芍药、木瓜、

甘草舒筋缓急。

本方除治疗风湿性腰腿痛外，凡属肾虚邪痹，经久不愈，诸药治疗不应的顽固性腰腿痛，如类风湿关节炎、痛风性关节炎、骨质增生症、坐骨神经痛等病，用之均有效。

张某 女，75岁，1992年2月21日就诊。

患风湿性腰腿痛多年，屡治不愈。近日来腰腿疼痛加剧，转侧不能，屈伸不利，步履艰难，夜半下肢挛急，舌暗红，苔薄白，脉沉小。辨证为肝肾不足，邪痹络瘀。治以益肾通痹，舒筋活络。

桑寄生 15g　杜仲 30g　川牛膝 15g　地龙 15g　穿山甲 10g　细辛 6g　鸡血藤 30g　海风藤 30g　丹参 15g　木瓜 15g　白芍 30g　甘草 6g

服药5剂后，腰腿疼痛大减，步履活动改善，再服5剂后疼痛缓解。随访半年未见复发。

（邱伯梅 整理）

李 可

颈项强痛葛根化裁，肩凝重症青主有方

李可（1930~2013），山西灵石人，临床家

颈椎骨质增生症与肩凝

冯某 55 岁，1983 年 2 月 11 日诊。

头晕，项部强直，转动不灵，左右转头时颈部"嚓嚓"作响。1982 年 6 月 29 日省人民医院 X 线片确诊：颈 4、5、6 椎唇形增生。曾服骨质增生丸、骨刺灵等多种药物无效。近半年来双手 1、2、3 指麻木，气短，腰困，右半身麻木，因怕跌仆，不能骑自行车亦已半年多，阳事久废。脉涩，寸部极弱。

患者年近六旬，肾气已衰。肾主藏精、生髓，督脉隶属于肾。今肾虚精怯不能上承，故督脉空虚且劳倦内伤，中气亦虚。血脉不充，周流受阻，气不运血，四末失养，故见麻木等症。剧团常年下乡演出，难免风霜雨露外袭，太阳经输受病，故见葛根汤证。拟桂枝汤加当归、首乌、桃仁、红花养血和营、活血通络，加葛根之专理头项，重用生芪 120g 峻补其气而运血，以鹿茸、骨碎补、龟甲养肾精、强筋骨，更加虫类入络祛风，不知效否？

桂枝 45g　白芍 45g　炙草 45g　粉葛根 60g　生芪 120g　当归 30g

首乌 30g　白蒺藜 30g　骨碎补 30g　龟甲 先煎，30g　桃仁 10g　红花 10g
僵蚕 10g　鹿茸尖研粉冲服，3g　全虫研粉冲服，12 只　蜈蚣研粉冲服，4 条
鲜生姜 10 片　枣 10 枚

10 剂。

10 月 21 日遇于房管所，知服上方 16 剂后，右半身及手指麻木已愈，头不晕，已恢复骑自行车而无提心吊胆之感。项部强硬感及头部转侧之摩擦声，在服至 7 剂药时已全好。惜不知本法对骨质增生之实质性改变效果如何。

王某　59 岁。

1996 年春组团赴云冈石窟参观，出现恐高症，当场晕厥。醒后项强不能转侧，头晕不能起立，面色苍白，四肢厥冷，腰困神倦，左手臂阵阵麻木。护送回太原后，经省人民医院 X 线片示颈椎 3、4、5、6、7 广泛增生。脉缓，两寸沉微。此肾阳虚衰，风寒外袭太阳经输，痰湿内阻，气不运血，予大剂补阳还五汤加味：

生芪 120g　粉葛根 90g　附子 30g　当归 30g　桂枝 30g　赤白芍各 30g
川芎 10g　桃仁 10g　红花 10g　地龙 10g　白芥子 炒研，10g　炙草 30g
红参另炖，10g　定风丹（首乌、白蒺藜）60g　黑木耳 30g　鲜生姜 10 片
枣 10 枚

加冷水 1500ml，文火煮取 500ml，2 次分服，3 剂。

上方服 3 剂，项强头晕消失，10 剂后诸症已退七八。腰困如折，原方加肾四味（菟丝子、枸杞、仙灵脾、补骨脂）120g、龟鹿胶各 10g（化入）、熟地 45g，连进 20 剂后，已无自觉症状。夫人刘某多年腰困，右膝痛，腿软时时倾跌。见药剂大，弃之可惜，每剂药渣又煎 2 次，连服 10 剂后其症亦愈。

景某　50 岁，两渡小煤矿技术员。

1984 年 12 月 10 日因颈项强痛不能转侧，不能长时间抬头，为减

轻痛苦，颈向右歪，致成"斜颈"已半年。X线片见颈2、3唇形增生。左臂及手指阵阵麻木，脉涩，舌淡。体质好，别无所苦，径投桂枝加葛根汤合止痉散和营解痉：

葛根60g　桂枝15g　白芍90g　炙草30g　全虫12只　蜈蚣研冲服，4条　鲜生姜10片　枣10枚

遵桂枝汤服法，啜粥助汗。

上方连进5剂，斜颈消失，疼痛麻木亦愈。

王某　51岁，1983年5月30日初诊。

右肩凝，臂不能上抬后展，阵阵顽麻，项强痛、不能转侧月余。本院X线片见颈2、3椎唇形增生，肩胛骨增厚。阴雨天项、背、肩有痛、麻、抽搐感。口腔及下唇生疮，此起彼伏，经年不愈。三五日辄感冒，脉沉细涩，舌淡红。证属精血亏损，络脉失养；卫阳不固，复被风寒外袭，留而成痹。寒主收引，故见搐痛；阴虚阳浮，火不归原，故见上热。拟益气养血，滋阴和阳，逐寒通络复方：

生芪120g　葛根90g　当归30g　川乌30g　黑小豆30g　二冬各30g　盐巴戟肉30g　云苓30g　九地90g　五味子6g　桂枝　细辛各15g　桃仁　红花　地龙各10g　白芍90g　炙草60g　防风20g　全蝎12只　大蜈蚣研末冲服，4条　油桂米丸先吞，1.5g　鲜生姜10片　大枣10枚　蜂蜜150g

加冷水2500ml，文火煮取600ml，3次分服。

上药服6剂，诸症悉除。予培元固本散1料善后，追访4年，很少感冒，体质大胜从前。

裴某　43岁，石膏矿坑下工，内科急诊入院患者。1983年9月20日会诊：X线片见颈2腰3唇形增生。入院3日，右颈、肩、背、胸之上部，剧烈疼痛，日夜不停已3日。咳嗽、转侧，则痛如撕裂。追询病史，知于4日前曾患感冒，继续抡大锤半小时许，中午小睡1

小时，随即痛醒，已不能翻身。局部无红肿，项强硬，脉浮弦，苔白厚。患者长期在坑下作业，久受寒湿，嗜酒无度，内蕴湿热。今受外寒，项痛及肩，胸痛彻背。证由寒袭太阳经输，努力致瘀，便燥 3 日未行，肺气膹郁，腑气不通。拟散寒通络，缓攻逐瘀：

桂枝 15g　赤芍 25g　炙草 15g　葛根 60g　瓜蒌 30g　薤白 15g　白酒 100ml　丹参　当归各 30g　桃杏仁各 12g　枳壳 10g　桔梗 10g　乳没各 10g　檀香 10g　降香 10g　木香 10g　生军 10g　醋元胡 5g　全虫 12 只　蜈蚣研末冲服，4 条　生半夏 18g　鲜生姜 10 片　枣 10 枚

3 剂。

9 月 24 日二诊：药进 1 剂，剧痛立止，行动如常。3 剂服完，已如常人。惟苔变黄腻，侧重化湿：

瓜蒌 30g　薤白 15g　白酒 100ml　丹参 30g　当归 30g　生半夏 18g　大贝 15g　郁金 15g　檀香 10g　降香 10g　佩兰 10g　苍术 10g　桃杏仁各 10g　葛根 60g　全蝎 12 只　大蜈蚣研末冲服，4 条

3 剂。

9 月 28 日三诊：已定出院，脉弱。拟益气养血、平补肾督以固本：

生芪 120g　葛根 60g　肾四味（枸杞、菟丝子、补骨脂、仙灵脾）120g　龟、鹿胶化入，各 10g　当归 30g　丹参 30g　赤芍 15g　桃仁 10g　红花 10g　川芎 10g　地龙 10g　桂枝 10g　炙草 10g　骨碎补 30g　鲜生姜 10 片　枣 10 枚　胡桃打，4 枚

10 剂。

10 月 1 日随访，已正常上班。

肩凝重症

马某　54 岁，1999 年 5 月因肩臂痛求治。其症：右肩臂剧痛，手

不能抬举、后展年半，百治不效。境遇不顺，近年发胖。近来受凉加重，抬肩痛如撕裂，自己不能穿衣，苦不堪言。

本病又名"五十肩症"，属老年性、退行性病变，颇难治。惟《傅山男女科》载一方，有捷效。傅山先生论曰"肩臂痛，手经病，肝气郁。平肝散风，祛痰通络为治"，方为：

当归 90g　白芍 90g　陈皮 15g　柴胡 15g　羌活 9g　秦艽 9g　白芥子炒研, 9g　半夏 9g　附子 3g

煎服法：水 6 碗，煎 3 沸，取汁 1 碗，入黄酒服之，一醉而愈。

细玩先生之意，大略肩臂乃手少阳、手阳明二经所过。肝气郁则木来克土，脾主四肢，脾气虚则痰湿内生，流于关节，故肢体为病。加之，五十岁后气血渐衰，复加风霜雨露外袭，日久乃成本病。余师先生意，原方加生芪 120g 益气运血，加桂枝尖 15g 载药直达病所。加止痉散（全虫 3g、蜈蚣 4 条）研粉冲服入络搜剔，更加桃仁、红花、地龙活血通经。患者海量，令水与黄酒各半煎之，热服取汗，以开表闭、逐寒凝，3 剂。

6 月 13 日遇于街头，据云：服第 1 剂后得微汗，当夜安然入睡，次日顿觉大为松动，数月来开始穿衣不需人助。不料，服第 2 剂后，竟暴下污黏稠便 10 余次，而臂痛亦减轻十之八九。因畏泻，剩 1 剂未服。10 月 9 日又遇于分店，据云服后又腹痛作泻 5~6 次，右肩上举、后展已如常人。

考致泻之由，一是当归富含油质，大剂量难免滑肠；二是温药消溶痰湿，由大便而去。

煎服法未遵先生法度，药量大，3 沸难以充分溶解有效成分。故改为冷水浸泡 1 小时，急火煮沸半小时，兑入黄酒，2 次热服。

孙朝宗

鸡血藤汤方化裁治疗腰痛

孙朝宗（1937~ ），主任医师，山东名医

鸡血藤汤方

鸡血藤 30g　当归 20g　丹参 30g　桃仁 10g　红花 10g

上药，以水 3 杯煮取 1 杯，药渣再煮，取汁 1 杯，日分 2 次温服。

主治由于人体气血瘀滞所引起之身痛、腰疼以及四肢痹痛等证。

方以鸡血藤为主药，其主要功能为补血活血，舒筋通络并壮筋骨见长；当归补血活血，以活血见长，性味甘温，辛香善于行走，气味俱而又行则有余，可为方中之气药；丹参以活血止痛见长，与当归合而缓当归之温，可治心腹痼疾，主疗心腹邪气；桃仁主入脏腑，红花主行经络，故仲景用红兰花酒以疗妇人。

骨痹（腰椎骨质增生）

李某某　男，41 岁，1970 年 6 月 3 日初诊。

疏浚河道受寒湿，腰腿痛已 2 年余，一年比一年疼痛加重，几乎不能劳动，上个月在某医院拍片，诊断为腰椎骨质增生，治疗半个月无效，转来医治。目前，左下肢疼痛如锥刺，行走困难，腰部反而痛轻，下肢疼甚时，有麻木抽筋之感，怕冷，得温稍缓，精神委顿，脉

来沉缓无力，舌质淡白，少苔。

寒湿既久，浸渍肾之外府，以致骨质为之增生，阳气被阻，督脉之经气亦凝滞不通，治当温阳解凝、祛湿通络、活血止痛之法调之，拟鸡血藤汤加味调之。

鸡血藤 60g　当归 20g　丹参 30g　桃仁 10g　红花 10g　狗脊 20g　骨碎补 10g　川断 20g　土鳖虫 10g　鹿角胶烊化，10g

上 9 味，以水 3 杯，煮取 1 杯，药渣再煮，取汁 1 杯，2 杯药汁合煎，烊化鹿角胶尽，分 2 次温服。

二诊：上药连服 5 剂，下肢疼痛减轻，麻木抽筋亦减轻，他证如故，再守上方继进。

鸡血藤 60g　当归 20g　丹参 30g　桃仁 10g　红花 10g　狗脊 20g　骨碎补 10g　川断 20g　土鳖虫 10g　白芥子 6g　鹿角胶烊化，10g

上药，煮服方法同上，嘱注意腰腿不要着凉。

三诊：上方续服 9 剂，下肢畏冷消失，已显温和之象，疼如锥刺大减，可缓步行走，精神振作，脉来较前好转。上方已显效机，阳气有来复之渐，仍守上方序进。

鸡血藤 80g　当归 30g　丹参 30g　桃仁 10g　红花 10g　骨碎补 10g　川断 10g　土鳖虫 10g　白芥子 6g　鹿角胶烊化，10g　川牛膝 15g　蜈蚣 2 条

上药煮服及禁忌方法仍同上。

四诊：此方断续服药 15 剂，腰腿疼痛消失，活动自如，走路正常，精神饮食正常，可以参加劳动，逢阴天时，腰部只感到稍有下坠感，他无不适。为巩固疗效，予大活络丹 3 盒，每晚服 1 丸，由开水兑黄酒各半冲服。

1970 年 9 月 20 日随访，患者骨痹证未再发作。

骨痹（腰椎骨质增生）

蔡某 女，44岁，1983年4月13日初诊。

患腰椎骨质增生已2年，腰疼、腿疼不断发作，服骨质增生药片、小活络丹、骨仙等药维持治疗，也曾针灸、拔火罐等不效，特来中医治疗。目前，步行趔趄，站立不稳，发作时疼痛难忍，用暖水袋暖之痛减，脉沉弦，舌淡少苔。

辨证治疗：风寒湿之邪中于其经而痹痛，久则气血两虚，跷阳失养，而发屈伸不利，或麻木不仁，治当祛痹邪、益气血、温通阳跷之脉为法，宜鸡血藤汤加味调之。

鸡血藤60g　丹参30g　桃仁10g　红花10g　苡仁30g　土鳖虫10g　大蜈蚣2条　鹿角胶烊化，10g　牛膝15g　甘草10g

上药以水3杯，煮取1杯，药渣再煮，取汁1杯，日分2次温服。

上方连服7剂后，感到痛减，站立已稳。效不更方，继续服药12剂，可以步行，惟腰腿部尚感沉着。原方再加白术20g，又连服上药12剂，一切症状消失，嘱服大活络丹以善其后。

当归30g　川芎20g　狗脊30g　鸡血藤30g　红花10g　熟地30g　鹿角胶烊化，20g

上7味，先煮6味，以水4杯，文火煮取1杯，药渣再煮，取汁1杯。药汁共2杯，烊化鹿角胶，日分2次温服。

方中当归、川芎甘温而润，活血、搜风、行气以止疼痛。狗脊温养肝肾、通督脉以强壮筋骨，并以坚脊，利俯仰，以强腰系。鸡血藤、红花以甘平养血通经、活络化瘀见长。大熟地滋肾养肝，补血益精，填骨髓，以壮筋骨，张景岳指出阴虚而神散者，非熟地之守，不足以聚之，阴虚而火升者，非熟地之重，不足以降之，阴虚而躁动者，非熟地之静，不足以镇之，阴虚而刚急者，非熟地之甘，不足以缓之。总之以大熟地"大补精血"故也，肾主骨，肝主筋，非熟地不足以作强。鹿性偏阳，能壮元阳，补精髓，通督脉，调冲任，强筋骨，壮腰膝，暖寒凝以疗腰肾虚冷（腰脊寒冷），此处用之以温督脉、化寒凝为主，主治腰脊劳损、骨质增生等。临床应用此方时，若腰痛及腰椎骨质增生者，可加川续断，或炒白术，因白术有"化腰间死血"之功，若颈椎骨质增生者可加葛根、桂枝、羌活。腰膝骨质增生而下肢痛甚者可加牛膝、木瓜、独活等，寒湿及血瘀久羁不却者，可适当加地龙、大蜈蚣、乌梢蛇等以搜剔经脉。

骨痹（腰椎骨质增生）

李某　男，50 岁，1970 年秋诊。

患左腿痛，不能行走，余予当归、丹参、牛膝、木瓜、防己、鸡血藤等活血通经之药，罔效。后加豨莶草、独活、秦艽等温阳散风之品，略显小效。经腰椎拍片诊断为：腰椎骨质增生，遂改方当归 30g，川芎 20g，狗脊 30g，鸡血藤 50g，红花 10g，熟地 30g，鹿角胶（烊化）20g，名温督解凝汤予服。药进 6 剂，腿疼减轻大半。继续服药 6 剂，疼痛基本消失，可在院内散步走动，惟有沉重之感未蠲。余以上方之中加大蜈蚣 2 条、川牛膝 20g、木瓜 20g、继续服药 20 余剂，疼痛沉重之感全消，可下地劳动，迄今 10 年未发。

腰腿痛（腰椎骨质增生）

高某　女，45 岁，1980 年初冬诊。

突发右腿疼甚重，几不可支，邀余往诊。已近午夜，针刺环跳穴、风市穴、阳陵泉穴、足三里穴、绝骨穴等，留针观察，当时疼痛减轻，1 小时拔针后，疼痛如前，寸效不显，余怀疑为腰椎骨质增生症，遂于腰椎处拔一火罐，以求暂安，翌日送医院拍片示：腰椎 3~4 均有唇样骨质增生。拟温督解凝汤服 5 剂后，疼痛显减，但仍不敢任地行走，腰部有板滞感觉，余于原方内加炒白术 20g、桃仁 10g、大蜈蚣 3 条，服药 3 剂，适值月经来潮，所下瘀血块甚多，月经过后，腰部及下肢疼痛竟然全消。月余下肢又觉胀疼，又按上方服药 10 余剂，又经 X 线拍片示：腰椎唇样骨质增生已明显萎缩。患者按原方服药 1 个半月方辍。迄今已多年，病未再发。

腰脊冷痛

李某 男，48 岁，1970 年 5 月 21 日初诊。

集体参加疏通河道，寝食于河傍，数日后患腰脊冷痛，完工回家后，睡于热炕上，冷痛显减，否则冷痛如故，曾经针灸、拔罐，病稍减。服布洛芬药片，尚可暂时止痛，终未得愈。目前，腰脊冷痛，动转困难，下肢沉重，劳则疼楚乏力，腰椎拍片检查，腰椎骨质未见异常。脉沉，舌淡。

辨证治疗：寒湿袭入腰脊，凝聚不得疏散，经络湮瘀，以致寒冷作痛，甚则湿气下注而两腿沉重乏力。治当温阳通脉以祛寒冷。

当归 30g　川芎 20g　狗脊 30g　鸡血藤 30g　红花 10g　熟地 15g
鹿角胶烊化, 10g　羌活 6g

上药先煮 7 味，取汁 2 杯，以药汁烊化鹿角胶尽，日分 2 次温服。

二诊：5 月 27 日。连服上药 6 剂，腰脊冷痛稍减，脉仍沉而无力。寒湿湮瘀较深，一时难复，再以上方加重温阳之品，冀望机转。

当归 30g　川芎 20g　狗脊 30g　鸡血藤 50g　红花 10g　熟地 15g
羌活 6g　桂枝 10g　苡仁 20g　蜈蚣 2 条　鹿角胶烊化, 15g

上药先煮10味，取汁2杯，以药汁烊化鹿角胶尽，日分2次温服。另：每次饭前吞服生硫黄粉1g。

三诊：6月8日。迭服上药10剂，腰脊始有温暖之感，下肢沉重亦觉轻松，劳动仍感乏力，脉沉不若前甚，仍守上方继进。

当归30g　川芎20g　狗脊30g　鸡血藤50g　红花10g　熟地15g　羌活10g　桂枝10g　苡仁30g　蜈蚣2条　鹿角胶烊化，15g　熟附片先煮，10g　甘草10g

上药，先煮附子半小时，后下10味，煮取1杯，药渣再煮取汁1杯，以药汁烊化鹿角胶尽，日分2次温服。仍每次饭前吞服生硫黄粉1g。

四诊：6月11日。上方加重温督行阳之品，更佐虫蚁搜剔之药，腰脊寒冷之感始好转。阳气既行，下肢沉重之感亦减大半。

当归20g　鸡血藤30g　红花10g　熟地25g　狗脊20g　白术15g　寄生20g　生杜仲20g　泽泻10g　牛膝10g　甘草10g

上药以水3杯，文火煮取1杯，药渣再煮，取汁1杯，日分2次温服。

按：该患者，寒湿痹阻经脉尤重。应用温督解凝汤方，本属对证之方，因其寒湿尤笃，治者则重加附子与硫黄温阳祛寒，因硫黄有治"腰肾久冷，除冷风顽痹寒热"之功，更佐虫蚁之药以通顽痹，桂枝以温督脉与太阳经之寒风，温热之药用之，病却大半，遂后以应用当归、熟地、鸡血藤、桑寄生、杜仲以补其肝肾，壮其筋骨而病得以痊愈。

一、如圣汤方

杜仲轻炒，20g　桑寄生20g　金毛狗脊20g　川续断20g

上4味，以水4杯，文火煮取1杯，药渣再煮，取汁1杯，日分

2 次温服。

功效：补肝肾，壮筋骨，通血脉，祛风湿。

主治：肾虚腰痛，足膝软弱，脊背掣痛，产妇腰重及胎动不安，风湿痹痛等。

方义：腰痛一证，不论因风、因寒、因湿、因瘀，其总因为肾气本虚，肾又为冲任督带之要会处，故妇人奇经之病多统属之。该方中之杜仲与寄生，一甘温，一苦平，皆补肝肾而强筋骨，入肝而补肾，子能令其母实，养肝血、补肾气并祛风湿，主止痛于腰之两侧。金毛狗脊与川续断，主"坚脊、利俯仰"，温补肝肾而又主调补督脉。督脉者，冲任带脉皆多系焉，故妇人经带胎产诸多疾病亦多赖此而调之，又主止痛于正中腰脊，临证化裁十分必要。若偏于肾阴亏虚可加生地、杞子、龟甲等，若偏于肾阳虚可加菟丝子、巴戟天、淫羊藿等，若偏风寒者，可加附子、干姜。血瘀者，可加桃仁、红花、丹参、鸡血藤等。若血虚者可加当归、川芎、首乌。脊柱久寒冷痛者，可加鹿角胶；若久热不蠲者，可加羚羊角粉，若兼腿疼转筋，上冲入腹者，可加牛膝、桂枝、木瓜；若兼疼痛有流火证候者，重加木通；若久瘀不除，可加大蜈蚣、土鳖虫等以搜之剔之。

1. 跌伤腰痛

曹某 男，44 岁，1967 年 10 月 7 日诊。

在屋顶上晒粮不慎跌下，当时只觉腰部小疼，八九日后，腰疼转甚，服跌打丸 5 日，略显小效，近日来，几乎不得俯仰，夜间作疼尤甚，大便不畅，脉细涩，舌质略红，苔黄。脉症合参，显属瘀血腰痛，与如圣汤加味调之。

杜仲 20g　桑寄生 30g　川续断 20g　金毛狗脊 20g　桃仁 10g　红花 20g　丹参 60g

上 7 味，以水 4 杯，煮取 1 杯，药渣再煮，取汁 1 杯，日分 2 次温服。

药进 3 剂，非但疼痛不减，反而更加痛甚，只是大便略稀。余度其方证不悖，为何病不减而反增，认为瘀血将通未通之际，疼甚亦并非不佳，继与前方加川牛膝 30g、大黄 10g、土鳖虫 10g。该方进 1 剂，大便泻下 3 次，腰痛顿减大半，3 剂服尽，腰痛基本消失，仍予跌打丸，缓缓服之以善其后。

2. 妊娠跌仆腰痛

杜某 女，29 岁，1984 年 6 月 6 日诊。

妊娠 3 个月，不慎跌仆，遂患腰痛，腹痛下坠，经某医院妇科检查，诊为先兆流产，恐慌不已，求治于余。目前除腰痛、腹痛、下坠症状外，并心悸，有时恶心欲呕，胃中嘈杂不舒，脉滑数，舌偏红，苔略黄腻。

杜仲炒，20g　桑寄生 20g　川续断 20g　狗脊 15g　竹茹 10g　丝瓜络 10g　黄芩 10g　枣仁 15g　甘草 10g

上药以水 4 杯，煮取 1 杯，药渣再煮，取汁 1 杯，日分 2 次温服。

上方连服 3 剂，腰痛减半，腹痛下坠除，心悸亦减，胃气和，恶心欲呕已平。续服原方之药，7 日后，诸症均瘥。届时生一男孩。

3. 跌伤腰痛

徐某 男，45 岁，1961 年 8 月 6 日初诊。

从跳板滑下河岸，当时无甚痛苦，2 天后腰痛、肋痛，不得俯仰动转，夜睡不得翻身。去某医院检查，腰肋部肌肉挫伤，用止痛药治疗。目前，腰肋部反而痛甚，仍不得动转，动则痛甚，来门诊治疗，脉象弦涩，舌淡苔略黄。

腰肋部挫伤，只是筋脉受损、经络血滞所为，拟养血活络、消肿止痛为治，冀望经通，腰肋可已。

杜仲 30g　川续断 30g　金毛狗脊 30g　桑寄生 30g　红花 9g　赤芍 9g

鸡血藤 24g　生乳香 6g　没药 6g　丹参 15g

上 10 味，以水 3 杯，煮取一杯半，药渣再煮，取汁一杯半，日分 3 次温服。每服兑黄酒。

二诊：连服 3 剂，腰痛减轻近半，可以轻轻弯腰行走，药已取效，便又吃肉喝酒，堵塞胃口，而腹胀痞满，大便不通，所取之效，停滞不进。

酒肉充腹，壅塞于中，以致上下气机阻塞，络脉为之郁滞，而腰肋疼痛不解。仍步上方加重消积化滞、行气通腑，望其应手。

杜仲 24g　川续断 28g　金毛狗脊 15g　桑寄生 18g　鸡血藤 30g　焦楂 45g　枳壳 30g　大黄 18g　芒硝 5g　全瓜蒌 50g

上药以水 3 杯，煮取 1 杯，药渣再煮，取汁 1 杯，日分 2 次温服。

三诊：药下 2 剂，大腑通畅，泻下腥臭秽浊之物盈盆，次日又泻下 2 次，腹胀全消，气力大减，疼痛略减。嘱停药 2~3 日，再进前方出入。

杜仲 18g　川续断 18g　金毛狗脊 18g　桑寄生 18g　鸡血藤 18g　白术 24g　甘草 9g

上药以水 4 杯，煮取一杯半，日分 2 次温服。

四诊~五诊：上药连服 6 剂，诸症基本消退，活动自如，为巩固疗效，书一小方予之，听其自愈可也。

当归 6g　丹参 12g　杜仲 12g　川断 9g　红花 9g　鸡血藤 15g　甘草 10g　白术 12g

上 8 味，水煮两遍，取汁一杯半，日分 2 次温服。

4. 肾着腰痛

周某　女，46 岁，1982 年 11 月 5 日初诊。

腰痛腰冷，身重倦怠，下肢行走感觉沉重，四肢无力，眼睑略浮肿，踝上略浮肿，饮食、便溲均正常，脉象沉缓，舌淡苔白。综合脉症分析，属中医之肾着病，拟如圣汤合甘姜苓术汤意。

杜仲 20g　寄生 20g　川续断 20g　干姜 15g　茯苓 30g　炒白术 20g
甘草 10g　防风 10g　苡仁 20g

上药以水 3 杯，煮取 1 杯，药渣再煮，取汁 1 杯，日分 2 次温服。

治疗经过：上药连服 6 剂，面浮跗肿显消大半，腰痛身重，亦不若前甚。继服上药至 15 剂，腰痛身重基本消除，只是走路尚感乏力。继服上方加重杜仲、川断、白术，6 剂，病愈。

二、足跟痛方

鸡血藤 30g　防己 20g　威灵仙 20g　牛膝 20g　木瓜 20g　炒穿山甲 10g　山萸肉 20g　熟地 20g　鹿角胶烊，10g

上 9 味，以水 3 杯，煮取 1 杯，药渣再煮，取汁 1 杯，日分 2 次温服。

功效：通经活络，养血，散风，止痛。

主治：足跟疼痛。

足跟作痛，不外有二，一者感风寒风湿，瘀于足跟之部，经络不通而为痛，其痛为掣痛，步履维艰。二者，肾不荫踵也，年老者，其痛以酸楚疼痛为突出。方中以鸡血藤、防己、威灵仙，活血以祛风湿，以熟地、山萸肉、鹿角胶以养血滋肾，炒山甲、牛膝、木瓜，引药下行以通经止痛。威灵仙、防己，通膀胱及阳跷之主药，山萸肉、熟地补肾血，亦通补阴跷之药。

然其病之外，若踝跟之局部湿热肿痛者，此当于此方去熟地、鹿角胶，加木通降火以利关节。

冯某　女，38 岁。1978 年 9 月诊。

勤劳于棉田，不避朝露，患左足跟作痛。初下床时，足跟痛甚，行步艰难，再走 10 多步，痛则缓解，病来旬月，未加介意，今则疼痛尤甚，特来门诊。观其局部不肿，压则痛，别无他苦，脉与舌象正常。其病实由感受寒露引发。治当活络散寒，予圣如汤加减调之。

鸡血藤 30g　威灵仙 30g　防己 20g　炒穿山甲 10g　鹿角胶烊化，10g 川牛膝 10g　木瓜 10g　乳香 6g　没药 6g

上药以水 3 杯，煮取 1 杯，药渣再煮，取汁 1 杯，日分 2 次温服。另嘱患者，再以宽水煮药半盆，夜睡前，以此汤烫脚。

治疗经过：患者以此方治疗半个月，其病已去其七，复查未发现其他病象，仍书上方与服。另开一烫脚方于后，1 个月病瘥。

其烫脚方：

当归 20g　透骨草 20g　独活 20g　红花 10g　防风 20g

宽汤煮药，取多半盆，每睡前烫脚 1 次，翌日午后烫脚 1 次。

章次公

祛风散寒，养血通督治疗腰痛

章次公（1903~1959），著名中医学家

1. 肾阴阳两虚

陆男　肾主骨，肾不足则腰酸。今腰酸作于午后，不任疲劳可知；耳鸣，少寐多梦，当补。

熟地黄砂仁 1.8g，拌，18g　杜仲 12g　金毛脊 12g　川断肉 9g　菟丝子 9g　山萸肉 9g　玄武板 18g　怀牛膝 12g　鹿角霜 12g　桑寄生 12g

另：左归丸 90g，每晨服 6g；大补阴丸 90g，每晚服 6g。

2. 风寒痹阻

刘男　洒然恶寒，腰痛如折，其苔白，是外受寒邪。寒证之脉，未必迟尽；凡辛苦之人或营养不良者，每多细数之脉。不可以其脉之细数而视为内伤也。

羌独活各 4.5g　全当归 9g　川芎 3g　防风 6g　汉防己 9g　藁本 9g　桑寄生 12g　赤芍 9g　晚蚕沙 9g　甘草 3g

3. 风寒侵袭，痹阻经脉

张男　久坐则腰痛如折，多走则腰酸难禁，行路太快则跌。西医诊断为坐骨神经痛。

附块 9g　丹皮 18g　当归 18g　全蝎 6g　臭梧桐 12g　小金丹每服 1 粒，2 粒

二诊：近1周来，整天不痛，此为3个月来所罕见。今天气候转变，又有小痛，尚能忍受。

附块 9g　川芎 9g　丹皮 9g　当归 18g　臭梧桐 9g　海桐皮 9g　全蝎 6g　小金丹分2次吞，2粒

姚国美

腰痛证治纲要

姚国美（1893~1952）江西名医

　　腰为一身之关要，屈伸运转，皆其所司。经以腰为肾府，而诸经又皆贯于肾而络之，故无论内伤外感，均能随经相犯。但必肾经先虚，而后腰乃受邪。外感者，邪乘虚袭，由经脉而内传脏腑；内伤者，病因虚显，由脏腑而波及经脉。例如经云：太阳所至为腰痛。又云：巨阳虚则头项腰脊痛。以太阳少阴相为表里，肾虚则膀胱不能独足。客邪相袭，属外感者是矣。又谓：腰转摇不能，则肾将惫。以肾居腰部，为作强之官，肾虚失职，腰亦随之而弱。本脏自病，属内伤者是矣。此仅就外内而言其大概也。若详晰分之，言邪则有风寒湿热之殊，言虚则有阴虚阳虚之别。且以肝肾同系，带脉环腰而居中庭，为脾所属，故其痛也，不仅太阳少阴表里相传，即肝脾肾亦可连类相及。夫肾主元阴元阳，精气藏之。本脏阳虚，则气不充而腰脊强痛不运；本脏阴虚，则精日耗而腰脊痿弱不举。若因肝病所及者，阳虚则胀痛连胁，以肝主疏泄，阳虚气滞，不能遂其条达之性；阴虚则酸痛抽掣，以肝藏血而主筋，阴虚血少，筋脉无以滋养。是故女子经前腰痛，乃血欲行而气不应，治宜行气；经后腰痛，乃血分伤而筋不舒，治宜和血。因脾病所及者，或湿邪留着，或中气虚馁，绵绵作痛，遇劳则甚，在女子多兼带下淋漓。足征病虽同现于腰，因虽同涉于肾，但以各脏偏虚不同，未尝无少异也。至于风寒湿热之所属，又可以现象之特征而求之。痛无定处，牵引两足者，多属于风，以风性善行，筋脉不宁之故；痛而拘急，喜近温暖者，多属于寒，以寒性凝敛，得温则行之故；湿则痛而重着，沉沉如带五千钱，溶溶如坐水中；热则痛而痿软，溲赤便秘。一以湿为浊阴，壅闭阳气；一以热性涣散，消耗津液。以上四者，无论外感邪气，或内伤阳而生寒湿，伤阴而生风热，皆可从此辨之。特外感之痛其来也骤，邪不退痛终不除，兼有表证可参；内伤之痛其来也渐，悠悠戚戚，或痛或止，毫无表象可寻。昔贤谓风寒湿热，乃腰痛之标，肾虚乃腰痛之本。特外感邪实者，当重治标；内伤正虚者，当重治本。辨虚实以施攻补，明标本以定缓急，治斯得矣。更有闪挫跌仆，痛如锥刺，日轻夜重，大便色黑者，此瘀血为患，又当属之于不内外因也，然其病现腰部，总不免与肾有关耳。

林沛湘

壮腰益脾肾，通络宣湿瘀

林沛湘（1906~1998），广西名医

曾某 男，56岁，1938年9月初诊。腰痛2周。

近2周来腰脊疼痛，自尾骶至大椎夹脊两旁酸痛明显，大小便正常，能食，服止痛药症状不减轻。舌淡红，苔薄白，脉浮缓。诊为营气痹阻，肾气痹着，外感风邪所致。治宜调营气，通肾痹。

黄芪 15g　桂枝 10g　白芍 10g　生姜 10g　炙甘草 10g　大枣 5枚
淡豆豉 10g

水煎服，每日1剂，2剂痊愈。

按：人体经络上下左右相互联系，生理上相互为用，病理上相互影响。本例虽无桂枝汤证，但脉浮缓，而症状又出于太阳经及督脉之间，因此治从太阳经。考太阳经后溪穴通督脉，足太阳经申脉穴通于阳跷脉，督脉的第三条与足太阳起于目内眦……挟脊抵腰中，入循脊，络肾，而阳跷脉从足外跟下的足太阳经入络于肾。经络相通，外感风邪，内伤营气，可以造成营卫迟滞，肾气痹阻，因而出现太阳经及督脉循行部位症状。故采用桂枝汤加淡豆豉、黄芪以通营卫、醒肾气、通络脉。

刘某 男，47岁，1954年10月5日初诊。腰痛2年余。

患者自1952年起，一直患腰痛，经多家医院检查，确诊为腰椎肥大，因腰痛及肥胖高大，需两人扶持行走。诊得舌淡胖，苔滑腻，脉沉缓。中医诊为腰痛，证属脾虚湿重，肾府受困。宜健脾祛湿，壮腰活络为治。

白术 17g　茯苓 20g　陈皮 5g　生薏米 20g　狗脊 10g　川断 10g　桑寄生 20g　威灵仙 10g

清水煎服，每日 1 剂，连服 6 剂。

1954 年 10 月 12 日二诊：脉症如前，稍觉轻松。生白术 50g，生薏米 65g。清水煎服，每日 1 剂，3 剂。

1954 年 10 月 15 日三诊：行走已不需人扶持。自称服药 1 剂，解下稀大便半桶，翌早一身轻松，现在腰已不痛。诊得脉舌如前，仍照前方给 5 剂，每日 1 剂。

1954 年 10 月 20 日四诊：脉来沉细软，舌淡红。肾气丸加车前子 5g，牛膝 5g，以善其后。

按：因工作关系眠干睡湿，日夜操劳，以致积劳成疾，造成脾湿困肾阳，故以大剂白术、薏米健脾利湿。薏仁最善利水，不致损耗真阴之气，见湿盛在下身者，最宜用之，视病之轻重，准用药之多寡，则阴阳不伤而湿易去，故凡遇水湿之证，可用薏仁一二两为君，而佐以健脾祛湿之味，未有不奏效的。本例以生白术健脾祛湿，利腰间瘀血，是从《辨证奇闻》中"宽腰汤"化裁而来，恰中病机，故收效迅速。

农某　男，63 岁，1991 年 10 月 4 日初诊。腰痛 3 年。

腰痛已 3 年，每于气候寒冷时疼痛明显，去冬今春以来，腰部疼痛未见消止。现见腰痛，活动受限，早上起床时疼痛最为严重，两下肢乏力。诊见面色暗红而无华，腰脊部按压及叩痛明显，舌质淡暗，舌苔白，脉虚。X 线腰椎正侧位片：腰椎骨质增生。中医诊为腰痛，证属肾气衰弱，肾府失养。西医诊断为腰椎退行性病变。治宜壮腰健肾。

熟地 15g　骨碎补 20g　鹿含草 20g　淫羊藿 17g　炒莱菔子 10g　苏木 15g　徐长卿 20g　土鳖虫 7g　威灵仙 10g　独活 7g　桑寄生 30g　石斛 20g

3 剂，水煎服，每日 1 剂。

以此方为基础，随症稍作出入，连续治疗 1 个多月后症状消失。随访 1 年，腰痛无再次发作。

按：肾主骨而生髓。《内经》中云："腰者，肾之府也，转摇不能，肾将惫矣。"又说："感于寒……腰椎痛。"还认为腰痛由于"湿气下临，肾气上从"。因此腰痛与肾脏虚损、寒湿内注有关。除此之外，腰痛还多与瘀血有关联。本例年老体衰，肾气欠充，腰府失其脏气所养，以致骨质衰退，从而出现腰痛之病证。所用方药，是上述病机在治疗上的反映。方中的药物，基本上是集补肾壮腰、活血化湿祛寒之品为一体。其中石斛，在方内作用并非养阴，而是活血通经脉的药物。此方主要对于腰椎骨质增生及慢性腰扭伤的治疗作用较好。急性腰扭伤，则应酌去补肾药物，增加活血之品。对于两侧腰肌酸胀疼痛者，要注意加以祛湿，如用白术、薏苡仁等。

徐恕甫

阳虚风寒袭入腰痛

徐恕甫（1884~1964），字道忠，安徽省中医研究院研究员

裴右 59岁。

2个月来腰痛不能转侧，诊之足冷不温，六脉沉细。此阳虚风寒袭入之证，宜独活寄生汤加减主治。服2剂，足温痛减，又2剂转动如常。

紫油桂一钱五分　全当归一钱五分　西秦艽一钱五分　大独活一钱五分　熟附子一钱五分　川芎一钱五分　酒寄生二钱　川杜仲二钱　制乳香三钱　没药三钱　川牛膝一钱五分　粉甘草一钱　油松节两个　白酒冲，一杯

按：腰痛，足冷不温，脉沉细，证由肾阳不足所为；而痛势较急，不得转侧，是为风寒袭入。故方中用肉桂、附子温肾阳；用寄生、牛膝、杜仲强腰肾；用川芎、当归味辛散风而性温和血，血和则风散，以急则治标；用秦艽、独活、松节专除风湿；用乳没活血伸筋，化瘀止痛；白酒为引，亦有活血通络止痛之功。诸药合力，扶正祛邪，标本兼治，故投数剂，腰则转动如常。

万友生

颈项强痛，达药葛根
肾着冷痛，甘姜苓术

万友生（1916~2003），江西中医药大学教授，著名中医学家

颈 椎 病

万某 男，32岁。1991年5月9日初诊。

颈椎增生2年，久治少效。现仍头项强痛，转动欠灵活，活动时牵引背痛，舌苔薄白，脉弦滑。投以桂枝加葛根汤合桃红四物汤加减：

葛根 120g　桂枝 15g　赤白芍各 50g　炙甘草 10g　当归 30g　川芎 10g
生地 30g　桃仁 10g　红花 10g　延胡索 30g　鸡血藤 30g

4剂。

5月13日二诊：服上方后，项强稍减，守上方再进3剂。

5月16日三诊：项强继减，转动较前灵活些，守上方减赤白芍各为30g，生地为15g，再进7剂。

5月23日四诊：头项强痛减轻1/3左右，自觉精神转佳，守上方再进。

6月3日五诊：服上方至今，头项强痛渐除，只在大幅度低头时

有些牵引背痛，仍守上方再进。

6月17日六诊：头项强痛消失，转动灵活如常，嘱守上方再进7剂以巩固疗效。

葛根为治项背强痛的专药。此药性味甘辛平，功能升阳解肌，升津柔筋，通痹止痛，活血化瘀。我临床数十年，常用葛根治疗项背强痛，无论新久轻重，莫不应手而效，且可重用（最大用量可达120g）而无流弊。

腰　椎　病

刘某 女，37岁。1991年9月5日初诊。

患腰椎病多年。今年6月间，又患髋关节炎，经住院治疗诸症减轻而出院。现感两侧髋关节持续性疼痛拒按，弯腰困难，腰部酸胀痛引下肢及下腹部，痛与天气变化无关。尿黄时有急胀感，大便色黑。自觉胃中灼热而喜热饮，浑身发热易出汗而恶风寒（须盖被而卧，否则口出清水）。胃纳尚可，但饱食则胀满难消。舌淡红苔薄白，脉细而数。投以补阳还五汤加味：

黄芪50g　当归15g　赤白芍各30g　生地15g　川芎10g　地龙30g　桃仁10g　红花10g　桑寄生50g　杜仲30g　续断30g　甘草10g　山楂30g　六曲10g　麦芽30g　鸡内金15g

4剂。

9月9日复诊：腰痛稍减，食后脘胀减轻，但浑身及胃中热如故，守上方加丹皮10g、生栀子10g、竹叶15g、白通草10g，再进3剂。

9月12日三诊：浑身及胃中热减退，腰痛大减，小便急胀感消失，知饥，食后胃中舒适，守二诊方去山楂、六曲、麦芽、鸡内金，再进4剂。1992年12月28日患者介绍类似患者来就诊时面告，患者自服上方后，病即痊愈。

本例腰椎病合并髋关节炎，是因气虚血瘀生热所致。故采用补阳还五汤全方为主以益气活血化瘀，并合导赤散加丹皮、栀子以清热为佐，获得良效。

符某 男，35 岁。

患肥大性脊椎炎，腰部沉重冷痛甚剧，不能转侧俯仰，形寒（时当夏令，尚需盖被而卧），不渴，小便清利，舌体胖润，脉象沉细。1971 年 7 月 12 日初诊，投以甘姜苓术汤加附桂：

熟附子 15g　肉桂 10g　干姜 15g　白术 30g　云苓 15g　炙甘草 15g

连服 8 剂，腰部沉重冷痛痊愈。

本例不仅见有腰部沉重冷痛而口不渴的寒湿着于"肾之外府"之症，而且见有形寒，小便清利，脉象沉细的"肾之中脏"阳虚之证，故在肾着汤中加入附子、肉桂以温壮肾阳。根据个人临床体会，本证寒湿之所以能够外着于腰不去，多由肾脏阳虚于内而不能充其"外府"所致，因而在用肾着汤时加附桂的机会是比较多的。

许勉斋

湿郁腰痛，通关滋肾

许勉斋（1900~1980），浙江名医

村农邵某之妻，患腰痛已历十年之久，卧则不能转侧，坐起须以手托住稍可，偶或步行，状甚伛偻。丙寅夏，余自杭旋里，其邻人姜某，为伊介绍，而乞诊焉。脉之六部滞涩不调，重按略有实象。其人素乏生育，云生女已十岁矣，嗣后遂患腰痛，当初以为痛势较轻，漫不介意，近则下午辄患昏沉，直至天明始退。视其苔，厚腻如积粉。余曰：汝病非虚，乃湿郁也。盖腰为肾府，湿郁伤肾，脏病及腑，腰痛之作，端由此故。又上午乃阳气行令，下午乃阴浊用事，湿热蕴于肾经，肾为至阴之脏，藏志之所在也。今为湿热所蕴，而一派氤氲之邪蒙其神志，虽欲作强，其可得乎？至于处治之法，亦当从根本解决，不可执着"腰痛"二字，横亘于胸而生掣肘。遂与通关滋肾丸三钱，余皆利湿化浊之品。及来转方，云已稍可，仍以原方出入加减，三服后，苔全部均净，脉亦较起，而昏沉之象无矣。后以通补奇经，调理而愈。

（《勉斋医话》）

许玉山

补肾强腰终为主，散寒除湿化瘀凝

许玉山（1914~1985），山西名医

无论何种原因导致之腰痛，肾虚均为致病原因，所谓"邪之所凑，其气必虚"。无肾虚，虽感寒湿，亦甚少出现此病，故中老年或体弱者多见之。治疗即当补肾强腰为主，随证施治。

寒湿腰痛，补肾温阳

李某 女，中年，工人。

因操持家务过重，常以水为事，冬季又与冷水接触过多，日久即感腰部重着不适，每遇寒冷、阴湿气候易于复发而增剧，以腰背拘急、腰以下冷痛为主。转侧不便，腰部有酸胀感，静卧疼痛不减，反而加重。病已1年余。口不作渴，小便自利。舌淡，苔白略腻，脉沉迟。证属肾阳不足，寒湿内阻，寒凝血滞。治以补肾温阳，散寒除湿，活血养血。

桂枝 8g　炮附子 5g　当归 12g　白芍 12g　木瓜 10g　威灵仙 6g　苍术 10g　薏苡仁 12g　川牛膝 10g　生杜仲 12g　川断 12g　桑寄生 12g　菟丝子 12g　生姜 4片　甘草 5g

腰痛之病，阳虚不足，少阴肾衰是其本因，故用附子、桂枝温经散寒助阳；川牛膝、川断、杜仲、桑寄生、菟丝子补肾益肝，强筋壮骨；威灵仙、木瓜祛其在内之寒湿；血见热则通，寒凝则停着，故以当归、白芍和营养血；苍术、薏苡仁健脾除湿；生姜散表寒；甘草调和药性。

服上方 10 剂，寒去湿除阳复，肝肾得益，诸症悉解。

程钟龄云："腰痛有风、有寒、有湿、有热、有瘀血、有气滞、有痰饮，皆标也，肾虚其本也。"腰为肾之府，肾与膀胱相表里，足太阳膀胱经主表，行人身之后，腰在经则属太阳，在脏则属肾，病者腰痛盖为内伤房劳而得，肾虚则膀胱亦虚，外邪乘虚侵袭，经所谓"不得虚，邪不能独伤人"是也。故治之之法，惟补肾为先，而后随邪之所在以施治，以治本为主，或祛邪为先，亦或标本兼顾而治之。初痛宜疏邪滞，理经隧；久痛则补真元，养气血。有大法，通权变，而后治病无失。本例病者，劳伤真元，不避寒湿，久之酿成腰痛。寒湿之邪，侵袭腰部，阻塞经络，气血不畅，故见腰部冷痛重着，腰背拘急，有酸胀感；湿性趋下，故腰以下为重；湿性黏滞，静卧则湿邪易于停着，故静卧疼痛不减反而加重；阴雨寒冷加重者，阴得阳助，其阴益甚也；小便清利者，肾阳不足也；口不渴，苔白腻，舌淡，脉沉迟，均为肾阳不足、寒湿内停之象。余取独活寄生汤之意化裁治之，根据邪之多少，正气之盛衰，减其祛散之性，益其补元之能，盖病久则重在补虚养益为主耳，故能收显效。

肾虚腰痛，补肾强腰

崔某 53 岁，炊事员。

腰痛酸软，绵绵不断，遇劳加剧，病已 20 余年，平时尚能坚持工作，1周前，因疲劳过度，腰痛突发，摇转不得，俯卧疼痛稍减。食欲尚可，二便正常，面色晦暗，舌质淡，苔白，脉细弱无力。证属阳气不足、少阴肾衰之劳损腰痛。治以滋肾补阳，强腰壮筋，佐以止痛。

熟地 15g　淫羊藿 15g　鹿衔草 15g　杜仲炒, 12g　川断 12g　骨碎补 12g　菟丝子 10g　川芎 9g　没药 10g　威灵仙 8g

劳损日久必致阴阳俱虚，故当双补之。熟地、鹿衔草滋补肝肾；炒杜仲、川断、菟丝子、骨碎补补脾肾温中而壮阳，强腰膝，壮筋骨，治肾损劳伤；淫羊藿性温气辛，补肾壮阳；川芎、没药、威灵仙通行气血，活络止痛。

二诊：服药 3 剂，腰可伸直，稍能活动。又经 X 线检查，诊为骨质增生症。仍宗上方加减服之，配用外熨法治之。

外熨法：醋糟 750g，锅内炒热，装入长 8 寸、宽 5 寸之口袋内扎紧，热熨腰部，每晚依法熨之。若醋糟已干，可加醋炒热复用。20 天为 1 个疗程。

三诊：服药 15 剂，与外熨法同进，疼痛遂止，腰部摇转如常人，恢复工作。

《素问·脉要精微论》云："腰者肾之府，转摇不能，肾将惫矣。"本例腰痛，悉因劳役过度，损伤腰肾，积年既久，阳气不足，少阴肾衰，故见腰痛酸软，绵绵不断。病本于劳，故劳则病发；腰痛不得转摇者，肾将惫矣；面色暗滞者，肾家之色；舌淡苔白，脉细弱无力，皆为劳伤肾损之征。

凡症见腰痛悠悠戚戚，屡发不已，积久肾惫，突发腰痛如折，此病腰痛而肾虚无邪者也，治惟补肾而已。药则柔中用刚，刚柔相济，阴中求阳，兼而顾之。如此，病即易愈。凡肾虚久病者，阴阳俱虚也，虽见症不显，治当双补之，或补阳之中兼益阴，益阴之中兼补阳，此景岳之苦口也。又，余在临床时结合外熨法治所谓"骨质增生症"，及同类之腰痛，疗效尚可，且方法简便易行，可以试用。

于己百

活络效灵丹化裁治疗急性腰痛

于己百（1920~   ），甘肃名医

成某　女，39岁。1991年2月8日就诊。

患者20多天前，突发腰痛难忍，不得俯仰转侧，右半身麻木，右腿疼痛。经X线透视、拍片，诊为第五腰椎间盘突出。曾用推拿按摩等法治疗，疼痛未有缓解。诊其脉沉弦，舌红苔薄白。证属督脉受损，经络瘀滞，治当祛瘀通督、活血止痛，方以活络效灵丹加味治之。

丹参15g　当归15g　制马钱子两个　制乳没各10g　升麻10g　地龙12g　杭芍30g　炙草10g　川断30g　狗脊30g　三七粉分2次冲服，6g　水煎，分2次服。

2月15日二诊：服上方7剂，腰痛略有缓解。原方加元胡12g、白芷12g、红花10g、土鳖虫3g、牛膝15g，再进7剂。

2月23日三诊：腰痛减轻，身麻及右腿疼痛亦缓解。前方去土鳖虫、红花，加威灵仙15g、桑寄生30g、乌蛇15g、鸡血藤20g、薏苡仁20g，继服10剂。

3月5日四诊：诸症悉减，腰腿活动自如，偶有轻微痛感，嘱其注意功能锻炼，避免剧烈运动和重体力劳动。上方增损，继服10剂以巩固疗效，1年后随访，未见复发。

于氏用活络效灵丹加味治疗急性腰扭伤、腰椎间盘突出，以及顽固性关节疼痛等症，每获良效。同时，可视病情随证加减。如外伤性疼痛，可加土鳖虫、地龙、三七粉、桃仁、红花、制马钱子等活血化瘀、续折疗伤之品；如腰痛为主，加川断、狗脊、桑寄生、牛膝等以强肝肾，壮腰膝；兼有风湿者，加威灵仙、防己、木瓜、伸筋草、鸡血藤、千年健、乌蛇等强筋骨、祛风湿、通经络、止疼痛之品；局部烧灼疼痛者，加黄柏、知母以清热泻火；局部怕凉者，加制附片肉桂以温阳散寒；痛甚者，加三七、元胡、白芷等理气祛瘀止痛。若属类风湿关节炎、强直性脊柱炎等，可加制附片或制川乌、露蜂房、乌蛇、土鳖虫、地龙、土茯苓、千年健、伸筋草、全蝎、蜈蚣等温经散寒、祛风胜湿，以及虫类搜风定痛之品。

足 跟 痛

张某 女，15岁。1992年4月18日就诊。

患者于2天前突发胸闷，心悸，身起红疹，住某医院抽脑脊液检查，发现有白细胞，疑为脑炎。但患者并无抽搐、头痛等症，神志亦清楚。住院半天，又出现两足跟疼痛，经用西药抗生素治疗无效，遂求治于中医。症见重病面容，呻吟不止，自诉足跟疼痛难忍，不敢着地。望其舌红，苔薄白。诊其脉沉细而涩。据证分析，疼痛剧烈，固定不移，显系瘀血阻络，故治当活血通络，暂投活络效灵丹合芍药甘草汤加味治之，以观其效。

丹参15g 当归15g 元胡12g 制乳没各10g 杭芍30g 炙草15g 白芷12g 蜈蚣2条 川芎12g 黄芪20g 红花10g 桃仁10g 牛膝15g

水煎，分2次服。

4月22日复诊：上药服3剂，足跟痛竟霍然而止，余症亦除。惟纳差、便干，为巩固疗效，原方加川军（后下）6g、山楂 15g、枳实 10g，继服 3 剂而愈。

本例西医诊断没有明确，但中医据证辨析，作出瘀血阻络之判断，并以活血化瘀、通络止痛之活络效灵丹和养血柔筋、缓急止痛之芍药甘草汤合方化裁而取效，足以说明中医治病，贵在辨证，"有是证即可用是方、遣是药"。

张泽生

肾虚寒湿腰痛证

张泽生（1895~1985），江苏省中医院主任医师，临床家

方某 女，49 岁。

1963 年 6 月 21 日初诊：腰骶部冷痛重着，"如带五千钱"，不能转侧，活动不利，天阴下雨则疼痛尤甚，纳谷不香，时而嗳气，大便秘结，少腹部胀坠不适，下肢困重。舌苔白腻，脉沉而小滑。肾虚寒湿停聚，痹阻络脉，治拟益肾温经为主。

川桂枝 3g　淡干姜 3g　炒白术 9g　生甘草 3g　炒苡仁 12g　金狗脊 9g　盐水炒补骨脂 9g　功劳叶 9g　炒陈皮 5g　姜川连 1.5g

7 月 15 日二诊：服上方 3 剂，腰痛即止。近因受凉，腰痛复甚，左侧尤重，脘痞作恶。舌苔白腻，脉沉细。仍当祛寒化湿和络。

炒苍术 6g　川桂枝 3g　香独活 9g　生苡仁 12g　青防风 3g　秦艽 6g　酒炒桑枝 12g　炙丝瓜络 9g　姜半夏 9g　上川朴 3g　广陈皮 5g　炒枳壳 5g

本例腰痛因寒湿引起。疼痛的特点为局部怕冷，转侧不利，如带重物，天阴尤甚。证属肾着腰痛，治当散寒化湿、温经通络，以甘姜苓术汤为主。因其寒湿，故加用桂枝，因其大便秘结，故不用茯苓利湿，加用狗脊、补骨脂以益肾壮阳。补骨脂用盐水炒乃取咸以入肾之

778

意。药后收效甚著，腰痛如失。二诊时腰痛发作，仍以原方加入祛风散寒、化湿通络之品再治。因食少脘痞呃逆，或有作恶，故加入陈、夏、黄连等和胃降逆之品为佐。

欧阳琦

项痹治肝，肩痹化痰

欧阳琦（1926~1998），湖南省中医研究院研究员

项 痹 治 肝

项痹是以项部麻木胀痛、转侧不利为主要表现的痹病。

欧阳老认为此病多由肝阴不足致肝风上扰，项部经络失荣所致。常治之以平肝通络法，选用制首乌、白芍、桑椹、刺蒺藜、葛根、豨莶草、蝉蜕、甘草等药。烦躁易怒加钩藤、苦丁茶、郁金；胸闷呕恶加法夏、陈皮、茯苓；呕恶，苔黄厚腻者，加枳实、竹茹、瓜蒌壳；失眠加炒枣仁、夜交藤、煅牡蛎；心悸加丹参、炙远志；食少加山楂、麦芽、鸡内金；便秘加女贞子、草决明。

肖某 女，39岁，干部。

因后项胀痛20余天，于1993年3月2日来诊。自诉原有颈椎病，一直无明显症状，20多天前因情志不遂，出现后项胀痛，活动不利，经用红花油按摩局部、口服吲哚美辛等未见明显缓解。就诊时后项胀痛，转侧不利，头部冷感，烦躁、失眠，口干苦。舌红苔黄，脉细。血压正常。辨证为项痹肝风上扰证。治以柔肝通络法。

制首乌15g　白芍15g　桑椹15g　苦丁茶15g　刺蒺藜12g　葛根15g

蝉蜕 3g　双钩藤 12g　豨莶草 12g　甘草 1.5g

服药 7 剂，后项胀痛及头痛冷感明显缓解，睡眠转佳，再进 7 剂，后项胀痛消失，诸症悉除。

《素问·金匮真言论》云："东风生于春，病在肝，俞在颈项。"故项强一病，责在肝，治宜柔肝、平肝。若项强发于春（春气通于肝），其治更多在肝。此例患者原虽有颈椎骨质增生，但并无不适，此次后项胀痛，起于恼怒之后，于时为春，且有烦躁，口干苦，失眠，舌红苔黄等肝风上扰之证；头部冷感，为肝血不能上荣于脑之故；脉细亦为肝虚络阻之征。欧阳老用制首乌、白芍、桑椹、刺蒺藜以柔肝，辅以苦丁茶、钩藤潜阳，蝉蜕、豨莶草通络，故取得良好疗效。

肩 痹 治 痰

肩痹，多见于肩周炎，以肩背酸痛、臂痛不能举为特征。欧阳老认为"肩周炎"臂痛，或有转移，或左或右，当化痰通络。常用法夏、陈皮、白芥子、姜黄、桑枝、豨莶草、甘草等药治之。胸闷加瓜蒌壳、枳壳；上肢拘挛痛加木瓜、白芍；项强加葛根；痰热加竹茹、瓜蒌；关节屈伸不利加松节、竹节；食少加佛手、山楂、麦芽。欧阳老还谆谆告诫此证忌用川乌、草乌等辛燥药如大活络丸，用之伤津劫液，臂痛愈甚。

罗某　男，58 岁，干部。因右肩臂酸痛 3 个月，左肩臂酸痛 2 个月，于 1992 年 12 月 13 日求治。患者素嗜肥甘厚味。3 个月前自觉右肩臂酸痛，与天气变化无明显关系，经针灸、按摩治疗略有缓解。近 2 个月来酸痛转移至左肩臂，左臂难以上举，在某西医院检查血沉、抗 "O"、类风湿因子、颈椎 X 线摄片均未见异常，诊断为"肩周炎"。予服吲哚美辛等，症状无缓解。现症见左肩背酸痛，左臂痛难以上举，关节活动不利，腰酸痛，食纳、二便正常，形体肥胖。舌淡红、苔白腻，脉沉细。诊为痰阻经络之肩痹。治以祛痰通络法。方用：

法夏 10g　陈皮 5g　白芥子 6g　忍冬藤 12g　络石藤 10g　豨莶草 15g
木瓜 10g　姜黄 5g　桑枝 12g　续断 6g

服药 15 剂，肩背酸痛大减，左臂已能上举，腰痛消失。

上方去续断，再服 15 剂，诸症悉除，左臂活动灵活如昔。

《丹溪治法心要·臂痛》指出：臂痛乃"上焦湿，横行经络""治用二陈汤"。《管见大全良方》亦谓："臂痛不能举，时复转移，或左或右，也：中脘伏痰，……宜茯苓丸或控涎丹"。该患者臂痛非独有"转移"特征，尚有形体肥胖、苔白腻、脉沉细等痰湿之征，与上二书所论病机若合符节，故欧阳老用陈皮、半夏理气化痰，有健脾之效而无破气之弊；用白芥子祛痰解凝，有搜痰之功而无劫液之虞。辅以忍冬藤、络石藤、桑枝、竹节、续断等通络缓痛，加姜黄引诸药横行肩臂。上药共奏化痰通络之功，痰凝解则酸胀除，络脉通故痹痛止。药证丝丝入扣，故获得预期效果。

骨痹治肾

骨质增生、椎间盘突出，属于中医"骨痹"范畴，多发于腰椎，亦见于髋、膝、踝、颈等关节。以关节疼痛、畸形、活动受限为主要表现，中老年人多见。欧阳老认为骨痹多因肾虚髓减、精血不荣于骨所致，当治以补肾通络法，常用狗脊、续断、杜仲、五加皮、骨碎补、川牛膝、豨莶草、威灵仙、甘草等药。痛甚加乳香、没药、白芍；病程日久加全蝎、蝉蜕；食少加山楂、鸡内金、麦芽；口苦，苔黄腻者，加萆薢、忍冬藤；兼颈椎骨质增生者加葛根。

杨某　女，56 岁，营业员。患者因腰痛、活动不利 4 年，加重 40

余天，于 1993 年 2 月 14 日经家人送来就诊。自诉 1989 年初即觉腰脊痛，转侧不利，当年 12 月曾在长沙市某医院作 X 线摄片，示"腰椎骨质增生"，服骨刺片痛可稍缓。今年 1 月 6 日因弯腰拎物，用力不当，当时即觉腰痛难忍，不能站立，即送某院伤科住院，经 X 线摄片示"腰椎间盘突出，腰椎骨质增生"，因不能承受牵引治疗，予以保守治疗半个月而出院。出院后多处求治，间服骨仙片、骨刺片等无明显效果。现症见：腰及右下肢后侧缘疼痛，不能俯仰转侧，动则痛甚，夜间常因疼痛而不能入眠，二便调。舌淡红，苔微黄腻，脉弦细。诊断为肝肾亏损、经络痹阻之骨痹。拟补益肝肾、活络止痛。方用：

狗脊 12g　骨碎补 12g　续断 10g　五加皮 10g　豨莶草 15g　萆薢 10g　炙全蝎 3g　川牛膝 10g　威灵仙 10g

进 20 剂，疼痛大减，已能下床行走。仍嘱守方续服。

《素问·金匮真言论》云："北风生于冬，病在肾，俞在腰股。"因骨痹（骨刺）属于骨、椎体的退行性变，病位以腰椎最为多见。发病后还常导致根性坐骨神经痛，故责之于肾虚骨弱，与"病在肾，俞在腰股"的理论颇为一致。该患者病甚于冬令（冬气通于肾），病位在腰股，故欧阳老用狗脊、骨碎补、续断、五加皮补肾壮骨，辅以蝉蜕、豨莶草、秦艽通络止痛，佐以萆薢清利湿热，俾湿去络通则腰痛可止，腰强骨壮而步履自健。

（杨维华　欧阳　刘虹　整理）

石仰山

以通为治颈椎病

石仰山（1931~ ），国医大师

以通为治，因果并论

《灵枢·本脏》谓："经脉者，所以行气血而营阴阳，濡筋骨而利关节也。"督脉起于长强，入肾经腰，过脊、颈椎，止于龈交。石氏指出：肾督之阳气，为诸阳之主气，敷布太阳，通行少阴；润通脊、颈椎经脉之气血。颈椎之病，每致出现肾督气化阻厄，使上下不交，气血不贯。根据六经理论，石氏阐述到：太阳膀胱经与少阴肾经互为表里，若少阴精血亏虚，肾气化生之源匮乏，则无力启起督脉气血，以致不能濡润太阳之表，难以推动周身脉气，从而阳气不利，经血不畅，日久气血易凝瘀于脉络之中。同时，少阴肾气乏力，太阳膀胱气化不利，气不化津，水精不布，水液不能滋养经脉，而结为痰湿，留滞于太阳气道。因颈背为诸脉会通之处，加之长期低头伏案闭折气血通路，从而气滞血瘀痰凝于项背，形成今之所谓的颈椎病。此病证，推其因是肾督阴血亏虚，少阴经气郁滞，究其果为气血痰湿互结于太阳颈项。所以在临床治疗上，石氏强调在固守的基础上以通为治，在固肾强脊之中，通利祛邪，因果并论，标本兼治。经曰："邪之所凑，其气必虚"，又曰："痛则不通"。故颈椎病不论虚实，总有气机不利及脉道痰瘀阻滞之现象，这种病理状态或是六淫之邪侵入，或体姿不正所为，或肾虚督脉气化失常造成等，因此石氏重视通畅气血、调达脉道在治疗颈椎病上的作用。方药常用牛蒡、僵蚕、葛根、天麻、桂枝、芍药、甘草、山甲片、当归、黄芪、南星、防风、全蝎、草乌、磁石、狗脊、羌独活、潼白蒺藜等。其中牛蒡子祛痰散结，通舒十二经脉；僵蚕化痰通脉，行气化结；葛根升阳解肌，以解项强之苦；天麻消风化痰，清利头目；桂、芍调和营卫以通利太阳经脉；且芍药甘酸化阴，养肝血以充肾阴，而缓急止痛；桂枝辛甘化阳，助膀胱气化，行太阳之表，通经脉气血；羌、独活畅通督脉膀胱之经气；半夏化痰燥湿，潼白蒺藜补肝散结，炙山甲片软坚消结；狗脊壮补肾本，填精固髓，以滋肾气之源；肺朝百脉，用黄芪配当归、川芎以助一身之气血，而又益宗肺之气，以化生肾水、行气活血祛瘀。本方充分体现了石氏以通为治、因果并论的用药特色。

善用药对，强调辨证

颈椎之病，亦有虚实之异，邪正之进退，病邪之偏重，或瘀滞，或风寒，或痰湿流注，或虚损，或本亏，种种不一。石氏善用药对治疗，并指出：应在强调辨证的基础上运用之，喜用牛蒡配僵蚕、草乌配磁石、南星配防风等药对。

1. 牛蒡子、僵蚕化痰通结

石氏认为颈椎病多兼有"痰湿入络"之现象，由于气血不和，运行不畅，导致气血壅滞，津液凝积，进而聚积成痰。正如沈金鳌在《杂病源流犀烛·湿》中曰："以故人之初生，以到临死皆有痰，皆生于脾……而其为物，则流通不测，故其为害，上到颠顶，下到涌泉，随气升降，周身内外皆到，五脏六腑俱有。"对于此类颈椎病症，石氏牢牢抓住痰湿致病之因，针对性地采用化痰利水、通络散结之法，特别是对牛蒡、僵蚕药对的运用独具特色。牛蒡，性凉，味辛苦，祛痰消肿，通行经络；《药品化义》曰其"能升能降，主治上部风痰"，《圣惠方》用其"治痰厥头痛，头痛连睛，并目昏涩不明"。僵蚕，性平，味辛咸，祛风化痰散结。《本草求真》曰其为"祛风散寒，燥湿化痰，温行血脉之品"。《玉楸药解》用其"治头痛胸痹"。由此牛蒡、僵蚕两者配伍应用可通行经脉，开破痰结，导其结滞，宣达气血，滑利脉络。

2. 草乌、磁石通脉息痛

头、颈肩臂疼痛是颈椎病的主要见症，石氏在辨证施治的基础上，擅长运用草乌、磁石药对解除疼痛之患。颈椎病疼痛机制，或气滞血瘀，或风寒痹塞，或痰湿互阻等，使脉道不利，运行失畅而产生疼痛，故石氏采用通脉息痛法，每每以草乌、磁石为主药治之。草乌，性热、味辛，宣通血脉，搜风胜湿，散寒止痛。《药性论》曰其："通经络，利关节，寻蹊达经而直抵病所"。《本事方》用其"治头项俱痛，不可忍者"。磁石，性平，味辛咸，活血化瘀，消肿镇痛，补肾益精。《千金方》曰其"通关节消肿痛"。《别录》曰其"养肾脏，强肾气，通关节"。《纲目》用其"治肾家诸病，通耳通目"。由此草乌、磁石配伍应用可通利血脉，消肿息痛，并且磁石之咸凉可制约草乌之峻烈，草乌之辛烈又可起启磁石之阴寒，两药相辅相成，相得益彰。

3. 南星、防风祛风解痉

古人常用玉真散治疗破伤风，同时，中医典籍又记载此方可治"金刃伤，打扑伤损"。石氏宗前贤之法，在治疗颈椎病时经常运用此方，收到了良好疗效。玉真散由天南星和防风两药组成。《本经》载有南星主"筋痿拘缓"，李时珍总结此药能够"治风散血"。《魏氏家藏方》用其"治风痰头痛不可忍"。《本草经疏》认为防风为治风通里之药，能升发而散，主治"大风头眩痛"。李杲曰："凡脊痛项强不可回顾……正当用防风"。古人认知，天南星用防风配伍，可制约南星之毒，服之不麻人。石氏指出，南星既可行血祛滞，又能化痰消积，防风导气行血，畅通经脉，两药相合，行无形之气，化有形之痰，使痰瘀化散，气血流通，从而病症得解。

喜用风药，注重兼夹

肝藏血，气行则血行，气滞则血凝。传统中医认为，在天为风，在脏为肝，所以用风行之药就可发挥行气之用。李东垣曾论述到："血者，皆肝之所主，恶血必归于肝，不问何经之伤，必留于胁下。盖肝主血故也。痛甚，则必有自汗。但人有汗出，皆为风证。诸痛皆属于肝木，即败血凝涩，从其属入于肝也"。东垣气血风肝之论影响深远，实为运用风药治疗骨伤之病开一洞天。石氏正是把握这一思路，进一步认为人体气血津液之循环周流，可用天之风气推动，风气流动，外界万物皆动；风药引导，人体津血畅通，故在治疗颈椎病之时，常常配伍牛蒡、僵蚕、蒺藜、防风及草乌等风药。从本草记载来看，牛蒡为散风除热解毒之要药，而风行经脉；僵蚕祛风散寒，又可温行血脉；白蒺藜入肝经，《本草便读》曰其"善行善破，专入肺肝，宣肺之滞，疏肝之瘀"；防风性味辛甘温，李杲曰："防风治一身尽痛，随所引而至，乃风药中润剂也"；草乌为峻烈之品，《长沙药解》说其性"疏利迅速，开通关腠"，少量可通血脉，定疼痛。同样，风药桂枝配白芍亦是石氏治疗颈椎病特色所在。这种配伍源于张仲景桂枝汤法。其中，桂枝化阳，助太阳融合卫气，芍药化阴，启少阴奠安营血，一表一里，一阴一阳，为调和营卫之要药，起到解肌疏利之作用。首先，颈椎之病，必督脉气血受阻，津气不通，故用风药引动气血津液，从而使气血流畅；其次，这些风药本身亦具有通利血脉之功，可解痉止痛；再次，颈椎病既久，肝肾不足，卫阳不固，易为风寒所袭，风药的使用又可使"虚风无复可留"。风药的这些功能交织在一起，在临床治疗上往往可以取得很好的效果，故为石氏所喜用。

同时，在治疗颈椎病的临床用药配伍中，石氏亦重视根据不同兼夹，施以相应的治疗方法。所谓知犯何逆，随证治之，以求治病切合病机，达到理想的治疗效果。从病位方面而言，项背强者多用牛蒡子、葛根、僵蚕、防风；耳鸣、耳聋者多加磁石、五味子；视物不清者多投枸杞、菊花；头痛者，前额部加白芷，颞部用川芎，枕部投羌活，颠顶添藁本；肢麻者多给桂枝、南星、威灵仙、蜈蚣等。从病性方面来讲，气不足者，补以黄芪、党参、白术、茯苓等；血不足者，养以当归、生地、芍药、鸡血藤等；伤阴者，滋以麦冬、石斛、玄参、花粉、百合、沙参等；阳弱者，壮以仙灵脾、巴戟肉、鹿角霜、肉苁蓉、菟丝子等肝肾亏者，健以杜仲、狗脊、川断、熟地、山药等；夹食者，用建曲、鸡内金、山楂、保和丸消之；腑闭者，投以川军、厚朴、桃仁、枳壳、润肠丸等导之，肝阳上亢者，并珍珠母、煅龙牡、菊花等；血虚神扰者，加以淮小麦、五味子、酸枣仁、夜交藤等；气滞者，添以柴胡、香附、延胡索等；血瘀者，配以全蝎、丹参、红花等；伴痰湿者，化以白芥子、桃仁、苍术、山甲片、泽漆、薏米仁等；兼风寒者，用麻黄、桂枝、防风等祛之；有恶心者，用半夏、竹茹、左金丸等止之。如此随症加减变化，不一而足，这些具体体现了石氏用药抓主症、顾兼夹、有次序、预变化的治病思想。

陈某　女，42岁，1994年5月30日初诊。

患者于1986年起颈项酸痛不舒，当初于外院就诊，X线摄片示：$C_{5\sim6}$椎间隙狭窄，诊断为颈椎病。经治略见好转，但每遇劳累、气候变化、姿势不正而经常发作，且逐渐出现上肢麻木、颈项强直等症状。今晨患者突然颈部板滞、强直，转侧俯仰受限，疼痛剧烈，引及左肩，手指麻木，颈 3~5 及两颈肌痛（+）。颈椎关节气血失和、寒湿之邪乘隙而入，脉细濡不畅，邪留督脉关节，涉及膀胱经脉之气。治拟温经通络，兼顾肾本。

制川草乌各 6g　细辛 3g　川桂枝 9g　杭白芍 9g　磁石先入，30g　牛蒡子 9g　僵蚕 9g　葛根 9g

上药加减共服 20 余剂，项背强直、手指麻木、剧烈疼痛等症均消失而痊愈。经每年随访 1 次，未见复发。

本案属中医肾阳气虚、风寒湿痹、痰瘀阻络之型。石氏一方面运用制川草乌、桂枝、细辛等振奋阳气，温经散寒，以温化痰浊阴凝；葛根升阳解肌，以解项背强几几之苦；另一方面运用牛蒡子、僵蚕等化湿而通利脊椎关节；当归、磁石、羌活、独活、芍药等活血化瘀，以畅通督脉膀胱之经气；更用潼蒺藜、狗脊等壮补肾本，填精补髓，以滋肾气之源。全方体现了石氏治疗颈椎病以通为治、因果并论的学术思想。

（邱德华　整理）

陈亦人

治疣却蠲颈椎病，疗彼愈此应细究

陈亦人（1924~2004），南京中医药大学教授

治此愈彼现象余常遇到，若留意深究，其中不乏必然性，从中可获得宝贵的治疗经验。

陈某 男，34 岁，1987 年 7 月 8 日初诊。

扁平疣病史 20 余年，曾多方求治乏效而来诊。刻诊：周身扁平疣，呈泛发性，密布全身，以致足底密布，不能行走，苦不堪言，患者经常修削，然旋削旋长。兼见项背强痛，转侧作响。舌质红苔薄黄。细析此证，乃热毒搏于血分、痰瘀阻于肌肤所致，治拟解肌肤毒邪，消痰化瘀，凉血除疣。

粉葛根 15g 生苡仁 15g 板蓝根 15g 左牡蛎 15g 桃仁 10g

水煎服，每日 1 剂。方中葛根，善解阳明邪热，发肌肉邪毒，且生用破血，专主皮里之血，对扁平疣邪毒瘀血阻于肌肤最为的对，故为主药。薏苡仁甘淡微寒，功善利湿解毒，与葛根相伍，可解肌肉湿阻瘀血。牡蛎味咸体沉，化痰软坚。板蓝根清热解毒，现代药理研究，具有消炎抗病毒之功，而扁平疣即为病毒感染性疾病，故专用之，以病证相应也。桃仁活血化瘀，通经畅络和血；与牡蛎、苡仁相配，化痰除瘀，消痰瘀于无形；与板蓝根相合，清血分之毒热，和牡蛎同用，一化痰，一祛瘀，无坚不摧。全方共奏解肌清毒、除湿化

痰、祛瘀通络、软坚散结之效。患者服上方3周，疣块减少，已能行走。续服3周，周身疣块消失，行走自如，足底遍退厚厚之皮，使附于老茧之疣，尽数退去。颇感意外者，患者之颈椎疾患也霍然而愈。此意外疗效，颇值深思。

诊余追思斯病斯理，中医无颈椎病病名，但据脉症，属中医痹证范畴，多由湿（痰）瘀交阻，经脉不通使然。方中葛根，功善解肌，仲景即以葛根汤、桂枝加葛根汤方，主以葛根以治项背强，对颈椎病正相合拍，是为主药。牡蛎一味，功专软坚散结，化痰通络，对颈椎病痰瘀阻络，颈臂不通，上见眩晕之症亦为的对。薏苡仁甘淡微寒，利湿解毒，《神农本草经》谓："薏苡仁，味甘微寒，主筋急拘挛，不可屈伸，风湿痹。"对颈椎病之肢体拘急、麻木、疼痛等症如箭发有的，仲景之名方麻杏苡甘汤治风湿痹痛已早有定论，彰其除湿气、开痹结之效。此方配葛根、牡蛎，解肌舒筋，软坚散结，升津除湿，化痰开痹。桃仁为活血化瘀之圣品，能祛瘀生新，开通经络，与葛根相配，解肌活络，对颈椎病痰瘀交阻之机，颇相吻合，而独清热解毒之板蓝根，古今文献未载有治该病者，细究之，颈椎病多病程长久，湿（炎）瘀阻久，必生热毒，而热毒一成，与湿瘀相搏结，又生痰浊，加重瘀阻。西医学也认为，颈椎病局部存在无菌性炎症，从而引起一系列症状表现，板蓝根功善清热解毒，更有消炎清热之功，是以合拍。为验证推断，又将该方专用以治疗颈椎病，取效较好。应用发现，上方去板蓝根效差，用之则效佳。从而反证，颈椎病深伏毒热蕴结、络瘀经阻之机。故以板蓝根清热解毒，配以葛根、苡仁、牡蛎、桃仁，可软坚散结、舒筋和络、清热除湿，对颈椎疾患，药证相应。自此余即用上方随症加减，辨病与辨证相结合，经大量病例验证，疗效满意，尤其是对颈椎病患者的症状消除取效迅捷，此实从"意外疗效"中之一得也。

以上方治疗颈椎病，尚须随症加减，方法不外中医基本理论，若症状无多者，径用本方可也。现举一例，以示一斑。

丁某 男，46岁，南京市人，1996年10月30日来诊。

头晕目眩伴双手麻木15年，加重2个月。患者于1986年始头晕目眩，呈阵发性，尤于颈部活动时加剧，经某院检查，诊为"颈椎骨质增生"，门诊治疗，服药不详，效果欠佳。数年来，渐次加重，双手由麻转痛，继之两上臂麻木，余年来，间断服用中西药物，病情未控制。2个月前，症状骤然加剧，眩晕呈持续性，并感恶心，颈部有压迫感，转动不灵，伴臂麻木、疼痛、不能上举，曾在某医院接受中西药物治疗，又经推拿、按摩、牵引、针灸等治疗均不效，特来求诊。刻诊：症如上述，二便尚可，舌质暗，苔白，脉弦略数。颈椎片示：颈椎排列整齐，生理弧度变直，颈第4椎~7椎边缘见中度骨质增生，以5、6椎体明显，两椎之间间隙变窄。证属痰瘀阻滞，气机不利。治拟化痰瘀，通阳气，解毒邪。

粉葛根 15g　板蓝根 15g　左牡蛎 15g　炒苡仁 15g　桃仁泥 10g　左秦艽 10g　白芥子 6g

7剂，每日1剂，水煎服。11月6日复诊：患者自诉服上药后诸症减轻，舌脉同前。药已中的，效不更方，仍以上方化裁：上方加钩藤 10g、莪术 10g 以加强息风活血之力。14剂，水煎服。此后以本方略事加减，又服药35剂，症状全部消失。嘱其停药，适当做体育锻炼，以防复发。1997年4月22日，患者因腹泻来诊，云自去年病愈后，一直未复发。

综上所述，"意外疗效"虽是医者临床常见现象，然往往被医者所忽视，其看似偶然，实有必然存焉，斯寓于必然，恰是西医学理论之新知，至于医者水平所限所致之"意外"，当留心学问，尽可能避免，余皆当留心，去粗存精，透过现象，直抓本质，找出其内部之规律而发扬之，医学之进步，由是而显焉。

（张喜奎　整理）

陈亦人

足跟痛缓柔当先，辨证为要方应机

陈亦人（1924~2004），南京中医药大学教授

足跟痛，或痛如针刺，或如火灼，或酸胀困重，轻者尚能坚持活动，重者不能任地，活动受限。该证多见于骨膜压增高、关节筋膜劳损、骨质增生等，虽为小疾，但每每影响正常生活，痛苦不堪。

足跟痛一证，无论何种原因，皆可引起足跟部肌肉、筋脉挛急，"不通则痛"是其基本因机，故治当益阴荣筋、缓急止痛。余每用张仲景之名方——芍药甘草汤而获佳效。是方仲景本用以治疗误汗亡阳、阳复后脚挛急之证，后世多有发挥，如《朱氏集验方》的去杖汤治脚气弱无力尤建殊功，日本的吉益东洞《方极》用本方治疗拘挛急迫奇效。究其机制，芍药有柔肝止痛、养血敛阴、和血通脉之功，甘草具补脾益气、清热解毒、缓急止痛之力，二药合用，一酸一甘，一柔一缓，具有柔肝补脾、通脉舒筋、缓急止痛之效。肝主筋又主运动，脾主四肢，筋得肝血和脾运化的精微的濡养滋润，则活动自如。若脾气虚，不能布精微于四肢，或肝阴血不足，血不养筋，则拘急不灵活，甚者局部血行障碍而拘挛作痛。是方能培土抑木，协调肝脾，益阴和营，使肝血充足流畅，筋脉得养，筋脉舒缩如常，则疼痛自止。现代药理研究也证实，芍药甘草汤具有较强的镇静、镇痛、解热、抗炎等作用，故对足跟疼痛疗效确切。

然就足跟结构而言，筋、骨、肌肉交错，其因机亦不相同，治疗应在辨病基础上，辨证论治，疗效方高。首先，与肾关系密切，因肾为"作强之官，伎巧出焉"，主骨生髓，其脉经过足跟。正常情况下，肾中精气充沛，循经滋养足跟，则足跟得养，自无疼痛不利之忧。若肾精不足，无力生髓充骨，足跟失养，则疼痛乃发。是故足跟痛一证，每有肾精不足者，除足跟痛外，常伴见其他见症，如腰酸耳鸣、两目干涩等，此时从肾而治，多有良效。

芮某 男，35 岁，1996 年 11 月 20 日初诊。

患者足跟痛如针刺数月，近 2 个月来又增两目干涩，先后经西医止痛药、中药汤剂及针灸治疗，均无效验，特来求诊。诊见：足跟疼痛如针刺，坐卧时痛止，行走、站立时疼痛即作，行动困难，查外观皮色不变，压痛明显，右内踝下方静脉曲张，苔薄脉平。证属肾精不足，足跟失养。拟补肾养血，舒筋和络法。

大熟地 30g　枸杞子 10g　车前子包, 10g　杭白芍 30g　炙甘草 6g
全当归 10g　川芎 6g

7 剂，水煎，头 2 煎内服，第 3 煎先熏后洗患足。

12 月 11 日患者来告曰：用上药 1 周，足跟痛即痊愈，内踝静脉曲张大为减轻，为图根治，要求继续服药治疗。药已中的，效不更方，守方守法又用数剂，终获痊愈。

本例患者除足跟痛外，症状无多，舌脉饮食如常，但仔细辨别，尚有两目干涩及内踝静脉曲张等肾阴不足见症，故以芍药甘草汤舒筋活络，缓急止痛。加熟地、杞果补肾填精，车前子通肾开窍，当归、川芎养血活血促其精血互化，并内服外洗同施，故取效较捷。此方药对诸多肾虚足跟痛患者疗效确切。

若伴见他症，且症状明显者，当据患者的临床表现，仔细辨证，据证投药。临床实践证明，随着临床其他症状减轻消失，足跟疼痛也随之消失。若胶柱于治疗足跟痛，疗效必不理想。

解某 女，50 岁，1996 年 11 月 21 日初诊。

足跟疼痛月余。患者素有精神抑郁症，眠差多郁，经治病情基本稳定。月余前，不明原因地出现足跟疼痛，活动受限，经局部用药或服用汤药等治疗，效果不显。诊见足跟部疼痛，活动时加剧，皮色不变，且心悸头眩，胸闷，太息稍舒，夜寐梦多，苔脉平平。惟近日因精神紧张，致血压升高。证属肝失条达，痰瘀内阻。治拟疏肝解郁，活络缓急。

合欢皮 15g　京菖蒲 10g　春柴胡 6g　嫩桂枝 3g　全当归 15g　杭白芍 15g　炙甘草 6g　瓜子金 15g　徐长卿 10g　莪术 10g

水煎服，7 剂。

12 月 5 日复诊：服上药后紧张感大有改善，足跟仍痛。上方加忍冬藤 15g，续进 7 剂。至 12 月 9 日，足跟痛减轻，但血压仍高，口微苦。改投清解少阳之法。

杭白芍 15g　炙甘草 6g　钩藤 10g　夏枯草 10g　臭梧桐 10g　豨莶草 10g　杭菊花 10g　黄芩 10g　制半夏 10g　瓜子金 15g　怀牛膝 10g　卷柏 10g

7 剂，水煎服。

12 月 16 日来诊：服上药后足跟痛消失，抑郁感大减，睡眠较好，惟血压仍稍高。拟上方去菊花、夏枯草，加肥玉竹 30g、建泽泻 15g，再进 7 剂，以善其后。

本例患者，足跟痛伴见抑郁症，首诊时遵辨病论治，投以芍药甘草汤舒筋缓急，再遵辨证论治，加入疏肝理气、化瘀祛痰、清热宁神之品。二诊时诸症虽缓解，却又见口微苦，少阳热郁明显，转而清泄少阳郁热，化痰祛瘀。三诊时诸症逐渐缓解，足跟疼痛也随之消失。可见，在治疗本证之时，病与伴发症之间，有密切联系，可相互结合地去辨证施治，这样就会取效捷速。

夏某 男，76岁。1995年6月15日初诊。

患痛风4年，屡进中西药物未愈。以往足部时肿时消，疼痛较剧。此次发作，双足肿胀2个月未消，且足跟疼痛异常，左下肢痛甚，夜间尤剧，久坐久卧则屈伸不利，必小活动后始能行走，苔薄腻，舌尖紫，脉沉。证属痰瘀阻络，水湿不化。治拟除湿化瘀，舒筋活络。

木防己10g 生石膏30g 桂枝3g 杭白芍30g 炙甘草6g 粉葛根15g 板蓝根15g 左牡蛎15g 薏苡仁15g 桃仁泥10g 赤茯苓15g

水煎服。药后痛减肿轻，续服3周，疼痛全止。1996年10月8日来访，告知自去年服药后，疼痛未作。

此案以痛风之疾久患，痰瘀阻滞，络脉不和，故以木防己汤除湿清热；骨质增生汤（葛根、板蓝根、牡蛎等）舒筋化瘀，除痰利腧；芍药甘草汤缓急止痛。随着水肿消退，疼痛逐渐消失。

至于足底骨质增生引起的疼痛，治当软坚化瘀，并随证化裁，实践证明，服用药物后，即使骨刺不消失，临床症状也可以缓解，甚至消失，此即人与"病"已相互适应之故也。如诸多胆结石、肾结石等患者，结石虽未排出，但临床却无任何症状，有者甚至终生无任何不适，直至死后尸检才被发现，即此理也。

丁某 女，44岁，1997年4月22日初诊。

患者有干燥综合征病史，经治后缓解。2个月前出现左足跟痛，经拍片诊为足跟骨刺。前干燥综合征经用调和肝胃法有效，但未彻底。现症：足跟疼痛，久立、行走时痛甚。口干舌燥，胸闷不舒，两目干涩，舌红少津，脉沉细。治仍遵疏肝和胃，再增软坚化瘀之法。

徐长卿15g 八月札10g 绿萼梅10g 制半夏10g 云茯苓15g 杭麦冬15g 杭白芍15g 合欢皮15g 太子参15g 紫苏梗10g 左牡蛎15g 制苍术6g

7剂，水煎服。

5月20日复诊：服上药4周，足跟疼痛大减，但仍感口干舌燥。前法续进，原方去苏梗，加石韦15g、乌梅6g。又服40余剂，足跟疼痛消失，经拍片复查，足跟骨刺仍在，但较前减小。

如上所述，足跟痛一证，治当辨病论治与辨证论治相结合，既照顾局部，又着眼于整体。一般而言，若无明显其他症状，多从肾肝论治，以补肾精、益肝血为法。若其他症状明显，当辨证施治，瘀血者化瘀，水湿者除湿，骨刺者软坚散结，有旧病者配合治疗痼疾，如是疗效始彰。

（张喜奎　整理）

董汉良

青年人腰痛亦多属肾虚每兼痰瘀

董汉良（1943~ ），上海市闵行区中医医院主任医师

患者，男，21岁。2011年10月16日初诊。

患者体质单弱，瘦长体形，面色苍白，自诉长期以来腰痛且滞如带重物，至夜尤甚，甚至不能工作，曾行推拿、按摩等治疗只能暂时缓解症状，也曾到过上海市西医专科医院诊治，检查各项指标正常（尿、肝肾功能等），并经X线、CT检查无异常。曾怀疑是肾下垂，也已排除，故到针灸推拿科治疗，但疗效不巩固，时好时差，经人推荐故前来我处诊治。症见：腰部自觉疼痛，用手按压、叩击其腰部，不见疼痛加重，反觉舒服；自诉夜尿多，一般要起夜3次左右，且尿量不多，经尿液检查正常，自诉阴部冷湿，并有自慰习惯，但近年来已经自然减少。饮食如常，但食量不多，生活较规律，但因工作需要时常到凌晨2:00左右才得休息。诊脉沉细，舌淡无华少苔。经辨证为肾虚腰痛，用自拟龟鹿地黄汤（龟甲、鹿角片、熟地、萸肉、山药、丹皮、茯苓、泽泻）加味：龟甲15g，鹿角片10g，熟地15g，萸肉10g，山药15g，丹皮10g，茯苓10g，泽泻10g，川、怀牛膝各10g，砂仁5g，黄芪30g，陈皮5g，炙甘草5g。7剂，并嘱其及时复诊。

二诊：腰痛顿消，诸症亦瘥，即以原方加刘寄奴6g、土鳖虫10g（打），10剂，以善后治疗。

三诊：腰痛未作，精神好，面色佳，诸症消。给予散剂套胶囊，以丸药缓调，巩固治疗：海马40g，水蛭60g，白芥子40g，西红花10g，西洋参100g，土鳖虫60g。共研细为散，用零号胶囊套服，3次/日，5粒/次，连服45天。

后服完药告知：腰痛痊愈，身体康复如初。

一般腰痛基本病因是内伤，即使是外邪也多因内部失调所致。外邪由风湿、寒湿、湿热或闪挫为主，多表现为实证；内伤多责之于肾虚，常见的是肾气、肾阳、肾阴、肾精之虚，多表现为虚证，其中痰瘀阻滞为外邪与内伤中基本伴随的病理变化，这一点认识非常重要，无论虚实皆可伴随出现，往往没有单纯的虚证或实证，常见虚中夹实，或虚实并兼。正因为腰痛以肾虚为主，所以年老体弱者、虚损劳羸者常多见，青年人并不多见，然而随着人们生活节奏的加快、社会竞争的激烈，一些青年人为生存而争斗，体力、精力等严重透支，同时生活不规律、彻夜工作、昼夜颠倒、应酬频繁、烟酒无度，有的生活荒淫，甚至吸毒，导致肾精耗损，即会出现腰痛为主症的病证。在中医的认识上，肾主精、主骨、主髓、主水，为先天之本，元阳、元阴（或称真阴、真阳）之所，其华在发，其府在腰，故腰与肾关系密切，许多肾病反映在腰上，腰痛是一个症状，有许多病证皆可出现腰痛。

对本案的治疗就已体会到这种思路。在治疗中我强调补肾为主，选用六味地黄丸为基本补肾方，为提高疗效，加入龟甲、鹿角片，成为自拟的治疗腰痛的基本用方，30多年来的临床应用中，证明其治疗肾虚腰痛有经得起重复检验的疗效。在我初涉临床时，曾治疗一年轻男子遗精证中伴随腰痛，用龟甲30g后腰痛明显减轻，后因其面色苍白、畏寒怕冷、阴冷不举，加鹿角片10g，即阴阳并补，效果很好，不但遗精少了，更重要的是腰痛解除。此后，凡见肾虚腰痛者，皆用此方，并名命曰"龟鹿地黄汤"。应用于临床，其效确凿。本方补肾而不腻，补腰而祛邪，活血化瘀而健脾化痰，对以肾虚为主的腰痛可大胆用之。

汤方补肾峻而不腻，并可灵活变更药物，若脾胃功能不健者，可加刘寄奴、山楂、砂仁；若腰痛而重滞下垂者，可加黄芪、白术、生晒参；腰痛甚偏于实者，可加川牛膝、杜仲、红花、桃仁；腰痛甚而重着转身不利者，可加白芥子、象贝、丝瓜络；由于痰瘀阻滞在诸多虚实夹杂的腰痛证中存在，所以在《痰瘀相关论》中的"桃红白芥汤"（桃仁、红花、白芥子）或"白芥土鳖虫散"（白芥子、土鳖虫研为散）也可随症合用。由于六味地黄丸中，三补即熟地补肾阴，萸肉补肝阴，山药补脾阴，为补肾、肝、脾之阴之品；三泻即丹皮活血化瘀，茯苓健脾化痰，泽泻利湿泻浊，茯苓与泽泻合而以祛痰浊。阴精具体是指血与津液，血不归正为瘀血，津不归正为痰浊，故阴精不归正化即成痰瘀；在补阴方中除补阴之品外，还需防其不归正化之变，即祛其痰浊与血瘀，这就是《痰瘀相关论》中的见解，也就是六味地黄丸组方之奥秘所在，也是中医防未病中"先安未受邪之地"的治疗思想在组方中的体现。

彭　坚

颈椎综合征选方思路

彭坚（1948~　），湖南中医药大学教授

我在临床治疗颈椎病，最常用的处方是三首方：属于寒证的，用葛根汤加减；属于热证的，用葛根芩连汤加减；属于虚热证的，用益气聪明汤加减。

刘某　男，42岁，2012年8月15日就诊。

患者颈椎疼痛多年，检查有颈椎骨质增生，压迫神经根，现颈部酸胀疼痛，僵硬，手麻，抬举不便，夜晚尤剧，形寒，怕冷，舌淡，苔厚腻，脉弦，血压不高。

葛根 60g　桂枝 10g　白芍 15g　炙甘草 10g　生姜 10g　红枣 10g
麻黄 10g　苍术 10g　附子 5g　黄芪 50g　白芥子 10g　羌活 10g　秦艽 10g
鹿衔草 30g　豨莶草 30g　鸡血藤 30g

7剂

二诊：服上方后，症状大为缓解，加鹿角霜、穿山甲、蜂房为丸常服。1剂药丸服完后，多年未发作。

用方思路：一诊处方为葛根汤或桂枝加葛根汤加减。葛根汤见于《伤寒论》第 31 条："太阳病，项背强几几，无汗，恶风者，葛根汤主之。"桂枝加葛根汤见于《伤寒论》第 14 条："太阳病，项背强几几，反汗出，恶风者，桂枝加葛根汤主之。"从条文上来看，两者

的主症相同,都是"项背强几几";两者的病机相同,都是风寒外束。太阳经腧不利,导致肩颈肌肉拘紧疼痛。主要区别在于一个有汗,一个无汗。有汗者,以桂枝汤调和营卫;无汗者,以桂枝汤加麻黄发汗解表。均以大剂量葛根为君药,升津达表,濡润筋脉,缓解痉挛。本案颈椎局部酸胀、僵硬,属于颈型颈椎病;手麻、抬举不便,神经根受压,属于神经根型颈椎病。加之血压不高,形寒,怕冷,无汗,适合于用葛根汤温通。原方加羌活、秦艽祛风,白芥子化痰,鸡血藤活血,豨莶草、鹿衔草通络。后 3 味药加入,治疗手臂麻木特别有效。如果手臂疼痛剧烈,还可以加蜈蚣、全蝎等止痛。倘若颈椎病日久,已经发生器质性改变,则必须在煎剂取得效果后,做成丸剂缓图。本方加鹿角霜、穿山甲、露蜂房,意在软坚散结,消融骨刺。

从我的临床经验来看,葛根汤是为"太阳病,项背强几几"而设,用于治疗颈椎病感受风寒而发作,颈肩疼痛拘急不舒,是完全对证的。但颈椎病的基础,除了感受风寒之外,更是内有虚寒,兼夹湿气。这个湿,既是因寒而生的内湿,又是因时令而致的外湿。因此,我于原方中加少量附片、黄芪温阳气,加苍术祛内湿,加羌活、秦艽、威灵仙祛外湿,则更加与病机相符。如果头痛加川芎 15g、白芷 10g;头晕加天麻 30g、法夏 15g;手臂疼痛,加姜黄 10g;心慌怔忡,去麻黄,加红参 10g、麦冬 10g、枣仁 30g;即取炙甘草汤之意;咽中不适,似乎有痰梗塞,加白芥子 10g、石菖蒲 10g、诃子 10g。

尚某 36 岁,2011 年 5 月 17 日初诊。

患者头颈肩部酸胀,头晕昏痛,咽喉不适,心慌失眠,大便偏干,口苦,容易上火,舌瘦而暗红,有薄黄苔,脉细滑。

葛根 80g　甘草 10g　黄芩 10g　黄连 8g　白芍 30g　木瓜 30g　天麻 15g　石斛 10g　枣仁 30g　炙远志 10g　茯神 30g　香附子 15g　合欢花 10g

7剂。

上方服后，症状消失。嘱咐再出现这种情况，仍然可以服用原方。

用方思路：一诊用葛根芩连汤，原方出自《伤寒论》第34条："太阳病，桂枝证，医反下之，利遂不止，脉促者，表未解也，喘而汗出者，葛根黄芩黄连汤主之。"原方共4味药组成。条文中并没有记载葛根汤可以治疗颈椎病，后世也很少见到有临床医生用这首处方治疗颈椎病。然而，《伤寒贯珠集》云："葛根解肌于表，芩、连清热于里，甘草则合表里而并和之耳。"《经方实验录》又云："桂枝汤证化热，则为白虎汤证，麻黄汤证化热，则为麻杏甘石汤证，今当续为之说，曰：葛根汤证化热，则为葛根芩连汤证。"葛根汤证不是有"项背强几几"吗？我受到曹颖甫先生的启发，把葛根芩连汤作为颈椎病实证、热证的主治方，与葛根汤一起，构成治疗颈椎病的"对方"。表现为寒证怕冷的用葛根汤，表现为热证上火的用葛根芩连汤。本案代表了颈椎病的3种类型。从头颈部酸胀疼痛这一症状来看，可以确定为颈型颈椎病；头晕昏痛，是椎动脉受压，导致头部供血不足所致，属于椎动脉型；咽喉不适，心慌失眠，是压迫了交感神经，属于交感神经型。这一类颈椎病，往往表现为热证，适合于用葛根芩连汤加减。其中，香附子、茯神、合欢花调气安神，与远志、枣仁相配，有很好地治疗心慌、失眠的作用。特别是合欢花，既可以安神，又可以利咽喉，与石斛相配，能够起到滋阴降火的作用。

如果颈部酸胀难忍，加苍术10g、黄柏10g，即合二妙散；背痛，加枣皮30g；肌肉酸痛挛急，加木瓜30g、苡仁50g；咽中不爽有痰，加玄参15g、浙贝10g；视力明显下降，加蔓荆子10g、车前子15g、楮实子15g。

黄某　女，27岁，未婚，办公室秘书，2004年5月14日初诊。

患者头晕，睡眠不佳，颈椎和两肩胀痛，须捶打方舒，每伏案工作时加剧，月经来前后加重，右手指尖常发麻，工作紧张时，常出现心悸，心悸的感觉似乎直冲喉咙，几分钟之久才平息，多次做颈椎拍片和心电图检查，均未发现问题。察其面色油红，有数颗痤疮，舌苔黄腻，询其月经每提前四五天，量多，月经来之前白带多，色黄，脉滑。此为湿热为患，处以益气聪明汤加减：

葛根 50g　白芍 30g　炙甘草 10g　升麻 10g　蔓荆子 10g　黄柏 15g　苡仁 30g　木瓜 15g　山萸肉 30g　豨莶草 30g　苍术 30g　茯神 15g　香附子 15g　甘松 10g

7 剂。

5 月 23 日二诊：服上方后，颈肩酸胀疼痛、手尖麻木、头晕、心悸、睡眠不佳均有好转，月经将来，白带增多，颜色偏黄，脸上痤疮加重，舌苔黄腻，脉滑，处方：

葛根 50g　白芍 30g　炙甘草 10g　升麻 10g　黄柏 15g　苡仁 30g　木瓜 15g　苍术 30g　金银花 15g　土茯苓 30g　蒲公英 15g　地榆 15g　牡丹皮 10g　生地黄 15g　地骨皮 15g

7 剂。

6 月 1 日三诊：服上方白带减少，服至 5 剂后，月经即来，比原来推后 4 天，经量有所减少，5 天干净，此次月经前后颈肩疼痛程度均较以前大为减轻。

葛根 30g　白芍 30g　炙甘草 10g　升麻 10g　黄柏 15g　黄芪 15g　西洋参 5g　当归 10g　山萸肉 10g　薏苡 30g　木瓜 15g　苍术 10g　龟甲 10g　生地 15g　地骨皮 15g

7 剂。

以上 3 方前后服 2 个月，颈肩疼痛诸症均痊愈，月经提前及白带多亦好转。

用方思路：一诊用益气聪明汤加减。该方出自《脾胃论》，共8味药，方中以人参、黄芪、炙甘草为君，甘温益气；升麻、葛根为臣，升举清阳；黄柏为佐，苦寒坚阴，泻下焦相火；白芍守下以敛阴柔肝，蔓荆子走上以清利头目，共为使药。全方补中有散，升中寓降，使清气蒸腾于上，阴火退位于下，而达聪耳明目之效。本方是李东垣实践"补元气，升清阳，降阴火"理论的代表方剂，凡是清阳不升，元气不足，而又呈现虚火者，皆可考虑使用。这类患者，往往气短乏力，精神疲惫，脑力不济，头痛、头晕、嗜睡，却又口苦尿黄。既不能纯用温阳益气之药，又不可纯用苦寒清热或甘寒滋阴之药，此即李东垣所说的"清阳不升，阴火上乘"者，临床所见极多。而李东垣的大部分方剂，都是依据这一理论创制的，这一理论，目前尚未被后人完全领会，但临床价值很高。本方不单用治耳目失聪，是为一切清阳下降、阴火上乘所致的病症而设，故可广其用途。以之治疗颈椎病属于气阴两虚兼夹湿热者，适当加减，亦相吻合。

一诊所见，本例颈椎病涉及4种类型：即颈型颈椎病，表现为颈肩局部酸胀疼痛；神经根型颈椎病，表现为一只手臂的麻木疼痛；椎动脉型颈椎病，表现为头晕；交感神经型颈椎病，表现为心悸不平。患者湿热内蕴较为突出，故一诊处以益气聪明汤去人参、黄芪，加木瓜、山萸肉、苡仁、豨莶草、茯神、苍术、甘松、香附等清热利湿、柔肝舒络、理气之品，如此加减后，疗效立显。

二诊月经将来，白带色黄，与颈椎病的病机基本吻合。故仍用一诊方加生地、地骨皮、丹皮、即合傅青主清经散清热凉血，加蒲公英、地榆止带，加金银花、土茯苓消痤疮。

三诊湿热减退，加黄芪、西洋参、当归、龟甲以益气养血、滋阴潜阳。调治2个月得愈。

本人体会，用苓桂术甘汤合交感丸（香附子、茯神）可调节心脏神经。颈椎病引起的心律失常，常与水湿内停有关，用酸枣仁、柏子仁等养血安神药效果不佳，须用苓桂术甘汤温寒化饮。其中，白术宜改为苍术，且剂量加大至30g以上，茯苓宜改为茯神，并加香附子理气，即合用交感丸，有很好地调气化饮安神的作用。如果无寒象，或用桂枝上火，则改桂枝为甘松，如果湿热并重，舌红、苔黄、脉数，心动过速，则改桂枝为苦参。本案湿热内蕴，脉不数，尚未至心动过速，不宜用桂枝、苦参，故改用甘松。

颈椎病在很长一段时间内并不呈直线发展状态，往往症状严重一段时间，经过治疗，又平稳一段时间；因为劳累、气候变化等原因，又引起复发，直至出现严重的器质性改变。有的通过拍片，检查结果很严重，但本人感觉尚好；有的检查结果问题不大，本人却反应强烈。这除了个体的敏感程度不同之外，与骨刺的生长方向是否压迫了神经、血管、脊髓有很大的关系。鉴于颈椎病的这个特点，我不主张长期服药，可以经常进行理疗、针灸、按摩等，更重要的是，要劝导患者自觉改变不良的生活习惯，坚持做颈椎操和其他体育锻炼，才能够防治本病的发展。

此外，我在临床发现：许多与脑部血液循环障碍有关的病，如多发性脑梗死、脑萎缩、早期老年性痴呆，可能与颈椎病颈动脉长期受压迫导致脑部供血供氧不足有关，这类患者从颈椎病着手治疗，可能是一条新的途径。由于西医分科很细，还很少有人注意到其中的关联，我曾经用葛根制剂治疗若干例多发性脑梗死，都有比较满意的疗效。

彭 坚

慢性腰腿疼痛选方思路

彭坚（1948~　），湖南中医药大学教授

慢性腰腿疼痛急性发作时，常以复元通气散治标，疼痛缓和后，以百损丸治本，每年治疗这类患者数百例，具有较好的疗效。

10多年以前，曾经治愈一例老太太，这是我治疗这类患者中年龄最大的一位，当时是由儿子抱进诊室的，老人家的表情只能用"痛不欲生"四个字来形容。

沈某　女，82岁，辽宁人，长沙市某机关离休干部，2003年11月9日初诊。

患者8年前诊断为骨质增生、腰椎间盘膨出，近年来，又发现有骨质疏松症，腰痛，腿疼，走路费力，日益加重，西医认为无法进行手术，也没有其他特效的治疗方法，建议经常服用有机钙，疼痛时，服吡罗昔康、布洛芬等，可以减轻痛苦。3天前，突然出现腰腿部剧烈疼痛，从右边臀部一直痛到脚后跟，痛如刀割，西医诊断为坐骨神经受压，注射止痛针剂无效。察其面容紧张痛苦，呻吟不止，卧床不起，转侧不能，已经3天未解大便，舌淡无苔，脉弦紧。此为闪挫疼痛，当活血通络止痛，拟用复元通气散加减：

穿山甲 10g　牵牛子 15g　木香 30g　陈皮 10g　炙甘草 15g　延胡索 20g　白芍 30g　蜈蚣 2条　全蝎 10g　乳香 10g　没药 10g　红参 10g

附子 10g

2剂，每次煎药，以黄酒 30g 同煎，日2次，饭后服。

11月12日二诊：服上方1剂后，解大便2次，疼痛减轻大半，服2剂后，大便1次，疼痛十去其九，现感觉腰腿无力，微痛，舌淡，脉弦缓。当补肾健腰、强筋壮骨，先服煎剂，拟用青娥丸加减：

杜仲 10g　续断 10g　补骨脂 10g　核桃肉 15g　巴戟天 10g　肉苁蓉 15g　菟丝子 10g　白芍 15g　木瓜 15g　鸡血藤 30g

7剂。

11月20日三诊：服上方后，感觉尚好，已能下床走动，但腰腿仍然乏力，走路时仍然疼痛，饮食、大小便正常，急于恢复正常。告知患者：腰椎间盘膨出、骨质增生、骨质疏生等，属于老年退行性疾患，非几剂煎药可以痊愈，修复骨质需要较长时间，须以丸剂缓图，拟用百损丸加减：

补骨脂 50g　骨碎补 30g　杜仲 30g　怀牛膝 30g　续断 30g　肉苁蓉 30g　当归 30g　鸡血藤 60g　三七 15g　琥珀 15g　血竭 15g　沉香 10g　土鳖 30g　菟丝子 30g　山萸肉 30g　紫河车 30g　大海马 1对　穿山甲 15g　鹿角霜 15g

蜜丸，日2次，每次 10g，饭后开水送服。1剂药大约可服一个半月。

2004年2月，服完1剂药后，患者自行来诊，感觉腰腿有力，已很少疼痛，对完全治愈充满信心。告之仍然须注意：不能受寒，不能提重物，不能做弯腰踢腿等运动，只要能达到生活自理即可。原方鹿角霜改鹿茸 10g，加地龙 30g，续服1剂。

患者遵医嘱，安心长期服药，腰腿疼痛未发作，3年前仍然健康，起居活动自如。

用方思路：一诊以复原通气散治标，缓解剧烈疼痛。

《局方》复元通气散共 7 味药，其中延胡索理气活血，穿山甲破瘀通络，共为君药；小茴香辛温、暖肾散寒、理气止痛，牵牛子苦寒，清泻湿热、通利二便，二味药俱走肝经、肾经，善治腰腹疼痛，共为臣药；木香、陈皮、炙甘草顺气和胃，共为佐使药。

如属陈伤旧痛或腰椎病变，加土鳖 10g、三七 10g；腰痛牵引到坐骨神经痛，加白芍 30g、地龙 30g；疼痛剧烈不可忍受，加蜈蚣 1 条、全蝎（研末）10g，分 2 次冲服。

从我的临床经验来看，本方对急性腰扭伤有极佳疗效。这类病大部分患者发病急骤，或受寒而起，或闪挫而起，腰痛剧烈，难以忍受。如能及时服药，不过一二剂，疼痛即告缓和。如果患者对酒精不过敏，每次煎药时加白酒 30g 同煎，则效果更快。

我在一诊的方中，加大木香的剂量以理气止痛，加白芍，合炙甘草以缓急止痛，加乳香、没药，合延胡索以活血止痛，加蜈蚣、全蝎，合穿山甲以搜涤经络止痛，加人参、附子益气温阳、补虚止痛。患者 3 天不大便，这是疼痛症常有的情况，通便是止痛的一个重要环节，方中有牵牛子可利水泻下、通便止痛。总之，经过这种调整组合，使得本方止痛效果极快极佳。

运用复原通气散，我有两点心得：其一，木香、延胡索止痛，一般剂量为 10g，但遇到这种剧烈的坐骨神经痛，分别可以用到 30g，其他如剧烈的肾绞痛、肠痉挛疼痛，也可如此，一般不会有副作用。其二，通过多种治法止痛。对于剧烈疼痛，不能只使用一、两种途径止痛，我在方中适当加减，融入了理气止痛、活血止痛、缓急止痛、涤络止痛、补虚止痛、通便止痛诸法。其中通便止痛与补虚止痛最容易被忽略。剧烈疼痛患者通大便非常重要，但根据疼痛部位的所在，用药当有所区别。如治疗胁下闪挫疼痛的复元活血汤，方中有大黄消瘀通便，本方中则有牵牛子利水通便，胁下属于肝经部位，肝主藏血，故用大黄活血，腰部属于肾，肾主水，故用牵牛子利水，制方的精妙可见一斑，不可再在本方中加大黄，以免画蛇添足。凡是年高体弱的患者，往往元气不足，对疼痛的耐受力降低，当随其不足之所在，酌情加益气温阳、养阴补血的药物，一方面可以使其他止痛药增效，另一方面，也可对机体起到很好的保护作用，以防止出现意外。

二诊用青娥丸加减，补肾养血、强筋壮骨，以资过渡。

《局方》青娥丸，由杜仲、补骨脂、核桃肉 3 味药组成，作丸剂时，须加大蒜子，补肾壮腰，专为肾虚腰痛而设。因为药味平和，不寒不热，历代用得很多。

从我的临床经验来看，用本方治疗腰腿疼痛，最适合于腰肌劳损，腰部骨质尚未发生器质性损伤。这种疼痛，常见于肾虚之人，其特点是腰部隐隐而痛，难以支撑，得坐卧休息则舒，直立行走或劳力则剧，同时，尚有气短乏力、面色不华、舌淡、脉弱等证候。中老年人，劳力过度之人，长年有妇科慢性炎症的妇女，用化疗药导致体质下降的癌症患者，最易见到。我常于方中加黄芪 30g、当归 10g、鸡血藤 30g，以加强其补气血、通经络的作用；再加一味威灵仙 10g，以消除无形之痰湿。本案患者年事已高，肾虚较重，故加续断、巴戟天、肉苁蓉 15g、菟丝子、白芍、木瓜、鸡血藤，集中药力，专一柔肝养肾，补血益精。

三诊以百损丸加减，治本为主，标本兼治。百损丸出自《蒲辅周医疗经验》一书，由补骨脂 75g、骨碎补 60g、杜仲 30g、川牛膝 30g、续断 30g、肉苁蓉 30g、当归 30g、鸡血藤 90g、三七 15g、琥珀 10g、血竭 15g、沉香 15g，研末为丸剂。

蒲辅周先生说："此方为老中医口授方，我得此方已六十余年，治跌打损伤，不论内伤脏腑，外伤筋骨，以及劳伤经络。并治遗精、脚弱、腰膝酸痛，诸虚日损，久服自效。功专滋补肝肾、强壮筋骨，活血消瘀，续断伤，补骨髓，纯属以通为补，而无滞补之弊。"

从以上文字来看，蒲老对这首处方的评价甚高，其方所治疗的范围也广。但从蒲老的两本著作中，包括他学生的著作中，并没有看到用百损丸的记载。

我仔细琢磨，这首处方主要由补肝肾、养精血的药和理气活血的药两部分药物构成，既可以治疗跌打损伤、瘀血在内，又可以治疗肝肾亏虚、筋骨劳伤的各种疾病。本方所适合的病机，应该是由瘀致虚、由虚致瘀、虚瘀夹杂的病证。原方中以补骨脂、骨碎补、杜仲、续断、肉苁蓉补肾，强筋壮骨；当归、黑豆、鸡血藤、川牛膝补血、通经络、利腰膝；沉香理气，三七、血竭、琥珀活血止痛。全方消补兼施，药性平和，正如蒲辅周先生所说："纯属以通为补，而无滞补之弊。"

我又注意到整首方的药力，是集中于下焦，故虚与瘀，当以下焦的病症为主。十多年以前，我尝试用于治疗老年腰腿退行性疾病，取得初步疗效，后来进一步从朱良春先生用动物药的经验中获得启示，在原方中加全蝎、土鳖、大海马、鹿角霜、穿山甲、紫河车等为蜜丸，早晚空腹服。意在通过加入血肉有情之品、虫类动物药，达到修复骨质、消溶骨刺的作用，以期标本兼治。近年来，我用本方治疗中老年腰椎骨质增生、骨质疏松、腰椎间盘突出等引起的腰腿疼痛症，坚持服几个月，确实有很好的疗效。使许多患者摆脱了疼痛的折磨，获得了高质量的老年生活。

跋

余有幸受教于经方家洪哲明先生，耳提面命，启迪良多。并常向陈玉峰、马志诸先生请益，始悟及古今临床家经验乃中医学术之精粹，舍此实难登堂入室。

自 1979 年滥竽编辑之职，一直致力于老中医经验之研究整理。以编纂出版《吉林省名老中医经验选编》为开端，继之编纂出版《当代名医临证精华》丛书，并对整理方法进行总结，撰写出版了《老中医经验整理方法的探讨》一书。1999 年编纂出版《古今名医临证金鉴》，寝馈于斯，孜孜以求，已 30 余年矣……登门请益，开我茅塞；鱼素往复，亦如亲炙，展阅名师佳构：一花一世界，千叶千如来；真知灼见，振聋发聩；灵机妙绪，启人心扉……确不乏枕中之秘，囊底之珍，快何如之！

《古今名医临证金鉴》出版后为诸多中医前辈所嘉许垂青，得到了临床界朋友们的肯定和关爱，一些朋友说：真的是与丛书相伴，步入临床的，对于提高临床功力，功莫大焉！其中的不少人已成为医坛翘楚，中流砥柱，得到他们的高度评价，于心甚慰！

《古今名医临证金鉴》出版已 16 年了，一直无暇修订。且古代医家经验之选辑，乃仓促之举，疏欠砥砺，故作重订以臻于完善，方不负同道之厚望。这次修订，由原来 22 卷重订至 36 卷，妇、儿、外、五官科等卷，重订均以病名为卷，新增之内容，以古代、近代医家经验为主。囿于篇幅之限，现代医家经验增补尚少。

　　蒙国内名宿鼎力支持，惠赐大作，直令丛书琳琅满目，美不胜收。重订之际，一些老先生已仙逝，音容宛在，手泽犹存，不尽萦思，心香一瓣，遥祭诸老。

　　感谢老先生的高足们，探蠡得珠，筚路蓝缕，传承衣钵，弘扬法乳，诸君奠基，于丛书篇成厥功伟矣！

　　著名中医学家国医大师朱良春先生为丛书作序，奖掖有加，惓惓于中医事业之振兴，意切情殷，余五内俱感！

　　《古今名医临证金鉴》丛书是1998年应余之挚友吴少祯先生之嘱编纂完成的，八年前少祯社长即要求我尽快修订，出版家之高屋建瓴，选题谋划，构架设计，功不可没。中国医药科技出版社范志霞主任，主持丛书之编辑加工，核正疏漏，指摘瑕疵，并鼓励我把自己对中医学术发展的一些思考，写成长序，于兹谨致谢忱！

　　我的夫人徐杰编审，抄校核勘，工作繁巨，感谢她帮助我完成重订工作！

　　尝见一联"徐灵胎目尽五千年，叶天士学经十七师"，与杜甫诗句"别裁伪体亲风雅，转益多师是汝师"异曲同工，指导中医治学切中肯綮。

　　文章千古事，得失寸心知。相信《重订古今名医临证金鉴》不会辜负朋友们的厚望。

单书健
二〇一六年孟夏于不悔书屋